神经系统疾病治疗与康复

Treatment and Rehabilitation of Nervous System Diseases

主编 牛希华 邵明阳 张 丹

付常青 赵 敏 侯新法

中国海洋大学出版社

·青岛·

图书在版编目（CIP）数据

神经系统疾病治疗与康复 / 牛希华等主编. —青岛：
中国海洋大学出版社，2021.12

ISBN 978-7-5670-3083-1

Ⅰ．①神… Ⅱ．①牛… Ⅲ．①神经系统疾病—诊疗②
神经系统疾病—康复 Ⅳ.①R741

中国版本图书馆CIP数据核字（2022）第010267号

出版发行	中国海洋大学出版社			
社　　址	青岛市香港东路23号		邮政编码	266071
出 版 人	杨立敏			
网　　址	http://pub.ouc.edu.cn			
电子信箱	369839221@qq.com			
订购电话	0532-82032573（传真）			
策划编辑	韩玉堂			
责任编辑	韩玉堂　王　慧		电　　话	0532-85902349
印　　制	朗翔印刷（天津）有限公司			
版　　次	2022年5月第1版			
印　　次	2022年5月第1次印刷			
成品尺寸	185 mm×260 mm			
印　　张	27			
字　　数	731千			
印　　数	1～1000			
定　　价	228.00元			

发现印装质量问题，请致电0535-5651533，由印刷厂负责调换。

前言
FOREWORD

　　近年来,科学技术的迅速发展使得新的诊疗技术不断涌现,进一步促进了神经系统疾病诊疗与康复水平的提高。其要求临床医师不仅需要全面掌握神经病学的基础知识和临床技能,还需要掌握现代化的辅助诊疗监测技术,只有这样,才能及时、准确地诊断疾病,给予患者及时、合理的诊疗和康复建议。鉴于此,我们对神经系统常见病的临床表现、诊断、治疗及预后进行归纳总结,特编撰了《神经系统疾病治疗与康复》一书。从而,为临床医师学习新的理论知识与技术要点提供准确且实用的临床依据。

　　本书尽可能多地收集目前神经系统的常见病、多发病,以临床实践经验为基础,结合学科发展,针对临床常见病的诊断思路和治疗原则进行详细描述。本书首先介绍了关于神经系统疾病的临床表现、相关检查的基础理论;其次重点讲述了神经系统临床常见病、多发病的诊疗内容,包括脑血管病、脊髓疾病、自主神经疾病、周围神经疾病、脱髓鞘性疾病、运动障碍性疾病、感染性疾病、发作性疾病、损伤性疾病;最后讲述了神经系统疾病的康复治疗。本书适合神经科各级医师及相关科室同行参考,特别适合低年资医师在日常实践时查阅。

　　在本书编写过程中,我们参阅了大量相关专业文献、书籍,在此对所引用文献的各位作者表示感谢。由于我们的临床经验及编写风格有所差异,书中不足之处在所难免,希望诸位同道和读者不吝指正。

《神经系统疾病治疗与康复》编委会

2021 年 11 月

目　录
CONTENTS

第一章

神经系统疾病的临床表现

第一节　意　识　障　碍

意识障碍是高级神经功能的活动处于抑制状态的一种临床表现,高度抑制即昏迷。意识清醒状态的维持需要正常的大脑皮质及脑干网状结构不断地将各种内外感觉冲动经丘脑广泛地投射到大脑皮质。疾病导致的弥漫性大脑损伤或脑干网状结构的损害及功能抑制均可造成意识障碍。意识活动包括以下两方面。①觉醒状态:在病理情况下表现为意识障碍;②意识内容:在病理情况下意识内容减少,表现为记忆减退、失语及痴呆。

一、诊断要点

(一)意识觉醒障碍的临床表现

1.嗜睡

能被各种刺激唤醒,并能勉强配合检查及回答问题,停止刺激后又入睡。

2.昏睡

在持续强烈刺激下能唤醒,可作简单而模糊的回答,但持续时间短,很快又进入昏睡状态。

3.浅昏迷

对疼痛刺激有躲避反应及痛苦表情,但不能被唤醒,各种生理反射均存在,生命体征均无变化。

4.深昏迷

对外界任何刺激均无反应,生理反射(角膜、瞳孔、吞咽、咳嗽及腱反射)均消失,病理反射继续存在或消失,生命体征常有改变。

(二)意识内容障碍常见的临床表现

1.意识混浊

表现为注意力涣散,感觉迟钝,对刺激反应不及时、不确切,定向力不全。

2.精神错乱

思维、理解、判断力及认识自己的能力均减退,言语不连贯并错乱,定向力减退,常有胡言乱语、兴奋躁动。

3.谵妄状态

精神错乱伴有幻觉、错觉和妄想。

二、鉴别诊断

（一）脑膜刺激征（＋），局限性体征（一）

1.突发剧烈头痛

其见于蛛网膜下腔出血。

2.急性起病，发热在前

其见于化脓性脑膜炎、病毒性脑膜炎及其他急性脑膜炎等感染性疾病。

3.亚急性或慢性发病

其常见于结核性、真菌性、癌性脑膜炎。

（二）脑膜刺激征（一），局限性体征（＋）

1.突然起病

其常见于脑出血、脑血栓形成、脑栓塞等。

2.与外伤有关

包括硬膜外血肿、硬膜下血肿、脑挫裂伤、脑实质内血肿。

3.以发热为前驱症状

包括脑脓肿、血栓性静脉炎、各种脑炎、急性播散性脑脊髓炎、急性出血性白质脑炎。

4.缓慢起病

其常见于脑肿瘤、慢性硬膜下血肿、脑寄生虫等。

（三）脑膜刺激征（一），局限性体征（一）

1.尿异常

其常见于尿毒症、糖尿病、急性尿卟啉病等。

2.有中毒原因

乙醇、安眠药、一氧化碳、有机磷等中毒。

3.休克

大出血、低血糖、心肌梗死、肺梗死等可引起休克。

4.高热

重度感染、中暑、甲亢危象等可引起高热。

5.体温过低

休克、黏液性水肿、冻伤可引起体温过低。

6.短暂昏迷

癫痫、脑震荡可引起短暂昏迷。

三、治疗

昏迷患者起病急骤，病情危重，应尽快找出引起昏迷的原因，针对病因采取及时、果断的措施是治疗昏迷患者的关键。及时处理并发症。病情稳定后，应用适当的中枢苏醒剂等，对改善大脑功能和减少由于昏迷所引起的后遗症至关重要。

（一）病因治疗

针对病因治疗是抢救成功的关键。对病因明确者，应迅速给予有效的处理。如对颅脑损伤与颅内占位性病变的根本治疗措施是尽可能早期手术处理；对急性中毒者应争取及早有效清除毒物和采取特殊的解毒措施等；对低血糖昏迷者，应立即静脉注射 50％的葡萄糖注射液 80～100 mL。

（二）对症处理

1. 防止呼吸衰竭

昏迷患者易出现吸入性肺炎，可伴有呼吸衰竭。由各种原因引起的中枢性呼吸衰竭均有呼吸功能障碍，严重者呼吸停止。应使患者处于侧卧位，防止痰、分泌物及呕吐物阻塞气管而出现窒息，应充分给氧。患者出现感染时应及时应用抗生素。对痰多或咳嗽反射减弱的患者及时做气管切开。对呼吸衰竭的患者可应用人工呼吸机。对急性呼吸衰竭的昏迷患者，可给呼吸兴奋剂。

2. 维持循环功能及水电解质和酸碱平衡

使血压维持在 13.3 kPa 左右，一般每天静脉补液量为 1 500～2 000 mL，其中 5％的葡萄糖盐水为 500 mL 左右，同时注意纠正电解质紊乱，如低血钾、高血钾以及酸碱平衡失调。

3. 控制脑水肿，降低颅内压

除采取保持呼吸道通畅、合理地维持血压、适量地补液及防止高碳酸血症措施外，还需要脱水剂，常用 20％的甘露醇 250 mL 静脉快速滴注（30 min），6～8 h 一次（必要时 4 h 一次）；呋塞米 20～40 mg 以 50％的葡萄糖注射液 40～100 mL 稀释，静脉注射，每 4～12 h 一次；地塞米松每天 10～20 mg，加入 5％的葡萄糖注射液 500 mL 中静脉滴注。上述药物常联合或交替使用。

4. 抗癫痫治疗

昏迷患者可能有癫痫发作或呈癫痫持续状态，如不及时控制癫痫发作，可加重脑水肿，使昏迷加深。因此，一旦有癫痫发作，必须抗癫痫治疗。

5. 保护大脑，降低脑代谢，减少脑耗氧量

在昏迷的急性期，患者病势凶猛，有严重的脑水肿和脑缺氧，此时应采取措施，以帮助大脑渡过危急阶段，维持生命和减少后遗症。

（1）头部物理降温：把小冰袋放在患者的头周围（眉及枕后粗隆以上部位），为防止冻伤，应内衬毛巾，有冰帽、冰毯降温则更佳。

（2）对高热患者可应用人工冬眠：把氯丙嗪 50 mg、异丙嗪 50 mg、哌替啶 100 mg 混合，每次用总量的 1/4～1/3，肌内注射，4～6 h 一次。对呼吸功能障碍者不用哌替啶，而改为双氢麦角碱 0.6～0.9 mg；对血压低于 12/8 kPa 者，不用氯丙嗪，改用乙酰丙嗪 20 mg。在人工冬眠期间必须严格观察体温（维持在 33 ℃～37 ℃）、脉搏、呼吸和血压。根据病情决定疗程，一般是 2 周后渐减量，原则上不超过 3 周。人工冬眠的注意事项：①对原发病的诊断必须明确；②可致排痰困难，需注意呼吸道护理及并发症；③患者若出现寒战反应提示冬眠药物剂量不足，应适当加大剂量。

6. 促进脑代谢的治疗

只有改善脑代谢紊乱，才能促进脑功能的恢复，防止或减少脑损害的后遗症。①脑活素：多种氨基酸及肽类，促进脑细胞蛋白质合成。每次 10～30 mL，以氯化钠溶液 250 mL 稀释，静脉滴注，1 次/天，10～20 d 为一个疗程。②胞磷胆碱：通过促进卵磷脂的合成而改善脑功能，又有增强上行网状结构激活系统的功能，增强脑血流，促进大脑物质代谢。用法：取 0.5～1 g，用

5％～10％的葡萄糖注射液 500 mL 稀释,静脉滴注,10～14 d 为 1 个疗程。其与腺嘌呤核苷三磷酸(ATP)合用可提高疗效。③能量合剂:把腺嘌呤核苷三磷酸(ATP)20 mg、辅酶 A(CoA)50～100 U、细胞色素 C 30 mg 用 5％～10％的葡萄糖注射液 250～500 mL 稀释,静脉滴注,亦可同时加胰岛素 4～8 U。④醋谷胺:能帮助恢复智能和记忆力,每次 500～750 mg,以 5％～10％的葡萄糖注射液 250～500 mL 稀释,静脉滴注,1 次/天,连用 10～20 d;γ-氨酪酸及神经生长因子等药物也可应用。

7.苏醒治疗

乙胺硫脲每次 1 g,先用 5～10 mL 等渗液溶解,然后以 5％～10％的葡萄糖注射液 500 mL 稀释,缓慢静脉滴注,连用 7～10 d,可出现皮疹、静脉炎,冠心病患者忌用;醒脑静脉注射液每次 4～8 mL,以 25％～50％的葡萄糖注射液 40 mL 稀释后静脉注射,1～2 次/天,或每次 2～4 mL 肌内注射,2 次/天;也可应用纳洛酮、甲氯芬酯等。

8.改善微循环,增加脑灌注量

对无出血倾向、由脑缺氧或缺血性脑血管病引起的昏迷,可用降低血黏度和扩张脑血管的药物,以改善微循环和增加脑灌注量,帮助脑功能恢复。①低分子右旋糖酐:500 mL,静脉滴注,1～2 次/天,7～10 d 为一个疗程。②曲克芦丁:抑制血小板聚集,防止血栓形成,同时对抗 5-羟色胺、缓激肽等对血管的损伤作用;增加毛细血管的抵抗力,降低毛细血管的通透性,故还可防止血管通透性增加所致的脑水肿。用法:400～600 mg,用低分子右旋糖酐或 5％葡萄糖注射液 500 mL 稀释,静脉滴注,1 次/天,10～14 d 为 1 个疗程;每次口服 200 mg,3 次/天。③丹参注射液或川芎嗪:扩张血管,增加脑血流,降低血黏稠度等,丹参注射液 8～16 mL 或川芎嗪 80～120 mg,5％～10％用葡萄糖注射液 250～500 mL 或低分子右旋糖酐 500 mL 稀释,静脉滴注,7～14 d 为 1 个疗程。

9.高压氧疗法

能显著提高脑组织与脑脊液的氧分压,纠正脑缺氧,减轻脑水肿,促进意识的恢复,有条件者应尽早使用。

(邵明阳)

第二节　感　觉　障　碍

感觉是各种形式的刺激作用于感受器在人脑中的反映,可分为两类。

一般感觉包括以下几种。①浅感觉:为皮肤、黏膜感觉,如痛觉、温度觉和触觉;②深感觉:来自肌肉、肌腱、骨膜和关节的本体感觉,如运动觉、位置觉和振动觉;③皮质感觉(复合感觉):包括定位觉、两点辨别觉、图形觉和实体觉等。

特殊感觉有视觉、听觉、嗅觉和味觉等。

一、解剖学基础

(一)躯体痛觉、温度觉、触觉传导路径

皮肤、黏膜痛觉、温度觉、触觉感受器→脊神经→脊神经节(Ⅰ⊙)→沿后根进入脊髓并上升 2～3 个节段→后角细胞(Ⅱ⊙)→白质前连合交叉至对侧→痛觉、温度觉纤维组成脊髓丘脑侧束,触觉纤维组成脊髓丘脑前束→丘脑腹后外侧核(Ⅲ⊙)→丘脑皮质束→内囊后肢后 1/3→大脑皮质中央后回上 2/3 区及顶叶。

(二)头面部痛觉、温度觉、触觉传导路径

皮肤黏膜痛觉、温度觉和触觉周围感觉器(三叉神经眼支、上颌支、下颌支)→三叉神经半月神经节(Ⅰ⊙)→三叉神经脊束→三叉神经脊束核(痛觉、温度觉纤维终止于此)和感觉主核(触觉纤维)(Ⅱ⊙)→交叉到对侧组成三叉丘系上行→经脑干→丘脑腹后内侧核(Ⅲ⊙)→丘脑皮质束→内囊后肢→大脑皮质中央后回下 1/3 区。

(三)分离性感觉障碍的解剖学基础

深浅感觉传导路径均由 3 个向心的感觉神经元相连而成,后根神经节为Ⅰ级神经元,Ⅱ级神经元纤维均交叉,丘脑外侧核为Ⅲ级神经元。痛觉、温度觉Ⅱ级神经元为脊髓后角细胞,换神经元后交叉至对侧;深感觉、精细触觉纤维进入脊髓后先在同侧脊髓后索上行至延髓薄束核、楔束核,换神经元后交叉至对侧。深浅感觉传导路径不同是分离性感觉障碍(痛觉、温度觉受损而触觉保留)的解剖学基础(图 1-1)。

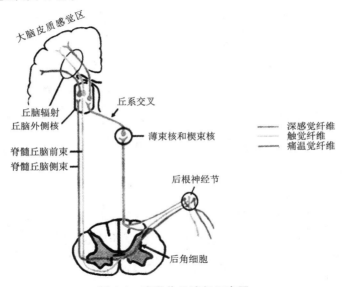

图 1-1 感觉传导路径示意图

(四)脊髓内感觉传导束排列顺序

后索内侧为薄束,是来自躯体下部(腰骶)的纤维,外侧为楔束,是来自躯体上部(颈胸)的纤维(图 1-2)。脊髓丘脑束外侧传导来自下部脊髓节段感觉,内侧传导来自上部脊髓节段感觉,对髓内与髓外病变有定位意义。

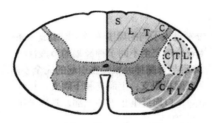

C-颈;T-胸;L-腰;S-骶

图 1-2 颈髓中白质中感觉、运动纤维排列顺序示意图

（五）感觉的节段性支配

皮节是一个脊髓后根（脊髓节段）支配的皮肤区域。有 31 个皮节，与神经根节段数相同。图 1-3显示了颈、胸、腰、骶神经的节段性分布。胸部皮节的节段性最明显，体表标志如乳头水平为 T_4，剑突水平为 T_6，肋缘水平为 T_8，平脐为 T_{10}，腹股沟为 T_{12} 和 L_1。每一个皮节均由 3 个相邻的神经根重叠支配（图 1-4），因而，脊髓损伤的上界应比感觉障碍平面高 1 个节段。

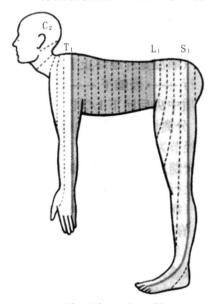

C-颈；T-胸；L-腹；S-骶

图 1-3　体表节段性感觉分布图

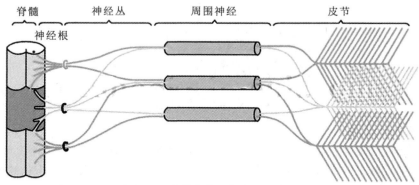

图 1-4　感觉皮节三根支配示意图

（六）神经根纤维的重新分配

神经根纤维在形成神经丛时经重新组合分配，分别进入不同的周围神经，即组成一条周围神经的纤维来自不同的神经根，因此，周围神经的体表分布完全不同于神经根的节段性感觉分布（图 1-5）。显然，一条周围神经损害引起的感觉障碍与脊髓神经根损害引起的完全不同。

（七）三叉神经周围性及核性支配

三叉神经周围性及核性支配见图 1-6，周围性支配指眼支、上颌支和下颌支；由于接受痛觉、温度觉纤维的脊束核接受传入纤维的部位不同，口周纤维止于核上部，耳周纤维止于核下部，脊束核部分损害可产生面部葱皮样分离性感觉障碍。

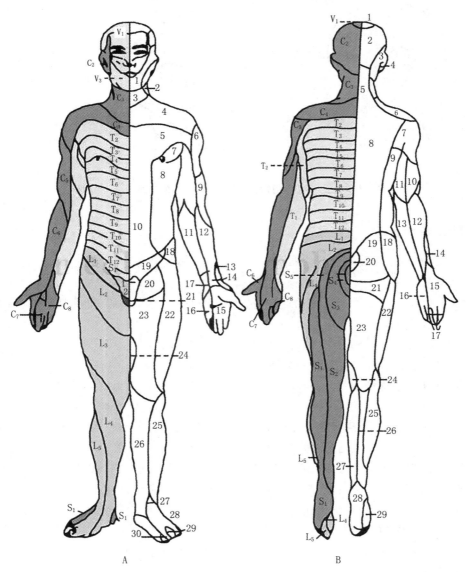

A B

1.三叉神经	16.尺神经
2.耳大神经	17.尺神经掌支
3.颈皮神经	18.髂腹下神经外侧皮支
4.锁骨上神经	19.髂腹下神经前皮支
5.胸神经前皮支	20.生殖股神经股支
6.腋神经	21.髂腹股沟神经
7.臂内侧皮神经	22.股外侧皮神经
8.胸神经外侧皮支	23.股神经前皮支
9.臂外侧皮神经	24.闭孔神经皮支
10.胸神经前皮支	25.小腿外侧皮神经
11.前臂内侧皮神经	26.隐神经
12.前臂外侧皮神经	27.腓浅神经
13.桡神经浅支	28.腓肠神经
14.正中神经浅支	29.腓深神经
15.正中神经	30.胫神经跟支

1.额神经	16.尺神经
2.枕大神经	17.正中神经
3.枕小神经	18.髂腹下神经
4.耳大神经	19.臀上皮神经
5.颈神经后支	20.臀中皮神经
6.锁骨上神经	21.臀下皮神经
7.臂内侧皮神经	22.股外侧皮神经
8.胸神经后皮支	23.股后侧皮神经
9.胸神经外侧皮支	24.闭孔神经皮支
10.臂后侧皮神经	25.小腿外侧皮神经
11.臂内侧皮神经	26.腓肠神经
12.前臂后侧皮神经	27.隐神经
13.前臂内侧皮神经	28.足底内侧皮神经
14.前臂外侧皮神经	29.足底外侧皮神经
15.桡神经浅支	

图 1-5 体表阶段性(左侧)及周围性(右侧)感觉分布

7

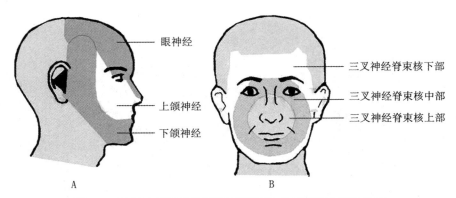

图 1-6　三叉神经周围性(A)及核性(B)感觉支配分布示意图

二、感觉障碍分类

根据病变性质,感觉障碍可分为两类。

(一)刺激性症状

感觉径路刺激性病变可引起感觉过敏(量变),也可引起感觉障碍,如感觉倒错、感觉过度、感觉异常及疼痛(质变)。

(1)感觉过敏:指轻微刺激引起强烈感觉,如较强的疼痛感。

(2)感觉倒错:指非疼痛性刺激引发疼痛。

(3)感觉过度:感觉刺激阈升高,不立即产生疼痛(潜伏期),达到阈值时可产生一种定位不明确的强烈不适感,持续一段时间才消失(后作用);见于丘脑和周围神经损害。

(4)感觉异常:在无外界刺激情况下出现异常自发性感觉,如烧灼感、麻木感、肿胀感、沉重感、痒感、蚁走感、针刺感、电击感、束带感和冷热感,也具有定位价值。

(5)疼痛:依病变部位及疼痛特点分为以下几种。①局部性疼痛:如神经炎所致的局部神经痛;②放射性疼痛:如神经干、神经根及中枢神经系统刺激性病变时,疼痛由局部扩展到受累感觉神经支配区,如肿瘤或椎间盘突出压迫脊神经根,脊髓空洞症引起痛性麻木;③扩散性疼痛:疼痛由一个神经分支扩散到另一个分支,如手指远端挫伤可扩散至整个上肢疼痛;④牵涉性疼痛:由于内脏与皮肤传入纤维都汇聚到脊髓后角神经元,内脏病变疼痛可扩散到相应体表节段,如心绞痛引起左侧胸及上肢内侧痛,胆囊病变引起右肩痛。

(二)抑制性症状

感觉径路破坏性病变引起感觉减退或缺失。

(1)完全性感觉缺失:同一部位各种感觉均缺失。

(2)分离性感觉障碍:同一部位痛觉、温度觉缺失,触觉(及深感觉)保存。

三、分型及临床特点

感觉障碍的临床表现多样,可因病变部位而异(图 1-7)。

(一)末梢型

肢体远端对称性完全性感觉缺失,呈手套袜子型分布,伴相应区运动及自主神经功能障碍,如多发性神经病。

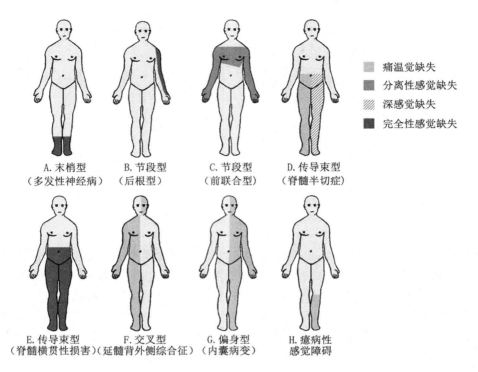

痛温觉缺失
分离性感觉缺失
深感觉缺失
完全性感觉缺失

A. 末梢型
（多发性神经病）

B. 节段型
（后根型）

C. 节段型
（前联合型）

D. 传导束型
（脊髓半切症）

E. 传导束型
（脊髓横贯性损害）

F. 交叉型
（延髓背外侧综合征）

G. 偏身型
（内囊病变）

H. 癔病性
感觉障碍

图 1-7　各种类型感觉障碍分布示意图

（二）周围神经型

周围神经型可表现为某一周围神经支配区感觉障碍，如尺神经损伤累及前臂尺侧及 4、5 指。

（三）节段型

（1）后根型：单侧节段性完全性感觉障碍，例如，髓外肿瘤压迫脊神经根，可伴后根放射性疼痛（根性痛）。

（2）后角型：单侧节段性分离性感觉障碍，见于一侧后角病变，如脊髓空洞症。

（3）前连合型：双侧对称性节段性分离性感觉障碍，见于脊髓中央部病变，如髓内肿瘤早期、脊髓空洞症。

（四）传导束型

（1）脊髓半切综合征：病变平面以下对侧痛觉、温度觉缺失，同侧深感觉缺失，见于髓外肿瘤早期、脊髓外伤等。

（2）脊髓横贯性损害：病变平面以下完全性感觉障碍，见于急性脊髓炎、脊髓压迫症后期等。

（五）交叉型

同侧面部、对侧躯体痛觉、温度觉减退或缺失，例如，延髓背外侧综合征病变累及三叉神经脊束、脊束核及交叉的脊髓丘脑侧束。

（六）偏身型

对侧偏身（包括面部）感觉减退或缺失，见于脑桥、中脑、丘脑及内囊等处病变，一侧脑桥或中脑病变可出现受损平面同侧脑神经下运动神经元瘫痪；丘脑病变引起较重的深感觉障碍，常伴自发性疼痛和感觉过度，止痛药对其无效，用抗癫痫药可能缓解；内囊受损可引起三偏综合征。

（七）单肢型

对侧上肢或下肢感觉缺失，可伴复合感觉障碍，原因是大脑皮质感觉区病变。皮质感觉区刺激性病灶可引起对侧局灶性癫痫感觉性发作。

（张　丹）

第三节　瘫　痪

一、诊断思路

（一）病史

除详细询问患者的现病史外，尚须收集其生育史、生活史及职业等信息。尤其要注意起病的形式，有无先兆与诱因，注意伴随症状以及瘫痪的部位和过程等。例如，血管性及急性炎症性病变，大多数为急骤发病，在短时间内达高峰；而占位性或压迫性、退行性病变，则缓慢出现，进行性加重。伴有肌痛者的肌炎、重症肌无力呈晨轻暮重现象。全身性疾病（如高血压、动脉粥样硬化、心脏病、糖尿病、内分泌病、血液病、风湿性疾病）对神经系统疾病，尤其是脑血管病尤其重要。应询问清楚既往史，尤其是治疗史，如长期用激素所致的肌病、鞘内注射所致的脊髓蛛网膜炎、放射治疗后的脑脊髓病。出生时的产伤史、窒息史、黄疸史等对大脑性瘫痪有重要意义。

（二）体检

1.一般体检

应注意观察一些具有特征性的异常体征，例如，疱疹病毒性脑炎患者有单纯或带状疱疹，脑囊虫病患者有皮下结节，神经纤维瘤患者出现咖啡斑或皮下结节，平底颅、颈椎融合畸形患者有短颈；脊柱裂患者的臀部皮肤呈涡状凹陷或覆有毛发，或有囊性膨出。

2.神经系统检查

应注意患者意识和精神状态的改变。对于颅脑神经受损的征象，运动、感觉、反射系统及自主功能的变化，必须反复对比观察，才能发现轻度异常。临床上，准确判断瘫痪的程度，将肌力评定分为6级。0级：无肌肉收缩。1级：能触及或见到肌肉收缩，但无关节运动。2级：肢体能在床面移动，但不能克服重力，做抬举动作。3级：肢体可克服重力，做抬举动作，但不能克服抵抗力。4级：肢体能抗一般阻力，但较正常情况差。5级：正常肌力。

有时为了判明肢体有无瘫痪而做肢体轻瘫试验。上肢：双上肢向前平举，瘫肢旋前，缓慢下落，低于健侧。下肢：患者仰卧，双侧髋、膝关节屈曲并抬起小腿，瘫侧小腿缓慢下落，低于健侧；俯卧时，双小腿抬举约45°角并保持该姿势，瘫侧小腿缓慢下落，低于健侧。对于轻微的运动麻痹患者，尤其是上运动神经元损害所致者，应仔细观察其面部肌力减弱的一侧，眼裂变大，鼻唇沟变浅，闭目缓慢和不紧，出现睫毛征（用力闭眼，短时间后，瘫侧睫毛慢慢显露出来）。

（三）辅助检查

各种辅助检查有助于对病变的部位、性质和病因的判断，应依据临床的不同情况选择相应的检查方法。例如，CT、MRI检查对中枢神经系统的病变具有极高的诊断价值；脑脊液的常规、生化及细胞学检查，对出血性、炎症性疾病有较大价值，对寄生虫病、肿瘤等的判断也有帮助；肌电图主要用于肌病、神经肌肉传递障碍、周围神经病、运动神经元病等的诊断；肌肉活检、组织化学分析则对肌病有特殊意义。

二、病因分类

从发出随意运动冲动的大脑皮质运动区到骨骼肌的整个运动神经传导通路上，任何部位的病变都可导致瘫痪。根据瘫痪的程度，分为完全性瘫痪和不完全性瘫痪，前者为肌力完全丧失，又称全瘫；后者则呈某种程度的肌力减弱，又称轻瘫。根据肢体瘫痪的表达式，可分为偏瘫——呈一侧上下的瘫痪；交叉性瘫痪——因一侧颅神经周围性损害而呈对侧偏瘫；四肢瘫——双侧上下肢的瘫痪，或称双侧偏瘫；截瘫——双下肢的瘫痪；单瘫——一个肢体或肢体的某一部分瘫痪。按瘫痪肌张力的高低，分为弛缓性瘫痪和痉挛性瘫痪，前者呈肌张力明显低下，被动运动时阻力小，腱反射减弱或消失，又称软瘫；后者为肌张力显著升高，被动运动时阻力大，并有僵硬感，腱反射亢进，也称硬瘫。

依据瘫痪的病变部位和性质，可分为以下两大类。

（一）神经源性瘫痪

神经源性瘫痪是由运动神经传导通路受损所致。其中，上运动神经元损害出现的瘫痪称为上运动神经元瘫痪或中枢性瘫痪，又称硬瘫；下运动神经元损害出现的瘫痪称为下运动神经元瘫痪或周围性瘫痪，又称软瘫。

（二）非神经源性瘫痪

非神经源性瘫痪包括神经肌肉接头处及骨骼肌本身的病变两方面，前者名为神经肌肉接头处瘫痪或神经肌肉传递障碍性瘫痪，后者名为肌肉源性瘫痪。

1.神经肌肉接头处瘫痪

主要是突触间传递功能障碍，典型疾病为重症肌无力。其特征：①骨骼肌易于疲劳，不按神经分布范围；②肌肉无萎缩或疼痛；③休息后或给予药物（抗胆碱酯酶药）有一定程度的恢复；④症状可缓解，会复发；⑤血清中有抗乙酰胆碱受体抗体；⑥肌电图呈现肌疲劳现象，即在一定时间的强力收缩后，逐渐出现振幅降低现象。

2.肌肉源性瘫痪

为肌肉本身损害所致，常见有进行性肌营养不良和多发性肌炎。特征：①肌无力或强直；②肌肉萎缩或有假性肥大；③肌肉可有疼痛；④无力、萎缩、疼痛均不按神经分布范围，多以近端损害较严重，常呈对称性；⑤肌张力和腱反射较正常情况降低，不伴感觉障碍；⑥血清肌酸磷酸酶、天冬氨基转移酶、乳酸脱氢酶、醛缩酶等在疾病进展期明显升高；⑦肌电图呈低电位、多相运动单位；⑧肌肉活检有肌纤维横纹溶解、肌浆中空泡形成，间质中大量脂肪沉积等。

三、临床特征与急诊处理

（一）上运动神经元瘫痪的定位诊断

1.皮质型

大脑皮质运动区的范围较广，故病变仅损及其中的一部分，引起对侧中枢性单瘫。由于人体在运动区的功能位置是以倒置形状排列的，病变在运动区的上部，引起对侧下肢瘫痪，病变在下部，则引起对侧上肢及面部瘫痪。若病变为刺激性，则出现局限性癫痫，像从拇指、示指或口角之一开始的单肢痉挛发作。例如，癫痫的兴奋波逐渐扩散，可由某一肢体的局限性癫痫发展为半身或全身性癫痫发作,称杰克逊癫痫。

2.皮质下型(放射冠)

通过放射冠的锥体束纤维向内囊聚集,病损时则出现对侧不完全性偏瘫;如果丘脑皮质束受损害,可伴有对侧半身感觉障碍;若视放射损害,可伴有对侧同向性偏盲。

3.内囊型

内囊区域狭窄,锥体束、丘脑皮质束和视放射的纤维聚集紧凑,病损时出现对侧完全性偏瘫,如同时损害内囊后肢后部的丘脑皮质束及视放射时,可伴有对侧半身感觉障碍和对侧同向性偏盲,称为三偏综合征。

4.脑干型

一侧脑干病变,由于损害同侧颅脑神经核及尚未交叉的皮质脑干束和皮质脊髓束,引起病灶同侧周围性颅神经瘫痪和对侧中枢性瘫痪,称为交叉性瘫痪,是脑干病变的一个特征。

(1)延髓损害:一侧延髓损害主要引起病灶同侧的舌咽神经、迷走神经、副神经、舌下神经及部分三叉神经受损,对侧肢体的中枢性偏瘫和感觉障碍。

(2)脑桥损害:一侧脑桥腹外侧损害时,可产生病灶侧面神经、展神经瘫痪及对侧中枢性偏瘫和感觉障碍,称为脑桥腹外侧综合征(米亚尔-居布勒综合征)。

(3)中脑损害:一侧中脑的大脑脚损害时,可产生病灶侧动眼神经瘫痪,对侧面部、舌及上、下肢中枢性瘫痪和感觉障碍,称为大脑脚综合征(韦伯综合征)。

5.脊髓型

当脊髓半侧病损时,会出现脊髓半切综合征,即病变部位以下深感觉障碍及中枢性瘫痪,对侧痛觉、温度觉障碍;若脊髓横贯性病损时,则出现病变部位以下感觉障碍、瘫痪(中枢性或周围性)及括约肌功能障碍。

(二)下运动神经元瘫痪的定位诊断

下运动神经元瘫痪的特点是腱反射减弱或消失、肌张力减低及肌萎缩等。各个部位病变的特点如下。

1.前角损害

该部位病变出现节段性、弛缓性瘫痪,肌张力低、肌萎缩、腱反射减弱或消失,可有肌纤维震颤,无感觉障碍。前角细胞对肌肉的支配呈节段性分布,即一定节段的前角细胞有其支配的肌群。前角大部分细胞聚合成分界清楚的细胞群,每群各支配某些功能相关的肌肉,故前角病变产生的弛缓性瘫痪呈节段性。

2.前根损害

前根损害与前角损害相似,但常与后根损害同时出现,有根性疼痛和感觉障碍。当前根受刺激时,常出现纤维束性震颤。

3.神经丛损害

神经丛由多条神经干组成,损害时具有多条神经干受损的征象,表现为多组肌群有弛缓性瘫痪、多片(常融合为大片以至一个肢体)感觉障碍及自主神经障碍。

4.周围神经损害

大多数周围神经为混合神经,病变时出现弛缓性瘫痪、疼痛、感觉障碍以及自主神经功能障碍。多数周围神经末梢受损时,出现对称性四肢远端肌无力、肌肉萎缩,伴有末梢型感觉障碍。

（三）处理原则

1.病因治疗

既要针对病变的不同性质（如血管性、炎性、占位性、退行性病变）采取针对性强的相应的措施，更要依据病因进行有效的处理，如抗病原的药物治疗，针对血管疾病的改善循环、改善代谢的治疗。

2.防治并发症

瘫痪加上常伴有感觉障碍和自主神经障碍，容易有并发症。因此，加强护理、防治并发症是极其重要的。其内容包括预防压疮、防治肺炎、防治泌尿系统感染等。

3.对症支持治疗

加强对症支持治疗，维持水、电解质平衡，应用抗生素防治感染，给予大剂量维生素。

4.加强瘫痪肢体的功能锻炼

早期注意保持瘫痪肢位于功能位，适当进行被动活动；恢复期应强调主动和被动的功能锻炼，配合针灸、理疗等，以防止关节僵硬、肢体挛缩，促进功能恢复。

（赵　敏）

第四节　共济失调

共济失调是小脑、本体感觉及前庭功能障碍导致运动笨拙和不协调，累及四肢、躯干及咽喉肌，可引起姿势、步态和语言障碍。

小脑、脊髓、前庭和锥体外系共同参与完成精确、协调运动。小脑对执行精巧动作起重要作用。每当大脑皮质发出随意运动指令，小脑总是伴随发出制动性冲动，如影随形，以完成准确的动作。

一、病因

（一）周围神经病损

1.急性

见于急性多发性神经炎、急性多发性神经根神经炎、急性中毒性神经炎、米勒-费希尔综合征（Miller-Fisher syndrome，MFS）。

2.慢性

见于糙皮病性神经炎，砷、铅、乙醇中毒性神经炎，肥大性间质性神经病，腓骨肌萎缩症，遗传性共济失调性多发性神经炎，糖尿病性神经炎等。

（二）脊髓病损

1.急性

见于脊髓痨性共济失调、脊髓转移癌或恶性肿瘤伴发脊髓性共济失调。

2.慢性

见于脊髓亚急性联合变性，脊髓结核，遗传性共济失调症中的 Friedreich 型、Roussy-Levy型、后索型，颅脊部病损，糖尿病性脊髓病，多发性硬化脊髓型，脊髓蛛网膜炎，脊髓压迫症，脊髓空洞症。

（三）脊髓-小脑病损

多发生于慢性进行性疾病，如遗传性共济失调症多种联合类型中的 Sanger-Brown 共济失调。

（四）小脑病损

1.急性

见于急性小脑炎、急性小脑共济失调症、小脑振荡、小脑卒中、小脑脓肿、急性酒精中毒、苯妥英钠类药物中毒。

2.慢性

见于遗传性共济失调症的小脑型、橄榄-脑桥-小脑萎缩（OPCA）、小脑萎缩、小脑受压、小脑肿瘤、小脑寄生虫性肉芽肿、小脑发育不全、颅脊部畸形、颅后窝占位性病变、共济失调性毛细血管扩张症、癌性脑病。

（五）前庭-迷路病损

1.急性

见于前庭神经炎、内耳炎、迷路或内耳出血、椎-基底动脉血栓形成、脑干出血或梗死。

2.慢性

见于小脑脑桥型脑蛛网膜炎、小脑脑桥型占位病变。

（六）四叠体中心部位病损

1.急性

以血管病变为主，如小脑上动脉、四叠体动脉卒中。

2.慢性

常见于占位病变，如松果体肿瘤。

（七）丘脑型病损

1.急性

常见于丘脑卒中。

2.慢性

常见于肿瘤。

（八）大脑病损

1.急性病损

急性病损以血管病及感染型病损为主。

2.慢性病损

慢性病损以占位病变、退行性病变为常见。

（九）神经系统弥散性病损

1.脱髓鞘及变性病变

见于多发性硬化症、脑白质营养不良症、亚急性坏死性脑脊髓病变、脑瘫、皮质-纹状体-脊髓变性、进行性核上性麻痹、胆红素脑病后遗症、急性播散性脑脊髓炎。

2.内分泌疾病

包括黏液水肿、尿崩症、甲状旁腺功能减低。

3.引起共济失调的药物

包括苯妥英钠、扑痫酮、卡马西平、链霉素、庆大霉素、卡那霉素、新霉素,还有降压药物如甲基多巴、交感神经阻滞剂。

4.引起中毒性疾病的物质

包括乙醇、汞、砷、铅、氰、铊、苯。

5.先天性疾病

包括毛细血管扩张性共济失调症、白内障共济失调症(Marinesco-Sjögren 综合征),先天性β-脂蛋白缺乏症。

6.其他

包括缺氧性脑病、慢性肝性脑病、低血糖、枫糖尿症。

二、发病机制

(1)深部感觉传导系各部结构受损:末梢深感觉感受器及其 3 个接力的传入神经元及中枢部顶叶皮质受损而导致深部感觉性共济失调。

(2)迷路-前庭系的传入传出神经结构受损可引起前庭性共济失调。

(3)小脑及其传入传出神经结构受损,如小脑半球、蚓部、三对小脑脚病损可出现小脑共济失调。

(4)大脑性共济失调为大脑皮质经脑桥到小脑皮质的传导神经结构受损所致,分别称额叶性、颞叶性、顶叶性共济失调。

三、临床表现

(一)症状

1.动作笨拙

日常生活中的动作(如扣纽扣、穿衣、取物、用筷动作)表现得不准、不灵巧,可伴意向性震颤。

2.站立不稳,走路摇晃

深部感觉及前庭性共济失调者闭目时情况加重,呈跨阈步态,且以躯干为重,呈醉酒步态,躯干、四肢均可受累。

3.伴发症状

(1)深感觉障碍。

(2)前庭性眩晕、眼震及前庭功能异常。

(3)小脑性共济失调可伴语言呐吃、构音不良、眼震。

(4)大脑性共济失调症状较轻,并具有额叶、颞叶、顶叶、枕叶的相应症状,如记忆、计算、定向、情感障碍及各种失语症。

(二)体征

1.感觉功能

运动觉、位置觉、重量觉、音叉觉等深部感觉减退或消失。顶叶病损可有定位觉、实体觉等皮质感觉异常。

2.共济运动检查

(1)言语功能:常有言语呐吃、吐词不清、构音困难及言语缓慢,呈吟诗状或爆破式言语。

（2）静态检查：①患者双足并拢站立，双手向前平伸、闭目。后索病变患者出现感觉性共济失调，睁眼站立稳，闭眼站立不稳，称为进行性半侧颜面萎缩（Romberg 征）阳性；小脑病变时，患者睁眼、闭眼均不稳，闭眼时更明显，蚓部病变患者向前后倾倒，小脑半球病变患者向病侧倾倒；前庭功能异常时患者闭眼一会儿出现站立不稳。②闭眼直立试验：让患者双足前后错位，前足跟与后足尖站成一条直线。小脑病变时，站立不稳，为闭目直立试验阳性。

（3）动态检测有以下几种。①仰卧起坐试验：双上肢紧抱胸前起坐，见患者下肢跷起；②后仰试验：直立位使胸部后仰，患者不见下肢屈曲；③让患者分别行指鼻、指耳、指指、指体、指物试验或轮替翻手试验等，亦可观察患者扣纽扣、启锁、解绳等日常动作，见动作笨拙、摇晃、震颤、尺度障碍、不准或转换困难；④让患者行跟膝胫或足趾目标试验，均笨拙不准；⑤步态检查：原地踏步或直线行走，先睁眼、后闭眼，分别检查。小脑共济失调患者呈醉汉步态；前庭型共济失调患者常偏离中线，多次步行呈星状足迹；深感觉障碍者显步态重、猛撞，举足高、落地重，闭眼时或在夜间情况加重。

四、辅助检查

可依据病情需要，选择下列检查。

（一）血液检查

可有贫血，血沉加快，血脂、血糖、某些代谢及毒物等异常改变。

（二）脑脊液检查

可发现感染性、出血性及某些代谢性疾病。

（三）肌电图、脑电图、诱发电位

对神经、肌肉病变有一定的定位定性诊断意义。

（四）遗传学及免疫学有关检测

对遗传性、代谢性、神经系统变性疾病的诊断有特殊意义。

（五）影像学检查

CT、MRI、DSA、单光子发射计算机体层摄影（SPECT）对中枢神经系统感染、肿瘤、血管病、某些神经系统变性疾病有重要意义。

（六）病理检查

对神经、肌肉或脑组织的病变组织的活检可以用来确诊。

五、鉴别诊断

（1）排除精神异常、意识障碍、智能低下的患者，因其不能合作，可导致误诊。

（2）排除病态导致的不随意运动，如震颤、手足徐动、舞蹈样动作，其可干扰随意动作而引起误诊。

（3）排除失认症、失用症及空间认知障碍。

（侯新法）

第五节 不自主运动

不自主运动是指患者在意识清醒的状态下骨骼肌出现不能自行控制的收缩,导致身体某些部位的姿势和运动异常。不自主运动一般在睡眠时停止,在情绪激动时增强,临床上可见多种表现形式。

一、发生机制

以往认为不自主运动与锥体外系病变有关,而锥体外系涉及锥体系以外所有与运动调节有关的结构和下行通路,包括基底节、小脑及脑干中的诸多核团。但传统上仅将与基底节病变有关的姿势、运动异常称为锥体外系症状。基底节中与运动功能有关的主要结构为纹状体,其组成及病变综合征如图1-8所示。

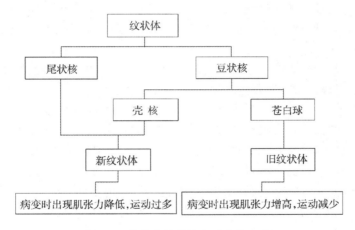

图1-8 纹状体的结构与病变综合征

纹状体与大脑皮质及其他脑区之间通过不同的神经递质(如谷氨酸、γ-氨基丁酸和多巴胺)实现相互联系与功能平衡。其纤维联系相当复杂,其中与运动皮质之间的联系环路是基底节实现其运动调节功能的主要结构基础,包括:①皮质-新纹状体-苍白球(内)-丘脑-皮质回路;②皮质-新纹状体-苍白球(外)-丘脑底核-苍白球(内)-丘脑-皮质回路;③皮质-新纹状体-黑质-丘脑-皮质回路。

二、临床表现

(一)静止性震颤

静止性震颤是主动肌与拮抗肌交替收缩引起的一种节律性颤动,常见于四肢远端、下颌和颈部,手指的震颤状如搓丸,频率为4～6 Hz。震颤在静止时出现,在睡眠时消失,在紧张时加重,在随意运动时减轻,可在意识控制下短暂减弱,放松后可出现更加明显的震颤。这是帕金森病的特征性体征之一。

（二）舞蹈症

舞蹈症是身体迅速、粗大、无节律的不能随便控制的动作。上肢情况较重，表现为耸肩、上臂甩动、手指抓握等动作；下肢可见步态不稳且不规则，重时可出现从一侧向另一侧快速、粗大的跳跃动作（舞蹈样步态）；头颈部可有转颈、扮鬼脸动作。其症状在随意运动或情绪激动时加重，安静时减轻，睡眠时消失。肢体肌张力低。此症状见于小舞蹈症、亨廷顿舞蹈症及药物（如左旋多巴、吩噻嗪、氟哌啶醇）诱发的舞蹈症。局限于身体一侧的舞蹈症称为偏侧舞蹈症，常见于累及基底神经节的脑卒中（中风）、肿瘤等。

（三）手足徐动症

手足徐动症指肢体远端游走性的肌张力升高或减低的动作，如先有腕部过屈、手指过伸，之后手指缓慢逐个屈曲，继而上肢表现为缓慢的蚯蚓爬行般的扭转样蠕动。由于过多的自发动作使受累部位不能维持在某一姿势或位置，随意运动严重扭曲，出现奇怪的姿势和动作，可伴有异常舌运动的怪相、发音含糊等。可见于多种神经系统变性疾病，常见于亨廷顿舞蹈症、肝豆状核变性等，也可见于肝性脑病、某些神经安定剂的不良反应；偏侧手足徐动症多见于中风患者。

（四）偏身投掷运动

偏身投掷运动以大幅度的无规律的跨越和投掷样运动为特点，以肢体近端受累为主。是由对侧丘脑底核及与其联系的苍白球外侧部急性病损（如梗死或小量出血）所致。

（五）肌张力障碍

肌张力障碍是肌肉异常收缩引起的缓慢扭转样不自主运动或姿势异常。扭转痉挛又称为扭转性肌张力障碍，是因身体某一部位主动肌和拮抗肌同时收缩造成的特殊姿势，主要表现为以躯干为轴的扭转，可伴手过伸或过屈、足内翻、头侧屈后伸、眼睛紧闭及固定的怪异表情，导致患者难以站立和行走。急性发病者常见于一些神经安定剂加量过快导致的不良反应，也见于原发性遗传性疾病，如早期亨廷顿舞蹈症、肝豆状核变性、哈勒沃登-施帕茨病，或继发于产伤、胆红素脑病（核黄疸）、脑炎等；最严重的一种类型是少见的遗传性变形性肌张力障碍。痉挛性斜颈被认为是扭转性肌张力障碍变异型，或称为局限性肌张力障碍，表现颈部肌肉痉挛性收缩，使头部缓慢、不自主地转动。

（张　丹）

第二章

神经系统疾病的相关检查

第一节　脑脊液检查

　　脑脊液(cerebro-spinal fluid,CSF)主要由脑室内的脉络丛产生,自侧脑室经室间孔进入第三脑室,经中脑导水管流入第四脑室,再从第四脑室的中孔和侧孔流入脑(脊髓)蛛网膜下腔,最后经脑蛛网膜粒进入上矢状窦和血液。

　　脑脊液充满了脑、脊髓蛛网膜下腔,成为覆盖在整个脑和脊髓表面的一个水垫,具有缓冲外力的作用,因而具有保护脑、脊髓和脑、脊髓神经免受外力冲击的功能;再通过其血管周围的间隙给脑、脊髓及其神经供给营养,维持神经细胞的渗透压、酸碱平衡和运出代谢产物。由于脑脊液最贴近脑、脊髓及其神经,当脑、脊髓及其神经、脑脊膜发生病变时,在脑脊液中会较早地出现相应的病理变化,病理变化因病变性质的不同而有差异。因此,脑脊液检查对神经系统特别是中枢神经系统感染性疾病的诊断、鉴别诊断、指导治疗、疗效观察和预后判断等均具有无法替代的重要意义。

　　脑脊液常规检查至少应包括下述项目。

一、外观

　　正常脑脊液应为一种无色透明的液体。若脑脊液为粉红色、红色或血性,则为穿刺损伤或病理性出血所致。如系粉红色,流出的脑脊液颜色先浓后淡,沉淀后上清液应无色透明,镜检红细胞形态基本无变化,不见吞噬细胞,放置后或有凝固;如系红色或血性,流出的脑脊液颜色应先后均匀一致,沉淀后上清液呈微黄或黄色,镜检红细胞皱缩,可见吞噬细胞,放置后无凝固,表示蛛网膜下腔存在血液(如脑或脊髓蛛网膜下腔出血、脑出血、脑室出血、肿瘤出血、颅脑外伤出血)。若脑脊液外观呈黄色则为出血或椎管内有梗阻所致,前者是在颅内出血、红细胞溶解的基础上发生,常见于恢复期;后者多由脑脊液中蛋白含量增多所致,常见于椎管内有炎性粘连或肿物,特别是脊髓低位段马尾部位出现严重梗阻,可使脑脊液蛋白含量显著升高而使脑脊液变黄(黄变症),体外放置片刻后即可自行凝固(弗洛因综合征)。如脑脊液外观呈云雾状浑浊,提示含有大量白细胞、细菌、真菌;如脑脊液呈脓样或米汤样,提示含有大量脓细胞,见于各种化脓性脑膜炎;若将脑脊液搁置后出现薄膜样沉淀物,提示含有大量纤维蛋白,多见于结核性脑膜炎。

二、显微镜检查

(一)白细胞计数

应用血细胞计数器急性检查。正常为 $(0\sim5)\times10^{6}/L$，$60\%\sim70\%$ 为淋巴细胞，$30\%\sim40\%$ 为单核细胞。传统的常规检查(旧法)仅能区别其单核细胞和中性粒细胞，如应用脑脊液细胞玻片离心沉淀法等检查(新法)则极易区别和辨认各种类型和形态的细胞。

(二)涂片检查

一般涂片可有助于对细菌，真菌，寄生虫的成虫、幼虫及虫卵等的检查。脑脊液细胞玻片离心沉淀法涂片可大大地提高各种病原体和瘤细胞的检出率。

(三)生化检查

1.蛋白质

蛋白质包括清蛋白及球蛋白，正常情况下的潘氏试验为阴性。蛋白定量在临床上更为重要，正常腰椎穿刺脑脊液蛋白的含量正常值在 $0.15\sim0.45$ g/L，脑室脑脊液蛋白在 $0.05\sim0.15$ g/L，脑池脑脊液蛋白在 $0.1\sim0.25$ g/L。蛋白含量升高多见于神经系统炎症、颅内肿瘤、脊髓压迫症和脱髓鞘性疾病等。$68\%\sim80\%$ 的脑和脊髓肿瘤的脑脊液蛋白定量升高而细胞计数正常(蛋白-细胞分离)，故对脑、脊髓肿瘤的诊断具有重要意义。含血的脑脊液蛋白含量亦有升高，为鉴别原来有无蛋白含量升高，可按红细胞 $700/mm^{3}$ 增加蛋白量 1 mg% 的比例推算出含血脑脊液的总蛋白含量，减去由红细胞折算出来的蛋白含量，二者之差数即为脑脊液的自身蛋白含量。

2.糖

正常腰椎穿刺脑脊液的糖含量为 $2.5\sim4.44$ mmol/L($45\sim80$ mg%)，糖含量降低可见于急性化脓性脑膜炎和颅内恶性肿瘤(如脑膜癌)等，化脓性脑膜炎系病菌致白细胞受损，释放出葡萄糖分解酶而分解葡萄糖所致，颅内恶性肿瘤可能与增殖活跃的瘤细胞加速糖的分解有关，低血糖症患者亦可有糖含量降低或很低；糖含量升高可见于糖尿病或在静脉注射葡萄糖之中或之后进行腰椎穿刺的患者，需要时应同时检查血和脑脊液的糖含量或糖化血红蛋白(糖尿病患者升高)以助鉴别。

3.氯化物

正常腰椎穿刺检查到的脑脊液氯化物的含量为 $120\sim130$ mmol/L($700\sim750$ mg%)。脑脊液氯化物的含量反映血中氯化物的含量，故凡能使血氯含量降低者均能使脑脊液氯化物的含量降低。脑脊液氯化物的含量降低见于急性化脓性脑膜炎、结核性脑膜炎、肾上腺皮质功能不全和长期呕吐等患者。

(四)病原学检查

疑有感染和必要时，尚需行细菌涂片培养、病毒分离和动物接种，对致病病原的确定具有决定性意义。细菌(如化脓菌和结核杆菌)、隐球菌、弓形虫、广州管圆线虫和丝虫等可在脑脊液涂片或脑脊液细胞玻片离心沉淀法检查和动物接种中被发现。

三、脑脊液细胞学检查

由于正常脑脊液中的细胞数量很少，再加上细胞收集器材的缺乏和检查方法上的不足，20 世纪的脑脊液细胞学检查只能用血细胞计数器进行计数和简单分类，远不能满足当今临床上的需要。直至"玻片细胞沉淀法"和"细胞玻片离心沉淀法"发明后，才促进了此项检查的不断改进,并发展成为当今的一门新兴学科——脑脊液细胞学。

应用脑脊液细胞沉淀器一次送检只需0.5～1.0 mL脑脊液,即能收集到足够而完整的脑脊液细胞,并可回收脑脊液和避免对周围环境的污染。将收集到的脑脊液细胞经常规MGG染色(幽门螺杆菌染色液)后,在1 000～1 500倍一般光学显微镜或电视显微镜下即可对脑脊液细胞(正常细胞和异常的炎性细胞、免疫活性细胞、白血病细胞及肿瘤细胞等)进行准确分类、形态学观察和摄像留档,为中枢神经系统疾病的诊断提供客观依据。再通过脑脊液细胞学的动态观察,还可为疾病的治疗提供建议(如抗生素、抗白血病药物的应用),为其疗效和预后的判断提供可靠资料。

(一)脑脊液中常见的正常和异常细胞类型

(1)圆形细胞:小淋巴细胞、大淋巴细胞、激活淋巴细胞、浆细胞。

(2)单核-吞噬细胞:单核细胞、激活单核细胞、吞噬细胞。

(3)巨细胞。

(4)粒细胞:中性粒细胞、嗜酸性粒细胞、嗜碱性粒细胞。

(5)脑脊液腔壁细胞:脉络丛细胞、室管膜细胞、蛛网膜细胞。

(6)肿瘤细胞:中枢神经系统原发性肿瘤细胞、转移性肿瘤细胞、白血病细胞、淋巴瘤细胞。

(7)污染细胞:骨髓细胞、红细胞。

(8)其他细胞:退化细胞、皮肤细胞、裸核细胞、神经元细胞及神经胶质细胞。

正常脑脊液中的细胞多为淋巴细胞及单核细胞,二者之比为7:3或6:4。

(二)中枢神经系统感染性疾病的脑脊液细胞病理学

1.化脓性脑膜炎

化脓性脑膜炎又称细菌性脑膜炎。常见致病菌为脑膜炎双球菌、肺炎球菌和流感杆菌等。脑脊液外观早期仍清亮,稍晚即显浑浊或呈脓性。白细胞计数可显著增加(可超过$1 000×10^6/L$)。脑脊液细胞学特点可分为三期。①渗出期,以中性粒细胞反应为主,中性粒细胞可超过90%,且以杆状核多见(但很快发育成为分叶中性粒细胞)。此外,可见少量淋巴细胞、浆细胞、嗜酸性粒细胞和单核细胞,嗜碱性粒细胞极少见(且以儿童患者较多见)。在中性粒细胞和单核吞噬细胞的细胞质内可见数量不等的相应致病菌。②增殖期,以单核-吞噬细胞反应为主,在有效的抗生素治疗后,中性粒细胞计数急剧减少,呈退化状态。单核细胞明显增多,可见到吞噬细胞和浆细胞。③修复期,以淋巴细胞和单核细胞为主,两者的计数及其比例日趋正常。中性粒细胞反应完全消失。

化脓性脑膜炎的上述不同病期的脑脊液细胞学改变,与细菌的毒素、患者的免疫力和抗生素的疗效等因素有关。增殖期可出现炎症再次暴发或进入慢性期,前者的脑脊液显示中性粒细胞数量再次增加;后者为单核细胞、淋巴细胞和中性粒细胞的数量大致相等。

2.结核性脑膜炎

脑脊液外观清亮或呈毛玻璃样。白细胞计数升高[可达$(100～1 000)×10^6/L$]。病初中性粒细胞的数量较多,以后呈中性粒细胞、淋巴细胞和激活淋巴细胞、单核细胞和激活单核细胞、浆细胞、嗜酸性粒细胞和嗜碱性粒细胞并存的混合型细胞学反应,且持续时间较长。经有效治疗,脑脊液细胞将日趋转变为以淋巴细胞和单核细胞为主,其比例正常化。

3.病毒性脑膜炎

脑脊液外观为无色透明。细胞计数多为$(50～500)×10^6/L$,在病发后24～48 h间可见明显的中性粒细胞计数增多,因患者一般就诊较迟,故临床中很难见到这种细胞异常反应。病发 2 d 后则出现淋巴细胞、激活淋巴细胞和浆细胞反应。在激活的淋巴细胞和单核细胞胞质中常可见到特征性的包涵体(仅限于单纯疹病毒感染时)。

4.真菌性脑膜炎

脑脊液外观清亮或微浑,白细胞计数多为 $100 \times 10^6 / L$,以激活单核、单核吞噬细胞和中性粒细胞反应为主。在 MGG 染色的单核吞噬细胞的细胞质内常可见被吞噬的新型隐球菌(很像脂肪吞噬细胞和红细胞吞噬细胞,应注意鉴别),细胞外可见染成深蓝色和带众多毛刺的特征性成簇新型隐球菌菌体及其芽孢,这在脑脊液细胞学常规检查中极易被发现且很少会被漏诊。当然,对于疑难病例还可用墨汁(印度墨汁或国产碳素墨水)和阿利新蓝染色、培养及动物接种等方法予以验证。

(三)中枢神经系统白血病和淋巴瘤的脑脊液

在脑脊液细胞学检查中,白血病细胞和淋巴瘤细胞的特征与外周原发性白血病细胞和淋巴瘤细胞的特征基本相同,易辨认。

但应注意区别淋巴瘤细胞与激活的淋巴细胞,前者的细胞核不规则,核仁大而明显,细胞质中常见较多空泡,而后者不应有这些恶性细胞征象。一旦在脑脊液中发现白血病细胞或淋巴瘤细胞,可为其诊断提供可靠依据。故本检查对中枢神经系统白血病和淋巴瘤的诊断、复发,判断是否做椎管内化疗以及疗效评价等均具有重要实用价值,特别是对那些尚缺乏周围白血病和淋巴瘤症状的中枢神经系统白血病和淋巴瘤的诊疗具有重要意义。在既往传统的脑脊液细胞检查中,由于技术和设备上的原因,常易将白血病细胞误诊为正常的淋巴细胞,造成误诊误治,提示有条件的单位应尽快地开展脑脊液细胞学检查。

1.白血病

在淋巴细胞白血病中,急性淋巴细胞白血病最容易侵犯中枢神经系统。慢性淋巴细胞白血病累及中枢神经系统的较少。应用玻片离心沉淀仪制片的阳性检出率高于一般常规方法。急性淋巴细胞白血病细胞的过氧化酶和苏丹黑染色为阴性,有助于对急性粒细胞白血病的鉴别。

(1)粒细胞白血病:急性粒细胞白血病患者的细胞以原始和早幼粒细胞为主;慢性粒细胞白血病患者的细胞以中幼和晚幼粒细胞为主。急性粒细胞白血病细胞的过氧化酶和苏丹黑染色为阳性。

(2)单核细胞白血病:急性单核细胞白血病患者的细胞以原始和幼稚单核细胞为主。非特异性酯酶染色呈强阳性,过碘酸-希夫反应(PAS)反应阳性率升高。

2.淋巴瘤

脑脊液中常见大量非典型的淋巴细胞及其有丝分裂,细胞核的形态多样化。以 B 淋巴细胞型淋巴瘤病常见,T 淋巴细胞型淋巴瘤少见且预后差。感染所致的激活淋巴细胞中以 T 淋巴细胞为主,且无淋巴瘤的恶性变特征。

(四)中枢神经系统肿瘤的脑脊液细胞学

脑脊液中的肿瘤细胞,特别是恶性瘤细胞常有胞体、细胞核增大,核(增大)浆(变少)比例失调,着色较深或很深(因瘤细胞内增多的核酸与染色液中的碱性亚甲蓝结合较多);核和核仁数目增多变大(因细胞代谢和分裂兴旺)和形态不一;细胞有丝分裂活跃,并常呈团、簇或花瓣样,呈腺管状排列,细胞膜界限不清,需要时还可通过荧光等其他特殊染色协助确认。由于解剖和病理上的原因,原发肿瘤(髓母细胞瘤除外)的阳性率较低(<25%、甚至有些病例可呈阴性),脑转移癌

和脑膜癌病的阳性率可达75％。为中枢神经系统肿瘤的诊断、疗效评估和复发预报等提供了可能,为颅脑影像学检查的病因诊断提供了补充,并把脑转移癌和脑膜癌病的确诊从既往的术后或死后病理诊断提高到术前或生前即能做出临床确诊的新水平。中枢神经系统肿瘤病例的脑脊液糖含量有时可有降低,特别是在无条件进行脑脊液细胞学检查的基层单位,常易把癌(瘤)细胞误为一般白细胞,把脑膜癌病误诊为脑膜炎的事例并不少见,这些情况值得注意。

（五）脑寄生虫病的脑脊液细胞学

寄生虫常被视为一种巨大而复杂的糖蛋白复合抗原,因此进入人体中枢神经系统后,即可刺激参与免疫功能的嗜酸性粒细胞增生(参考值为正常人低于1％,小儿可达4％),脑寄生虫病的脑脊液细胞学特点以嗜酸性粒细胞增多为主,一般为4％～10％,最高可达60％或更高(如服用糖皮质激素等药物可使其下降)。在寄生虫入侵的急性期也可伴有中性粒细胞增多,但一般持续时间不长。故本检查对脑寄生虫的助诊以及病情估计、疗效评价和再次感染的预报均有一定意义。特别是对某些原因未明的颅内压升高、偏瘫、失语和癫痫发作患者的病因诊断具有参考价值。如在检查中同时发现弓形虫滋养体、广州管圆线虫,还可提供病因诊断。

1.脑囊虫病

脑脊液外观清亮。白细胞计数多在(4～10)×10^9/L。急性期嗜酸性粒细胞计数增加(占4％～10％,最高可达95％,正常参考值为0～1％,小儿可达4％),也可见少量嗜碱性粒细胞和激活淋巴细胞。进入慢性期后,激活单核细胞和浆细胞所占比例较高。恢复期以小淋巴细胞和单核细胞为主。再次感染时嗜酸性粒细胞计数又可升高。

2.弓形体病(或弓浆虫病)

脑脊液清亮。白细胞计数常增多。急性期先有中性粒细胞计数增加,随后可有持续的嗜酸性粒细胞计数增多,伴有不同数量的单核-吞噬细胞和浆细胞。在白细胞胞质内和细胞外可见散在的或成群的弓形虫滋养体。虫体外形多似香蕉,也可呈棒状,虫体一头稍粗,在靠近粗头处可见一圆形核。

3.广州管圆线虫病

脑脊液常规及脑脊液细胞学检查大致与弓形体病相同。在白细胞外可见广州管圆线虫。虫体外形呈逗点样短细线状,头部较粗,在靠近粗头处可见一圆形核,尾部逐渐变细和变弯。

4.螨虫

脑脊液常规及脑脊液细胞学检查大致与弓形体病和广州管圆线虫病。在白细胞外可见螨虫的成虫、若虫及虫卵。虫体形态不一,有的形似蜘蛛,有的形似螃蟹或蠕虫,但都具有一个袋状躯体,背上有一块盾板,口器单独成一个体段(腭体)。成虫和若虫有4对足,幼虫有3对足。

（六）血性脑脊液的病因学鉴别

因病理性出血(如脑出血)在出血3 d后的脑脊液中方可见到红细胞吞噬细胞,5 d后方可见到含铁血黄素吞噬细胞,10 d后方可见胆红素吞噬细胞及其共存。如既往从未进行过腰椎穿刺,而在立即送检的新鲜血性脑脊液中出现上述吞噬细胞,则应考虑为病理性出血。无论从时间上讲,还是从病理过程来讲,不可能也来不及形成和出现上述病理性出血性患者那样的吞噬细胞,故对病因鉴别具有重要意义,且较以往临床诊断中所习用的方法更为准确和可靠。如在血性脑脊液标本中同时发现白血病细胞,还可为血性脑脊液提供病因诊断。

四、脑脊液免疫学检查

因为中枢神经系统是机体内的一个特殊免疫系统,脑脊液又紧靠中枢神经系统,所以许多中枢神经系统疾病的免疫学异常常先从脑脊液免疫学检查中反映出来,提示此项检查具有重要的临床意义。为了提高脑脊液免疫功能检测的应用价值,在临床检查中还应同时进行外周血液的相应免疫功能检查和动态检测,以利于对照。

(一)蛋白质电泳检查

在神经系统疾病的诊断方面也有一定的意义。正常脑脊液的电泳值:前清蛋白为 0.02～0.059,清蛋白为 0.55～0.66;α_1 球蛋白为 0.025～0.089,α_2 球蛋白为 0.06～0.09,β 球蛋白为 0.10～0.18,γ 球蛋白为 0.04～0.117。脑脊液中球蛋白与清蛋白的比例(蛋白商)为 1/3～1/5。蛋白商降低提示脑脊液清蛋白升高,见于脑膜损害或椎管内压迫症、脑瘤等;蛋白商升高提示球蛋白升高,见于脑实质病变,如多发性硬化、麻痹性痴呆、亚急性硬化性全脑炎。前清蛋白降低见于神经系统炎症、吉兰-巴雷综合征;升高见于脑萎缩和变性疾病等。脑脊液总蛋白量正常或稍高,而 γ 球蛋白升高则有助于细菌性脑膜炎、恶性脑瘤、亚急性硬化性全脑炎以及多发性硬化的诊断。α_1、α_2 球蛋白升高主要见于中枢神经系统的急性炎症,如细菌性脑膜炎、脊髓灰质炎。β 球蛋白升高见于中枢神经系统萎缩与退行性病变及肌萎缩侧索硬化症等。

(二)免疫球蛋白检查

正常脑脊液中免疫球蛋白(Ig)极少。其中 IgG 为 5～40 mg/L,IgA 为 0～6 mg/L,IgM 为 0～13 mg/L,IgE 极少(在正常脑脊液中几乎测不到)。IgG 升高多见于结核性脑膜炎、化脓性脑膜炎、亚急性硬化性全脑炎、多发性硬化、吉兰-巴雷综合征、病毒性脑炎等中枢神经系统疾病,早期先出现 IgM 升高,恢复期才有 IgG 和 IgA 升高;乙型脑炎急性期的 IgG 正常,恢复期才有 IgG、IgA 和 IgM 的轻度升高。

(三)细胞免疫学检查

1.淋巴细胞的检查

例如,通过改良的非特异性酯酶染色法,在成熟的 T 淋巴细胞胞质中可见到致密而局限的粒状棕黄色沉淀物者为阳性(正常值为(53.15±10.72)%),免疫功能亢进或低下者的阳性率也相应升高或下降。B 淋巴细胞的酯酶反应极少呈阳性反应;单核细胞虽可呈阳性反应,但其酶反应物色淡、量多而弥散,形态欠清晰。故此项检查可视为识别脑脊液中成熟 T 淋巴细胞的简易方法,并对中枢神经系统疾病患者的细胞免疫功能的快速检测、免疫调节剂的临床选用及其疗效评价,均具有一定的实用价值。

2.淋巴细胞亚群的检查

如应用混合花环法、单克隆抗体法等方法,进行脑脊液淋巴细胞亚群(CD3+、CD4+、CD8+细胞)的检测,对脑脊液细胞免疫功能的进一步了解和分析能提供更多的客观资料。

五、脑脊液特殊生化检查

(一)脑脊液 IgG 指数

IgG 指数是监测鞘内 IgG 合成的一个重要指标,其中脑脊液 Alb/血清 Alb 为 Alb 指数,用于表示血-脑屏障的完整性。

(二)24 h 免疫球蛋白合成率

脑脊液中免疫球蛋白的增加有两种来源。

1.透过

血-脑屏障的改变致使脑毛细血管的通透性增加,血清免疫球蛋白顺着高浓度差进入脑脊液中。

2.局部合成

由进入中枢神经系统的免疫活性细胞合成免疫球蛋白。在中枢神经系统感染和自身免疫性疾病时，脑脊液中免疫球蛋白的增加是神经系统本身的合成所致，但多种原因导致的血-脑屏障的破坏可掩盖或干扰神经系统本身免疫球蛋白合成，使医师不能合理地去评价中枢神经系统的自身免疫状态。这样就要求有一种方法能人为地减小或消除血-脑屏障破坏所致的血清免疫球蛋白进入脑脊液所造成的影响，这种方法就是鞘内 IgG 合成率计算。

中枢神经系统内 IgG 合成率的计算方法有许多种，通过下述计算公式不但可了解脑脊液中的 IgG 变化，并可计算鞘内 24 h 的 IgG 合成量率。

即{[脑脊液 IgG－（血清 IgG/369）]－[脑脊液 Alb－（血清 Alb/230）]×（血清 IgG/血清 Alb）×0.43}×5

正常人脑脊液中的 IgG 来自血液。血-脑屏障受损时血液中的 IgG 和 Alb 进入脑脊液的量会增多。要测定脑脊液中增加的 IgG 量，首先校正从血液中来的 IgG 量，减去血-脑屏障正常情况下进入脑脊液中的血清 IgG 量，再减去因血-脑屏障受损和渗透压增加而进入脑脊液的 IgG量。通过上述公式计算出的结果即代表中枢神经系统内部每天的 IgG 合成量。正常值为每天<3.3 mg，>5.0 mg 则为可疑，>10.0 mg 为肯定异常。合成率异常提示异常的脑脊液蛋白系来源于中枢神经系统的自身合成。

鞘内 IgG 合成的增加提示中枢神经系统内发生了免疫学现象，对某些中枢神经系统感染和免疫性疾病的诊断具有辅助诊断作用。

鞘内 IgG 合成率检查的另一重要作用是能对某些疗效的判定具有监测作用。当鞘内 IgG合成增加时，提示可使用糖皮质激素或其他免疫抑制剂疗法，鞘内 IgG 合成率随后应有下降；如无变化或反有升高趋势，说明现有免疫疗法效果不佳，故对治疗和提高疗效具有指导作用。

（三）寡克隆带

寡克隆带是电泳方面的词语，是检测鞘内 IgG 合成的一种重要方法。在脑脊液蛋白电泳检测中，异常的 γ 球蛋白区带可分为 3 个类型。①单克隆型：由单一浆细胞克隆分泌，在电泳上呈狭窄的单峰；②多克隆型：由于同时刺激多个不同克隆，免疫球蛋白全面增加；③寡克隆型：两个或多个细胞克隆活化造成不连续的 IgG 带群。

寡克隆带的检测是多发性硬化诊断的重要参考指标，是仅次于 MRI 的权威指标，其阳性率达 95%，但并非多发性硬化患者所特有，因也可见于由病毒、细菌、寄生虫、真菌所致的感染性神经系统疾病，亚急性硬化性全脑炎和吉兰-巴雷综合征患者（阳性率可达 28%～72%）。在肿瘤、脑血管病、癫痫、痴呆、帕金森病和肌萎缩侧索硬化等非感染性神经系统疾病中也可检测出寡克隆带，不过阳性率较低（2%～28%）。以上资料说明，寡克隆带对中枢神经系统感染性疾病和多发性硬化等的诊断虽具有极高的敏感性，但缺乏特异性，而只能作为必要时的参考指标。

（四）人髓鞘碱性蛋白检测

人髓鞘碱性蛋白（myelin basic protein，MBP，以下称 MBP）检测是神经组织特别是神经髓鞘所独有的一种蛋白质，占髓鞘蛋白总量的 30%，在神经纤维的绝缘和快速传导中起重要作用。MBP 具有显著的组织和细胞特异性，它只在中枢神经的少突胶质细胞和周围神经的施万细胞内合成。其他非神经组织细胞均不产生这种蛋白质。

MBP 是脑实质性损伤的特异标记。感染、外伤或疾病等引起神经组织细胞的破坏时，MBP

即进入脑脊液,一小部分 MBP 可进入血液;血-脑屏障破坏或通透性改变时 MBP 也会明显增加。因此,脑脊液和血液 MBP 含量的测定,是反映脑、神经组织细胞有无实质性损伤或髓鞘脱失的灵敏而可靠的生化指标;其含量的高低还可反映感染等损伤的范围及其严重程度,故定期连续 MBP 检测能为疾病的发展、预后和疗效的判断提供可靠依据。

此项检查有助于对伴有或疑有神经组织细胞损害者的诊断,故适用于诊断急性脑外伤、脑手术后、急性脑血管病、各种急性脑膜炎、脊髓炎、视神经炎、急性多发性硬化和吉兰-巴雷综合征等。90%的多发性硬化急性期患者有脑脊液和血清 MBP 增多,是活动期的指标。MBP 的含量是否正常,升高的早晚、程度以及持续时间,有助于对神经系统损伤的有无、类型、程度、进展、预后和疗效的判断。

(五)S-100 蛋白

S-100 蛋白是一种钙结合蛋白。这种蛋白可溶解在 pH 为 7.0 的饱和硫酸铵溶液中,故命名为 S-100 蛋白(S 代表可溶的,100 代表硫酸铵的饱和度)。它是一种中枢神经系统胶质细胞损害的标志蛋白,可通过补体结合试验、双向免疫扩散、免疫火箭电泳、交叉免疫电泳和放射免疫等多种免疫学检测方法进行测定。脊髓压迫症、缺血性脑血管病、出血性脑血管病、病毒性脑炎和多发性硬化患者的脑脊液 S-100 含量均可有升高。故 S-100 是中枢神经系统损害的可靠指标,其浓度对病程和预后的判定有一定的参考价值。

(牛希华)

第二节　神经影像学检查

一、神经影像学常用检查方法

(一)X 线平片

常采用后前位、汤氏位和侧位摄片,方法简单、经济、无创伤,可看颅骨骨折和颅内钙化等,但不能显示脑实质等重要结构,在颅脑影像检查中已基本被淘汰。

(二)计算机体层摄影(computed tomography,CT,下文以 CT 表示)

包括 CT 平扫,增强 CT 血管造影(CTA)及 CT 灌注成像等。

CT 采用 X 线束对人体分层面进行扫描,取得信息,经计算机处理而获得的重建图像,是一种数字成像。它是由一定数目从黑到白不同灰度的像素按矩阵排列所构成的灰阶图像。这些像素反映的是相应体素的 X 线吸收系数。CT 图像是用组织对 X 线的吸收系数以不同灰度显示人体组织的密度,具有量的标准,即 CT 值。实际工作中人们关心的是人体组织内各组织密度间的差异,而不用密度的绝对值。CT 值是相对于水及空气的相对值,单位为 Hu,水的 CT 值为 0 Hu,人体中密度最高的骨皮质的 CT 值为 +1 000 Hu,而空气密度最低,为 -1 000 Hu。

CT 图像实际上是人体某一部分有一定厚度的体层图像。可以把 CT 扫描层面假想为边长等于层厚的小立方体组成的矩阵,每一个小立方体即体素,影像上一个像素即对应一个体素,体素是三维的,像素是二维的。不同 CT 装置所得图像的像素大小及数目不同,像素大小可以是 1.0 mm×1.0 mm 或 0.5 mm×0.5 mm,像素数目(即图像矩阵)可以是 512×512 或 1 024×

1 024。像素越小,数目越多,构成的图像越细致,即空间分辨力越高。在同一矩形面积内,矩阵越大,像素越小,图像就越清晰。一个体素内可包含不同密度的物质或组织,但在 CT 扫描时把它们看作质地均匀的,测量的 X 线衰减系数是体素内所有物质的 X 线衰减系数的平均值,这就是部分容积效应的基础。可以想象,层厚越薄,矩阵越大,体素越小,部分容积效应影响越小。

窗口技术是分析数字化图像的重要方法。人眼对灰度图像差别的辨识能力只有 16 个等级,只有根据需观察组织的密度特点选择合适的窗宽、窗位来观察图像,才能把组织的密度差异用肉眼看出来。窗宽是显示图像时所选用的 CT 值范围,在此范围内的组织结构按其密度高低从白到黑分为 16 个等级。例如,窗宽为 160 Hu,则可分辨的 CT 值为 160/16＝10 Hu,即两种组织 CT 值相差 10 Hu 以上才能用肉眼分辨出来。窗位是所显示灰阶的中心,窗位选择主要看组织的 CT 值。

随着多层 CT 的出现和发展,CT 成像的后处理技术有了飞速发展:经过冠状位、矢状位重建,曲面重建等可让人更直观地观察组织结构或立体显示所要显示的组织结构,但要注意所有后处理影像均要损失部分诊断信息,有时要参考原始图像。

CTA 是静脉注入碘对比剂后行多排 CT 薄层扫描的血管图像重组技术,可立体地显示血管影像。目前 CTA 可用于全身血管,包括脑动脉、颈动脉、主动脉、肺动脉、冠状动脉、肝动脉、肾动脉和肢体的血管等。CTA 所得信息较多,无须插管,创伤小。

脑 CT 灌注成像是经静脉团注碘对比剂后,对脑组织在一定的层面行连续动态扫描,通过不同时间影像密度的变化,绘制出每个像素的时间-密度曲线,而算出碘对比剂到达病变部位的峰值时间(peak time,PT)、平均通过时间(mean transit time,MTT)、局部脑血容量(regional cerebral blood volume,rCBV)和局部脑血流量(regional cerebral blood flow,rCBF)等参数,再经伪彩色编码处理分别得到四个参数图。分析这些参数与参数图可了解感兴趣区血流灌注状态。目前,脑 CT 灌注成像主要用于急性或超急性脑局部缺血的诊断、脑梗死及缺血半暗带的判断以及脑胶质瘤的良性、恶性分级。CT 灌注成像操作简单、快捷,但是患者接受的 X 线剂量相对较大,应用受到一定限制。

(三)磁共振成像(magnetic resonance imaging,MRI,以下称 MRI)

临床上使用的 MRI 机器主要包括磁体、射频发射线圈、接收线圈、梯度磁场线圈、图像处理和显示系统。MRI 是利用氢原子核在磁场内所产生的信号经重建成像的一种影像技术,它的图像构成和对比取决于两个因素:样本组织和结构的性质(内在)对比和各种不同成像序列的参数造成的对比(外在)。MRI 图像构成和对比的基础是样本内部的弛豫时间和质子密度的不同,弛豫时间又分为 T_1 和 T_2 两种。把多种因素在一个黑白图像上同时表现出来是不可能的,目前我们采用加权的方法来分别显示几种因素。MRI 若主要反映组织间 T_1 特征参数,则为 T_1 加权像(T_1 weighted imaging,T_1WI)它主要反映的是组织间 T_1 时间的差别。T_1WI 有利于观察解剖结构。若主要反映组织间 T_2 特征参数,则为 T_2 加权像(T_2 weighted imaging,T_2WI),T_2WI 对显示病变组织较好。一般而言,组织信号强,图像相应的部分就亮;组织信号弱,图像相应的部分就暗。由组织反映出的不同的信号强度变化,就构成组织和器官之间、正常组织和病理组织之间图像明暗的对比。通常我们通过水的信号来区分 T_1WI 与 T_2WI。值得注意的是,MRI 虽然也以不同的灰度显示,但其反映的是 MRI 信号强度的不同即弛豫时间 T_1 与 T_2 的长短或氢质子密度的不同,而不像 CT,其灰度反映的是组织密度。

颅脑 MRI 检查中液体抑制反转恢复序列(FLAIR)起着重要作用,目前多包括在颅脑磁共振成像检查的常规序列中。一般颅脑病变 T_2WI 多表现为高信号,脑脊液亦为高信号,有时较难分清病变与脑脊液,FLAIR 序列是 T_2WI,但游离水被抑制成低信号,病灶仍旧表现为高信号,使病灶更加容易被发现。

功能磁共振成像技术是近几年来 MRI 硬件和软件技术迅速发展后出现的一项新的检查技术,它不再是单纯的形态学检查,而是能反映脑功能状态的 MRI 技术。它包括弥散加权成像(diffusion weighted imaging,DWI)、灌注加权成像(perfusion weighted imaging,PWI)、血氧饱和水平依赖(blood oxygen level dependent,BOLD)和磁共振波谱分析(magnetic resonance spectroscopy,MRS)等。

1.DWI

DWI 主要观察微观的水分子流动扩散现象。在均质水中,如果不设定水分子的活动范围,水分子的扩散是一种完全随机的热运动。弥散是一个三维过程,在人体组织中,由于存在各种各样的屏障物,水分子的随机运动会受到影响。也就是说,水分子可能在某一个方向活动较多,而在另一个方向活动受到较多限制。例如,在脑白质的髓鞘中,平行于白质纤维的弥散较垂直方向快。通过白质束成像能观察白质束的走向、绕行、交叉以及中断等异常表现,白质束成像反映白质纤维的三维空间结构及其弥散方向。

DWI 主要用于急性脑梗死的早期诊断,它在脑梗死后 $1\sim6$ h 内即可显示病灶所在,为明显高信号。另外 DWI 在脑肿瘤、脑白质病变及感染性病变等诊断与鉴别诊断方面也起着重要作用。

弥散张量成像(diffusion tensor imaging,DTI)及弥散峰度成像(diffusion kurtosis imaging,DKI)是在 DWI 基础上发展起来的,它们能够反映每一个体素的微观结构及几何排列上的信息。DTI 模式中以立体椭圆为轴心,采用三维中相对应的多个本征矢量来描述水分子的扩散,从微观领域评估脑组织结构的完整性,主要应用于脑白质纤维束的评价。DKI 为 DTI 领域中的延伸,它是描绘组织内非正态分布水分子扩散的一种新的磁共振成像方法,比传统的 DTI 更适合把握组织微观结构的变化。

2.PWI

灌注过程是指血流从动脉向毛细血管网灌注,然后汇入静脉的过程。一般来说,PWI 对血流或由体外注入体内血管的示踪剂进行检测,通过局部磁场强度的微小变化,反映出局部血流动力学特点,达到诊断疾病的目的。灌注成像定量分析相对比较复杂,一般多在工作站中进行,在分析一系列不同时相的图像($500\sim1\ 000$ 幅)中的 MRI 信号变化规律后才能获得灌注的定量数据。PWI 反映了局部的血流情况和血-脑屏障情况。

PWI 主要用于脑肿瘤定性诊断、脑梗死的预后推测以及脑梗死后溶栓治疗效果评估,也可以与 DWI 结合评估脑梗死溶栓前半暗带的情况。

3.MRS

MRS 是利用 MRI 中的化学位移来测定分子组成及空间分布的一种检测方法。不同于 MRI 得到一幅幅解剖图像,MRS 主要是获得局部定量的化学信息。它是目前唯一能够无创伤性检测活体组织内部化合物的检查手段。

MRS 主要用于监测脑组织中神经元的含量,帮助评估脑梗死后脑组织的可恢复性,胶质瘤的良性、恶性分级与放疗后肿瘤放射性坏死及进展的评估等。

4.BOLD

BOLD是以快速采集技术为基础的无创伤性成像方法。当脑组织神经元活动时,局部脑血流量和耗氧量均增加,但血流量的增加多于耗氧量的增加,脱氧血红蛋白浓度相对降低,脱氧血红蛋白是顺磁性物质,导致信号强度相对升高。这种血氧浓度变化造成的磁共振成像信号强度改变被称为BOLD对比效应。

目前BOLD成像技术主要用于脑内病灶术前功能区的定位,可以在术前无创伤地获得人脑重要区域功能图,这些信息可被外科医师用来制定手术方案,以最大程度切除病灶同时保护主要的脑功能区域。

5.磁共振血管成像(magnetic resonance angiography,MRA)及磁共振静脉成像(magnetic resonance venography,MRV)

MRI对运动敏感的特性使得其对体内流动液体的测量成为可能,MRV和MRA技术可以较全面地显示动脉及静脉血管的形态学改变,在MRA基础上发展的MRI相位对比电影法使得对流动液体的速率和流量测量成为可能。对于颅内较大血管脑血流定量,采用3D序列扫描获得血管定位像后,在垂直于测量的靶血管层面扫描。对脑脊液的流动定量一般采用矢状正中层面定位像,选取垂直于中脑导水管、第四脑室、枕大孔、颈部蛛网膜空间(C$_2$～C$_3$水平)层面。

MRA及MRV主要用于显示脑内主要动脉、静脉及其分支,用于脑动脉硬化、动脉瘤、动静脉畸形、静脉窦血栓形成等血管性病变的诊断及治疗后评估。MRI脑脊液流动成像主要用于交通性脑积水、梗阻性脑积水、正常压力性脑积水的诊断及第三脑室造瘘术后的脑脊液流动评估。

6.磁敏感加权成像(susceptibility weighted imaging,SWI)

磁敏感加权成像是一组利用组织磁敏感性不同进行成像的技术,具有三维、分辨率高、信噪比高的特点。它包括相位图像和幅度图像。SWI技术的实质是提取顺磁性物质(主要是脱氧血红蛋白),使之在相位图像上显示出来。在3T高场MRI机器上,SWI可获得很好的影像质量。SWI对显示脑内静脉结构、血液代谢产物、铁质沉积及钙盐沉积等十分敏感,在脑血管疾病、脑肿瘤、脑外伤、神经变性病等中枢神经系统病变中有较高的临床价值和应用前景。由于其对脑内局部磁敏感性变化十分敏感,还受组织内血浆内蛋白、分子扩散、磁场、像素大小、钙盐沉积、血流及血管走行方向等影响,SWI具有复杂性,利用SWI分析图像时需综合考虑多方面因素。

(四)正电子发射体层摄影显像(positron emission tomography,PET)

PET在神经系统科学和临床中的意义主要体现于认知功能成像,癫痫、神经与精神疾病方面研究。PET通过使用不同类型的正电子药物(示踪剂或分子探针),可以反映脑内多种生理学参数,如血流、葡萄糖代谢、蛋白质合成、受体密度和亲和性。PET所利用的核素是生物活性分子自身成分的核素,因此,用正电子核素标记的示踪剂可以保留与其未经标记的同种物质的所有生化特性,可以从神经活动的不同侧面和脑整体功能的联系方面提供脑的内在信息。它可以通过不同的示踪剂显示受体、神经递质代谢途径、相关酶等的不同信息。常使用的示踪剂为核素^{18}F标记的二聚脱氧葡萄糖(^{18}F-FDG),它用来检查脑组织的能量代谢情况。其他主要显像剂:^{15}O标志物用于检查脑血流及脑氧代谢率,^{11}C标志的各种氨基酸显示组织蛋白质合成率,^{11}C或^{18}F标志的胆碱、乙酸盐等显示细胞膜和脂肪的代谢情况,^{18}F标记的多巴胺、转运蛋白及受体显示多巴胺的体内代谢过程,^{18}F-FDDNP或^{11}C-PIG(匹兹堡复合物)可显示阿尔茨海默病Aβ淀粉样蛋白,^{18}F-MISO可显示缺氧组织。由于PET为功能和代谢成像,其解剖结构的分辨率无法与CT和MRI媲美,但PET与CT或MRI解剖图像的同机融合可同时提高诊断的灵敏度和分辨率。

1.脑的能量代谢显像

大脑是代谢非常旺盛的器官，而葡萄糖几乎是脑组织唯一的能源物质，提供超过98％的脑所需能量。葡萄糖在一系列酶的作用下氧化降解，生成二氧化碳和水，为脑组织提供能量。^{18}F-FDG脑显像可利用计算机勾画技术和生理数学模型得到大脑皮质各部位及神经核团局部的葡萄糖代谢率等定量指标。正常情况下，脑FDG代谢显像可见灰质放射性摄取明显高于白质区，类似于血流灌注显像。

2.脑的氨基酸和胆碱显像

其反映脑内蛋白质合成速率和细胞膜代谢。正常情况下脑组织的神经元没有明显的蛋白质合成或脂肪酸代谢，脑组织对于氨基酸和胆碱摄取很少，一般没有放射性浓聚，但在出现恶性肿瘤或某些炎症的情况下代谢率会显著升高，与周围正常分布稀疏的脑组织形成对照，可以用于确定肿瘤组织的边界。

3.脑血流与氧代谢显像

正常人脑的耗氧量占全身的20％，每分钟耗氧量达42～53 mL，远高于身体其他组织。正常成人的脑血流量为40～50 mL/(100 g·min)，灰质血流明显高于白质，脑功能活跃部位的局部血流量增加。^{15}O PET显像可以定量评价脑血流量的变化，同时可反映脑氧的代谢率。目前用于脑血流及氧代谢研究的正电子显像剂主要为^{15}O$_2$或^{15}O-CO$_2$，由于^{15}O的物理半衰期只有2 min，需要专用气体输送装置，临床应用受到一定限制。

4.神经递质和受体显像

大脑的各种功能活动都是通过神经细胞间的信息传递实现的，而信息传递的主要载体是相应的受体-配体系统。受体显像根据受体、配体特异性结合的特点，用放射性药物标志配体、受体或神经递质、转运蛋白等，进行定位或定量测定，使从分子水平解释人类思维、心理、情绪等高级神经活动成为可能。显像剂包括多巴胺类（如^{18}F-dopa、^{11}C-β-CIT），乙酰胆碱类（如^{11}C-烟碱、^{11}C-QNG），5-羟色胺类，阿片类等。

二、神经影像应解决的问题

（一）发现病灶

先观察病变的直接征象，也就是密度或信号有无改变。CT与MRI均为不同灰度的数字图像，病灶与正常组织之间存在密度差异或信号强度差异，通常病变存在四种信号强度（或密度）的改变。①等信号强度：指病变与周围组织呈相同或相似灰度，平扫上无法识别病灶，有时需注射对比剂，改变病变与周围组织的信号对比才能识别病变；②低信号强度：病灶信号低于周围组织或对侧相应部位的正常组织；③高信号强度：病灶信号高于周围组织或对侧相应部位的正常组织；④混杂信号强度：病变包含上述2种或3种信号强度改变，例如，胶质瘤合并出血坏死时MRI T$_1$WI上可表现为高、等、低混杂信号。

病变除了信号强度上改变，可能还有占位效应、脑水肿等间接征象。占位效应在断层图像上表现为病灶占据一定的空间，引起周围脑沟、脑池、脑室受压变窄或闭塞，中线结构移位等；正常颅脑在断层影像上表现为双侧结构对称，如果不对称，一般就是有病变了。当然如果仍然双侧对称并不能排除病变，营养代谢性脑病往往表现为双侧对称性病变。占位效应在脑部疾病影像诊断中起着非常重要的作用，有占位效应可能是脑肿瘤，亦可能是脑梗死、炎症等病变合并脑水肿，但如果没有占位效应,一般来说就不是脑肿瘤。脑水肿在 CT 上表现为低密度影,MRI T_1WI 呈低信号,T_2WI 及 FLAIR 呈高信号。

在观察图像时应熟悉正常影像解剖及常见变异,阅片时要全面、系统地观察,按照一定顺序观察,注意双侧对比、前后对照,防止遗漏病变。

（二）解剖学定位

首先,要明确病灶到底是位于小脑幕上、幕下还是鞍区等,不同部位有不同的好发病变。例如,垂体瘤多发生于鞍内,颅咽管瘤多位于鞍区,生殖细胞瘤多位于松果体区。其次,要分清病变是位于脑实质内还是脑实质外,脑实质内的肿瘤多为胶质瘤或是转移性肿瘤,脑外肿瘤则多为脑膜瘤。脑内肿瘤可显示局部脑回肿胀、邻近蛛网膜下腔变窄或闭塞、瘤周脑血管受压移位等占位征象;脑外肿瘤肿块区的脑灰白质向中央移位,局部脑血管和软脑膜向内移位,同侧局部蛛网膜下腔增宽和脑膜尾征;脑膜瘤累及脑组织,脑转移瘤合并脑膜和颅骨转移时,鉴别较为困难,MRI三维成像有助脑内、脑外病变的定位诊断。

（三）病变影像学特点的分析

病灶数目、大小、形状、轮廓、边缘、周围结构等有助于对病变的定性诊断。一般来说,恶性肿瘤单发或多发,形态不规则,有侵袭性,病变中央常有坏死或出血;良性肿瘤多单发,呈类圆形,边界清楚。脑梗死病灶部位和范围与闭塞血管所属供血区域一致。在病灶描述时要考虑到鉴别诊断,既要描述阳性影像表现,又要注意描述一些可能与鉴别诊断有关的阴性结果。

（四）影像诊断与鉴别诊断

一般根据临床、实验室检查及影像学表现会得出初步影像诊断,包括病变所在部位和病变性质。疾病在影像上经常会出现"同病异影"或"异病同影",特别是一些复杂的病变,如对血管性病变合并出血与胶质瘤合并出血的鉴别诊断非常困难,因此,有时可以有多个诊断,一般按可能性的大小按顺序排列,也可以经过立体定向活检、试验性治疗、随访观察等来进一步明确病变性质。

（五）治疗后评估疗效评估

一般来说,治疗后疗效评估主要包括好转、恶化、部分好转、部分进展、假性好转与假性进展、放射性坏死等,同时要注意影像变化可能晚于临床。

一般来说,对脑出血、脑梗死、脑炎等根据病变区域在治疗前后的影像变化可能比较容易鉴别是好转还是进展,而在脑肿瘤特别是胶质瘤手术后多需要做化疗或是放疗,有时难以鉴别。一般建议脑肿瘤手术后 72 h 内复查头颅 MRI 平扫及增强,以手术前和手术后影像学检查的容积定量分析为标准,评估胶质瘤切除范围,判断有无肿瘤组织残留。高级别胶质瘤多以 T_1WI 增强比较,低级别胶质瘤以 T_2WI 或 FLAIR 比较。如果不能在术后 72 h 内复查 MRI,则不太可能判断有无肿瘤组织残留。高级别恶性胶质瘤术后一般要进行化疗或放疗,在影像上较难区分迟发性放射性坏死、假性进展、假性好转、肿瘤术后复发等,一般需结合临床及功能磁共振成像（如PWI、DWI 及 MRS）。多种功能影像结合起来可以提高诊断正确率。

（牛希华）

第三节 脑电图检查

一、脑电图分析

（一）脑电图的基本特征

脑电图的基本特征是指周期、频率、振幅、波形和位相。

1.周期

周期是一个波从它离开基线到返回基线所需的时间（图 2-1），也称周波，计算单位以 ms 表示。

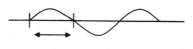

图 2-1 脑电图周期波

2.频率

频率（图 2-2）是每秒出现的周期数，以周/秒（c/s）表示。

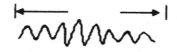

图 2-2 脑电图频率

3.波幅（振幅）

波幅是由波峰到两个波谷连线的垂直线（图 2-3）。

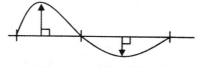

图 2-3 脑电图中的波幅

（1）低波幅：＜25 μV（微伏）。

（2）中波幅：25～75 μV。

（3）高波幅：75～100 μV。

（4）极高波幅：＞100 μV。

4.波形

波形是波的形状。

5.位相

位相是波峰的方向性。一个波由基线向上、下偏转便产生位相。向上为负相，向下为正相（图 2-4）。

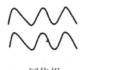
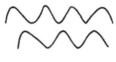
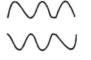

同位相　　　　　　　　位相差　　　　　　　位相倒置（颅内占位病变）

图 2-4　脑电图中的位相

(二)脑电图的成分

1.波

波是单个电位差,即单个波,如 α 波、β 波。

2.活动

活动是连续出现的波。

3.节律

节律是指单个波的周期,其位相均相同。波幅呈现有规律的变化。例如,阿尔法(Alpha)节律的波幅从低到高,又逐渐变低,形成梭状,两极(组)之间有静息期。

4.背景活动

背景活动是指在脑电图描记中,除了阵发或局限的显著变动部分外,其余表现为占优势的广泛和持续的活动。

5.常见脑波

脑电图上常见脑波示意图如图 2-5 所示。

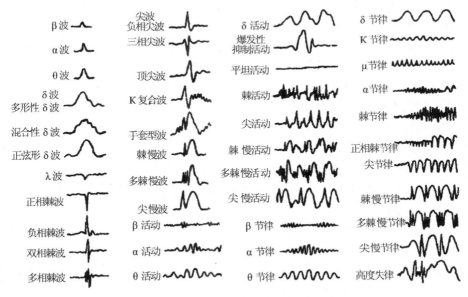

图 2-5　脑电图上常见脑波示意图

常见脑波有以下几种。

(1)α 波:频率为 8～13 c/s,波幅为 10～100 μV。α 节律是脑波的基本节律。安静闭目时枕区的阿尔法节律明显。α 波常在声、光刺激及思考时抑制(如睁闭眼试验、心算)。

(2)β 波:频率为 14～30 c/s,波幅为 5～20 μV。当 β 活动占优势时,β 波的波幅可稍高,但不应大于 50 μV。β 波多见于额区、颞区、中央区或介于两组 α 波之间。当精神紧张或服用安眠镇静药物时,β 活动增多。β 波可受光线影响,但机体活动时 β 波抑制。

(3)θ 波:频率为 4～7 c/s,波幅为 10～200 μV。波形变化多,多为多形性的。多数学者认为 θ 波起源于海马回。当听觉和嗅觉受刺激时,就可引起海马回发作,此时呈现大量 θ 波。一般散在出现＞10％为异常。

(4)δ 波:频率为 0.5～3 c/s,波幅为 10～200 μV。

(5)γ 波:频率为 33～45 c/s,波幅为 25 μV,多见于额区、中央区,临床意义未明。

(6)μ 波:亦称弓状波,频率为 7～11 c/s,波幅为 50 μV 左右,波形似希腊字母 μ,在受到痛觉刺激或握拳时受抑制,睁眼时不消失。

(7)λ 波:频率为 3～5 c/s,波幅为 10～40 μV。眼球运动时 λ 波消失。

(8)K 波:频率为 6～10 c/s,于思考时出现于额区、颞区。

(9)尖波:又称锐波或慢棘波或峰波。时限为 80～200 ms,波幅多大于 100 μV,频率为 12 c/s 左右。波的升支、降支光滑。有的学者称升支陡直,降支缓慢下降。负相尖波多见于癫痫,也可见于颅内炎症、颅内肿瘤等。

(10)棘波:又称针状波。时限＜80 ms,多为 20～60 ms。波幅多为 100～150 μV。波顶尖锐,升降支光滑陡直,升支直上,降支下降时多与升支重叠 1/3。6～14 c/s 的正相棘波常见于间脑发作。棘波是癫痫的特异性、发作性放电现象之一,但棘波不是癫痫的同义词,它可见于颅内肿瘤、脱髓鞘疾病等。

(11)尖慢波:由一个尖波与一个慢波复合而成,多见于癫痫小发作或局限性癫痫。

(12)棘慢波:由棘波和慢波组合而成,频率多为 2～3 c/s,往往以不规则的持续性或爆发性出现。是癫痫小发作的典型病理波。

(13)复合波:在一个慢波上附有许多小波、切迹或载波而形成一个变形波。这些载波可在波峰或升、降支的上段或下段,载波可是 α 波或 β 波。

(14)顶尖波:顶尖波是一种睡眠波,一般在浅睡时出现,在顶区,常见于儿童期浅睡期。波幅高达 300 μV。顶光波多为负相波,成对的顶尖波称驼峰波。

(15)δ 节律:又称睡眠梭形波或睡眠纺锤波。为 14 c/s 的节律,多见于中睡期(非快速眼动期,睡眠第Ⅲ期)。

(16)K-综合波:K-综合波是一种在睡眠时经听觉刺激诱发高幅慢波,随后出现不同波幅的快波(12～16 c/s)而形成的综合波。有时该综合波也可在睡眠时不经任何刺激而出现。这是一种正常的睡眠波,常出现在中睡期。

(17)手套型波:手套型波是一种异常睡眠复合波,也可见于 30％ 的正常人,波形与手掌、指相似(如手套形状)。

(18)平坦活动:又称电沉默现象,为脑死亡的波形。为各种频率电活动都有不同程度的抑制,见于大脑严重损害或各种原因引起的极度(深)昏迷者。

6.脑波的出现形式

脑波的出现形式从时间上可以是单个的、散在的、短程的(1～3 s)、长程的(3～10 s)、持续的(＞10 s)、阵发的、杂乱的。从空间分布上可以是弥漫的(又称普遍的或广泛的,出现于头部所有区域,且两侧不对称),弥散的(出现于头部大片区域而且位置较恒定),不对称的,一侧的,局限的,等等。

（三）脑波的测量

分析脑波有两种方法，一种是用频率自动分析器，另一种是视觉分析法。临床上采用的是视觉分析法。分析脑波要注意频率、波幅、波形、位相及各种因素对它们的影响。年龄、意识状态、精神活动、睁眼、闭眼、过度换气、声光刺激、药物等对频率与波幅都有影响。

1.频率的测量

频率的测量用特制的透明脑电图尺进行。

2.波幅的测量

波幅测量一般测量单导联的波幅，因其基线较稳定。

（1）低波幅：$<25~\mu V$。

（2）中波幅：$25\sim75~\mu V$。

（3）高波幅：$75\sim100~\mu V$。

（4）极高波幅：$>100~\mu V$。

3.量慢波

量慢波要注意慢波的波形周期，出现的区域，出现的形式（阵发、爆发、散在性或弥漫性，是否杂乱等）。

（四）婴幼儿及儿童的正常脑电图

新生儿的脑电图通常由不规则的低幅δ波及重叠在其上面的 $7\sim30$ c/s 极低幅快波和半节律性的α波组成。2 个月婴儿的脑电图中，不规则的慢波逐渐增加其频率，并常带有一定的节律性（$3\sim5$ c/s），这种节律性先出现于顶区、中央区，然后扩大到枕区。$3\sim5$ 个月婴儿的脑电图中，δ波减少，$3\sim5$ c/s 节律波出现于全部导联，但以顶区、枕区为著（第一次组织化）。$6\sim11$ 个月婴儿的脑电图中，$4\sim7$ c/s 节律波在枕区占优势，并出现左右对称性。枕区 θ 波对光刺激呈现反应（第二次组织化）。

（1）1 岁：较稳定并较有规则的 $5\sim8$ c/s 高幅波出现于全部导联，以枕区为著。此时开始出现脑电图的个体差异，频率可以每年增加。

（2）$3\sim5$ 岁：δ波急剧减少，波幅开始降低，逐渐过渡到 θ 波，顶、枕区可出现 $8\sim10$ c/s α活动，其连续性将增加。但以顶区为主的 $4\sim6$ c/s θ 波尚较多，可有散在性高幅 δ 波。3 岁男童清醒时正常脑电图如图 2-6 所示。

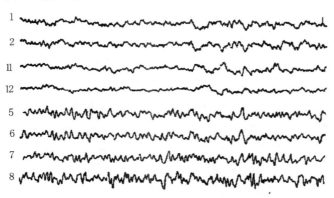

图 2-6　3 岁男童（清醒）正常脑电图

（3）$6\sim8$ 岁：θ波急剧减少，$8\sim12$ c/s α 波（活动）增加，逐渐形成 α 优势。δ波很少，波幅也低,β波亦少。

(4)9～10岁:α优势已完成并较稳定,接近于成人的脑电图。枕区α活动主要为10～12 c/s,额区、顶区尚可有7～8 c/s的节律波,也可见广泛性散在性θ波,δ波出现率在12%以下。10岁前α的波幅一般较高,超出150 μV者不一定异常。

(5)11～17岁:基本上为成人脑电图,但尚不稳定,额区、顶区出现少量θ波或δ波。

(五)儿童的异常脑电图

(1)出现棘波、尖波病理复合波或爆发抑制,平坦活动等。

(2)有局限性改变。

(3)两侧显著不对称。

(4)4岁以上枕部背景活动<6 c/s,大于6岁还有中等量为4 c/s的波,大于7岁还有2 c/s的波,9岁以上枕部背景活动<8 c/s,大于10岁还有中等量为4～8 c/s的波。

(5)睡眠脑电图中没有睡眠波。

(六)成人的正常脑电图

1.α脑电图

α脑电图为α节律占优势,特别是在枕区、顶区。节律占优势,频宽>1.5 c/s,仅额区可有少量低幅β活动,θ波不明显(占正常成人脑波的79%,图2-7)。

2.β脑电图

β脑电图为β活动占优势,波幅一般为20～30 μV,有时可达50 μV。在β活动中间有低至中幅α波或节律(占正常成人脑波的4%)。

3.低波幅脑电图

低波幅脑电图为α波,稀少且振幅低,不超过20 μV,β波少而难于计算,结果致低幅θ波反而明显。视反应及过度换气后常出现α节律(占正常成人脑波的7%)。

4.不规则型脑电图

不规则型脑电图为α节律不规则,在额区的α波的振幅较高,低幅β活动较多(占正常成人脑波的10%)。

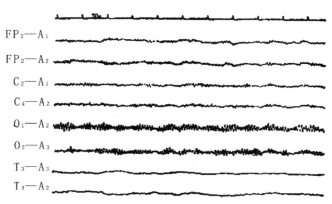

图2-7 42岁女性(清醒)的正常α型脑电图

(七)成人的异常脑电图

1.成人轻度异常脑电图

成人轻度异常脑电图如下。

(1)α波形欠整,杂乱或α波泛化、前移。波幅调节差,基线不稳,α波的频率差别显著。

频率—
$$\begin{cases}\text{同一导联}>1\ c/s \\ \text{不同导联}>2\ \text{或}\ 2.5\ c/s \\ \text{双侧对应部位}>0.5\ c/s\end{cases}$$

α波幅>150 μV,枕部双侧波幅差>50%。

(2)额区出现高波幅β活动,β波波幅>50 μV。

(3)额区散在慢波数量超过正常范围(θ波指数>15%),波幅为中至高波幅。

(4)自发或诱发出现少量的、单发的或偶见的不典型尖波、棘波、棘慢波、尖慢波。

(5)视反应α节律不抑制。

2.成人中度异常脑电图

(1)θ活动占优势,以θ波为基本节律。

(2)慢波有局限性,两侧经常有显著不对称的活动。

(3)自发或诱发尖波、棘波或尖慢波、棘慢波。

(4)过度换气时出现高波幅慢波,且在过度换气停止10 s后仍未消失。

(5)中幅δ波成串或成群出现。

3.成人高度异常脑电图

(1)δ波占优势。

(2)有明显的局限性。

(3)出现自发或诱发的尖波节律、棘波节律或病理复合波节律。

(4)出现爆发抑制或平坦活动(波幅<10 μV)。

见于严重颅内病变、颅内高压晚期、脑炎极期、严重脑外伤、肝昏迷、尿毒症、心搏骤停复苏、脑死亡等。

(八)睡眠脑波

1.思睡期

在思睡期α波消失或在中间出现,代以低波幅快活动及θ波,节律不规则,当受外界刺激时,波可迅速恢复。

2.浅睡期

浅睡期可出现睡眠纺锤波,又称σ节律。

3.中睡期

中睡期的主要波为δ波(3 c/s),不规则,常间以顶尖波、散在的睡眠纺锤波及K-综合波(12~16 c/s)。

4.深睡期

深睡期出现弥漫性高波幅不规则的δ波,波幅可高达300~600 μV,两侧对称。同时混有4~7 c/s θ波,慢波上重叠有快波。睡眠纺锤波消失。

(九)诱发试验

1.睁闭眼试验(视反应)

睁闭眼试验是被检者睁眼时,顶枕区α波受抑制,而代之以β活动,这种反应又称视反应。视反应可作为大脑发育进程的指标,在生理情况下,α节律抑制随年龄的增长而升高,表现为α节律从部分抑制逐渐向完全抑制过渡。在定位诊断上,视反应时病理波不抑制,表示病灶位于皮

37

质浅部或电极附近;如病理波抑制,则表示病灶在皮质深部或远离电极部位。

2.过度换气

过度换气是使肺泡内大量 CO_2 呼出,血液 CO_2 浓度下降,血 pH 上升而出现的碱中毒状态,引起脑毛细血管收缩,皮质缺氧,使脑皮质神经细胞代谢的环境发生变化,提高皮层质的兴奋性,在此状态下,提高病理波的阳性率。

3.睡眠

睡眠时癫痫患者易出现或加强痫性放电。颞叶癫痫患者觉醒时脑电图只有30%可发现病灶,而睡眠时则可有80%以上发现病灶,局限性癫痫患者睡眠时阳性率可提高 2/3,除出现局限性异常外,还有病侧睡眠波减弱或消失。

4.闪光刺激

闪光刺激对多数癫痫小发作患者可诱发棘慢节律。对肌阵挛性癫痫患者可诱发多棘慢波。对其他类型癫痫患者,闪光刺激诱发的脑电图异常主要为弥漫性快活动或慢活动、棘慢波、额区和中央区棘波伴有肌阵挛。值得指出的是,有些癫痫病者在其他诱发试验阴性时,通过闪光刺激可获得阳性结果。

5.贝美格或戊四氮

贝美格易诱发局限性放电,戊四氮易诱发弥漫性放电。一般认为贝美格的不良反应比戊四氮少,引起脑电图改变的剂量和抽搐剂量差距较大,易排出并易被苯巴比妥中和,故比戊四氮安全。此外还可采用光-贝美格或光-戊四氮诱发,可减少药物用量和不良反应,并减少临床发作和提高阳性率。由于上述原因,多采用光-贝美格诱发试验,其阳性率接近90%。光-贝美格诱发的脑电图异常主要为阵发性两侧同步性高波幅慢活动、棘波、棘-慢波或局限性异常放电。

6.声音刺激

声音刺激对声源性癫痫患者可诱发痫性放电与临床发作,对其他癫痫患者诱发阳性率不高,故较少用。此外,还有鼻咽电极、蝶骨电极、颈动脉窦压迫法、低血糖诱发、低 O_2 诱发、水诱发、药物诱发以及合并方法光-戊四氮诱发等。

二、脑电图的临床应用

(一)癫痫

脑电图(EEG)是确诊癫痫及癫痫综合征准确分类最有价值的检查方法,发作间期痫性放电(Eds)支持癫痫诊断,但缺乏 Eds 不能排除癫痫。30%~50%的癫痫患者在第一次常规脑电图中记录到 Eds,60%~90%的癫痫患者在第三次脑电图中记录到癫痫放电,再增加描记次数未见痫性放电增加,10%~40%的癫痫患者用常规脑电图不能显示发作间期 Eds,睡眠、睡眠剥夺、过度换气和闪光刺激等在某些患者可能诱发出 Eds。颞叶近中线部位及眶额部病灶的 Eds 在到达头皮时常不能以足够的波幅突出于背景活动之上,常需安放蝶骨电极、鼻咽电极等特殊电极。癫痫是发作性神经功能障碍,医师不能随时得到诊断所需的信息,延长脑电图的监测时间是必要的。

1.脑电图录像监测系统

可同步记录患者的发作行为和发作时的脑电图,可同时用两架摄像机(一架监测患者,一架对准脑电图)和一个具有特殊作用的发生器实现这一目的;也可只用一架摄像机监测患者,用脑电图通过电子技术同时记录在录像带上,这对癫痫发作类型诊断及某些不能解释的惊厥发作(如心源性晕厥、精神源性发作)有重要诊断价值。例如,在惊厥发作期完全正常的脑电图则提示精神源性非癫痫发作。做此项检查应选择发作频率高、癫痫发作类型不明确的病例,否则得不到预期的效果。

2.脑电图动态磁带记录系统

采用盒式磁带脑电图记录仪长时间监测患者,通常每盘磁带可监测 24 h,监测期中患者可自由活动。由于记录时间延长,可能得到常规脑电图未能得到的脑电图异常及其与生理节奏周期的关系,但对运动及其他伪差干扰极敏感,需有经验的医师来解释。

常见癫痫综合征脑电图的癫痫样异常见表 2-1。

表 2-1　常见癫痫综合征脑电图的痫性放电

癫痫综合征	脑电图
婴儿痉挛症	高度节律失调:在不规则的背景活动上暴发杂乱的高波幅慢波,有多灶的痫性放电及波幅的突然衰减
小运动癫痫	慢棘慢复合波(<2.5 Hz),背景活动明显减慢
儿童失神癫痫	普遍暴发的高波幅双侧对称同步的 3 Hz 棘慢波综合,易被过度换气所诱发,背景活动正常
良性中央-中颞区癫痫	中央-颞区局灶痫性放电,背景活动正常,睡眠中痫性放电明显增多
少年型肌阵挛癫痫	普遍性多棘慢波综合,可被闪光刺激诱发,背景活动正常
部位相关的癫痫	有局灶的痫性放电,偶为局灶的慢活动,背景活动偶有轻度减慢

(二)脑肿瘤、脑脓肿和硬膜下血肿

90%的患者脑电图改变取决于病变的类型和部位,除弥散改变外,典型异常为局灶性,多见局灶性慢波(多为 δ 波),有时为癫痫发作活动或局灶性波幅减小。发展迅速的病变,如脑脓肿(图 2-8)、转移瘤(图 2-9)和胶质瘤(图 2-10),幕上病变的脑电图异常率通常最高,脑脓肿的脑电图异常率实际为 100%,转移瘤和脑质瘤的脑电图异常率是 90%～95%。生长缓慢的肿瘤(如星形细胞瘤)、大脑半球以外的占位性病变(如脑膜瘤)、垂体瘤虽在临床或影像学上表现可能很明显,但脑电图改变可能不明显或根本无改变。对 75%～90% 幕上肿瘤或脓肿脑电图可准确定侧,当大脑转移瘤在 CT 扫描尚未显示时,脑电图可能显示局灶性异常。

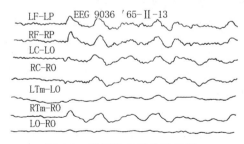

图 2-8　脑脓肿患者的脑电图。

注:女,27 岁,脑脓肿,颅压升高。脑电图显示弥漫性高波幅 δ 波,右颞枕最著。

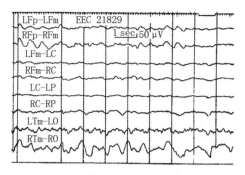

图 2-9　脑转移癌患者的脑电图

注:女,35 岁,绒毛膜上皮癌脑转移,后枕部头痛,视物不清,幻视,脑脊液正常。脑电图显示弥散性不规则中至高波幅 1.5～3 c/s 慢波,右颞枕部最著。

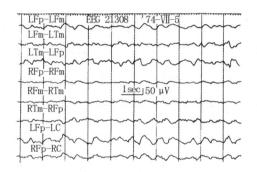

图 2-10　胶质母细胞瘤患者的脑电图

注:男,51 岁,左额顶部多形性胶质母细胞瘤。脑电图显示弥散高波幅多形性 2～4 c/s 慢活动,左额为著。

(三)脑血管疾病(CVD)

除临床上需要鉴别短暂性脑缺血发作与癫痫发作外,脑电图目前很少用于脑血管疾病的诊断。脑电图改变取决于病变部位及大小,如果偏瘫由颈内动脉或大的脑动脉病变所致,急性期脑电图在相应区域可显示正常脑波节律减少或慢活动增加;如果偏瘫由小血管病变所致,如脑深部及脑干腔隙性梗死,脑电图通常正常。与其他原因引起的昏迷一样,伴意识障碍的较大范围血管病变的脑电图显示非特异性广泛弥散性慢活动,数天后脑水肿消退,局灶性电活动显现出来,可见正常背景节律抑制或慢波活动(图 2-11)。6 个月后尽管临床异常仍然存在,约半数患者的脑电图恢复正常,如异常脑电活动持续存在,通常预后较差。蛛网膜下腔出血,脑电图常为普遍轻度异常,如出现局灶性改变常有定侧意义。

(四)颅脑外伤

脑震荡患者伤后昏迷状态下的脑电图出现慢波,之后慢波减少,伤后 24 h 大多数患者的脑电波恢复正常。有脑挫裂伤时局灶性改变常被普遍性改变遮盖,数天或数周后弥散性改变转变为局灶性改变,特别是病变位于一侧或脑上部表面时。如果不同时伴有癫痫和血肿,这些改变经数周或数月可消失。棘波和尖波常在慢波消退时出现。头部受外伤后动态脑电图监测对癫痫预测有一定价值。异常脑电图持续半年以上,异常脑电图加重或播散,异常脑电图消退又复出现,慢波病灶转变为刺激病灶(棘波或尖波),对以上情况需考虑发生外伤后癫痫的可能性(图 2-12)。

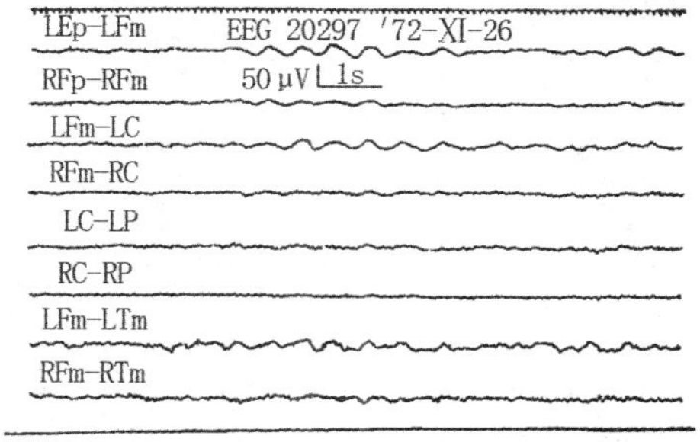

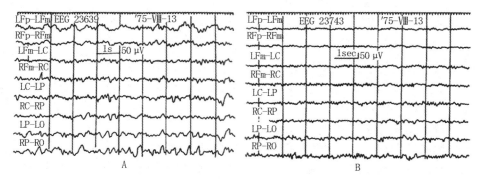

图 2-11 脑梗死患者的脑电图

注:男,54 岁,脑梗死,右侧偏瘫。脑电图显示低波幅活动,左额及颞部导联可见中等波幅 2 c/s 的大慢波。

图 2-12 颅脑外伤患者的脑电图

注:A.女,7 岁,1 周前从 1 m 高处跌下,头痛呕吐,神志清醒,神经系统检查未见异
常。左颞皮下小血肿,左额骨线性骨折。脑电图,显示少量 8~9 c/s 的 α 活动,调
节不佳,左额部导联显示不规则高波幅慢活动,右顶枕部可见高波幅尖波;B.与图
2-12(A)为同一患儿,2 周后左额部慢波消失,但双顶枕部仍可见不规则慢波及少
数散在尖波。

(五)引起昏迷及意识障碍疾病

意识障碍患者的脑电图几乎均为异常。心搏停止导致严重的急性脑缺氧损伤,与脑电图减
慢程度间有密切的一致性。普遍性 θ 活动是最轻的类型,中等程度缺氧者的脑电图显示正常背
景活动消失及广泛的 δ 波;重度缺氧时脑电图出现暴发抑制,在高波幅尖波或棘波或不规则的非
特异性电活动后出现数秒低平(几乎是等电位)活动;普遍性缺氧时脑电图也可表现为 α 昏迷。
α 昏迷也见于急性大面积的脑桥病变。严重甲状腺功能减退患者,脑波通常减慢。意识状态抑
制越深,脑电图异常通常愈明显,严重木僵或昏迷呈现双侧高波幅慢波,额区更显著,此种情况见
于急性脑膜炎或脑炎、严重血气异常、水和电解质平衡紊乱、尿毒症、糖尿病性昏迷以及大面积脑
病变伴意识障碍。肝性脑病患者的脑电图异常程度与精神错乱、木僵或昏迷患者的脑电图异常
程度一致,脑电图的特征为双侧同步的高波幅三相波(图 2-13),但此种波形也见于与肾衰竭、肺
脏衰竭相关的脑病。脑电图对病史不清的昏迷患者的诊断可能有帮助,最大价值是显示无惊厥
发作的非惊厥性癫痫持续状态,以及肝性脑病、巴比妥及其他镇静-催眠药中毒、癔症等未预料的
其他病因。

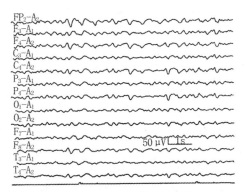

图 2-13　肝硬化(去皮质状态)
注:男,23 岁。描记显示弥散性不规则慢波,间以慢的三相波,正常 α 节律几近消失。

（六）弥漫性脑变性疾病

阿尔茨海默病及其他引起大脑皮质功能损害的变性疾病患者的早期认知功能损害较轻,患者的脑电图可能正常,出现中度至严重症状时,脑电图可见弥散性慢活动,局灶性慢波少见,如出现局灶性慢波,应考虑其他多灶性病因。

（七）脑电图改变不明显的脑疾病

例如多发性硬化,约 50% 的进展性病例显示非特异性异常(局灶性或弥散性减慢活动)。震颤性谵妄、Wernicke-Korsakkoff 综合征、短暂性全面性遗忘、戒断性癫痫发作尽管临床表现明显,却很少或完全不出现脑电图改变。精神病(双相障碍或精神分裂症)、致幻药物(如麦角酰二乙胺)中毒以及大多数精神发育迟滞患者的脑电图正常或表现非特异性异常。

（八）脑电图在其他方面的应用

脑电图愈来愈广泛地用于心血管外科手术中监测,在心脏及颈内动脉内膜剥脱手术期间,某些脑电图改变,特别是波幅明显减小提示需采取措施维持充足的脑血流供应,预防手术期间出现缺血性脑损害。脑电图也用于监测麻醉期间大脑的功能状态,神经外科可通过颅内电极记录确定癫痫病灶,准确地切除异常组织。常规脑电图可协助诊断癔盲症,轻睡期噪声引起的反应可帮助证实听觉存在。此外,多导睡眠图是研究和诊断某些睡眠障碍疾病不可缺少的方法。

三、24 h 动态脑电图

24 h 动态脑电图是指记录时间达到或超过 24 h 的便携式脑电图系统(A 脑电图)。受检者在日常生活环境中使用,完成 24 h 甚至更长时间的脑电活动记录,然后由电脑对记录数据进行处理,使偶发的一过性脑瞬间障碍的脑电活动得以再现,以确定发作与环境、时间、诱因和个人状态的关系。

（一）检查方法

24 h 动态脑电图是将 8、16、24 导联或以上脑电信号泛录于随身携带的记录盒的磁盘上,连续记录 24 h。开始记录时同常规记录脑电图一样,然后受检者便可携带记录盒进行日常活动、休息及睡眠。受检者需要详细记录日常各项活动及所患疾病临床发作的时间,供分析时参考。

（二）动态脑电图的适应证

为了证实癫痫发作和发作性神经功能缺失,确定假性癫痫发作类型,定位癫痫灶,观察药物疗效,做出癫痫预后判断及与鉴别其他发作性疾病,需要进行动态脑电图检查。

（三）异常动态脑电图表现

（1）慢波：包括间歇性和连续性慢波。

（2）局灶性慢波：常提示该部位的局灶性损害。

（3）广泛性的慢波：出现于癫痫发作后期，出现原因为代谢改变和药物影响等。

（4）痫性放电的特征改变：发作期的棘波，棘慢综合波。

（5）有爆发性节律。

（6）周期性的节律改变。

（7）两侧半球或脑叶间波形不对称。

（四）动态脑电图的优势与不足

1.优势

（1）脑电图属于脑功能状态的检测。

（2）动态脑电图是 CT、MRI 解剖结构观察的补充。

（3）提供了癫痫患者痫性放电的直接证据。

（4）某种程度上是诊断癫痫的唯一技术手段。

（5）检查费用低，可以重复检查。

（6）患者可以携带检查装置，随便走动，不影响日常活动。

2.不足

（1）存在电极接触不良、电压不稳引起的伪差。

（2）存在咬牙、吞咽、咳嗽、肢体活动等引起的伪差。

（3）易受机体状态和药物的影响。

（4）受采集脑电图时间段的限制。

（五）动态脑电图检查的临床意义

1.对癫痫检测的阳性率高于常规脑电图

动态脑电图检查诊断癫痫的作用非常重要。在常规脑电图检查结果正常的癫痫患者中，通过动态脑电图检查，发现痫性放电的概率大大提高。

2.鉴别假性癫痫

许多发作性意识丧失疾病的表现与癫痫相类似，但发病机制不同。动态脑电图可用于晕厥和癫痫的鉴别。文献报道通过动态脑电图检查仅有 1％～5％ 表现晕厥的患者有痫性放电。

3.术前癫痫患者的评估

对于局灶性癫痫和顽固性癫痫需要考虑手术切除病灶的患者，术前进行动态脑电图等监测，可进一步确定癫痫发作病灶的局限性和痫性放电的顽固性，为手术切除范围提供参考依据。

4.新生儿的癫痫发作监测

由于窒息引起的新生儿癫痫发作和亚临床癫痫发作在临床上十分常见，据报道动态监测 25 例，发现痫性放电 20 例，其中 11 例有临床发作。痫性放电多发生在出生后 5 d，动态脑电图监测可为早期诊断提供帮助。

5.发作性睡病与癫痫

发作性睡病是一种快速眼动睡眠障碍的原发性疾病，表现为不可抗拒的睡眠、猝倒症，入睡前出现幻觉及睡眠瘫痪。发作性睡病的猝倒发作易与失张力性癫痫发作相混淆，50％ 的发作性睡病有持续几秒钟到10 min 的自动症和遗忘，事后不能回忆，易误诊为复杂部分性发作。动态脑电图监测对鉴别诊断极有帮助,发作性睡病在白天的睡眠中甚至只持续 10 min 的睡眠,也有快速眼动睡眠出现,而癫痫患者的快速眼动睡眠期多在睡眠后 90 min 才会出现。

6.梦游症与癫痫

梦游症是一种非快速眼动睡眠紊乱,典型表现是开始睡眠后的 1~2 h 内患者突然坐起,表情淡漠,双目无神,稍后出现一些复杂的、似有目的的反复活动,如起床、进食、走步,持续 10~30 min,然后又入睡,事后不能回忆。有时与复杂部分性发作相似,动态脑电图检查梦游症在睡眠第 3 期或第 4 期能被唤醒。脑电图为超同步、单节律。而癫痫患者在脑电图上有痫性放电。

7.夜惊

夜惊多发于儿童,是一种发生在非快速动眼睡眠中的睡眠紊乱,表现为睡眠中异常惊醒、叫喊,表现惊恐不安、意识模糊。如当时促夜惊患者觉醒,部分患者能说出梦到令人恐怖的情节,第 2 天患者常常不能对夜间发生的行为进行回忆。精神刺激、过度疲劳、极度兴奋常可诱发夜惊。动态脑电图检查夜惊发生在睡眠的第 3 至第 4 期,主要表现为普遍和局部的阵发性慢波,棘慢波、尖慢波综合波。

(六)动态脑电图

一种异常脑电图可见于多种疾病,故脑电图不能作病因诊断。脑电图反映的是神经元受损后电位变化,不能显示病变本身,所以定位范围较解剖、CT 或 MRI 范围大。但脑电图目前仍为其他方法不能代替的最敏感的脑功能监测方法。脑电图在癫痫的诊断中具有特殊重要作用。晕厥、短暂性脑缺血发作、癔症性发作、猝倒症、发作性睡病和过度换气综合征等许多临床上的发作性疾病,需要通过动态脑电图的检查加以鉴别。以上疾病在神经功能丧失的表现上有与癫痫相似的表现,但致病原因不同,没有大脑皮质神经元的异常放电,因而脑电图在以上疾病的鉴别诊断上有不可取代的特殊作用。脑电图反映了大脑功能状态,提供了癫痫发作时脑功能异常的直接证据,是 CT、MRI 等影像技术所不能比拟的,这也是动态脑电图与其他检查技术比较的优势所在。

四、视频脑电图

(一)概述

1936 年,脑电图开始用于临床,但脑电图是一种非线性、随机信号,时刻都不一样,对异常信号也不是时刻都能记录到的。随着计算机技术和信息处理技术的发展,脑电图记录技术有了新的发展,其目标是最大限度地发现异常脑电现象。视频脑电图(又称录像脑电图,Video-脑电图)就是在常规记录技术基础上发展起来的、临床常用的脑电图记录技术。视频脑电图不但可以长时间地描记脑电图,而且具有临床发作表现录像,故更有利于癫痫的诊断和鉴别诊断。Kolar 对 66 例患者进行视-听脑电图监测,23 例可确诊为癫痫,17 例确诊为假性癫痫发作,53 例由于脑电图的结果而修改了临床诊断和治疗意见。

(二)检查方法

用摄像机对准患者的面部和全身,患者可以卧床休息,坐在椅子上吃饭、读书、闲谈,以便发作时记录下任何部位的抽搐动作,用贴在头上的电极记录患者的脑电,这样患者发作时的面部情况、抽搐的形象以及发作时的脑电图便可以通过一个画面同时显示在显示器上,并且可以存储在硬盘和光盘上,可以随机回放脑电图和人像(可以很容易选定回放任何时刻的记录),供专业人员反复研究,以便对癫痫的诊断、分类、致病灶定位得出正确的结论,找到正确的处理方法。

（三）视频脑电图分析

视频脑电图最主要的作用是对癫痫的诊断和鉴别诊断。癫痫有发作期和发作间期,有时两者的脑电图是不一样的。癫痫发作间期常见的癫痫证据是癫痫样波,如棘(尖)波、棘(尖)慢复合波。发作间期与发作期的脑电图有时相同,例如,肌阵挛发作,发作间期和发作期都可能表现为多棘慢复合波。发作间期和发作期的脑电图也可能表现完全不一样,例如,强直性发作,发作间期可能有或没有癫痫样波,而发作期主要表现为电压抑制或波幅逐渐升高的快波。婴儿痉挛症患者发作间期的脑电图特点为高峰节律紊乱,发作期则表现为大慢波,高峰节律紊乱消失;有的患者的发作间期的脑电图记录不到异常现象,只有记录到发作期才能确诊。另外还要全面分析、密切结合患者的临床表现,并排除夜惊等疾病。

（四）视频脑电图对癫痫诊断和鉴别诊断的价值及意义

1.提高发现痫性放电的阳性率

由于癫痫发作具有突发性、间歇性,因此目前常规脑电图描记 30 min 的阳性率仅达 30％左右,再加上睡眠描记,阳性率可增加 50％以上。而视频脑电图(图 2-14)可以长时间描记,使痫性放电阳性率提高到 95％以上。并且可捕捉到临床发作时的痫性放电,有学者报道夜间额叶发作23 例,清醒常规脑电图检查均为阴性;剥夺睡眠后白天作视频脑电图检查阳性率增至 52.2％;而夜间视频脑电图记录阳性率为 87％。

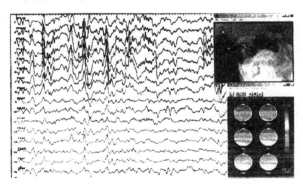

图 2-14 临床诊断为原发性癫痫的 6 岁女童的视频脑电图

注:视频脑电图检查见临床发作伴尖波发放。

2.区别非癫痫发作与癫痫发作

非癫痫发作在人群中占 5％～20％,非癫痫发作中有部分患者被错误诊断为"难治性癫痫"。非癫痫发作与癫痫发作的鉴别要点是非癫痫发作的发作期同步脑电图呈阴性,发作后症状少见。

3.帮助确定癫痫发作类型,识别轻微发作

视频脑电图更有利于认识和区别癫痫发作的类型,特别是对新生儿癫痫发作,婴儿期癫痫发作、额颞叶癫痫、失神发作等,视频脑电图的应用更具有重要意义。部分患者在出现脑电痫性放电时,临床可表现出轻微的和正常行为难以鉴别的发作性症状,如一过性认知损伤、表现谈话或阅读中断、反应迟钝,通过视频脑电图也可识别。上述表现如与痫性放电重复同步出现,可看作轻微发作。

（1）婴儿期癫痫:婴儿期癫痫发作在识别和分类上都比较困难,视频脑电图监测同步分析有助于婴儿癫痫发作的准确观察与分类。有学者报道婴儿癫痫76 例,附有 296 例次发作期视频脑电图,观察临床发作类型,痉挛发作占 24％,阵挛性发作占 20％,强直性发作占 17％,运动不能占20%,其余为肌阵挛发作和失张力性发作。临床表现为全身性发作的51例中有19例脑电图上以局灶放电开始,占37%。国内有学者报道45例婴儿106次癫痫发作的视频脑电图结果,全身性发作的21例中,全身性粗大肌阵挛发作8例,共32次,散发游走性肌阵挛发作3例,不能分类的发作3例,共5次。

(2)额叶癫痫:患者表现为短暂的意识障碍、躯干的扭动和四肢的不规则动作,伴固定模式的叫喊,同时脑电图表现为一侧或双侧额部的爆发性活动,如爆发性快波节律、爆发性慢波节律、爆发性棘波、尖波或棘慢波综合波。

(3)失神发作:失神发作通过视频脑电图检查可进一步分型,如单纯性失神、失神伴眼肌阵挛、失神伴面肌阵挛、失神伴失张力、失神伴强直发作、失神伴自动症、失神伴全身性肌阵挛、失神伴大发作。

(4)癫痫持续状态:癫痫患者如出现发作频率显著增加或不能解释的意识蒙眬、萎靡不振、痴呆或共济失调症状,应警惕癫痫持续状态的发生并及时进行视频脑电图检查以确诊。

4.修正癫痫的诊断和提高疗效

对癫痫的诊断有时不是一次就能确诊并分类的。治疗效果不好或出现新的临床表现时,应重新检查诊断和分类是否准确。通过视频脑电图检查,能明确癫痫灶的部位,癫痫发作控制率可得到提高。

5.癫痫患者手术前准备(癫痫发作的准确分类和定位)

对于经过系统正规抗癫痫药物治疗仍然不能控制发作的难治性癫痫病例,可试用手术治疗。手术治疗成功的关键是癫痫电生理定位是否准确。手术治疗癫痫不是简单地切除病灶,因为有时并没有解剖上的病灶;有解剖上的病灶,也不一定与电生理病灶完全一致。癫痫发作分类和定位难以确定时,一般要在视频脑电图帮助下诱发患者10次左右有特征性的癫痫发作,有时还要用硬膜下电极或其他脑深部电极帮助分类和定位,再确定是否适合手术及适合什么样的手术方式。

(张　丹)

第四节　神经-肌电图检查

一、针极肌电图

(一)定义

针极肌电图是通过同芯针电极记录肌肉在静息、轻收缩、重收缩时肌肉的电活动改变,反映神经、肌肉的功能状态,区别神经源性肌萎缩和肌源性肌萎缩,确定病变性质、分布,观测疾病进展及预后。

适应证:诊断脑干运动神经元、脊髓前角细胞及其神经根、神经丛、周围神经、神经肌肉接头等疾病。

有凝血功能障碍或出血倾向的患者应警惕检查中、检查后出血的可能,如确需检查,进针不能过深,要严密观察。

注意事项:检查前应检查仪器的各项技术参数,向患者详细说明检查程序及其配合要求,需对针极进行严格消毒,提倡使用一次性针极。术后注意对针刺部位压迫止血。

根据病史、临床表现选择病变肌肉或按拟诊疾病的检查要求,选择广泛病损部位近端、远端或不同节段的肌肉插入针极;按针极插入、肌肉松弛、轻收缩、重收缩进行观测。

（二）正常肌电图

1.正常插入活动

在针极插入正常肌肉的瞬间,由于针极对肌肉的机械性刺激,产生短暂的电活动,针极移动一旦停止,插入电位迅速消失,称为插入活动,插入活动持续时间约为 300 ms,电位平均幅度为 100 μV,时限为 1～3 ms。

2.终板噪声

当针极插入正常肌肉的运动终板及其邻近时,出现时限为 0.5～2.0 ms、电压小于 50 μV 的负相电位,呈不规则的高频发放,具有海啸样音响,称为终板噪声,实际上系记录的不扩散的自发的微小终板电位。

3.终板尖波

有些正常肌肉当针极插入时,可骤发时限 1～4 ms、电压 200 μV 以上、频率可达 50 Hz、起始为负相的双相电位,被有的学者称为高频负电位或神经负电位,现称为终板尖波,系针极刺激肌内神经细支产生的能扩散的肌纤维动作电位。

4.电静息

针极插入后肌肉完全放松时,看不到任何电活动,称为电静息,示波器上可见一条电平线。

5.运动单位动作电位

肌肉轻收缩时出现运动单位动作电位,代表一个脊髓前角细胞及其轴突所支配的肌纤维收缩时的综合电位。但运动单位动作电位并非由该运动单位的全部肌纤维产生,只是电极记录范围内部分肌纤维电活动的综合。运动单位动作电位的参数为时限、幅度（电压）、波形。

6.运动单位动作电位的时限

运动单位动作电位的时限是指运动单位动作电位变化的总时间,即从离开基线起到返回基线经历的时间。用同心针电极记录时,运动单位动作电位的时限为 2～12 ms。运动单位动作电位的时限主要由运动终板在解剖上的空间分布所决定,造成肌纤维动作电位传到电极的时间差别。针电极下可引导出不同运动单位的电活动,因此记录的运动单位动作电位的时限是不同的,常需计算 20 个运动单位动作电位的平均值,与同名肌肉相同年龄区间的正常值进行比较。

7.运动单位动作电位的幅度

运动单位动作电位的幅度用电压（单位为微伏或毫伏）来表示,由最高正相和负相间的差距来测定,一般为 100～2 000 μV。运动单位动作电位的幅度由最接近针电极的一个或几个肌纤维决定,即激动的肌纤维与记录电极的距离、肌纤维容积、密度有关,距离近则幅度高,反之亦然。

8.运动单位动作电位的波形

运动单位动作电位的波形按照离开基线的次数来决定,分为单相、双相、三相、四相以及多相波（离开基数 5 次以上）。正常肌肉的单相波、双相波、三相波、四相波占 80% 以上,多相波发生率小于 10%,三角肌多相电位较多,但小于 25%。运动单位动作电位的波形主要与同一运动单位内肌纤维收缩的同步性相关。

9.运动单位动作电位的稳定性

运动单位动作电位的稳定性通过比较连续出现的同一运动单位动作电位的波形差异来判定,主要反映同一运动单位内肌纤维神经肌肉的传递功能。

10.肌肉不同程度用力收缩时的运动单位动作电位的募集型

肌肉不同程度用力收缩时,运动单位动作电位的募集型是不同的。由于针极接触范围内有来自不同运动单位支配的肌纤维,运动单位被激活的数量及伴随肌肉收缩用力增加,被募集的运动单位的数量是不同的。最大用力收缩时运动单位动作电位相互重叠,不能分离出单个波形,出现干扰相。轻度用力收缩时,只有一个或几个运动单位动作电位,在描记的图像上清晰可见,运动单位动作电位间相互分离,称为单纯相;中等度用力收缩时,参加收缩的运动单位的数量及每个运动单位动作电位的放电频率相应增加,各个电位间相互重叠干扰,致使基线不完全清晰,但仍可辨认,有些区域仍可见分离的单个运动单位动作电位,称为混合相。正常人肌肉最大用力收缩时,有时因精神紧张、疼痛、合作不佳、激活不足,不易获得干扰相波型。因此,中等或重度用力时运动单位动作电位综合的波谱都反映运动单位激活和募集的生理功能。

(三)异常肌电图

1.异常插入活动

(1)插入活动增加:当针极插入、挪动和叩击时出现不同波形电位,超过 300 ms 时,称为插入活动增加。插入活动由纤颤、正相电位组成时,可考虑为纤颤正相电位数量量度的最高级别;最常见的是在正相电位基础上叠加有纤颤电位,监视器上出现基线漂移,放电频率高达 150 Hz,扬声器中出现暴雨之"沙沙"声。插入活动增加在周围神经损伤、多发性肌炎、皮肌炎患者的肌电图中常见。肌肉组织被脂肪、结缔组织代替时插入活动减少。

(2)肌强直电活动:电极插入后猝发一系列电活动,电位波幅及频率逐渐递增,达到高峰后又逐渐下降,故有轰炸机俯冲、摩托车起动、除草机器的特殊音响,称为肌强直电活动,放电频率高达 20～150 Hz,组成电位形态为正相波、复杂重复放电、肌纤维电位。肌强直电活动的组成、波、持续时间复杂多变,有时需要快速改变仪器的参数来循声捕获。肌强直电活动因寒冷而加重,因电极插入、肌肉叩击、肌肉和神经的电刺激而诱发,肌肉随意收缩时亦可引出。肌强直电活动见于先天性肌强直、强直性肌营养不良、软骨发育不良性肌强直、肌小管肌病、肌原纤维肌病、高钾性周期性瘫痪、酸性麦芽糖酶缺陷症、多发性肌炎、包涵体肌炎、假肥大型肌营养不良、药物性肌病、慢性周围神经病、运动神经元病、脊髓前角灰质炎、脊髓延髓性肌萎缩等。肌强直电活动的发病机制与肌细胞膜兴奋性障碍有关,先天性肌强直患者体内的氯离子通道基因突变致电导下降,钾离子产生的负后电位增大,引起肌细胞膜自发性去极化;强直性肌营养不良也可累及氯离子通道;高钾型周期性瘫痪、先天性副肌强直因钠离子通道缺陷产生。

(3)复杂重复放电:为一组肌纤维电位组成的复杂多相电位,呈高频(5～100 Hz)、锯齿形、突发性起始和终结,在针极插入时或自发出现,也可由随意收缩或刺激诱发的运动单位动作电位引发,每次出现时形态相似,有重复发放。产生机制为单个肌纤维间通过假突触或膜-膜间异位传递,起搏的肌纤维与邻近肌纤维形成去极化放电的环式连锁,从而产生单纤维电位组合、重复发放的特殊波形,见于炎性肌病、肌营养不良、肌原纤维肌病、中心核肌病、肌糖原贮积病、甲状腺功能低下肌病,也见于脊髓前角细胞疾病,如脊髓灰质炎后遗症、脊髓性肌萎缩及慢性神经根病。

2.自发性肌纤维活动

(1)纤颤电位:肌肉放松时出现的短时限、低波幅自发电位,称为纤颤电位,时限为 1～5 ms,

大部分为 1～2 ms,幅度为 10～500 μV,大部分小于 300 μV,波形呈单相或双相,起始相为正相,放电间隔规则或不规则,频率为 0.5～10 Hz,也可高达 30 Hz,在扬声器中可听到尖锐高调的雨点般的"嗒嗒"声。纤颤电位是单个肌纤维及几个肌纤维的电活动,正常肌肉终板区外出现纤颤电位的频率不一,偶发少数纤颤电位的可能性是存在的。对局部区域发现几个纤颤电位的结果要慎重,必须检查多个部位,才有诊断意义,同时需评价纤颤电位的数量级别以判断损伤程度。急性神经轴突损伤时,纤颤电位最早出现时间为伤后3 d,通常在神经损伤后 3 周,神经再生恢复过程中纤颤电位的数量逐渐减少,萎缩肌肉被结缔组织代替时纤颤电位消失。纤颤电位在周围神经病中比脊髓前角细胞疾病中多见。病变越接近末端神经支,出现的时间越早。检查时若皮肤温度过低,纤颤电位会消失,因此要注意对检查部位保温。去神经后的肌纤维,静息膜电位下降,肌纤维缺乏稳定性,出现缓慢自发除极,当达到一定程度时,成为一个可传播的电位,引起单个或一小组肌纤维收缩,产生纤颤电位。

(2)正相电位或正锐波:正相电位也是肌纤维电位的一种,因波形呈正相而得名,可表现为正相小尖波或宽大的正相波,以正相起始,后续负相拖曳,负相部分常不回到基线。正相电位时限为 4～5 ms,亦可大于 10 ms,幅度为 10～100 μV,也可达 3 000 μV,放电间隔规则,频率为0.5～10 Hz,偶可达 30 Hz,扬声器中出现粗重的"砰砰"声。正相电位波形特殊,极易辨认,挪动针极位置时波形亦不改变。正相电位可重复发放组成群正相电位或在正相电位基础上叠加纤颤电位,组成多种形式的放电波型。正相电位和纤颤电位均为肌纤维电位,见于去神经肌肉、肌肉疾病的坏死肌纤维,但正相电位是肌纤维的一种损伤电流,自肌纤维向周围扩布时,在损伤区域引导出现正相电位,可能是去神经的肌纤维坏死、再生出现的电位或很多肌纤维同步放电的结果。

3.自发性运动单位电位

(1)束颤电位:束颤电位是肌肉放松时出现的自发运动单位动作电位,频率为 0.1～10.0 Hz,放电间隔大多不规则,它可呈单个、成对或成群发放。束颤电位波形可分为单纯束颤电位和复合束颤电位,单纯束颤电位位相四相以下,时限为 2～10 ms,幅度为 2～10 mV;复合束颤电位位相五相以上,时限为 5～30 ms,幅度与单纯束颤电位相似。因束颤电位的参数与正常运动单位电位相似,需谨慎区别,特别在检查肌肉放松不良,出现的正常运动单位动作电位容易混淆,但束颤电位放电频率低、不规则,达不到正常运动单位动作电位的发放频率;束颤电位出现在完全放松时的肌肉,而姿势、位置不当、放松不良的正常运动单位动作电位在调整姿势、位置后消失;有时束颤电位可伴有肌肉束颤。束颤电位产生的机制尚不明确,来源于脊髓前角细胞、神经根、远端轴索。因脊髓前角病变,细胞膜部分去极化,在去极化部分与未去极化部分形成电流回路,产生兴奋折返,引起节律性兴奋;也可能因细胞膜静息电位下降,失去稳定性,产生自发去极化,当去极化达到一定程度时,引起整个细胞的兴奋;也可能因神经轴突钠通道电导增加、钾通道电导下降产生的自发性异位冲动,使单个或几个运动单位支配的肌纤维兴奋,产生束颤。束颤电位见于肌萎缩侧索硬化、脊髓型进行性肌萎缩、其他运动神经元病、脊神经根病、轴索性周围神经病、神经嵌压征、多发性神经病、高兴奋性神经综合征-痛性肌痉挛-束颤综合征。正常人也可出现束颤电位,与脊髓前角疾病的束颤电位比较,放电频率,电位间隔有一定差别,运动神经元病时放电间隔长,正常人的束颤电位放电频率高、间隔短、波形单纯,但尚须结合临床做出判断,也有报告认为并无显著区别。双重波、三重波、多重波为自发运动单位动作电位成组发放,可与束颤电位同时出现,代表运动神经元、神经根的自发去极化,多见于高兴奋性神经综合征-痛性肌痉挛-束颤综合征,也见于低钙血症、手足搐搦。

(2)肌颤搐电位:肌颤搐电位为运动单位动作电位的自发、重复性发放,可视为成组性束颤电位,电位群内发放频率为 5～60 Hz,每次发放群内的电位数量不同,发放频率<2 Hz,出现军步声。其产生机制为神经元、神经间假突触异位传递或脱髓鞘神经节段自发、重复性除极产生自发电活动。肌肉表现为连续性水波样不自主运动、抖动、蠕动,但不伴关节运动。常见于肿瘤放射治疗后神经根(或丛)病、多发性神经根病、嵌压性神经病、脊髓脱髓鞘病变、吉兰-巴雷综合征,也见于脑干病变(多发性硬化、结节病、肿瘤)引起的面肌纤维颤搐。

(3)痛性肌痉挛电位:痛性肌痉挛电位为正常运动单位动作电位的重复发放,有时表现为高频率,为 40～75 Hz 的不规律放电,肉眼可见肌肉局部挛缩伴肌肉疼痛,似为肌肉终末端兴奋性升高,见于正常人或老年良性夜间痛性肌痉挛、运动后肌痉挛,也可见于周围神经病、代谢性肌病及内分泌性肌病等,但肌糖原贮积病Ⅴ型患者出现的痛性肌痉挛与该电位不同,肌糖原贮积病Ⅴ型患者的肌挛缩表现为电静息。

(4)神经性肌强直放电:神经性肌强直放电为单个运动单位电位的高频自发放电,是自发电位中发放频率最高者,达 150～250 Hz,波幅可有递减,一般认为异常放电起源于运动神经,神经轴索兴奋性升高导致运动单位动作电位的高频发放。神经性肌强直放电见于神经性肌强直、慢性神经源疾病(如脊髓前角灰质炎后、成人型进行性脊髓性肌萎缩、周围神经病、手足搐搦、抗胆碱酯酶药物中毒)。

(5)静止性震颤电位:静止性震颤电位为一组自发的不同运动单位动作电位,多个运动单位动作电位成组地进行周期性电位发放,但难以辨认单个运动单位动作电位,从而表现为多相性,两次发放间有一定的静息期。

4.运动单位动作电位异常

运动单位动作电位异常表现为时限、幅度(电压)、波形及稳定性改变。

(1)运动单位动作电位的平均时限异常:正常人运动单位动作电位的平均时限因不同肌肉、年龄而不同,因此不能简单地确立一个通用界限,各实验室使用的仪器、针极、检查条件存在差别,也需确立自己的正常值,若偏离正常值 20%,可以考虑缩短或延长时限。进行性肌营养不良、特发性炎性肌病、强直性肌营养不良患者的运动单位动作电位的平均时限缩短,运动神经元病、脊髓前角灰质炎、周围神经病患者的运动单位动作电位的平均时限延长。但时限改变也与疾病类型、疾病所处时期(如急性期、慢性期、终末期)有关。

(2)运动单位动作电位的幅度(电压)异常:运动单位动作电位的幅度(电压)差别甚大,受查者的用力程度、针极距激动的肌纤维的位置、肌纤维容积、密度均影响幅度,因此结果偏离正常值 40%不一定异常,但仍可作为一个参考指标。神经源性肌萎缩时,由于神经侧支形成,支配比原先多的肌纤维,平均幅度升高,有时出现幅度大于 5.0 mV 的电位(有学者称为巨大电位),这种电位有一定诊断价值。发生肌源性疾病时,运动单位动作电位的平均幅度降低。

(3)多相电位增加:正常肌肉的多相电位一般占 5%～10%,通常超过 20%称为多相电位增加。有肌肉疾病多相电位增加。有神经外伤、神经再生、脊髓前角细胞疾病时,多相电位增加。按组成多相电位的棘波时限及持续时间不同,多相电位可分为短时限、低电压的小多相电位和长时限、较高电压的长多相电位。短时限多相电位的时限与正常运动单位动作电位的相同,而组成的棘波时限为 0.5～2.0 ms。短时限多相电位产生原因为运动单位中心区域内肌纤维数量减少,正常肌纤维与坏死的肌纤维、增生的结缔组织交错散布,收缩时造成时程上的分散。短时限多相电位见于肌源性疾病及神经再生早期。长时限多相电位又称群多相电位,电位时限超过正常运动单位电位,其组成的棘波时限可大于 4.0 ms。有时区别长时限多相电位与短时限多相电位并不容易,常把二者统称为多相电位。尚可见到运动单位动作电位转折增加,这也代表不同步收缩。有时在主波成分后面,相隔一定时间段后出现另一棘波成分,称为卫星电位,系神经侧支芽生产生的锁时电位,多见于周围神经及脊髓病变,亦见于肌肉疾病。

5.肌肉不同程度用力收缩时波型改变

肌肉不同程度用力收缩时波型改变表现为收缩时运动单位的动作电位的募集减少、募集增加、早期募集及激活减少。不同用力程度肌肉收缩时,单个运动神经元激发的频率、募集的运动单位数量可由收缩波型来判断。脊髓前角细胞或周围神经病变使运动单位募集的数量减少,重收缩时不能综合成干扰相,出现混合相或单纯相;有时激发的放电频率增加,但仍不能募集更多的运动单位而出现高频单纯相。有肌源性疾病时,运动单位的数量虽未减少,但每个运动单位内肌纤维数量减少,肌肉收缩时,不仅运动单位动作电位的放电频率增加,还出现早期募集现象,增加激活的运动单位数量,以代偿肌力不足,即使在轻用力收缩时也出现病理干扰相。但用力收缩时的肌电波型还与针极在肌肉的位置、患者合作的程度、肌肉的部位有关,需进行全面分析。

(四)异常肌电图类型

1.肌源性损害的肌电图特点

(1)运动单位动作电位的平均时限缩短。运动单位动作电位的平均时限缩短是肌源性疾病肌电图最有诊断价值的改变。肌纤维变性、坏死,数量减少,它们产生的慢波部分电压更低,不能从噪声内检出,使整个运动单位的电位失去了起始和终末部分。肌纤维变性、坏死也使运动单位的周围部分丧失,使运动单位的范围缩小,运动终板区域变窄,出现短时限电位。不同类型的肌源性疾病的时限缩短的阳性率和程度不同,假肥大型肌营养不良患者肌电图的时限改变最显著,肢带型肌营养不良及特发性炎性肌病的慢性期患者肌电图的时限也可正常,甚至延长。

(2)运动单位动作电位的幅度(电压)降低。肌源性疾病患者肌电图的运动单位动作电位幅度下降。部分患者肌电图的运动单位动作电位的幅度正常或升高。幅度下降的原因为肌纤维数量减少、密度下降。

(3)多相电位增加:多相电位增加也是肌源性疾病的重要指征。对于肌电图缺乏运动单位动作电位、时限缩短的患者,多相电位增加可能为重要表现。短时限、低波幅多相电位被有的学者称为肌病电位,有价值,但使用这一名称存在争议。

(4)重收缩时出现干扰相或病理干扰相。有肌肉疾病时,肌纤维数量减少,运动单位动作电位的发放频率及募集正常,但由于肌肉力弱,可出现早期募集,或代偿性地增加运动单位动作电位发放频率,募集更多的运动单位,加以肌病时多相单位重叠,组成的干扰相显得波峰纤细,中间部分浓重。干扰相有别于正常肌肉产生的募集型,有的被称为病理干扰相,波幅也降低。

(5)有肌肉疾病时,患者的肌电图出现各种形式的插入活动,例如,肌强直患者的肌电图中出现肌强直电活动,肌强直电活动也见于进行性肌营养不良、多发性肌炎、皮肌炎、肌糖原贮积病。纤颤电位、正相电位常见于多发性肌炎、皮肌炎、假肥大型肌营养不良,也见于其他类型肌营养不良、重症肌无力及先天性肌病。纤颤电位和正相电位通常出现在疾病早期,在病变进展的后期因肌纤维明显纤维化、脂肪化,纤颤正相电位减少或消失。产生机制与肌纤维节段性炎症、局灶性坏死使部分肌纤维与终板分离,造成暂时性失神经支配以及末端神经细枝的梗死有关。肌肉疾病的肌电图改变与肌病类型和急性期、亚急性期、慢性期有关。假肥大型肌营养不良患者肌电图的改变典型,肢带型肌营养不良患者的肌电图因累及肌肉不同而有不同改变,先天性肌病患者的肌电图可正常或有典型肌源性改变。特发性炎性肌病急性期患者的肌电图有大量的插入电活动,纤颤电位、正相电位,短时限、低幅度多相电位,运动单位动作电位募集及发放增加;慢性期纤颤、正相电位减少,出现长时限、高波幅多相电位,或联合出现长时限、高波幅多相电位及短时限、低幅度多相电位,运动单位动作电位的募集正常或减少。在肌肉疾病的慢性或终末期,患者的肌电图可出现运动单位动作电位的时限延长,长时限、高电压的多相电位,重收缩时的运动单位动作电位募集减少。

2.神经源性损害的肌电图特点

(1)有神经源性疾病时可出现各种形式的插入活动,纤颤电位和正相电位为重要特征,通常出现急性期及亚急性期,病变后期因明显脂肪化、结缔组织增生,纤颤电位、正相电位减少或消失。

(2)运动单位动作电位的平均时限延长。运动单位动作电位的平均时限延长是神经源性疾病肌电图最有诊断价值的表现,可见长时限高电压多相电位,早期神经再生也可出现短时限低电压多相电位,称为新生电位。

(3)运动单位动作电位的幅度增大。有神经源性疾病时,由于神经侧支形成,支配比原先多的肌纤维,肌纤维肥大,运动单位动作电位幅度增大,有时测到幅度大于 5.0 mV 的巨大电位(有一定诊断价值),但病变早期幅度正常。

(4)运动单位动作电位的不稳定性增加:有神经源性疾病时运动单位动作电位的不稳定性增加,表现为同一运动单位动作电位的波形、频率不同,代表其组成的新生侧支支配的肌纤维间神经肌肉接头传递有差异。

(5)重收缩时运动单位的动作电位的募集减少:有神经源性疾病时脊髓前角细胞丢失、轴突变性导致运动单位减少,运动单位发放频率下降、募集减少,最大用力收缩时不能综合成干扰相,出现混合相或单纯相,或者增加发放频率,出现高频单纯相。

3.神经源性疾病不同病程的肌电图

(1)急性轴突损害或活动性改变:急性轴突损害或活动性改变时出现大量纤颤电位、正相电位,运动单位电位的时限正常或延长,运动单位电位募集下降;神经再生时组成增大的运动单位,时限、电压增加、多相电位增加,早期可出现短时限低波幅多相电位(新生电位);慢性期神经再生侧支形成,运动单位电位时限延长或幅度增加,出现长时限、高波幅的多相电位,而纤颤电位、正相电位较少或缺乏,运动单位募集下降。

(2)脊髓前角细胞病变:早期病变可缺乏典型的神经源性损害,以后出现纤颤电位、正相电位。慢性期出现明显的侧支形成、运动单位扩大,出现长时限、高波幅运动单位动作电位及多相电位以及典型的神经源性损害的募集相。

(3)单纯脱髓鞘病变:发生单纯脱髓鞘病变时,不出现纤颤电位、正相电位,运动单位动作电位正常,运动单位募集也可正常;如脱髓鞘疾病合并传导阻滞,运动单位动作电位正常,运动单位动作电位募集及发放频率下降;脱髓鞘病变合并轴突损害,可出现神经源性损害肌电图。

(五)肌电图的诊断价值

1.鉴别神经源性及肌源性损害

根据临床病史、肌肉萎缩及力弱肌肉的分布和范围、反射改变,判定神经源性或肌源性萎缩通常有困难。近端型脊髓性进行性肌萎缩易与肢带型肌营养不良混淆,远端型肌营养不良易被误诊为进行性脊髓性肌萎缩、腓骨肌萎缩;婴儿期出现的肌弛缓、肌无力、运动发育迟滞,可起因于婴儿型脊髓性肌萎缩、腓骨肌萎缩、先天性肌病等,临床区别也困难。肌电图可区别肌源性、神经源性损害、周围神经病,并引导进一步检查。肌源性肌电图可辅助诊断各类进行性肌营养不良、先天性肌病、代谢性肌病、中毒性肌病、系统性疾病伴发的肌肉损害、多发性肌炎、皮肌炎、包涵体肌炎、免疫性坏死性肌病。神经源性肌电图有助诊断神经源性疾病,如脊髓前角细胞损害的进行性脊髓性肌萎缩、运动神经元病、肌萎缩侧索硬化、周围神经病、神经根疾病、神经丛疾病、神经外伤。

2.诊断肌强直性肌营养不良及非营养不良性肌强直

临床肌强直、叩击性肌强直、电生理肌强直是肌强直疾病诊断的重要标志。强直性肌营养不良患者的肌肉强直症状不重,易忽略而延误诊断,电生理肌强直提供客观诊断证据。代谢性肌病发现肌强直电活动对酸性麦芽糖酶缺陷病的诊断有支持价值。周期性瘫痪中肌强直电活动有助于亚型识别。强直性疾病中肌源性损害肌电图有助于强直性肌营养不良的诊断。

3.作为肌肉活检的引导检查

有肌肉疾病时,肌肉病理检查为重要检查项目,但有时常因肌肉选择不当,难以得出结论,如在肌电图检查基础上选择中度损害的肌肉来检查,可大大提高诊断阳性率,但需避开做针极检查的部位或选择对侧同名肌肉,以防止产生误差。

4.有助于确定病损范围

肌萎缩侧索硬化为慢性进展的神经变性病,常由一个体区(颈区、胸区、球肌区、腰骶区)向另一个体区扩展,在临床肌肉萎缩力弱出现前,肌电图可显示神经源损害改变,早于临床肌萎缩出现,可协助诊断;根据异常肌电图分布判定病变范围,病变范围在三个体区以上称为广泛性神经源损害,是诊断肌萎缩侧索硬化的标准之一。由于其他神经源性疾病也可累及多个体区,因此广泛神经源性损害并无特征性。不同类型肌营养不良的起始发病肌肉不同,累及肌肉有一定选择性和特定的进展顺序,肌电图能显示累及肌肉及扩展范围,有助于判定亚型。

5.判定疾病进展和治疗效果

对肌萎缩侧索硬化的定期随诊检查可发现病损体区扩大,活动性损害向慢性期及终末期肌电图转化。对特发性炎性肌病的随诊检查可发现症状好转时纤颤电位、正相电位减少、消失,运动单位电位逐步恢复正常,这可作为疗效指标之一。

6.诊断神经肌肉接头病变

重症肌无力的针极肌电图有助于判断疾病的严重程度。神经肌肉接头传递阻滞,运动单位动作电位的形态、位相、幅度不稳定,严重传递阻滞导致肌纤维功能丧失,运动单位减小,运动单位动作电位的时限缩短,出现早期募集,表现为典型肌源性改变;也可出现纤颤电位、正相电位;晚期也可出现运动单位募集减少。重症肌无力合并肌病或肌炎表现为典型肌源性损害。

先天性肌无力综合征可有肌源性损害改变。

7.鉴别失用性、中枢性肌萎缩

关节损伤、固定及其他原因引起的失用性肌萎缩及顶叶病变造成的肌萎缩缺乏特征性肌电图改变;部分病例的脑卒中后肌电图可检测到纤颤电位。中枢神经系统脱髓鞘疾病(如多发性硬化)可累及轴突,出现失神经电位及运动单位电位改变;不随意运动(如震颤、肌张力障碍、僵人综合征、肌阵挛)可见相应的自发运动单位动作电位异常及收缩肌与拮抗肌的运动异常改变。

二、神经传导速度测定

(一)定义

神经传导速度测定系经皮给予神经干电刺激,引出支配肌肉的肌肉复合动作电位(运动神经传导)或感觉神经电位(感觉神经传导),测定电脉冲在受查神经节段的传导时间,计算相应的运动神经速度或感觉神经传导速度,判定所查神经的完整性,以检出神经的轴突损害、脱髓鞘及传导阻滞,诊断周围神经疾病。

(二)适应证

诊断各类神经损伤,神经根、神经丛、周围神经疾病。

(三)禁忌证

植入心脏起搏器、除颤器的患者在检查前需判定安全性或被列为禁忌。

(四)注意事项

检查前应检查各项仪器的技术参数、向患者详细说明操作程序及给予患者电刺激时的轻刺痛或轻震动及肌肉收缩的感觉,取得患者配合。患者受查皮肤温度保持 32 ℃以上(但不超过正常范围的最高值),在 32 ℃以下时需复温。选择拟诊病变神经或按拟诊疾病的检查要求选择周围神经检查。

(五)运动神经传导速度、传导阻滞

1.运动神经传导速度测定技术

测定运动神经传导速度时,在要测定的节段,对两个不同端点进行刺激。两刺激点应相隔一定距离,一点为近端刺激点,另一点为远端刺激点。例如,刺激尺神经时,应在腕部尺侧缘选择远端刺激点,在肘部尺神经沟处选择近端刺激点,外展小指肌记录。对刺激电极和记录电极,均选用表面电极,对刺激电流,选用方波脉冲,持续时间为 0.1~0.2 ms,刺激强度为超限刺激,分别测出远、近两端点刺激时引起的肌肉复合动作电位的潜伏期、幅度,测出刺激点到记录点间的距离,代入下述公式,便可求得该段的运动神经传导速度。

运动神经传导速度(m/s)=近端刺激点与远端刺激点间的距离(mm)/[近端点复合肌肉动作电位的潜伏期(ms)-远端点复合肌肉动作电位的潜伏期(ms)]

按照上述方法可刺激 Erb 点、腋部、肘上部尺神经,计算相应节段的神经传导速度。每个刺激点引出的肌肉复合动作电位的潜伏期包含了冲动在神经干的传导时间、神经肌肉接头的延搁以及肌纤维内的传导时间,因此在测定运动神经传导速度时需要计算近端、远端刺激引出的复合肌肉动作电位潜伏期的差值,才能代表两点之间的传导时间。

2.正常人运动神经传导速度、远端潜伏期、肌肉复合动作电位幅度

每个实验室应建立自己的正常值或与国内公认的标准进行比较(可参考国内的手册)。

3.神经传导阻滞的测定

(1)神经传导阻滞的测定技术:神经传导阻滞的测定技术与运动神经传导速度相同,但应增加刺激点,如正中神经、尺神经分别在 Erb 点、腋窝、肘上、肘部、肘下、腕部进行刺激,分别在外展拇短肌、外展小指肌记录。腓总神经分别在腘窝部上方、腓骨小头处、踝部刺激,在伸趾短肌记录,测量复合肌肉电位的波幅、面积和时限,比较远端与近端端点间的差值。

神经传导阻滞率可按下述公式计算。

传导阻滞率(%)=(远端复合肌肉动作电位波幅-近端复合肌肉动作电位波幅)/远端复合

肌肉动作电位波幅×100％

（2）神经传导阻滞的判定：虽然这种技术已在临床广泛应用，但迄今仍缺乏稳定、可靠、统一的诊断标准，有报道认为神经短节段（如正中神经肘部-腕部段），在病变位置的近端刺激时较远端幅度下降20％，波形离散不大于15％，而 Erb 点与腕部则需有大于40％的下降，空间离散小于30％，才能诊断传导阻滞。

（3）神经传导阻滞的临床意义：神经传导阻滞为神经冲动不能通过神经局部或节段传递，引起神经功能障碍，而节段的近端、远端传递是正常的。电生理学表现为刺激近端复合肌肉，动作电位幅度或面积比刺激远端减少，用以解释周围神经因外伤、缺血、压迫、免疫、炎症反应出现的节段性脱髓鞘。但急性轴突病变、离子通道失能或膜电位变化也可能导致不同轴突兴奋性异常、功能性轴突减少或出现短时间传导阻滞，出现动作电位幅度下降。因而在进行神经传导速度测定时，要注意比较神经传导跨越的两个端点复合肌肉动作电位的幅度，结合临床正确解释。

（六）感觉神经传导速度

1.测定方法

测定感觉神经传导速度时，需刺激神经的远端支（如正中神经或尺神经的指神经），在该神经的近端记录神经电位，此称为顺向记录。也可刺激近端神经，在远端记录，称为逆向记录。因记录神经电位时，是直接在神经干上记录，不经过突触，故可以从刺激点到记录点间的距离及该点神经电位的潜伏期比值中直接算出。把刺激指（趾）神经的电极做成环状，把阴极置于掌指（跖趾）关节处，把无关电极置于远端指节（趾节），亦可用双极的神经刺激电极刺激神经干，把作用电极（阴极）置于神经上，对记录电极，亦可选择表面电极，置于远端。

2.感觉电位潜伏期的测量

使用表面电极记录时，正相波有时不够清晰，可测至负相波的起始处。感觉神经传导速度的计算方法与运动神经传导速度的计算方法相同。但感觉神经电位是直接从神经干上记录的，因此，只要刺激1个端点，由刺激点与记录点间的距离及感觉电位的潜伏期中直接计算。

3.感觉神经传导速度的正常值

对正常人感觉神经的传导速度、潜伏期及感觉电位的波幅，每个实验室应建立自己的正常值或与国内公认的标准进行比较。

（七）F 波及 H 反射波

神经传导的测定主要应用于远端神经检查，不能反映近端神经节段、神经根段的传导功能，而 F 波及 H 反射波均为电刺激诱发的复合肌肉动作电位的后电位，电冲动跨越自刺激点到脊髓的全通路，包括近段神经根段，可应用于判定近端神经节段或全段的神经传导功能。

1.F 波

对神经施加超限刺激时，在所支配肌肉（手、足部小肌）引出肌肉复合动作电位（M 波）及后续的低幅度复合肌肉动作电位，当刺激位置向心移动时潜伏期缩短，此电位因在足部肌肉首次记录故称为 F 波。F 波并非反射波，其路径为电刺激神经干时冲动逆向传入并激活脊髓前角细胞后，又顺向传导，引起支配肌纤维的收缩。在腕部或踝部超强刺激神经干，即可记录 M 波及 F 波，测出 M 波及 F 波的潜伏期，计算出刺激点与传导时间、传导速度，公式如下。

F 波传导时间（ms）＝［（F 波潜伏期－M 波潜伏期）－1（ms）］/2

F 波传导速度（m/s）＝［刺激点－脊椎棘突的距离（mm）］/F 波传导时间（ms）

式中，1 ms 为神经细胞的中枢延搁。

由于 F 波与第一个运动反应 M 波相比,仅激活 5% 的肌纤维,幅度低,而且激活的脊髓前角细胞的类别、数量、传导特性不同,每一个 F 波的潜伏期、幅度、波形也不恒定,测定时常需测定 10 个潜伏期,求得均值。对上肢正中神经和尺神经进行腕上刺激时,F 波潜伏期为 25～32 ms;对下肢腓总神经、胫神经进行踝部刺激时,潜伏期为 45～56 ms。F 波潜伏期的长短与身高、肢体长度相关;F 波出现率为 80%～100%,至少大于 50%。

F 波应用于诊断周围神经病,特别是周围神经近端病变,如 C_8～T_1、L_5～S_1 神经根、多发性神经病、急性炎性脱髓鞘性神经根神经病。在急性炎性脱髓鞘性神经根神经病早期,运动神经传导速度减慢,可出现 F 波潜伏期延长。在远端潜伏期正常时,F 波对诊断近端神经病的价值较大,但不能区别神经根、神经丛或近节段病变。评价 F 波传导性的改变,仍需考虑受测神经的整个通路功能(含近端段及远端段),应结合远端潜伏期做出分析,并无定位及定性特异性。在远端复合肌肉动作电位小于 200 μV 时很难引出 F 波。

2.H 反射波

H 反射波亦为电刺激神经后出现的肌肉复合动作电位的后电位,即在腘窝部电刺激胫神经,在腓肠肌或比目鱼肌记录的肌肉复合动作电位的后电位。其机制为电流刺激胫神经中的肌肉传入纤维 IA,兴奋冲动传入脊髓前角细胞直接引起 α 运动神经元兴奋,通过传出纤维引起肌肉反射性收缩产生后电位,故 H 反射为单突触牵张反射,与跟腱反射相关。

与刺激四肢神经均可引出的 F 波不同,H 反射波只出现于被刺激的胫神经(比目鱼肌或腓肠肌记录)、股神经(股四头肌)、正中神经(桡侧屈腕肌);H 反射波的阈强度低于引出 M 波的阈强度,故在刺激强度递增时 H 反射波先出现,H 反射波的幅度随刺激强度的增加而增加,当刺激强度达 M 波阈强度时,M 波出现,刺激强度达一定值后 H 反射波幅度最大,而后随刺激强度增加 H 反射波的幅度逐渐下降、消失,而 M 波的幅度逐渐增加达最大值。

H 反射波的检查技术与 F 波相同,但刺激电流为 1.0 ms,频率选用 2～3 s 1 次,逐渐增加刺激强度直至引出 H 反射波,再增加刺激强度,使 H 反射波的幅度达最大值,测量 H 反射波的幅度、潜伏期,最大 H 反射波的幅度与同时引出的 M 波幅度的比值。腓肠肌的 H 反射波的潜伏期为 25～30 ms,可达 34 ms,双侧差异小于 1.5 ms。

H 反射波的潜伏期延长有助于诊断 S_1 神经根病,也有助于多发性神经病、近端胫神经病、坐骨神经病的诊断,双侧潜伏期比较>1.5 ms 有诊断价值,健康老年人的肌电图中也可见 H 反射波缺乏。

(八)影响传导速度的技术、生理因素

神经传导速度测定的数值受技术因素、生理因素影响,控制技术因素、规范操作可提高数据的可靠性。结合生理因素正确解释测定结果是正确诊断疾病的基础。受查者的皮肤温度需不低于 32 ℃,避免皮肤温度低使测得的传导速度减慢、电位幅度升高;控制检查中的技术因素,如正确放置电极、在正确的位置刺激神经,避免或识别邻近神经因容积传导受到刺激而引出的肌肉复合动作电位的干扰;降低刺激伪差,减少潜伏期测定误差;确保超强刺激强度,提高复合肌肉动作电位幅度的可靠性;采取正确的肢体位置,使测得的体表神经长度正确;测得的数值需与相应的年龄、身高及设定的远端神经体表距离进行比较,才能得出正确的解释。

(九)神经传导速度改变的类型

1.神经轴突损害

神经外伤轴突断裂时,远端神经传导性存在 3～4 d,之后发生神经轴突沃勒变性、轴浆流中断等损害,严重时传导性丧失,而后出现再生,神经传导逐渐恢复。免疫性、遗传性、代谢性、中毒性轴突性神经病变,神经轴突变性导致功能纤维数量减少,复合肌肉动作电位幅度减小,可平均下降 50%,传导速度正常或只有轻度减慢(70%~80%正常值)。在神经外伤或神经轴突损伤的超急性期,沃勒变性尚未完成,病变部位远端复合肌肉动作电位的幅度可不下降;在严重轴突损伤的疾病晚期,传导性也可完全丧失。

2.神经髓鞘脱失

神经髓鞘脱失时神经传导速度明显减慢,远端潜伏期延长,复合肌肉动作电位幅度正常或轻度下降。

关于周围神经病髓鞘脱失的传导速度及潜伏期诊断标准尚缺乏共识,但一般认为上肢神经传导速度小于 35 m/s,下肢神经传导速度小于 30 m/s,肯定为脱髓鞘病变;也有学者认为传导速度小于正常值的下限 75%,远端潜伏期大于正常值上限 100%,可考虑为脱髓鞘病。美国神经病学会关于诊断脱髓鞘性神经病标准(1991)如下。①若神经远端复合肌肉动作电位的幅度正常或只有 20% 以下的下降,运动神经传导速度比正常值下限降低不超过 20%,远端潜伏期比正常值上限增加 25%;如远端复合肌肉动作电位幅度下降大于 20%,则应将传导速度的下降程度提高到 30%,潜伏期超过正常值上限的 50%。②F 波潜伏期明显延长:如远端复合肌肉动作电位的幅度正常或轻度下降,F 波潜伏期大于正常值 20%;如远端复合肌肉动作电位幅度下降,F 波潜伏期则需大于 50%。③部分性传导阻滞(近端与远端波幅下降大于 20%)、波形离散小于 15%。④异常时程离散。上述 4 项中有 3 项,且累及 2 个神经,才能诊断脱髓鞘性神经病,但这些标准过于严格,特异性高、灵敏度低。

欧洲神经科学联盟 2009 年的标准:运动神经传导速度较正常值下限下降 30% 以上;远端潜伏期较正常值上限延长 50% 以上;F 波潜伏期较正常值上限增加 20% 以上(复合肌肉动作电位负波波幅较正常值下限下降大于 20% 时,应延长 50% 以上)或缺乏 F 波;运动神经部分传导阻滞,即波幅降幅值大于 50%,波形离散大于 30%。

3.神经传导阻滞

周围神经的节段性、多灶性髓鞘缺失造成轴突中断、神经传导障碍、不同直径纤维传导的时间离散增大,在病变位置上方刺激时较远端幅度下降、波形离散度增加。但病变位置位于远端与记录位置间或病变位置位于刺激点近心端,不能发现传导阻滞。

神经传导阻滞见于脱髓鞘神经病,尤见于伴传导阻滞的多灶性运动神经病。近年来也发现轴突性损害早期也可出现传导阻滞。

4.复合损害

周围神经病变时的病理、生理改变是复杂、重叠的,可以表现为单纯的轴突损害型、单纯的髓鞘损害型、单纯的传导阻滞型,髓鞘损害合并或继发轴突损害型、轴突损害合并或继发性脱髓鞘型,神经传导阻滞可以是脱髓鞘损害表现,也可见于早期轴突损害病变。

(十)神经传导速度测定的临床应用

1.诊断周围神经疾病

下运动神经元病变累及不同的解剖平面,如脊髓前角细胞、神经肌肉接头,均表现为肌肉萎缩、力弱,而周围神经传导速度异常可确定有周围神经病变。脊髓前角细胞病变引起的肌肉萎缩与脱髓鞘的周围神经病可明确鉴别,与轴突损害的周围神经病具有类似的电生理表现,但感觉神经电位正常,还需要结合临床肌电图改变做出鉴别。

对遗传代谢病、系统性疾病、感染、血管炎、营养缺乏、中毒、内分泌病、副肿瘤综合征并发的周围神经病以及危重症伴发的神经肌肉疾病,提供电生理证据,做出明确诊断。

2.区分周围神经病的病理生理类型

神经传导速度有助于区分感觉性神经病、运动性神经病以及感觉运动性神经病,有助于区分脱髓鞘型、轴突损害型、脱髓鞘及轴突损害混合型,有助于区别单神经病、多神经病、多发性神经病,有助于区别大纤维神经病与小纤维神经病。

神经传导速度是遗传性感觉神经病——腓骨肌萎缩症(Charcot-Marie-Tooth,CMT)的分型基础,CMT Ⅰ 型、Ⅳ 型、Ⅹ 连锁型、德热里纳-索塔斯病(Dejerine-Sottas disease)及对压迫敏感的遗传性周围神经病均有明显的脱髓鞘电生理改变。急性炎性脱髓鞘神经根神经病根据神经传导速度特点区分为急性炎性脱髓鞘性神经根神经病、急性运动感觉轴突性神经病、急性运动轴突性神经病。慢性脱髓鞘神经根神经病也可有不同类型。

3.判定周围神经病的疾病部位

(1)诊断神经根、神经丛及神经干疾病:臂丛神经损伤时区别后根神经节前及节后损害,如病变部位靠近脊髓段,未影响后根神经节细胞,则感觉神经传导速度正常,如累及后根神经节细胞或臂丛,感觉神经传导异常。F 波及 H 反射波有助于确定 $C_8 \sim T_1$ 神经根、腰骶神经根病($L_5 \sim S_1$)的诊断,但单纯感觉根损害的神经根病不一定有 F 波的改变。

(2)诊断神经嵌压部位:根据神经传导速度改变的分布节段可确定神经嵌压或损伤位置,肘管综合征、腕管综合征、跖管综合征等跨病变段的传导速度减慢或潜伏期延长,受损平面以上或以下的端段神经传导速度正常。

4.监测疾病进展、恢复,评估治疗反应

判断神经再生,监测神经外伤后逐渐恢复。评估急性炎性脱髓鞘性神经根神经病及慢性炎性脱髓鞘性神经根神经病的进展及免疫治疗后的恢复;评估药物及糖尿病治疗的疗效。

三、重复神经刺激检查

(一)定义

重复神经刺激检查系对神经施加不同频率序列电刺激,在所支配肌肉记录复合肌肉动作电位,根据复合肌肉动作电位序列中幅度的变化来判定神经肌肉接头的功能状态,用以诊断重症肌无力、先天性肌无力综合征、兰伯特-伊顿肌无力综合征及其他影响神经肌肉接头的疾病。

适应证及禁忌证:重症肌无力、先天性肌无力综合征、兰伯特-伊顿肌无力综合征、非营养不良性肌强直及周期性瘫痪。

植入起搏器及除颤器的患者需评估安全性或列为禁忌。

注意事项:对重症肌无力患者建议检查前 6～8 h 停用抗胆碱酯酶药物;重复神经刺激检查有一定疼痛、不适,特别是进行快频率刺激时,需要得到患者的理解和合作。

(二)测定技术

1.刺激及记录位置

通常刺激尺神经,在外展小指肌记录;刺激面神经,在眼轮匝肌或鼻肌记录;在腋窝刺激腋神经,在三角肌记录;在胸锁乳突肌中点后刺激副神经,在斜方肌上部记录;桡神经刺激时在肘肌记录。

2.操作方法

刺激电极、记录电极均用表面电极,用超强电刺激以保证得到最大复合肌肉动作电位。必须把记录电极在皮肤上粘紧,外加固定,防止肌肉收缩、皮肤出汗使电极松脱。

慢频重复神经刺激(3 Hz)按仪器设置进行 5～10 个脉冲,复合肌肉动作电位幅度经仪器自动测量显示,通常测定第 4 个与第 1 个复合肌肉动作电位波幅的差值与第 1 个电位幅度的比值,结果可直接显示递减或递增的百分数,应用于诊断重症肌无力。快频神经重复刺激(30～50 Hz)给予 5～10 s 后,测定刺激后复合肌肉动作电位的最大幅度与第 1 个复合肌肉动作电位幅度的差值与第 1 个电位幅度的比值,结果可直接显示递增的百分数,应用于诊断肌无力综合征。

由于快频重复神经刺激时患者疼痛、不易耐受,可用肌肉运动试验代替,方法如下:静息状态下刺激(3 Hz)正中神经(在外展拇短肌记录)或尺神经(在外展小指肌记录)获得复合肌肉动作电位的基础值,让患者外展拇短肌或外展小指肌做最大用力收缩 10 s,即刻做 3 Hz 刺激,可观察运动后易化。不同实验室应用不同方案联合测定复合肌肉动作电位波幅递减、递增、运动后衰减、运动后增强。如应用重复神经刺激检查诊断重症肌无力时,复合肌肉动作电位波幅下降未达到诊断标准,可增加运动时间为 1 min 的延长运动试验,分别在运动后即刻、1 min、2 min、3 min 给予 3 Hz 重复神经刺激,观察有无运动后衰竭,如有运动后衰减,再做 10 s 运动试验观察衰竭后的恢复。

(三)神经刺激复合肌肉动作电位波幅改变正常值

一般认为正常人在接受慢频(3 Hz)重复神经电刺激时,第 4 个复合肌肉动作电位的幅度比第 1 个下降幅度小于 10%,因此 10% 以上的降幅有诊断价值。有学者在早期研究中把分界线定为 12%,2014 年对 120 名正常人检测,测定结果全部小于 10%,也肯定了这一界限,也有学者报道以 15% 作为分界线。

经快频重复神经刺激复合肌肉动作电位的幅度增幅的标准未达成共识,文献报道把幅度增加 100% 以上作为异常标准的特异性高,也有学者认为这一标准过于绝对化,提出以大于 60% 为诊断标准,可提高敏感度,亦有高的特异性。有学者对 120 名正常人研究发现经过 30 Hz 刺激,全部增幅小于 100%,因而支持 100% 的增幅特异性高。

(四)重复神经刺激检查的临床应用

1.重症肌无力

不同神经重复刺激,或在不同肌肉记录,诱发电位幅度的改变率存在差别,一般来说,眼轮匝肌、肢体近端肌肉诱发电位幅度的改变率较高。以眼轮匝肌和外展小指肌为例,以每秒 2 次刺激时,诱发电位幅度下降的改变率分别为 58.1% 及 23.8%,以每秒 4 次刺激时,诱发电位幅度下降的改变率分别为 50% 及 25%。如只以一块肌肉诱发电位幅度的改变来估计重症肌无力的符合率,则眼轮匝肌诊断重症肌无力的符合率为 61.9%,而外展小指肌的符合率为 41.6%,若同时刺激眼轮匝肌、外展小指肌两块肌肉,只要有一块肌肉出现阳性,则其符合率为 62.5%。如能增加近端肌肉检查,则符合率还可提高。

重症肌无力患者的乙酰胆碱受体抗体等与突触后膜乙酰胆碱受体结合或影响了乙酰胆碱受体的集聚,使乙酰胆碱受体数量减少或功能阻滞,安全因素下降,刺激开始时突触前膜释放的乙酰胆碱与受体结合产生的终板电位尚能引起肌纤维去极化,产生肌纤维收缩,但当重复刺激时,每一次刺激释放的乙酰胆碱减少,不能产生足够大的终板电位,复合肌肉动作电位的幅度降低,而正常情况下神经末端释放的乙酰胆碱,常超过肌膜去极化许多倍,有大的安全因素。即使重复刺激也不会使乙酰胆碱耗尽,因而重复刺激时复合肌肉动作电位的幅度不下降。

2.兰伯特-伊顿肌无力综合征

兰伯特-伊顿肌无力综合征(LEMS)为免疫介导的神经肌肉接头疾病,血清中存在 P/Q 型电压门控钙离子通道(VGCC)抗体,导致突触前膜乙酰胆碱释放障碍,出现波动性四肢肌肉力弱、易疲劳、自主神经障碍及腱反射下降。LEMS 可以分为副肿瘤性 LEMS、肿瘤性 LEMS、非副肿瘤性、非肿瘤性 LEMS。重复神经刺激表现为慢频刺激时复合肌肉动作起始电位的幅度低于正常值,重复神经刺激时复合肌肉动作电位的幅度下降,快频刺激时复合肌肉动作电位的幅度增加。50 Hz 刺激时,幅度增加达 3 倍以上,呈喇叭形增幅。运动试验中复合肌肉动作电位的幅度显著增加,其机制为血清中 VGCC 抗体与突触前膜的 VGCC 受体结合,使神经末端乙酰胆碱释放减少,导致安全因素下降,慢频刺激时复合肌肉动作电位的幅度下降,但快频刺激时由于开始的刺激使突触前钙离子通道激活,释放的钙离子进入突触内尚未移出,又加速了钙离子进入突触,造成突触内大量的钙离子积聚,产生了大的终板电位和肌纤维动作电位,从而出现高幅度复合肌肉动作电位。

3.先天性肌无力综合征

先天性肌无力综合征为一组基因突变引起的神经肌肉接头异质性疾病,累及突触前、突触间隙、突触后,造成乙酰胆碱合成、释放、再合成缺陷,胆碱乙酰化酶、乙酰胆碱酯酶功能障碍,乙酰胆碱受体的表达、集聚、动力学功能改变及其他相关蛋白缺陷。新生儿、儿童或成人发病,表现为肌肉疲劳、力弱,重复神经刺激可出现复合肌肉动作电位的幅度下降,也可见幅度增加,乙酰胆碱受体动力学异常的慢通道病及终板乙酰胆碱酯酶缺陷还可出现单个神经刺激的复合肌肉动作电位后的重复复合肌肉动作电位(R-CMAP)。

对于运动神经元病、多发性肌炎、皮肌炎、进行性肌营养不良、肢带型肌营养不良Ⅱ-T 型患者,重复神经刺激检查也可出现复合肌肉动作电位的降幅改变,原因尚不清,可能疾病伴发神经肌肉接头损害或疾病过程中再生肌纤维形成新的运动终板时出现神经传递异常,造成终板电位改变。

4.肌糖原贮积病

肌糖原贮积病是糖原代谢障碍引起的疾病,可有重复神经刺激下的复合肌肉动作电位的幅度下降。以 18 Hz 持续刺激 10 s,幅度下降 25%;持续刺激 40 s,幅度下降 50%;持续刺激100 s,幅度下降 75%并伴有肌肉痉挛。但复合肌肉动作电位的幅度下降的原因并非神经肌肉接头传递障碍,可能部分肌纤维僵直,缺乏电活动,导致复合肌肉动作电位下降。

5.肌强直及周期性瘫痪

神经重复刺激长程或及短程运动试验中复合肌肉动作电位的幅度改变类型,有助于诊断先天性肌强直、先天性副肌强直、钠通道肌强直、周期性瘫痪。强直性肌营养不良短程运动试验中复合肌肉动作电位的幅度下降,在 1~2 min 内恢复。常染色体隐性遗传的先天性肌强直患者在 10 Hz 重复电刺激及短程运动试验中,复合肌肉动作电位的幅度明显下降,恢复缓慢;而常染色体显性遗传先天性肌强直患者复合肌肉动作电位的幅度下降程度不同,在 1~2 min 后恢复;先天性副肌强直患者在 10 Hz 重复电刺激及短程运动试验中,复合肌肉动作电位的幅度无明显改变,但肢体肌肉冷敷时,复合肌肉动作电位的幅度明显下降,缓慢恢复,时间长达 1 h;高钾型及低钾型周期性瘫痪的患者在短程运动试验时复合肌肉动作电位的幅度无改变,而长程运动试验时,复合肌肉动作电位的幅度先升高后下降,下降幅度达 50%,出现在 20~40 min,以 20 min 最常见。

(张　丹)

第五节 诱发电位检查

一、诱发电位的基本原理

(一)诱发电位的产生和提取

诱发电位(EP)是指中枢神经系统在感受内在或外在刺激过程中产生的生物电活动,是评价神经功能电生理变化的一个重要手段。各种刺激(包括痛、机械、温度、声、光等)作用于机体各种感受器或感觉器官,经过换能作用,转变成传入神经纤维的神经冲动而进入中枢神经系统,结果是可以在各级特定的中枢、包括大脑皮质的一定部位,记录到这种传入神经冲动在时间上和空间上综合的电位变化——诱发电位,对其进行分析可以反映出不同部位的神经功能状态。受刺激的部位除感受器或感觉器官外,亦可以是感觉神经或感觉传入通路上的任何一点。

诱发电位应具备如下特征:在特定的部位才能检测出来;有特定的波形和电位分布;诱发电位的潜伏期与刺激之间有较严格的锁时关系,在给予刺激后几乎立即或在一定时间内瞬时出现。诱发电位的幅度很低,通常掩埋在自发脑电波之中。利用其和刺激有锁时关系的特性,借助叠加平均技术,将其放大,并将其从淹没于肌电波、脑电波的背景中提取出来,才能加以描记。

(二)诱发电位的测量

诱发电位主要是对波形、主波的潜伏期、波峰间期和波幅等进行分析,为临床诊断提供参考。P 表示正方向(波形方向向下),N 表示负方向(波形方向向上),时间标在波的下面,例如,P100为出现在 100 ms 处的正波。

二、诱发电位的应用

目前临床常用的有视觉诱发电位、脑干听觉诱发电位、体感诱发电位、运动诱发电位和事件相关电位等,可反映视觉通路、内耳、听神经、脑干、外周神经、脊髓后索、感觉皮质以及上下运动神经元的各种病变,事件相关电位则用以判断患者的注意力和反应能力等。

(一)视觉诱发电位

视觉诱发电位(VEP)是施以闪光或图形反复视觉刺激,由视网膜接收后经视觉通路传到大脑的枕叶皮质的电活动。临床上最常用黑白棋盘格翻转刺激和闪光刺激。图形翻转刺激视觉诱发电位(PRVEP)正常呈"V"字形的 NPN 三相复合波,分别按各自的平均潜伏期命名为 N75、P100 和 N145。其中,P100 能在几乎所有健康人身上记录到,其正常变异小,稳定可靠,峰潜伏期受注意力水平及视敏度等参数的影响较小,所以临床上把 P100 作为分析 PRVEP 的唯一可靠波成分。根据其潜伏期、振幅及波形的改变可用以诊断及定位视神经径路的病变,如视神经炎、球后神经炎、多发性硬化症。

VEP 的主要临床应用是用于诊断视通路病变,特别是为多发性硬化提供早期视神经损害的客观依据。

(二)脑干听觉诱发电位

脑干听觉诱发电位(BAEP)是用声音刺激诱发听神经反应,经过脑干听觉通路传到大脑听觉皮质的电活动。临床上最常用短声刺激。正常的 BAEP 通常有七个波,分别代表听神经到大脑颞叶的听觉通路。一般认为:Ⅰ波起源于听神经,Ⅱ波起源于听神经颅内段和耳蜗核,Ⅲ波起源于上橄榄核,Ⅳ波起源于外侧丘系,Ⅴ波起源于下丘的中央核团区,Ⅵ波起源于内侧膝状体,Ⅶ波起源于丘脑听放射。其中,Ⅰ、Ⅲ、Ⅴ波的潜伏期和波幅具有较高的临床应用价值。Ⅵ～Ⅶ波因个体变异较大,临床常规不用。

BAEP 的几个正常值如下。

1.波形完整性

确定Ⅰ、Ⅲ、Ⅴ波完好存在。

2.各波潜伏期

Ⅰ波潜伏期约为 2 ms,其余每波均相隔 1 ms。

3.波峰间潜伏期

多采用Ⅰ～Ⅲ波、Ⅲ～Ⅴ波和Ⅰ～Ⅴ波的测量,以Ⅰ～Ⅴ波的测量最常用,一般为 4 ms,它代表从听神经近端经脑桥直至中脑的神经传导功能。

4.Ⅴ波与Ⅰ波波幅的比值

Ⅴ波与Ⅰ波波幅的比值小于 50% 视为异常。

BAEP 可用于听神经及脑干病变的定位检查,可提高多发性硬化症的诊断率;客观评价听力和耳聋的定位诊断;桥小脑脚肿瘤手术时监护听神经及脑干功能;评估昏迷患者的脑干损伤情况和预后(脑外伤昏迷患者一旦出现Ⅳ/Ⅴ波异常或者缺如,表示预后不佳);脑干发育的成熟度监测(如早产儿发育监测)等。

(三)体感诱发电位

体感诱发电位(SEP)是刺激肢体感觉神经引发反应,沿着躯体感觉传导通路,经脊髓、脑干、丘脑传到大脑感觉皮质的电活动。短潜伏期体感诱发电位(SLSEP)具有临床应用价值。临床上常用正中神经 SEP、胫后神经 SEP、节段性 SEP 和三叉神经 SEP 等。临床上多采用方波脉冲分别刺激手腕、内踝、皮节或皮神经、三叉神经的一个分支等;记录电极在上肢多置于 Erb 点(记录臂丛神经电位)、C_5 或 C_7 颈椎棘突及头部相应感觉区;在下肢多置于窝(记录胫后神经电位)、腰骶部(记录马尾神经电位)、T_{12} 及头部相应感觉区。

正中神经 SEP:以方波脉冲刺激手腕部正中神经,刺激量以引起大拇指微动为宜,刺激频率为 1～5 Hz。记录电极分别置于 Erb 点、C_7 颈椎棘突及对侧感觉皮质区。由此可记录到三个负波,分别发生于 9 ms(N9)、13 ms(N13)、20 ms(N20),还可记录到一个正波(P25)。一般认为 N9 是臂丛神经动作电位,N13 可能为颈髓后突触后电位,N20-P25 复合波可能是感觉传入冲动到达大脑一级感觉皮质后的最早原发反应(S1PR)。

胫后神经 SEP:记录电极置于窝、腰骶部、T_{12} 及头部相应感觉区。在头部感觉区可以记录到呈"W"字形的复合波,多选择 P40 作为检测目标。

根据这些波的潜伏期、波幅、波峰间潜伏期即可判断病变位置,其中波峰间潜伏期比各波潜伏期更有诊断价值,因其较少受身高、肢长等周围因素的影响。潜伏期和波峰间潜伏期延长以及波幅明显降低反映相应体感传导通路的功能异常。

SEP 可用于周围神经、脊髓、脑干、丘脑或感觉皮质的感觉传导通路的病变,可提高多发性硬化症的诊断率;脊柱、脊髓及颅后窝手术时监护以减少手术后遗症;昏迷患者预后判断和脑死亡诊断等。

（四）运动诱发电位

运动诱发电位（MEP）是运用高强度磁场短时限刺激中枢神经组织，引起相应部位肌肉的动作电位的电信号。检测方法：将磁刺激器置于上肢或下肢对应的大脑运动皮质区，记录电极多置于靶肌肌腹表面。通过测定中枢和周围运动神经通路的波形、传导速度、潜伏期、波幅及中枢运动传导时间（即皮质刺激与周围神经根刺激时的 MEP 潜伏期的差值），以判断运动通路的状态。潜伏期和中枢运动传导时间延长、波幅异常、MEP 波消失或不能引出者视为异常。

MEP 可用以评估由大脑运动皮质经下行传导束至运动神经元再到外周肌肉的整个运动通路的病变，如脊髓病变、脊髓外伤、多发性硬化症、运动神经元病变；还可以用于评估泌尿生殖系运动功能（磁刺激皮质及 T_{12}、L_1，在尿道、肛门、骨盆底肌肉可记录其诱发电位的潜伏期和波幅，对于判断膀胱、直肠及性功能障碍有一定实用价值）。

对于有癫痫病史、装有心脏起搏器及接受神经外科手术后颅内有金属物（如血管瘤夹等）的患者，此检查应列为禁忌，以免磁场干扰而造成危险。

（五）事件相关电位（ERP）

近年来，随着认知神经科学研究的突飞猛进，ERP 受到脑科学界更为广泛的关注。因为 ERP 与认知过程有密切关系，故被认为是"窥视"心理活动的"窗口"。ERP 是与实际刺激或预期刺激（声、光、电）有固定时间关系的脑反应所形成的一系列脑电波。它十分微弱，一般只有 2～10 μV，通常掩埋在脑的自发电位中。但利用其潜伏期恒定和波形恒定的特点、其与诱发电位固定的锁时关系，结合平均叠加技术，就可以从脑电波中提取出 ERP 成分。

ERP 的优势在于具有很高的时间分辨率（ms），还便于与传统的心理测量指标——反应时有机地结合，进行认知过程研究。临床上应用最多的是 P300，另外，CNV、MMN 和 N400 也与心理学研究密切相关。

P300 检测通常使用称为"oddball"的经典实验范式：对同一感觉通道施加两种刺激，一种刺激出现概率很大（如 85%），另一种刺激出现概率很小（如 15%），两种刺激随机出现，要求被试者只要小概率刺激一出现就尽快做出反应。刺激的形式有视觉（闪光、图形、文字），听觉（纯音、短音、白噪声、语音）以及躯体感觉等。除经典的"oddball"实验范式外，还有"Go-Nogo"（标准刺激与偏差刺激等概率出现，各占 50%，需要被试者反应的为 Go 刺激，即靶刺激，不需要被试者反应的为 Nogo 刺激，即非靶刺激，与 oddball 相比，它节省时间，但丢掉了概率产生的 ERP 波形），视觉空间注意和记忆经典范式等。影响 P300 的因素有物理因素（刺激通道、刺激概率、刺激间隔、刺激强度），心理效应（被试者越注意识别，P300 的波峰越大，难度增加，P300 潜伏期延长，波幅下降），生理因素（年龄、性别）等。P300 在临床上主要用于对各种大脑疾病引起的认知功能障碍的评价，另外，许多学者将其用于脑高级功能（如记忆）以及测谎等研究。

伴随性负变化（CNV）被认为主要与期待、意动、朝向反应、觉醒、注意、动机等因素有关。失匹配负波（MMN）反映的是人脑对刺激差异的无意识加工，反映了脑对信息的自动加工过程。N400 目前一般认为与长时记忆的语义信息的提取有关。

（张　丹）

第三章

脑血管病

第一节 脑 出 血

脑出血(intracerebral hemorrhage,ICH)也称脑溢血,指原发性非外伤性脑实质内出血,故又称原发性或自发性脑出血。脑出血系脑内的血管病变破裂而引起的出血,绝大多数是高血压伴发小动脉微动脉瘤在血压骤升时破裂所致,称为高血压性脑出血。主要病理特点为局部脑血流变化、炎症反应,脑出血后脑血肿形成和血肿周边组织受压、水肿、神经细胞凋亡。80%的脑出血发生在大脑半球,20%发生在脑干和小脑。脑出血起病急骤,临床表现为头痛、呕吐、意识障碍、偏瘫、偏身感觉障碍等。在所有脑血管疾病患者中,脑出血占 20%～30%,年发病率为60/10 万～80/10 万,急性期病死率为 30%～40%,是病死率和致残率很高的常见疾病。该病常发生于 40～70 岁,其中＞50 岁的人群发病率最高,达 93.6%,但近年来发病年龄有愈来愈年轻的趋势。

一、病因与发病机制

(一)病因

高血压及高血压合并小动脉硬化是 ICH 的最常见病因,约 95%的 ICH 患者患有高血压。其他病因有先天性动静脉畸形、动脉瘤破裂、脑瘤出血、血液病并发脑内出血、烟雾病、脑淀粉样血管病变、出血性脑梗死、药物滥用、抗凝或溶栓治疗等。

(二)发病机制

发病机制尚不完全清楚,应与下列因素相关。

1.高血压

持续性高血压引起脑内小动脉或深穿支动脉壁脂质透明样变性和纤维蛋白样坏死,使小动脉变脆,血压持续升高,引起动脉壁疝或内膜破裂,导致微小动脉瘤或微夹层动脉瘤。血压骤然升高时血液自血管壁渗出,如果动脉瘤壁破裂,血液进入脑组织形成血肿。此外,高血压引起远端血管痉挛,导致小血管缺氧坏死、血栓形成、斑点状出血及脑水肿,继发脑出血,这可能是子痫时高血压脑出血的主要机制。脑动脉壁中层肌细胞薄弱,外膜结缔组织少且缺乏外层弹力层,豆纹动脉等穿动脉自大脑中动脉近端呈直角分出,受高血压血流冲击,易发生粟粒状动脉瘤,使深穿支动脉成为脑出血的主要好发部位,故豆纹动脉外侧支称为出血动脉。

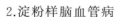

2.淀粉样脑血管病

它是老年人原发性非高血压性脑出血的常见病因,好发于脑叶,易反复发生,常表现为多发性脑出血。发病机制不清,可能为血管内皮异常导致渗透性增加,血浆成分侵入血管壁,形成纤维蛋白样坏死或变性,导致内膜透明样增厚,淀粉样蛋白沉积,使血管中膜、外膜被淀粉样蛋白取代,弹性膜及中膜平滑肌消失,形成蜘蛛状微血管瘤扩张,当情绪激动或活动诱发血压升高时血管瘤破裂而引起出血。

3.其他因素

血液病(如血友病、白血病、血小板减少性紫癜、红细胞增多症、镰状细胞病)可因凝血功能障碍引起大片状脑出血。肿瘤内异常新生血管破裂或侵蚀正常脑血管也可导致脑出血。维生素 B_1、维生素 C 缺乏或毒素(如砷)可引起脑血管内皮细胞坏死,导致脑出血,出血灶特点通常为斑点状而非融合成片。结节性多动脉炎、病毒性疾病和立克次体病等可引起血管床炎症,炎症导致血管内皮细胞坏死、血管破裂而发生脑出血。脑内小动脉、静脉畸形破裂可引起血肿,脑内静脉循环障碍和静脉破裂亦可导致出血。血液病、肿瘤、血管炎或静脉窦闭塞性疾病等所致的脑出血常表现为多发性脑出血。

(三)脑出血后脑水肿的发生机制

脑出血后机体和脑组织局部发生一系列病理生理反应,其中自发性脑出血后重要的继发性病理变化之一是脑水肿。血肿周围脑组织形成水肿带,继而引起神经细胞及其轴突的变性和坏死,成为患者病情恶化和死亡的主要原因。目前认为,脑出血后脑水肿与占位效应、血肿内血浆蛋白渗出和血凝块回缩、血肿周围继发缺血、血肿周围组织炎症反应、水通道蛋白-4(AQP-4)及自由基级联反应等有关。

1.占位效应

占位效应主要由机械性压力和颅内压升高引起。巨大血肿可立即产生占位效应,造成周围脑组织损害,并引起颅内压持续升高。早期主要为局灶性颅内压升高,随后发展为弥漫性颅内压升高,而颅内压的持续升高可引起血肿周围组织广泛性缺血,并加速缺血组织的血管通透性改变,引发脑水肿形成。同时,脑血流量降低、局部组织压力增加可促发血管活性物质从受损的脑组织中释放,破坏血-脑屏障,引发脑水肿形成。因此,血肿的占位效应虽不是脑水肿形成的直接原因,但可通过影响脑血流量、周围组织压力以及颅内压等因素,间接地在脑出血后脑水肿的形成机制中发挥作用。

2.血肿内血浆蛋白渗出和血凝块回缩

血肿内血液凝结是脑出血超急性期血肿周围组织脑水肿形成的首要条件。在正常情况下,脑组织细胞间隙中的血浆蛋白含量非常低,但在血肿周围组织细胞间隙中可见血浆蛋白和纤维蛋白聚积,这可导致细胞间隙胶体渗透压升高,使水分渗透到脑组织内形成水肿。此外,血肿形成后血凝块回缩,使血肿腔静水压降低,这会导致血液中的水分渗透到脑组织间隙形成水肿。凝血连锁反应激活、血凝块回缩以及纤维蛋白沉积等,在脑出血后血肿周围组织脑水肿形成中发挥着重要作用。血凝块形成是脑出血血肿周围组织脑水肿形成的必经阶段,而血浆蛋白则是脑水肿形成的关键因素。

3.血肿周围继发缺血

脑出血后血肿周围局部脑血流量显著降低,而脑血流量的异常降低可引起血肿周围组织缺血。一般脑出血后 $6\sim8\ h$,血红蛋白和凝血酶释出细胞毒性物质,兴奋性氨基酸释放增多,细胞内钠聚集,则引起细胞毒性水肿;出血后 4~12 h,血-脑屏障开始被破坏,血浆成分进入细胞间液,则引起血管源性水肿。脑出血后形成的血肿在降解过程中产生的渗透性物质和缺血的代谢产物,也使组织间渗透压升高,促进或加重脑水肿,从而形成血肿周围的半暗带。

4.血肿周围组织炎症反应

脑出血后血肿周围的中性粒细胞、巨噬细胞和小胶质细胞活化,血凝块周围活化的小胶质细胞和神经元中白细胞介素-1(IL-1)、白细胞介素-6(IL-6)、细胞间黏附因子-1(ICAM-1)和肿瘤坏死因子-α(TNF-α)表达增加。临床研究采用双抗夹心酶联免疫吸附试验检测 41 例脑出血患者脑脊液 IL-1 和 S100 蛋白含量发现,急性患者脑脊液 IL-1 水平显著高于对照组,提示 IL-1 可能促进了脑水肿和脑损伤的发展。ICAM-1在中枢神经系统中分布广泛。Gong 等的研究证明,脑出血后 12 h 神经细胞开始表达ICAM-1,3 d 达高峰,持续 10 d 逐渐下降;脑出血后 1 d 血管内皮开始表达 ICAM-1,7 d 达高峰,持续 2 周。表达ICAM-1的白细胞活化后能产生大量蛋白水解酶,特别是基质金属蛋白酶(MMP),促使血-脑屏障通透性增加,血管源性脑水肿形成。

5.水通道蛋白-4(AQP-4)与脑水肿

过去一直认为水的跨膜转运是通过被动扩散实现的,而水通道蛋白(aquaporin,AQP)的发现完全改变了这种认识。现在认为,水的跨膜转运实际上是一个耗能的主动过程,是通过 AQP实现的。AQP 在脑组织中广泛存在,可能是脑脊液重吸收、渗透压调节、脑水肿形成等生理、病理过程的分子生物学基础。迄今已发现的 AQP 至少存在 10 种亚型,其中 AQP-4 和 AQP-9 可能参与血肿周围脑组织水肿的形成。实验研究脑出血后不同时间点大鼠脑组织 AQP-4 的表达分布发现,对照组和实验组未出血侧 AQP-4 在各时间点的表达均为弱阳性,而水肿区从脑出血后 6 h 开始表达增强,3 d 时达高峰,此后逐渐回落,1 周后仍明显高于正常组。另外,随着出血时间的推移,出血侧 AQP-4 表达范围不断扩大,表达强度不断增强,并且与脑水肿严重程度呈正相关。以上结果提示,脑出血能导致细胞内外水和电解质失衡,细胞内外渗透压发生改变,激活位于细胞膜上的 AQP-4,进而促进水和电解质通过 AQP-4 进入细胞内而导致细胞水肿。

6.自由基级联反应

脑出血后脑组织缺血、缺氧,发生一系列级联反应,造成自由基浓度增加。自由基通过攻击脑内细胞膜磷脂中多聚不饱和脂肪酸和脂肪酸的不饱和双键,直接造成脑损伤而发生脑水肿;同时引起脑血管通透性增加,亦加重脑水肿,从而加重病情。

二、病理

肉眼所见:对脑出血病例尸检时,于脑外观可见到明显动脉粥样硬化,出血侧半球膨隆肿胀,脑回宽、脑沟窄,有时可见少量蛛网膜下腔积血,颞叶海马与小脑扁桃体处常可见脑疝痕迹,出血直径一般为 2~8 cm,绝大多数为单灶,仅 1.8%~2.7% 为多灶。常见的出血部位为壳核,出血向内发展可损伤内囊,出血量大时可破入侧脑室。丘脑出血时,血液常穿破第三脑室或侧脑室,向外可损伤内囊。脑桥和小脑出血时,血液可穿破第四脑室,甚至可经中脑导水管逆行进入侧脑室。原发性脑室出血,出血量小时只侵及单个脑室或多个脑室的一部分;大量出血时全部脑室均可被血液充满,脑室扩张积血形成铸型。脑出血血肿周围脑组织受压,水肿明显,颅内压升高,脑组织可移位。幕上半球出血,血肿向下破坏或挤压丘脑下部和脑干,使其变形、移位和继发出血,并常出现小脑幕裂孔疝;如中线部位下移可形成中心疝;颅内压升高明显或小脑出血较重时均易发生枕骨大孔疝,这些都是导致患者死亡的直接原因。急性期后,血块溶解,含铁血黄素和破坏的脑组织被吞噬细胞清除,胶质增生,小出血灶形成胶质瘢痕,大出血灶形成囊腔,称为中风囊,腔内可见黄色液体。

显微镜观察可分为3期。①出血期:可见大片出血,红细胞多新鲜。出血灶边缘多出现坏死。软化的脑组织中,神经细胞消失或呈局部缺血改变,常有多形核白细胞浸润。②吸收期:出血24～36 h即可出现胶质细胞增生,小胶质细胞及来自血管外膜的细胞形成格子细胞,少数格子细胞有含铁血黄素。星形胶质细胞增生及肥胖变性。③修复期:血液及坏死组织逐渐被清除,组织缺损部分由胶质细胞、胶质纤维及胶原纤维代替,形成瘢痕。出血灶较小,可完全修复,出血灶较大则遗留囊腔。血红蛋白代谢产物长久残存于瘢痕组织中,呈现棕黄色。

三、临床表现

(一)症状与体征

1.意识障碍

多数患者发病时很快出现不同程度的意识障碍,轻者可嗜睡,重者可昏迷。

2.高颅压征

高颅压征表现为头痛、呕吐。头痛以病灶侧为重,可见意识朦胧或浅昏迷的患者用健侧手触摸病灶侧头部;呕吐多为喷射性,呕吐物为胃内容物,如合并消化道出血呕吐物可为咖啡样物。

3.偏瘫

病灶对侧肢体瘫痪。

4.偏身感觉障碍

病灶对侧肢体感觉障碍,主要是痛觉、温度觉减退。

5.脑膜刺激征

脑膜刺激征见于脑出血已破入脑室、蛛网膜下腔以及脑室原发性出血,可有颈项强直或强迫头位,克尼格征呈阳性。

6.失语症

优势半球出血者多伴有运动性失语症。

7.瞳孔与眼底异常

瞳孔可不等大,双瞳孔缩小或散大。眼底可有视网膜出血和视盘水肿。

8.其他症状

其他症状有心律不齐、呃逆、呼吸节律紊乱、体温迅速上升及心电图异常等。脉搏常有力或缓慢,血压多升高,可出现肢端发绀,偏瘫侧多汗,面色苍白或潮红。

(二)不同部位脑出血的临床表现

1.基底节区出血

其为脑出血中最多见者,占60%～70%。其中壳核出血最多,约占脑出血的60%,主要是豆纹动脉尤其是其外侧支破裂引起的;丘脑出血较少,约占10%,主要是丘脑穿动脉或丘脑膝状体动脉破裂引起的;尾状核及屏状核等出血少见。虽然各核出血有其特点,但出血较多时均可侵及内囊,出现一些共同症状。现将常见的症状分轻、重两型叙述如下。

(1)轻型:多属壳核出血,出血量一般为数毫升至30 mL,或为丘脑小量出血,出血量仅数毫升,出血限于丘脑或侵及内囊后肢。患者突然头痛、头晕、恶心呕吐、意识清楚或轻度障碍,出血灶对侧出现不同程度的偏瘫,亦可出现偏身感觉障碍及偏盲(三偏征),两眼可向病灶侧凝视,优势半球出血可有失语。

(2)重型:多属壳核大量出血,向内扩展或穿破脑室,出血量可达30～160 mL;或丘脑较大量出血,血肿侵及内囊或破入脑室。发病突然,意识障碍重,鼾声明显,呕吐频繁,可吐咖啡样胃内容物(由胃部应激性溃疡所致)。丘脑出血病灶对侧常有偏身感觉障碍或偏瘫,肌张力低,可引出病理反射,平卧位时,患侧下肢呈外旋位。但感觉障碍常先于或重于运动障碍,部分病例病灶对侧可出现自发性疼痛。常有眼球运动障碍(眼球向上注视麻痹,呈下视内收状态)。瞳孔缩小或不等大,一般为出血侧散大,提示已有小脑幕裂孔疝形成;部分病例有丘脑性失语(言语缓慢而不清、重复言语、发音困难、复述差,朗读正常)或丘脑性痴呆(记忆力减退、计算力下降、情感障碍、人格改变等)。如病情发展,血液大量破入脑室或损伤丘脑下部及脑干,昏迷加深,出现去大脑强直或四肢弛缓,面色潮红或苍白,出冷汗,鼾声大作,中枢性高热或体温过低,甚至出现肺水肿、上消化道出血等内脏并发症,最后多发生枕骨大孔疝而死亡。

2.脑叶出血

该病又称皮质下白质出血。应用CT以后,发现脑叶出血约占脑出血的15%,发病年龄为11～80岁,40岁以下占30%。年轻人的脑叶出血多由血管畸形(包括隐匿性血管畸形)、烟雾病引起,老年人的脑叶出血常见于高血压动脉硬化及淀粉样血管病等。脑叶出血以顶叶最多见,还多见于颞叶、枕叶、额叶(按出现的概率),40%为跨叶出血。脑叶出血除意识障碍、颅内高压和抽搐等常见症状外,还有各脑叶的特异表现。

(1)额叶出血:常有一侧或双侧的前额痛、病灶对侧偏瘫。部分病例有精神行为异常、凝视麻痹、言语障碍和癫痫发作。

(2)顶叶出血:常有病灶侧颞部疼痛;病灶对侧的轻偏瘫或单瘫、深浅感觉障碍和复合感觉障碍;体象障碍、手指失认和结构失用症等,少数病例可出现下象限盲。

(3)颞叶出血:常有耳部或耳前部疼痛,病灶对侧偏瘫,但上肢瘫重于下肢瘫、中枢性面瘫、舌瘫可有对侧上象限盲;优势半球出血可出现感觉性失语或混合性失语;可有颞叶癫痫、幻嗅、幻视、兴奋躁动等精神症状。

(4)枕叶出血:可出现同侧眼部疼痛,同向性偏盲和黄斑回避现象,可有一过性黑蒙和视物变形。

3.脑干出血

(1)中脑出血:中脑出血少见,自CT应用于临床后,临床已可诊断。轻症患者表现为突然出现复视、眼睑下垂、一侧或两侧瞳孔扩大、眼球不同轴、水平或垂直眼震、同侧肢体共济失调,也可表现大脑脚综合征(韦伯综合征)或红核综合征(贝内迪克特综合征)。重者出现昏迷、四肢迟缓性瘫痪、去大脑强直,常迅速死亡。

(2)脑桥出血:占脑出血的10%左右。病灶多位于脑桥中部的基底部与被盖部之间。患者表现突然头痛,同侧第Ⅵ、Ⅶ、Ⅷ对脑神经麻痹,对侧偏瘫(交叉性瘫痪)。出血量大或病情重者常有四肢瘫,很快进入意识障碍、针尖样瞳孔、去大脑强直、呼吸障碍,多迅速死亡。可伴中枢性高热、大汗和应激性溃疡等。一侧脑桥小量出血可表现为脑桥腹内侧综合征(福维尔综合征)、闭锁综合征和脑桥腹外侧综合征(米亚尔-居布勒综合征)。

(3)延髓出血:延髓出血更为少见,可出现突然意识障碍、血压下降、呼吸节律不规则,心律失常。轻症病例可呈延髓背外侧综合征(瓦伦贝格综合征),重症病例常因呼吸、心跳停止而死亡。

4.小脑出血

约占脑出血的10%。多见于一侧半球的齿状核部位,小脑蚓部也可发生。发病突然,眩晕明显,频繁呕吐,枕部疼痛,病灶侧共济失调,可见眼球震颤、同侧周围性面瘫、颈项强直等,如不仔细检查,易误诊为蛛网膜下腔出血。当出血量不大时,主要表现为小脑症状,如病灶侧共济失调、眼球震颤、构音障碍和吟诗样语言,无偏瘫。出血量增加时,还可表现有脑桥受压体征,如展神经麻痹、侧视麻痹、肢体偏瘫和(或)锥体束征。病情如继续加重,颅内压升高明显,昏迷加深,极易发生枕骨大孔疝而死亡。

5.脑室出血

脑室出血分原发性与继发性两种,继发性指脑实质出血破入脑室者;原发性指脉络丛血管出血及室管膜下动脉破裂出血,血液直流入脑室者。以前认为脑室出血罕见,现已证实其占脑出血的3%～5%。55%的脑室出血患者出血量较少,仅部分脑室有血,脑脊液呈血性,类似蛛网膜下腔出血。临床常表现为头痛、呕吐、项强、克尼格征呈阳性、意识清楚或一过性意识障碍,但常无偏瘫体征,脑脊液血性,酷似蛛网膜下腔出血,预后良好,可以完全恢复正常。出血量大,全部脑室均被血液充满者,其临床表现符合既往所谓脑室出血的症状,即发病后突然头痛、呕吐、昏迷、瞳孔缩小或时大时小,眼球浮动或分离性斜视,四肢肌张力升高,病理反射呈阳性,早期出现去大脑强直,严重者双侧瞳孔散大,呼吸深,鼾声明显,体温明显升高,面部充血多汗,预后极差,多迅速死亡。

四、辅助检查

(一)头颅CT

发病后CT平扫可显示近圆形或卵圆形均匀、高密度的血肿病灶,边界清楚,可确定血肿部位、大小、形态及是否破入脑室,血肿周围有无低密度水肿带及占位效应(脑室受压、脑组织移位)和梗阻性脑积水等。早期可发现边界清楚、均匀的高密度灶,CT值为60～80 Hu,周围环绕低密度水肿带。血肿范围大时可见占位效应。根据CT影像估算出血量可采用简单易行的多田计算公式:出血量(mL)=0.5×最大面积长轴(cm)×最大面积短轴(mL)×层面数。出血后3～7 d,血红蛋白破坏,纤维蛋白溶解,高密度区向心性缩小,边缘模糊,周围低密度区扩大。病后2～4周,形成等密度或低密度灶。病后2个月左右,血肿区形成囊腔,其密度与脑脊液近乎相等,两侧脑室扩大;增强扫描,可见血肿周围有环状高密度强化影,其大小、形状与原血肿相近。

(二)头颅MRI/MRA

MRI的表现主要取决于血肿所含血红蛋白量的变化。发病1 d内,血肿呈T_1等信号或低信号,T_2呈高信号或混合信号;第2～7天,T_1为等信号或稍低信号,T_2为低信号;第2～4周,T_1和T_2均为高信号;4周后,T_1呈低信号,T_2为高信号。此外,MRA可帮助发现脑血管畸形、肿瘤及血管瘤等病变。

(三)数字减影血管造影(DSA)

对脑叶出血、原因不明或怀疑脑血管畸形、血管瘤、烟雾病和血管炎等患者有意义,尤其血压正常的年轻患者应通过DSA查明病因。

(四)腰椎穿刺检查

在无条件做CT时,病情不重、无明显颅内高压的患者可进行腰椎穿刺检查。脑出血者脑脊液压力常升高,若出血破入脑室或蛛网膜下腔者脑脊液多呈均匀血性。有脑疝及小脑出血者应禁做腰椎穿刺检查。

（五）经颅多普勒超声（TCD）

由于 TCD 简单及无创性，可在床边进行检查，已成为监测脑出血患者的脑血流动力学变化的重要方法。①通过检测脑动脉血流速度，间接监测脑出血的脑血管痉挛范围及程度，脑血管痉挛时其血流速度升高；②测定血流速度、血流量和血管外周阻力可反映颅内压升高时脑血流灌注的情况，颅内压超过动脉压时，收缩期及舒张期血流信号消失，无血流灌注；③提供脑动静脉畸形、动脉瘤等病因诊断的线索。

（六）脑电图（脑电图）

可反映脑出血患者的脑功能状态。发生意识障碍时，可见两侧弥漫性慢活动，病灶侧明显；无意识障碍时，基底节和脑叶出血出现局灶性慢波，脑叶出血靠近皮质时可有局灶性棘波或尖波发放；小脑出血无意识障碍时脑电图多正常，部分患者同侧枕颞部出现慢活动；中脑出血多见两侧阵发性同步高波幅慢活动；脑桥出血患者昏迷时，可见 $8\sim12$ Hz α 波、低波幅 β 波、纺锤波或弥漫性慢波等。

（七）心电图

心电图可及时发现脑出血合并心律失常或心肌缺血，甚至心肌梗死。

（八）血液检查

重症脑出血患者在急性期白细胞数可增至 $(10\sim20)\times10^9/L$，并可出现血糖含量升高、蛋白尿、尿糖、血尿素氮含量增加、血清肌酶含量升高等。但均为一过性，可随病情缓解而消退。

五、诊断与鉴别诊断

（一）诊断要点

1.一般性诊断要点

（1）急性起病，常有头痛、呕吐、意识障碍、血压升高和局灶性神经功能缺损症状，部分病例有眩晕或抽搐发作。饮酒、情绪激动、过度劳累是常见的发病诱因。

（2）常见的局灶性神经功能缺损症状和体征包括偏瘫、偏身感觉障碍、偏盲等，多于数分钟至数小时内达到高峰。

（3）头颅 CT 扫描可见病灶中心呈高密度改变，病灶周边常有低密度水肿带。头颅 MRI/MRA 有助于脑出血的病因学诊断和观察血肿的演变过程。

2.各部位脑出血的临床诊断要点

（1）壳核出血：①对侧肢体偏瘫，优势半球出血常出现失语；②对侧肢体感觉障碍，主要是痛觉、温度觉减退；③对侧偏盲；④凝视麻痹，呈双眼持续性向出血侧凝视；⑤尚可出现失用、体象障碍、记忆力和计算力障碍、意识障碍等。

（2）丘脑出血。①丘脑型感觉障碍：对侧半身深浅感觉减退、感觉过敏或自发性疼痛；②运动障碍：出血侵及内囊可出现对侧肢体瘫痪，多为下肢重于上肢；③丘脑性失语：言语缓慢而不清，重复言语，发音困难，复述差，朗读正常；④丘脑性痴呆：记忆力减退，计算力下降，出现情感障碍，人格改变；⑤眼球运动障碍：眼球向上注视麻痹，常向内下方凝视。

（3）脑干出血。①中脑出血：突然出现复视，眼睑下垂；一侧或两侧瞳孔扩大，眼球不同轴，水平或垂直眼震，同侧肢体共济失调，也可表现大脑脚综合征或红核综合征；严重者很快出现意识障碍，去大脑强直；②脑桥出血：出现突然头痛、呕吐、眩晕、复视、眼球不同轴、交叉性瘫痪或偏瘫、四肢瘫等。出血量较大时,患者很快进入意识障碍,呈针尖样瞳孔,去大脑强直,呼吸障碍,并可伴有高热、大汗、应激性溃疡等,多迅速死亡;出血量较少时可表现为一些典型的综合征,如脑桥腹内侧综合征、脑桥腹外侧综合征和闭锁综合征;③延髓出血:突然出现意识障碍,血压下降,呼吸节律不规则,心律失常,继而死亡。轻者可表现为不典型的延髓脊外侧综合征。

(4)小脑出血:①突发眩晕、呕吐、后头部疼痛,无偏瘫;②有眼震,站立和步态不稳,肢体共济失调,肌张力降低及颈项强直;③头颅 CT 扫描显示小脑半球或小脑蚓高密度影及第四脑室、脑干受压。

(5)脑叶出血。①额叶出血:前额痛、呕吐、癫痫发作较多见,有对侧偏瘫、共同偏视、精神障碍,优势半球出血时可出现运动性失语。②顶叶出血:偏瘫较轻,而偏侧感觉障碍显著;对侧下象限盲,优势半球出血时可出现混合性失语。③颞叶出血:表现为对侧中枢性面瘫、舌瘫及上肢为主的瘫痪,对侧上象限盲,优势半球出血时可有感觉性或混合性失语,可有颞叶癫痫、幻嗅、幻视。④枕叶出血:对侧同向性偏盲,并有黄斑回避现象,可有一过性黑蒙和视物变形;多无肢体瘫痪。

(6)脑室出血:①突然头痛、呕吐,迅速进入昏迷或昏迷逐渐加深;②双侧瞳孔缩小,四肢肌张力升高,病理反射呈阳性,早期出现去大脑强直,脑膜刺激征阳性;③常出现丘脑下部受损的症状及体征,如上消化道出血、中枢性高热、大汗、应激性溃疡、急性肺水肿、血糖升高、尿崩症;④脑脊液压力升高,呈血性;⑤轻者仅表现头痛、呕吐、脑膜刺激征阳性,无局限性神经体征。临床上易误诊为蛛网膜下腔出血,需通过头颅 CT 检查来确定诊断。

(二)鉴别诊断

1.脑梗死

发病较缓,或病情呈进行性加重;头痛、呕吐等颅内压升高症状不明显;典型病例一般不难鉴别;但脑出血与大面积脑梗死、少量脑出血与脑梗死临床症状相似,鉴别较困难,常需头颅 CT 鉴别。

2.脑栓塞

起病急骤,一般缺血范围较广,症状常较重,常伴有风湿性心脏病、心房颤动、细菌性心内膜炎、心肌梗死或其他容易产生栓子的疾病。

3.蛛网膜下腔出血

好发于年轻人,突发剧烈头痛,或呈爆裂样头痛,以颈枕部明显,有的可痛牵颈背、双下肢。呕吐较频繁,少数严重患者呈喷射状呕吐。约 50% 的患者可出现短暂、不同程度的意识障碍,在老年患者中多见。常见一侧动眼神经麻痹,其次为视神经、三叉神经和展神经麻痹,常见脑膜刺激征,无偏瘫等脑实质损害的体征,头颅 CT 可帮助鉴别。

4.外伤性脑出血

外伤性脑出血是闭合性头部外伤所致,发生于受冲击颅骨下或对冲部位,常见于额极和颞极。外伤史可提供诊断线索,CT 可显示血肿外形不整。

5.内科疾病导致的昏迷

(1)糖尿病昏迷:①多数糖尿病酮症酸中毒的患者在发生意识障碍前数天有多尿、烦渴多饮和乏力,随后出现食欲缺乏、恶心、呕吐,常伴头痛、嗜睡、烦躁、呼吸深快,呼气中有烂苹果味(由丙酮产生)。随着病情进一步发展,出现严重失水,尿量减少,皮肤弹性差,眼球下陷,脉搏细速,血压下降,晚期时各种反射迟钝甚至消失,嗜睡甚至昏迷。尿糖、尿酮体呈强阳性,血糖和血酮体均有升高。头部 CT 结果呈阴性。②高渗性非酮症糖尿病昏迷,起病时常先有多尿、多饮,但多食不明显，或反而食欲缺乏，以致常被忽视。失水随病程进展逐渐加重，出现神经精神症状，表现为嗜睡、幻觉、定向障碍、偏盲、上肢拍击样粗震颤、癫痫发作（多为局限性发作）等，最后陷入昏迷。尿糖强阳性，但无酮症或较轻，血尿素氮及肌酐升高。突出地表现为血糖常高至33.3 mmol/L(600 mg/dL)以上，一般为33.3～66.6 mmol/L(600～1200 mg/dL)；血钠升高可达155 mmol/L；血浆渗透压显著升高达330～460 mmol/L，一般为350 mmol/L以上。头部CT结果呈阴性。

（2）肝性昏迷：有严重肝病和（或）广泛门体侧支循环、精神紊乱、昏睡或昏迷、明显肝功能损害、血氨升高、扑翼样震颤和典型的脑电图改变（高波幅的δ波每秒少于4次）等，有助于诊断与鉴别诊断。

（3）尿毒症昏迷：少尿(<400 mL/d)或无尿(<50 mL/d)，出现血尿、蛋白尿、管型尿、氮质血症、水电解质紊乱和酸碱失衡等。

（4）急性酒精中毒。①兴奋期：血乙醇浓度达到11 mmol/L(50 mg/dL)即感头痛、欣快、兴奋。血乙醇浓度超过16 mmol/L(75 mg/dL)，健谈，饶舌，情绪不稳定，自负，易激怒，可有粗鲁行为或攻击行动，也可能沉默、孤僻。浓度达到22 mmol/L(100 mg/dL)时，驾车易发生车祸。②共济失调期：血乙醇浓度达到33 mmol/L(150 mg/dL)时，肌肉运动不协调，行动笨拙，言语含糊不清，眼球震颤，视力模糊，复视，步态不稳，出现明显共济失调。浓度达到43 mmol/L(200 mg/dL)时，出现恶心、呕吐、困倦。③昏迷期：血乙醇浓度升至54 mmol/L(250 mg/dL)时，患者进入昏迷期，表现出昏睡、瞳孔散大、体温降低。血乙醇浓度超过87 mmol/L(400 mg/dL)时，患者陷入深昏迷，心率快，血压下降，呼吸慢而有鼾音，可出现呼吸、循环麻痹而危及生命。实验室检查可见血清乙醇浓度升高，呼出气中乙醇浓度与血清乙醇浓度相当；动脉血气分析可见轻度代谢性酸中毒；电解质失衡，可见低血钾、低血镁和低血钙；血糖可降低。

（5）低血糖昏迷：低血糖昏迷是指各种原因引起的重症的低血糖症。患者突然昏迷、抽搐，表现为局灶神经系统症状的低血糖易被误诊为脑出血。化验血糖低于2.8 mmol/L，推注葡萄糖后症状迅速缓解，发病后72 h复查头部CT结果呈阴性。

（6）药物中毒。①镇静催眠药中毒：患者有服用大量镇静催眠药史，出现意识障碍和呼吸抑制及血压下降。胃液、血液、尿液中检出镇静催眠药。②阿片类药物中毒：患者有服用大量吗啡或哌替啶的阿片类药物史，或有吸毒史，除了出现昏迷、针尖样瞳孔（哌替啶急性中毒患者的瞳孔反而扩大）、呼吸抑制"三联征"等特点外，还可出现发绀、面色苍白、肌肉无力、惊厥、牙关紧闭、角弓反张，先浅而慢地呼吸，后叹息样或潮式呼吸，肺水肿，休克，瞳孔对光反射消失，患者最终会死于呼吸衰竭。血、尿阿片类毒物成分的定性试验呈阳性。使用纳洛酮可迅速逆转阿片类药物所致的昏迷、呼吸抑制、缩瞳等毒性作用。

（7）CO中毒。①轻度中毒：血液碳氧血红蛋白(COHb)可高于20%。患者有剧烈头痛，头晕，心悸，口唇黏膜呈樱桃红色，四肢无力，恶心，呕吐，嗜睡，意识模糊，视物不清，感觉迟钝，谵妄，出现幻觉，抽搐等。②中度中毒：血液COHb浓度可高达30%～40%。患者出现呼吸困难、意识丧失、昏迷，对疼痛刺激可有反应，瞳孔对光反射和角膜反射可迟钝，腱反射减弱，呼吸、血压和脉搏可有改变。经治疗可恢复且无明显并发症。③重度中毒：血液COHb浓度可高于50%。患者深昏迷，各种反射消失。患者可呈去大脑皮质状态（患者可以睁眼，但无意识，不语，不动，不主动进食或大小便，呼之不应，推之不动，肌张力增强），常有脑水肿、惊厥、呼吸衰竭、肺水肿、上消化道出血、休克和严重的心肌损害，出现心律失常，偶可发生心肌梗死。有时并发脑局灶损害，出现锥体系或锥体外系损害体征。监测血中 COHb 浓度可明确诊断。

应详细询问病史,内科疾病导致昏迷者有相应的内科疾病病史,仔细查体,局灶体征不明显;脑出血者则同向偏视,一侧瞳孔散大,一侧呈面部船帆现象,一侧上肢出现扬鞭现象,一侧下肢呈外旋位,血压升高。CT 检查可帮助鉴别。

六、治疗

急性期的主要治疗原则是保持安静,防止继续出血;积极抗脑水肿,降低颅内压;调整血压;改善循环;促进神经功能恢复;加强护理,防治并发症。

(一)一般治疗

1.保持安静

(1)卧床休息 3～4 周。脑出血发病后 24 h 内,特别是 6 h 内可有活动性出血或血肿继续扩大,应尽量减少搬运患者,就近治疗。对重症患者需严密观察体温、脉搏、呼吸、血压、瞳孔和意识状态等生命体征变化。

(2)保持呼吸道通畅,抬高头部,为 15°～30°角,切忌无枕仰卧;疑有脑疝时应把床脚抬高(45°角)。应把意识障碍患者的头歪向一侧,以利于口腔、气道分泌物及呕吐物流出;如痰稠不易吸出,则要行气管切开,必要时吸氧,以使动脉血氧饱和度维持在 90% 以上。

(3)意识障碍或消化道出血者宜禁食 24～48 h。对发病后 3 d 仍不能进食者,应鼻饲以确保营养。对过度烦躁不安的患者可适量用镇静药。

(4)注意患者的口腔护理,保持其大便通畅,对留置导尿管的患者应做膀胱冲洗以预防尿路感染。对患者加强护理,经常翻身,预防压疮,保持肢体功能位置。

(5)注意水、电解质平衡,加强营养。注意补钾,液体量应控制在 2 000 mL/d 左右,或以尿量加 500 mL 来估算。对不能进食者鼻饲各种营养品。对于频繁呕吐、胃肠道功能减弱或有严重的应激性溃疡者,应考虑给予肠外营养。如有高热、多汗、呕吐或腹泻者,可适当增加入液量,或以 10% 脂肪乳 500 mL 静脉滴注,每天 1 次。如需长期采用鼻饲,应考虑胃造瘘术。

(6)脑出血急性期血糖含量升高可以是原有糖尿病的表现或是应激反应。高血糖和低血糖都能加重脑损伤。当患者的血糖含量升高,超过 11.1 mmol/L 时,应立即给予胰岛素治疗,将血糖控制在 8.3 mmol/L 以下。同时应监测血糖,若发生低血糖,可用口服或注射葡萄糖纠正低血糖。

2.亚低温治疗

亚低温治疗能够减轻脑水肿,减少自由基的产生,促进神经功能缺损恢复,改善患者的预后。降温方法:立即行气管切开,静脉滴注冬眠肌松合剂(0.9% 氯化钠注射液 500 mL＋氯丙嗪 100 mg＋异丙嗪 100 mg),同时以冰毯机降温。用床旁监护仪连续监测体温(T)、心率(HR)、血压(BP)、呼吸(R)、脉搏(P)、血氧饱和度(SPO$_2$)、颅内压。直肠温度(RT)维持在 34 ℃～36 ℃,持续 3～5 d。冬眠肌松合剂的用量和滴注速度根据患者的 T、HR、BP、肌张力等调节。保留自主呼吸,必要时应用同步呼吸机辅助呼吸,维持 SPO$_2$ 在 95% 以上,10～12 h 将 RT 降至 34 ℃～36 ℃。当 ICP 降至正常后 72 h,停止亚低温治疗。采用每天恢复 1 ℃～2 ℃,复温速度不超过 0.1 ℃/h。在 24～48 h 内,将患者 RT 复温至 36.5 ℃～37 ℃。局部亚低温治疗实施越早,效果越好,建议在脑出血发病 6 h 内使用,治疗时间最好持续 48～72 h。

（二）调控血压和防止再出血

脑出血患者一般血压高，甚至比平时更高，这是因为颅内压升高时机体有保证脑组织供血的代偿性反应，当颅内压下降时血压亦随之下降，因此一般不应使用降血压药物，尤其是注射利血平等强有力降压剂。目前理想的血压控制水平尚未确定，主张采取个体化原则，应根据患者的年龄、病前有无高血压、病后血压情况等确定适宜的血压水平。但血压过高时，容易增加再出血的危险性，则应及时控制高血压。一般来说，收缩压≥26.7 kPa（200 mmHg），舒张压≥15.3 kPa（115 mmHg）时，应降血压治疗，使血压控制于治疗前原有血压的水平或比原有血压略高的水平。收缩压≤24.0 kPa（180 mmHg）或舒张压≤15.3 kPa（115 mmHg）时，或平均动脉压≤17.3 kPa（130 mmHg）时可暂不使用降压药，但需密切观察。收缩压在 24.0～30.7 kPa（180～230 mmHg）或舒张压在 14.0～18.7 kPa（105～140 mmHg）宜口服卡托普利、美托洛尔等降压药，收缩压低于 24.0 kPa（180 mmHg）或舒张压低于 14.0 kPa（105 mmHg），可观察而不用降压药。急性期过后（约 2 周），血压仍持续过高时可系统使用降压药，急性期血压急骤下降表明病情严重，应给予升压药物以保证足够的脑供血量。

止血剂及凝血剂对脑出血并无效果，但如合并消化道出血或有凝血障碍时仍可使用。消化道出血时，还可经导管鼻饲药物。

（三）控制脑水肿

脑出血后 48 h 水肿达到高峰，维持 3～5 d 或更长时间后逐渐消退。脑水肿可使颅内压升高和导致脑疝，是影响功能恢复的主要因素和导致早期死亡的主要死因。积极控制脑水肿、降低颅内压是脑出血急性期治疗的重要环节，必要时可行颅内压监测。治疗目标是使颅内压降至 2.7 kPa（20 mmHg）以下，脑灌注压大于 9.3 kPa（70 mmHg），应首先控制可加重脑水肿的因素，保持呼吸道通畅，适当给氧，维持有效脑灌注，限制液体和盐的输入量等。应用皮质类固醇减轻脑出血后脑水肿和降低颅内压，其有效证据不充分；脱水药只有短暂作用，常用 20％甘露醇、利尿药（如呋塞米）。

1.20％甘露醇

甘露醇为渗透性脱水药，可在短时间内使血浆渗透压明显升高，形成血与脑组织间的渗透压差，使脑组织间液的水分向血管内转移，经肾脏排出。用药后 20～30 min 开始起效，2～3 h 作用达峰。常用剂量 125～250 mL，6～8 h 1 次，疗程 7～10 d。如患者出现脑疝征象可快速加压经静脉或颈动脉推注，可暂时缓解症状，为术前准备赢得时间。冠心病、心肌梗死、心力衰竭和肾功能不全者慎用，注意用药不当可诱发肾衰竭和水、电解质失衡。因此，在应用甘露醇脱水时，一定要严密观察患者的尿量、血钾和心肾功能，一旦出现尿少、血尿、无尿，应立即停用。

2.利尿剂

呋塞米注射液较常用，其脱水作用不如甘露醇，但可抑制脑脊液产生，用于心肾功能不全不能用甘露醇的患者，常与甘露醇合用，减少甘露醇用量。每次 20～40 mg，每天 2～4 次，静脉注射。

3.甘油果糖氯化钠注射液

该药为高渗制剂，通过高渗透性脱水，能使脑水分含量减少，降低颅内压。该药降低颅内压作用起效较缓，持续时间较长，可与甘露醇交替使用。推荐剂量为每次 250～500 mL，每天 1～2 次，静脉滴注，连用 7 d 左右。

4.10％人血清蛋白

该药通过提高血浆胶体渗透压发挥对脑组织的脱水降颅压作用,改善病灶局部脑组织水肿,作用持久,适用于低蛋白血症的脑水肿伴高颅压的患者。推荐剂量为每次 10～20 g,每天 1～2 次,静脉滴注。该药可增加心脏负担,心功能不全者慎用。

5.地塞米松

可防止脑组织内星形胶质细胞肿胀,降低毛细血管通透性,维持血-脑屏障功能。抗脑水肿作用起效慢,用药后 12～36 h 起效。剂量为每天 10～20 mg,静脉滴注。由于易并发感染或使感染扩散,可促进或加重应激性上消化道出血,影响血压和血糖控制等,临床不主张常规使用,病情危重、不伴上消化道出血者可早期短时间应用。

若药物的脱水、降颅压效果不明显,出现颅高压危象时可考虑转外科手术开颅减压。

(四)控制感染

发病早期或病情较轻时通常不需要使用抗生素。老年患者合并意识障碍易并发肺部感染,合并吞咽困难易发生吸入性肺炎,尿潴留或导尿易合并尿路感染,可根据痰液或尿液培养、药物敏感试验等选用抗生素治疗。

(五)维持水、电解质平衡

患者液体的输入量最好根据其中心静脉压(CVP)和肺毛细血管楔压(PCWP)来调整。CVP保持在 0.7～1.6 kPa(5～12 mmHg)或者 PCWP 维持在 1.3～1.9 kPa(10～14 mmHg)。无此条件时每天液体输入量可按前 1 d 尿量＋500 mL 估算。每天补钠 50～70 mmol/L,补钾 40～50 mmol/L,补糖类 13.5～18 g。使用的液体应以 0.9％氯化钠注射液或复方氯化钠注射液(林格液)为主,避免用高渗糖水,若用糖时可按每 4 g 糖加 1 U 胰岛素后再使用。由于患者使用大量脱水药、进食少、合并感染等原因,极易出现电解质紊乱和酸碱失衡,应加强监护和及时纠正,意识障碍患者可通过鼻饲管补充有足够热量的营养和液体。

(六)对症治疗

1.中枢性高热

宜先行物理降温,如在头部、腋下及腹股沟区放置冰袋,戴冰帽或睡冰毯等。效果不佳者可用多巴胺受体激动剂,如用溴隐亭 3.75 mg/d,逐渐加量至 7.5～15.0 mg/d,分次服用。

2.癫痫发作

可静脉缓慢推注(注意患者的呼吸)地西泮 10～20 mg,控制发作后可给予卡马西平片,每次100 mg,每天 2 次。

3.应激性溃疡

丘脑、脑干出血患者常合并应激性溃疡和出现消化道出血,机制不明,可能是出血影响边缘系统、丘脑、丘脑下部及下行自主神经纤维,使肾上腺皮质激素和胃酸分泌大量增加,黏液分泌减少及屏障功能削弱。常在病后第 2～14 d 突然发生,可反复出现,表现呕血及黑便,出血量大时常见烦躁不安、口渴、皮肤苍白、脉搏细速、血压下降、尿量减少等外周循环衰竭表现。可采取抑制胃酸分泌和加强胃黏膜保护的治疗,用 H_2 受体阻滞剂:①雷尼替丁,每次 150 mg,每天2 次,口服;②西咪替丁,0.4～0.8 g/d,加入 0.9％氯化钠注射液,静脉滴注;③注射用奥美拉唑钠,每次40 mg,每 12 h 静脉注射 1 次,连用 3 d。还可用硫糖铝,每次 1 g,每天 4 次,口服;或氢氧化铝凝胶,每次 40～60 mL,每天 4 次,口服。若发生上消化道出血可用去甲肾上腺素 4～8 mg,加冰盐水 80～100 mL,每天 4～6 次,口服;云南白药,每次 0.5 g,每天 4 次,口服。保守治疗无效时可在胃镜下止血,须注意呕血引起窒息,注意补液或输血以维持血容量。

4.心律失常

心房颤动常见,多见于病后前3d。心电图复极改变常导致易损期延长,易损期出现的期前收缩可导致室性心动过速或心室颤动。这可能是脑出血患者易发生猝死的主要原因。心律失常影响心排血量,降低脑灌注压,可加重原发脑病变,影响预后。应注意改善冠心病患者的心肌供血,给予常规抗心律失常治疗,及时纠正电解质紊乱,可试用β受体阻滞剂和钙通道阻滞剂治疗,维护心脏功能。

5.大便秘结

脑出血患者由于卧床等原因,常会出现便秘,用力排便时腹压升高,从而使颅内压升高,可加重脑出血症状。便秘时腹胀不适,使患者烦躁不安,血压升高,亦可使病情加重,故对脑出血患者便秘的护理十分重要。可用甘油灌肠剂,让患者采取侧卧位,将甘油灌肠剂插入其肛门内6~10 cm,将60 mL药液缓慢注入直肠内,5~10 min,患者即可排便。可用缓泻剂,如酚酞2片,每晚口服,亦可用中药番泻叶3~9 g,泡服。

6.稀释性低钠血症

该病又称血管升压素分泌异常综合征,10%的脑出血患者可发生。因血管升压素分泌减少,尿排钠增多,血钠降低,可加重脑水肿,每天应限制水摄入量,控制在800~1 000 mL,补钠9~12 g;宜缓慢纠正,以免导致脑桥中央髓鞘溶解症。另有脑性耗盐综合征,是心钠素分泌过高导致低钠血症,应输液补钠。

7.下肢深静脉血栓形成

急性脑卒中患者易并发下肢和瘫痪肢体深静脉血栓形成,患肢进行性水肿和发硬,肢体静脉血流图检查可确诊。勤翻身、被动活动或抬高瘫痪肢体可预防下肢深静脉血栓形成。治疗可用肝素钠5 000 U,静脉滴注,每天1次;或低分子量肝素,每次4 000 U,皮下注射,每天2次。

(七)外科治疗

可挽救重症患者的生命及促进神经功能恢复,手术宜在发病后6~24 h内进行,预后直接与术前意识水平有关,昏迷患者的手术效果通常不佳。

1.手术指征

(1)脑叶出血:对清醒、无神经障碍和小血肿(出血量<20 mL)的患者,不必手术,可密切观察和随访。患者意识障碍、大血肿和在CT片上有占位征,应手术。

(2)基底节和丘脑出血:大血肿、神经障碍者应手术。

(3)脑桥出血:原则上内科治疗。但对非高血压性脑桥出血(如海绵状血管瘤),可手术治疗。

(4)小脑出血:血肿直径≥2 cm者应手术,特别是合并脑积水、意识障碍、神经功能缺失和占位征者。

2.手术禁忌证

(1)深昏迷患者[格拉斯哥昏迷评分(GCS)3~5级]或去大脑强直。

(2)生命体征不稳定,如血压过高、高热、呼吸不规则或有严重系统器质病变。

(3)脑干出血。

(4)基底节或丘脑出血影响到脑干。

(5)病情发展急骤,发病数小时即深昏迷者。

3.常用手术方法

(1)小脑减压术:是高血压性小脑出血最重要的外科治疗,可挽救生命和逆转神经功能缺损,病程早期患者处于清醒状态时手术效果好。

(2)开颅血肿清除术:占位效应引起中线结构移位和初期脑疝时外科治疗可能有效。

(3)使用钻孔扩大骨窗血肿清除术。

(4)使用钻孔微创颅内血肿清除术。

(5)使用脑室引流术。

(八)早期康复治疗

原则上应尽早开始。在神经系统症状不再进展,没有严重精神、行为异常,生命体征稳定,没有严重的并发症时即可开始康复治疗的介入,但需注意康复方法的选择。早期康复治疗对恢复患者的神经功能、提高生活质量是十分有利的。早期对瘫痪肢体进行按摩及被动运动,开始有主动运动时即应根据康复要求按阶段进行训练,以促进神经功能恢复,避免出现关节挛缩、肌肉萎缩和骨质疏松;对失语患者需加强言语康复训练。

(九)加强护理,防治并发症

常见的并发症有肺部感染、上消化道出血、吞咽困难、水电解质紊乱、下肢静脉血栓形成、肺栓塞、肺水肿、冠状动脉性疾病、心肌梗死、心脏损伤等。脑出血预后与急性期护理有直接关系,合理的护理措施十分重要。

1.体位

把患者头部抬高 $15°\sim30°$ 角,既能保持脑血流量,又能保持呼吸道通畅。切忌无枕仰卧。凡意识障碍患者宜采用侧卧位,头稍前屈,以利于口腔分泌物流出。

2.饮食与营养

营养不良是脑出血患者常见的易被忽视的并发症,应充分重视。重症意识障碍患者急性期应禁食 $1\sim2$ d,静脉补给足够的能量与维生素,发病 48 h 后若无活动性消化道出血,可鼻饲流质饮食,应考虑营养合理搭配与平衡。患者意识转清、咳嗽反射良好、能吞咽时可停止鼻饲,应注意喂食时宜取 $45°$ 角半卧位,把食物做成糊状,应选用茶匙喂食流质饮料,喂食时,患者出现呛咳,可给患者拍背。

3.呼吸道护理

脑出血患者应保持呼吸道通畅和足够的通气量。对意识障碍或脑干功能障碍患者应行气管插管,指征是动脉血氧分压(PaO_2)<8.0 kPa(60 mmHg)、动脉血二氧化碳分压($PaCO_2$)>6.7 kPa(50 mmHg)或有误吸危险者。鼓励给患者勤翻身、拍背,鼓励患者尽量咳嗽,咳嗽无力、痰多时可采用超声雾化治疗,对呼吸困难、呼吸道痰液多、经鼻抽吸困难的患者可考虑切开气管。

4.压疮防治与护理

昏迷或完全性瘫痪患者易发生压疮,预防措施包括给患者定时翻身,保持皮肤干燥、清洁,在骶部、足跟及骨隆起处加垫气圈,经常按摩皮肤及活动瘫痪肢体以促进血液循环。若患者的皮肤发红,可用 70% 乙醇溶液或温水为患者轻柔擦拭,涂以 3.5% 安息香酊。

七、预后与预防

（一）预后

脑出血的预后与出血量、部位、病因及全身状况等有关。脑干、丘脑及大量脑室出血预后差。脑水肿、颅内压升高、脑疝、并发症及脑-内脏（脑-心、脑-肺、脑-肾、脑-胃肠）综合征是致死的主要原因。患者在脑出血早期多死于脑疝，在晚期多死于中枢性衰竭、肺炎和再出血等继发性并发症。影响本病的预后因素：①年龄较大；②昏迷时间长和程度深；③颅内压高，脑水肿重；④反复多次出血，出血量大；⑤小脑、脑干出血；⑥神经体征严重；⑦出血灶多，生命体征不稳定；⑧伴癫痫发作、去大脑皮质强直或去大脑强直；⑨伴有脑-内脏联合损害；⑩合并代谢性酸中毒、代谢障碍或电解质紊乱者，预后差。及时给予正确的中西医结合治疗和内外科治疗，可大大改善预后，减少病死率和致残率。

（二）预防

总的原则是定期体检，早发现、早预防、早治疗。脑出血是多危险因素所致的疾病。研究证明，高血压是最重要的独立危险因素，心脏病、糖尿病是肯定的危险因素。多种危险因素之间存在错综复杂的相关性，它们互相渗透、互相作用、互为因果，从而增加了脑出血的危险性，也给预防和治疗带来困难。目前，我国仍存在对高血压知晓率低、用药治疗率低和控制率低的"三低"现象。因此，加强高血压的防治宣传教育是非常必要的。在高血压的治疗中，轻型高血压可选用尼群地平和吲达帕胺，对其他类型的高血压则应根据病情选用钙通道阻滞剂、β受体阻滞剂、血管紧张素转化酶抑制剂（ACEI）、利尿剂等联合治疗。

有些危险因素是先天决定的，而且是难以改变甚至不能改变的（如年龄、性别）；有些危险因素是环境造成的，很容易预防（如感染）；有些危险因素是人们的生活方式，是完全可以控制的（如抽烟、酗酒）；还有些疾病常常是可治疗的（如高血压）。虽然大部分高血压患者接受过降压治疗，但规范性、持续性差，这样非但没有起到降低血压、预防脑出血的作用，反而使血压忽高忽低，易于引发脑出血。所以控制血压除进一步普及治疗外，重点应放在正确的治疗方法上。预防工作不可简单、单一化，要采取突出重点、顾及全面的综合性预防措施，才能有效地降低脑出血的发病率、病死率和复发率。

除针对危险因素进行预防外，日常生活中须注意经常锻炼、戒烟、戒酒、合理饮食、调理情绪。饮食上提倡"五高三低"，即高蛋白质、高钾、高钙、高纤维素、高维生素及低盐、低糖、低脂。锻炼要因人而异，方法灵活多样，强度不宜过大，避免激烈运动。

（牛希华）

第二节　蛛网膜下腔出血

蛛网膜下腔出血（subarachnoid hemorrhage，SAH）是指脑表面或脑底部的血管自发破裂，血液流入蛛网膜下腔，伴或不伴颅内其他部位出血的一种急性脑血管疾病。该病可分为原发性、继发性和外伤性。原发性 SAH 是指脑表面或脑底部的血管破裂出血，血液直接流入蛛网膜下腔，称特发性蛛网膜下腔出血或自发性蛛网膜下腔出血（idiopathic subarachnoid hemorrhage，

ISAH），约占急性脑血管疾病的 15％，是神经科常见急症之一；继发性 SAH 则为脑实质内、脑室、硬脑膜外或硬脑膜下的血管破裂出血，血液穿破脑组织进入脑室或蛛网膜下腔；外伤引起的 SAH 称外伤性 SAH，常伴发于脑挫裂伤。SAH 临床表现为急骤起病的剧烈头痛、呕吐、精神或意识障碍、脑膜刺激征和血性脑脊液。各国 SAH 的年发病率各不相同，中国约为 5/10 万，美国为 6/10 万～16/10 万，德国约为 10/10 万，芬兰约为 25/10 万，日本约为 25/10 万。

一、病因与发病机制

（一）病因

SAH 的病因很多，如脑血管畸形、结缔组织病、脑血管炎，以动脉瘤最为常见。动脉瘤包括先天性动脉瘤、高血压动脉硬化性动脉瘤、夹层动脉瘤和感染性动脉瘤等。75％～85％的非外伤性 SAH 患者为颅内动脉瘤破裂出血，其中，先天性动脉瘤发病多见于中青年；高血压动脉硬化性动脉瘤为梭形动脉瘤，约占 13％，多见于老年人。脑血管畸形占第 2 位，以动静脉畸形最常见，约占 15％，常见于青壮年。近年发现约 15％的 ISAH 患者病因不清，即使数字减影血管造影（DSA）检查也未能发现 SAH 的病因。

1.动脉瘤

近年来，对先天性动脉瘤与分子遗传学的多个研究支持Ⅰ型胶原蛋白 α_2 链基因（$COLIA_2$）和弹力蛋白基因（FLN）是先天性动脉瘤大的候补基因。颅内动脉瘤好发于大脑动脉环（威利斯环）及其主要分支的血管分叉处，其中位于前循环颈内动脉系统者约占 85％，位于后循环基底动脉系统者约占 15％。对此类动脉瘤的研究证实，血管壁的最大压力来自沿血流方向的血管分叉处的尖部。随着年龄增长，在血压升高、动脉瘤增大、血流涡流冲击和各种危险因素的综合因素作用下，出血的可能性也随之增大。颅内动脉瘤的体积与有无蛛网膜下腔出血相关，动脉瘤的直径＜3 mm，SAH 的风险小；动脉瘤的直径＞7 mm，SAH 的风险高。对于未破裂的动脉瘤，每年发生动脉瘤破裂出血的危险性为 1％～2％。曾经破裂的动脉瘤有更高的再出血率。

2.脑血管畸形

脑血管畸形以动静脉畸形最常见，且 90％以上位于小脑幕上。脑血管畸形是胚胎发育异常形成的畸形血管团，血管壁薄，在有危险因素的条件下易诱发出血。

3.高血压动脉硬化性动脉瘤

长期高血压动脉粥样硬化导致脑血管弯曲多，侧支循环多，管径粗细不均，且脑内动脉缺乏外弹力层，在血压升高、血流涡流冲击等因素的影响下，管壁薄弱的部分逐渐向外膨胀形成囊状动脉瘤，极易破裂出血。

4.其他病因

动脉炎或颅内炎症可引起血管破裂出血，肿瘤可直接侵袭血管导致出血。烟雾病形成后可并发动脉瘤，一旦破裂出血可导致反复发生的脑实质内出血或 SAH。

（二）发病机制

蛛网膜下腔出血后，血液流入蛛网膜下腔淤积在破裂血管相应的脑沟和脑池中，并可下流至脊髓蛛网膜下腔，甚至逆流至第四脑室和侧脑室，引起一系列变化，主要包括：①颅内容积增加，血液流入蛛网膜下腔，使颅内容积增加，引起颅内压升高，血液流入量大者可诱发脑疝。②化学性脑膜炎，血液流入蛛网膜下腔直接刺激血管，使白细胞崩解，释放各种炎症介质。③血管活性物质释放，血液流入蛛网膜下腔后，血细胞破坏，产生各种血管活性物质（氧合血红蛋白、5-羟色胺、血栓烷 A_2、肾上腺素、去甲肾上腺素),刺激血管和脑膜,使脑血管发生痉挛和蛛网膜颗粒粘连。④脑积水,血液流入蛛网膜下腔,在颅底或逆流入脑室发生凝固,造成脑脊液回流受阻,引起急性阻塞性脑积水和颅内压升高;部分红细胞随脑脊液流入蛛网膜颗粒并溶解,使其阻塞,引起脑脊液吸收减慢,最后产生交通性脑积水。⑤下丘脑功能紊乱,血液及其代谢产物直接刺激下丘脑,引起神经内分泌紊乱,引起发热、血糖含量升高、应激性溃疡、肺水肿等。⑥脑-心综合征,急性高颅压或血液直接刺激下丘脑、脑干,导致自主神经功能亢进,引起急性心肌缺血、心律失常等。

二、病理

肉眼可见脑表面呈紫红色,覆盖有薄层血凝块;脑底部的脑池、脑桥小脑三角及小脑延髓池等处可见更明显的血块沉积,甚至可将颅底的血管、神经埋没。血液可穿破脑底面进入第三脑室和侧脑室。脑底大量积血或脑室内积血可影响脑脊液循环,出现脑积水。约 5% 的患者由于部分红细胞随脑脊液流入蛛网膜颗粒并使其堵塞,引起脑脊液吸收减慢而产生交通性脑积水。蛛网膜及软膜增厚,色素沉着,脑与神经、血管间发生粘连。脑脊液呈血性。血液在蛛网膜下腔的分布,以出血量和范围分为弥散型和局限型。前者出血量较多,穹隆面与基底面蛛网膜下腔均有血液沉积;后者血液则仅存于脑底池。40%～60% 的脑标本并发脑内出血。出血的次数越多,并发脑内出血的比例越大。并发脑内出血的发生率第 1 次约为 39.6%,第 2 次约为 55%,第 3 次达 100%。出血部位与动脉瘤的位置有关。动脉瘤好发于大脑动脉环的血管上,尤其是在动脉分叉处,可单发或多发。

三、临床表现

SAH 可以发生于任何年龄,发病高峰多在 30～60 岁;50 岁后,ISAH 的危险性有随年龄的增加而升高的趋势。男、女在不同的年龄段发病不同,10 岁前男性的发病率较高,男性患者与女性患者的发病率之比为 4:1;40～50 岁时,男性患者与女性患者的发病率相等;70～80 岁时,男性患者与女性患者的发病率之比为 1:10。临床主要表现为剧烈头痛、脑膜刺激征呈阳性、血性脑脊液。在严重病例中,患者可出现意识障碍,从嗜睡至昏迷不等。

（一）症状与体征

1.先兆及诱因

先兆通常是不典型头痛或颈部僵硬,部分患者有病侧眼眶痛、轻微头痛、动眼神经麻痹等表现,主要由少量出血造成;70% 的患者存在上述症状数天或数周后出现严重出血,但绝大部分患者起病急骤,无明显先兆。常见诱因有过量饮酒、情绪激动、精神紧张、剧烈活动等,这些诱因均能增加 ISAH 的风险性。

2.一般表现

出血量大者,当天体温即可升高,可能与下丘脑受影响有关;多数患者于 3 d 后体温升高,多属于吸收热;SAH 后患者血压升高,1～2 周病情趋于稳定后逐渐恢复病前血压。

3.神经系统表现

绝大部分患者有突发持续性剧烈头痛。头痛位于前额、枕部或全头,可扩散至颈部、腰背部;常伴有恶心、呕吐。呕吐可反复出现,是由颅内压急骤升高和血液直接刺激呕吐中枢所致。如呕吐物为咖啡样胃内容物则提示上消化道出血,预后不良。头痛部位各异,轻重不等,部分患者有类似眼肌麻痹型偏头痛。有 48%～81% 的患者可出现不同程度的意识障碍,轻者嗜睡,重者昏迷,多逐渐加深。意识障碍的程度、持续时间及意识恢复的可能性均与出血量、出血部位及有无再出血有关。

部分患者以精神症状为首发或主要的临床症状,常表现为兴奋、躁动不安、定向障碍,甚至谵妄和错乱;少数可出现迟钝、淡漠、抗拒等。精神症状可由大脑前动脉或前交通动脉附近的动脉瘤破裂引起,大多在病后 1～5 d 出现,但多数在数周内自行恢复。癫痫发作较少见,多发生在出血时或出血后的急性期。在一项 SAH 的大宗病例报道中,大约有 15% 的动脉瘤性 SAH 表现为癫痫。癫痫可为局限性抽搐或全身强直-阵挛性发作,多见于脑血管畸形发作者,出血部位多在天幕上,多是血液刺激大脑皮质所致,患者有反复发作倾向。部分患者由于血液流入脊髓蛛网膜下腔,可出现神经根刺激症状,如腰背痛。

4.神经系统体征

(1)脑膜刺激征:为 SAH 的特征性体征,包括头痛、颈强直、克尼格征和布鲁津斯基征(Brudzinski 征)呈阳性。常于起病后数小时至 6 d 内出现,持续 3～4 周。颈强直的发生率最高(6%～100%)。另外,应当注意临床上有少数患者可无脑膜刺激征,如老年患者,可能因蛛网膜下腔扩大等老年性改变和痛觉不敏感等因素,脑膜刺激征不明显,但意识障碍仍较明显,老年人的意识障碍可达 90%。

(2)脑神经损害:以第 Ⅱ、Ⅲ 对脑神经最常见,其次为第 Ⅴ、Ⅵ、Ⅶ、Ⅷ 对脑神经,主要由未破裂的动脉瘤压迫或破裂后渗血、颅内压升高等直接或间接损害引起。少数患者有一过性肢体单瘫、偏瘫、失语,早期出现者多由出血破入脑实质和脑水肿所致;晚期多由迟发性脑血管痉挛引起。

(3)眼症状:SAH 的患者中,17% 有玻璃体膜下出血,7%～35% 有视盘水肿。视网膜下出血及玻璃体下出血是诊断 SAH 的特征性体征。

(4)局灶性神经功能缺失:如有局灶性神经功能缺失,有助于判断病变部位,如突发头痛伴眼睑下垂,应考虑载瘤动脉可能是后交通动脉或小脑上动脉。

(二)SAH 并发症

1.再出血

在脑血管疾病中,最易发生再出血的疾病是 SAH,国内文献报道再出血率为 24% 左右。再出血临床表现严重,病死率远远高于第 1 次出血。再出血一般发生在第 1 次出血后 10～14 d,2 周内再发生率占再发病例的 54%～80%。近期再出血病死率为 41%～46%,甚至更高。再出血多由动脉瘤破裂所致,通常在病情稳定的情况下,患者突然头痛加剧、呕吐、癫痫发作,并迅速陷入深昏迷,瞳孔散大,对光反射消失,呼吸困难甚至停止。神经定位体征加重或脑膜刺激征明显加重。

2.脑血管痉挛

脑血管痉挛(CVS)是 SAH 发生后出现的迟发性大、小动脉的痉挛狭窄,以后者更多见。典型的血管痉挛发生在出血后 3～5 d,于 5～10 d 达高峰,2～3 周逐渐缓解。在大多数研究中,血管痉挛发生率为 25%～30%。早期可逆性 CVS 多在蛛网膜下腔出血后 30 min 内发生,表现为短暂的意识障碍和神经功能缺失。70% 的 CVS 在蛛网膜下腔出血后 1～2 周发生,尽管及时干预治疗,但仍有约 50% 有症状的 CVS 患者将会进一步发展为脑梗死。因此,CVS 的治疗关键在于预防。血管痉挛发作的临床表现通常是头痛加重或意识状态下降,除发热和脑膜刺激征外,也可表现局灶性的神经功能损害体征,但不常见。尽管导致血管痉挛的许多潜在危险因素已经确定,但 CT 扫描所见的蛛网膜下腔出血的数量和部位是最主要的危险因素。基底池内有厚层血块的患者比仅有少量出血的患者更容易发展为血管痉挛。虽然国内外均有大量的临床观察和实验数据,但是 CVS 的机制仍不确定。蛛网膜下腔出血本身或其降解产物中的一种或多种成分可能是导致 CVS 的原因。

CVS 的检查常选择经颅多普勒超声(TCD)和数字减影血管造影(DSA)检查。TCD 有助于血管痉挛的诊断。TCD 血液流速峰值>200 cm/s 和(或)平均流速>120 cm/s 时能很好地与血管造影显示的严重血管痉挛相符。值得提出的是,TCD 只能测定颅内血管系统中特定深度的血管段。测得数值的准确性在一定程度上依赖于超声检查者的经验。动脉插管血管造影诊断 CVS 较 TCD 更为敏感。CVS 患者行血管造影的价值不仅在于诊断,还在于血管内治疗。动脉插管血管造影为有创检查,价格较昂贵。

3.脑积水

大约 25%的动脉瘤性蛛网膜下腔出血患者出血量大、速度快,血液大量涌入第三脑室、第四脑室并凝固,使第四脑室的外侧孔和正中孔受阻,可引起急性梗阻性脑积水,导致颅内压急剧升高,甚至出现脑疝而死亡。急性脑积水常发生于起病数小时至 2 周,多数患者在 1～2 d 出现意识障碍并呈进行性加重,神经症状迅速恶化,生命体征不稳定,瞳孔散大。颅脑 CT 检查可发现阻塞上方的脑室明显扩大,脑室系统有梗阻表现,此类患者应迅速进行脑室引流术。慢性脑积水是 SAH 后 3 周至 1 年发生的脑积水,原因可能为蛛网膜下腔出血刺激脑膜,引起无菌性炎症反应,形成粘连,阻塞蛛网膜下腔及蛛网膜绒毛而影响脑脊液的吸收与回流。发生蛛网膜增厚、纤维变性、室管膜破坏及脑室周围脱髓鞘改变。Johnston 认为脑脊液的吸收与蛛网膜下腔和上矢状窦的压力差以及蛛网膜绒毛颗粒的阻力有关。当脑外伤后颅内压升高时,上矢状窦的压力随之升高,使蛛网膜下腔和上矢状窦的压力差变小,从而使蛛网膜绒毛微小管系统受压甚至关闭,直接影响脑脊液的吸收。脑脊液的积蓄造成脑室内静水压升高,致使脑室进行性扩大。慢性脑积水的初期,患者的颅内压是高于正常值的,脑室扩大到一定程度之后,由于加大了吸收面,颅内压下降至正常范围,故临床上称之为正常颅压脑积水。但脑脊液的静水压已超过脑室壁所能承受的压力,使脑室不断继续扩大、脑萎缩加重而致进行性痴呆。

4.自主神经及内脏功能障碍

其常因下丘脑受出血、脑血管痉挛和颅内压升高的损伤所致,临床可并发心肌缺血或心肌梗死、急性肺水肿、应激性溃疡。这些并发症被认为是由交感神经过度活跃或迷走神经张力过高所致。

5.低钠血症

重症 SAH 常影响下丘脑功能,而导致有关水盐代谢激素的分泌异常。目前,关于低钠血症发生的病因有两种机制,即血管升压素分泌异常综合征(syndrome of inappropriate antidiuretic hormone,SIADH)和脑性耗盐综合征(cerebral salt-wasting syndrome,CSWS)。

SIADH 理论是 1957 年由 Bartter 等提出的,该理论认为,低钠血症产生的原因是各种创伤性刺激作用于下丘脑,引起血管升压素(ADH)分泌过多,或 ADH 渗透性调节异常,丧失了低渗对 ADH 分泌的抑制作用,而出现持续性 ADH 分泌。肾脏远曲小管和集合管重吸收水分的作用增强,引起水潴留、血钠被稀释及细胞外液增加等一系列病理生理变化。同时,促肾上腺皮质激素(ACTH)相对分泌不足,血浆 ACTH 降低,醛固酮分泌减少,肾小管的排钾保钠功能下降,尿钠排出增多。细胞外液增加和尿钠丢失的后果是血浆渗透压下降和稀释性低血钠,尿渗透压高于血渗透压,低钠而无脱水,中心静脉压升高。若进一步发展,将导致水分从细胞外向细胞内转移,细胞水肿,代谢功能异常。当血钠<120 mmol/L时,可出现恶心、呕吐、头痛;当血钠<110 mmol/L时可发生嗜睡、躁动、谵语、肌张力低下、腱反射减弱或消失甚至昏迷。

20世纪70年代末以来,越来越多的学者发现,发生低钠血症时,患者多伴有尿量增多和尿钠排泄量增多,而血中ADH并无明显增加。这使得脑性耗盐综合征的概念逐渐被接受。SAH时,CSWS的发生可能与脑钠肽(BNP)的作用有关。下丘脑受损时可释放出BNP,脑血管痉挛也可使BNP升高。BNP的生物效应类似心房钠尿肽(ANP),有较强的利钠和利尿反应。CSWS发生时可出现厌食、恶心、呕吐、无力、直立性低血压、皮肤无弹性、眼球内陷、心率增快等表现。诊断依据:细胞外液减少,负钠平衡,水的摄入率与排出率的比值<1,肺动脉楔压<1.1 kPa(8 mmHg),中央静脉压<0.8 kPa(6 mmHg),体质量减轻。Ogawasara提出每天对CSWS患者定时测体质量和中央静脉压是诊断CSWS和鉴别SIADH最简单和实用的方法。

四、辅助检查

(一)脑脊液检查

目前,脑脊液检查尚不能被CT检查所完全取代。由于腰椎穿刺(LP)有诱发再出血和脑疝的风险,在无条件行CT检查和病情允许的情况下,或颅脑CT所见可疑时才可考虑谨慎施行LP检查。均匀一致的血性脑脊液是诊断SAH的标准。脑脊液压力升高,蛋白含量升高,糖和氯化物水平正常。起初脑脊液中红细胞与白细胞的比例与外周血基本一致(700∶1),12 h后脑脊液开始变黄,2~3 d因出现无菌性炎症反应,白细胞计数可增加。LP检查阳性结果与穿刺损伤出血的鉴别很重要。通常是通过连续观察试管内红细胞计数逐渐减少的三管试验来证实,但对脑脊液离心,检查上清液黄变及匿血反应是更灵敏的诊断方法。脑脊液细胞学检查可见巨噬细胞内吞噬红细胞及其碎片,有助于鉴别。

(二)颅脑CT检查

CT检查是诊断蛛网膜下腔出血的首选常规检查方法。急性期颅脑CT检查快速、敏感,不但可早期确诊,还可判定出血部位、出血量、血液分布范围,可动态观察病情进展和有无再出血迹象。急性期CT表现为脑池、脑沟及蛛网膜下腔呈高密度改变,尤以脑池局部积血有定位价值,但确定出血动脉及病变性质仍需借助于DSA检查。发病距CT检查的时间越短,显示蛛网膜下腔出血病灶部位的积血越清楚。Adams观察患者发病当天,CT检查显示阳性率为95%,1 d后降至90%,5 d后降至80%,7 d后降至50%。CT显示蛛网膜下腔高密度出血征象,多见于大脑外侧裂池、前纵裂池、后纵裂池、鞍上池、环池等。CT增强扫描可能显示大的动脉瘤和血管畸形。须注意CT呈阴性并不能绝对排除SAH。

部分学者依据CT扫描并结合动脉瘤好发部位推测动脉瘤的发生部位,例如,蛛网膜下腔出血以鞍上池为中心呈不对称向外扩展,提示有颈内动脉瘤;外侧裂池基底部积血提示有大脑中动脉瘤;前纵裂池基底部积血提示有前交通动脉瘤;出血以脚间池为中心向前纵裂池和后纵裂池基底部扩散,提示有基底动脉瘤。CT显示弥漫性出血或局限于前部的出血发生再出血的风险较大,应尽早行DSA检查以确定动脉瘤部位并早期手术。MRA作为初筛工具具有无创、无风险的特点,但敏感性不如DSA检查。

（三）数字减影血管造影

确诊 SAH 后应尽早行 DSA 检查，以确定动脉瘤的部位、大小、形状、数量、侧支循环和脑血管痉挛等情况，并可协助排除其他病因，如动静脉畸形、烟雾病和炎性血管瘤。大且不规则、分成小腔（为责任动脉瘤典型的特点）的动脉瘤可能是出血的动脉瘤。如发病之初脑血管造影未发现病灶，应在发病 1 个月后复查脑血管造影，可能会有新发现。DSA 可显示 80% 的动脉瘤及接近 100% 的血管畸形，而且对发现继发性脑血管痉挛有帮助。脑动脉瘤大多数在 2～3 周再次破裂出血，尤以病后 6～8 d 为高峰，因此对动脉瘤应早检查、早期手术治疗，如在发病后 2～3 d，脑水肿尚未达到高峰时进行手术，则手术并发症少。

（四）MRI 检查

MRI 对蛛网膜下腔出血的敏感性不及 CT。急性期 MRI 检查还可能诱发再出血。但 MRI 可检出脑干隐匿性血管畸形；对直径为 3～5 mm 的动脉瘤检出率可达 84%～100%，而由于空间分辨率较差，不能清晰显示动脉瘤颈和载瘤动脉，仍需行 DSA 检查。

（五）其他检查

心电图可显示 T 波倒置、QT 间期延长、出现高大 U 波等异常。血常规、凝血功能和肝功能检查可排除凝血功能异常方面的出血原因。

五、诊断与鉴别诊断

（一）诊断

根据以下临床特点，诊断 SAH 一般并不困难，如突然起病，主要症状为剧烈头痛，伴呕吐；可有不同程度的意识障碍和精神症状，脑膜刺激征明显，少数伴有脑神经及轻偏瘫等局灶症状；辅助检查 LP 为血性脑脊液，脑 CT 所显示的出血部位有助于判断动脉瘤。

临床分级：一般采用 Hunt-Hess 分级法（表 3-1）或世界神经外科联盟（WFNS）分级（表 3-2）。前者主要用于动脉瘤引起 SAH 的手术适应证及预后判断的参考，Ⅰ～Ⅲ级应尽早行 DSA，积极做术前准备，争取尽早手术；对Ⅳ～Ⅴ级先行血块清除术，待症状改善后再行动脉瘤手术。后者根据格拉斯哥昏迷评分（GCS）和有无运动障碍进行分级，即Ⅰ级的 SAH 患者很少发生局灶性神经功能缺损；GCS≤12 分（Ⅳ～Ⅴ级）的患者，不论是否存在局灶神经功能缺损，并不影响其预后判断；对于 GCS 13～14 分（Ⅱ～Ⅲ级）的患者，局灶神经功能缺损是判断预后的补充条件。

表 3-1　Hunt-Hess 分级法（1968 年）

分类	标准
0 级	未破裂动脉瘤
Ⅰ级	无症状或轻微头痛
Ⅱ级	中-重度头痛、脑膜刺激征、脑神经麻痹
Ⅲ级	嗜睡、意识混浊、轻度局灶性神经体征
Ⅳ级	昏迷、中或重度偏瘫，有早期去大脑强直或自主神经功能紊乱
Ⅴ级	深昏迷、去大脑强直、濒死状态

注：凡有高血压、糖尿病、高度动脉粥样硬化、慢性肺部疾病等全身性疾病，或 DSA 呈现高度脑血管痉挛的病例，则向恶化阶段提高 1 级。

表 3-2　WFNS 的 SAH 分级(1988 年)

分类	GCS	运动障碍
Ⅰ级	15	无
Ⅱ级	14～13	无
Ⅲ级	14～13	有局灶性体征
Ⅳ级	12～7	有或无
Ⅴ级	6～3	有或无

注:GCS 指格拉斯哥昏迷评分。

(二)鉴别诊断

1.脑出血

脑出血深昏迷与 SAH 不易鉴别,但脑出血多有局灶性神经功能缺失体征,如偏瘫、失语,患者多有高血压病史。仔细的神经系统检查及脑 CT 检查有助于鉴别诊断。

2.颅内感染

颅内感染发病较 SAH 缓慢。各类脑膜炎起病初均先有高热,脑脊液呈炎性改变而有别于 SAH。进一步脑影像学检查,脑沟、脑池无高密度升高影改变。脑炎的临床表现为发热、精神症状、抽搐和意识障碍,且脑脊液多正常或只有轻度白细胞数升高,只有脑膜出血时才表现为血性脑脊液;脑 CT 检查有助于鉴别诊断。

3.瘤卒中

依靠详细病史(如有慢性头痛、恶心、呕吐)、体征和脑 CT 检查可以鉴别。

六、治疗

主要治疗原则:①控制继续出血,预防及解除血管痉挛,去除病因,防治再出血,尽早采取措施预防、控制各种并发症;②掌握时机尽早行 DSA 检查,如发现动脉瘤及动静脉畸形,应尽早行血管介入、手术治疗。

(一)一般处理

对患者绝对卧床护理 4～6 周,让患者避免情绪激动和用力排便,防止剧烈咳嗽,患者烦躁不安时适当应用止咳剂、镇静剂;稳定血压,控制癫痫发作。对于血性脑脊液伴脑室扩大者,必要时可行脑室穿刺和体外引流,但引流速度要缓慢。患病发病后应密切观察其 GCS 评分,注意其心电图变化,动态观察局灶性神经体征变化和进行脑功能监测。

(二)防止再出血

二次出血是该病的常见现象,故积极进行药物干预对防治再出血十分必要。蛛网膜下腔出血急性期脑脊液纤维素溶解系统活性升高,第 2 周下降,第 3 周恢复正常。因此,选用抗纤维蛋白溶解药物抑制纤溶酶原的形成,具有防治再出血的作用。

1.6-氨基己酸

6-氨基己酸为纤维蛋白溶解抑制剂,可阻止动脉瘤破裂处凝血块的溶解,又可预防再破裂和缓解脑血管痉挛。每次将 8～12 g 6-氨基己酸加入 500 mL 10%的葡萄糖盐水中静脉滴注,每天 2 次。

2.氨甲苯酸

其又称抗血纤溶芳酸,能抑制纤溶酶原的激活因子,每次 200～400 mg,溶于 20 mL 葡萄糖注射液或 0.9％的氯化钠注射液中,缓慢静脉注射,每天 2 次。

3.氨甲环酸

其为氨甲苯酸的衍化物,抗血纤维蛋白溶酶的效价强于前两种药物,每次 250～500 mg,加入 250～500 mL 5％的葡萄糖注射液中,静脉滴注,每天 1～2 次。

但近年的一些研究显示抗纤溶药虽有一定的防止再出血作用,但增加了缺血事件的发生,因此不推荐常规使用此类药物,除非凝血障碍所致出血时可考虑应用。

(三)降颅压治疗

蛛网膜下腔出血可引起颅内压升高、脑水肿,严重者可出现脑疝,应积极进行脱水降颅压治疗,主要选用 20％的甘露醇静脉滴注,每次 125～250 mL,2～4 次/天;呋塞米入小壶,每次 20～80 mg,2～4 次/天;清蛋白 10～20 g/d,静脉滴注。药物治疗效果不佳或疑有早期脑疝时,可考虑脑室引流或颞肌下减压术。

(四)防治脑血管痉挛及迟发性缺血性神经功能缺损

目前认为脑血管痉挛引起迟发性缺血性神经功能缺损(delayed ischemic neurologic deficit,DIND)是动脉瘤性 SAH 最常见的死亡和致残原因。钙通道拮抗剂可选择性作用于脑血管平滑肌,减轻脑血管痉挛和 DIND。常用尼莫地平,每天 10 mg(50 mL),以每小时 2.5～5.0 mL 的速度泵入或缓慢静脉滴注,5～14 d 为 1 个疗程;也可选择口服尼莫地平,每次 40 mg,每天 3 次。有报道称高血压-高血容量-血液稀释(hypertension-hypervolemia-hemodilution,3H)疗法可使大约 70％患者的临床症状得到改善。有数个报道认为与以往相比,"3H"疗法能够明显改善患者预后。增加循环血容量、提高平均动脉压(MAP)、降低血细胞比容(HCT)至 30％～50％,被认为能够使脑灌注达到最优化。"3H"疗法必须排除已存在的脑梗死、高颅压,并在夹闭动脉瘤后才能应用。

(五)防治急性脑积水

急性脑积水常发生于病后 1 周内,发生率为 9％～27％。急性阻塞性脑积水患者脑 CT 显示脑室急速进行性扩大,意识障碍加重,有效的疗法是行脑室穿刺引流和冲洗。但应注意防止脑脊液引流过度,维持颅内压在 2.0～4.0 kPa(15～30 mmHg),因过度引流会突然发生再出血。长期脑室引流要注意继发感染(脑炎、脑膜炎),感染率为 5％～10％。同时常规应用抗生素防治感染。

(六)低钠血症的治疗

SIADH 的治疗原则主要是纠正低血钠和防止体液容量过多。可限制液体摄入量,1 d 液体摄入量＜500 mL,使体内水分处于负平衡以减少体液过多与尿钠丢失。注意应用利尿剂和高渗盐水,纠正低血钠与低渗血症。当血浆渗透压恢复,可给予 5％的葡萄糖注射液维持,也可用抑制 ADH 药物,例如,地美环素 1～2 g/d,口服。

CSWS 的治疗主要是维持正常水盐平衡,给予补液治疗。可静脉或口服等渗或高渗盐液,根据低钠血症的严重程度和患者的耐受程度单独或联合应用。高渗盐液补液速度以每小时 0.7 mmol/L、24 h 补液速度＜20 mmol/L 为宜。如果纠正低钠血症速度过快可导致脑桥脱髓鞘病,应予特别注意。

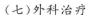

（七）外科治疗

经造影证实有动脉瘤或动静脉畸形者，应争取手术或介入治疗，根除病因防止再出血。

1.显微外科

夹闭颅内破裂的动脉瘤是消除病变并防止再出血的最好方法，而且动脉瘤被夹闭，继发性血管痉挛就能得到积极、有效的治疗。一般认为 Hunt-Hess 分级Ⅰ～Ⅱ级的患者应在发病后 48～72 h 早期手术。应用现代技术，早期手术已经不再困难。一些神经血管中心富有经验的医师已经建议给低评分的患者早期手术，只要患者的血流动力学稳定，颅内压得以控制即可手术。对于神经状况分级很差和（或）伴有其他内科情况的患者，手术应该延期。对于病情不太稳定、不能承受早期手术的患者，可选择血管内治疗。

2.血管内治疗

选择适合的患者行血管内放置 Guglielmi 可脱式弹簧圈（Guglielmi detachable coils，GDCs），它已经被证实是一种安全的治疗手段。近年来，一般认为血管内治疗的指征为手术风险大或手术治疗困难的动脉瘤。

七、预后与预防

（一）预后

临床常采用 Hunt 和 Kosnik 于 1974 年报道的修改的 Botterell 的分级方案，对预后判断有帮助。Ⅰ～Ⅱ级患者预后佳，Ⅳ～Ⅴ级患者预后差，Ⅲ级患者预后介于前两者之间。

首次蛛网膜下腔出血的病死率为 10%～25%。病死率随着再出血递增。再出血和脑血管痉挛是导致死亡和致残的主要原因。蛛网膜下腔出血的预后与病因、年龄、动脉瘤的部位、瘤体大小、出血量、有无并发症、手术时机选择及处置是否及时、得当有关。

（二）预防

蛛网膜下腔出血病情常较危重，病死率较高，尽管不能从根本上达到预防目的，但对已知的病因应及早积极对因治疗，如控制血压，戒烟，限酒，尽量避免剧烈运动、情绪激动、过劳、用力排便、剧烈咳嗽；对于长期便秘的个体应采取辨证论治的思路长期用药（如麻仁润肠丸、芪蓉润肠口服液、香砂枳术丸、越鞠保和丸）；情志因素常为 SAH 的诱发因素，对于已经存在脑动脉瘤、动脉血管夹层或烟雾病的患者，保持情绪稳定至关重要。

不少尸检材料证实，患者生前曾患动脉瘤但未曾破裂出血，说明存在危险因素并不一定会出血，预防动脉瘤破裂有着非常重要的意义。应当强调的是，蛛网膜下腔出血常在首次出血后 2 周再次发生出血且常常危及生命，故对已出血的患者积极采取有效措施、进行整体调节并及时给予恰当的对症治疗，对预防再次出血至关重要。

（牛希华）

第三节　血栓形成性脑梗死

血栓形成性脑梗死主要是脑动脉主干或皮质支动脉粥样硬化导致血管增厚、管腔狭窄闭塞和血栓形成，引起脑局部血流减少或供血中断，脑组织缺血、缺氧导致软化坏死，出现局灶性神经系统症状和体征,如偏瘫、偏身感觉障碍和偏盲。大面积脑梗死还有颅内高压症状,严重者可发生昏迷和脑疝。约90%的血栓形成性脑梗死是在动脉粥样硬化的基础上发生的,因此称动脉粥样硬化性血栓形成性脑梗死。

脑梗死的发病率约为110/10万,占全部脑卒中的60%～80%;其中血栓形成性脑梗死占脑梗死的60%～80%。

一、病因与发病机制

（一）病因

1.动脉壁病变

血栓形成性脑梗死最常见的病因为动脉粥样硬化,常伴高血压,与动脉粥样硬化互为因果。其次为各种原因引起的动脉炎、血管异常（如夹层动脉瘤、先天性动脉瘤）等。

2.血液成分异常

血液成分异常以及真性红细胞增多症、血小板增多症、高脂血症等,都可使血液黏度升高,血液淤滞,引起血栓形成。如果没有血管壁的病变为基础,不会发生血栓。

3.血流动力学异常

在动脉粥样硬化的基础上,血压下降、血流缓慢、脱水、严重心律失常及心功能不全可导致灌注压下降,有利于血栓形成。

（二）发病机制

发病机制主要是动脉内膜深层的脂肪变性和胆固醇沉积,形成粥样硬化斑块及各种继发病变,使管腔狭窄甚至阻塞。病变逐渐发展,则内膜分裂,内膜下出血和形成内膜溃疡。内膜溃疡处易形成血栓,使管腔进一步狭窄或闭塞。因为动脉粥样硬化好发于大动脉的分叉处及拐弯处,所以脑血栓的好发部位为大脑中动脉、颈内动脉的虹吸部及起始部、椎动脉及基底动脉的中下段等。由于脑动脉有丰富的侧支循环,管腔狭窄需超过80%才会影响脑血流量。逐渐发生的动脉硬化斑块一般不会出现症状,当内膜损伤破裂形成溃疡后,血小板及纤维素等血中有形成分黏附、聚集、沉着而形成血栓。

病理生理学研究发现,脑的耗氧量约为人体总耗氧量的20%,故脑组织缺血缺氧是以血栓形成性脑梗死为代表的缺血性脑血管疾病的核心发病机制。脑组织缺血缺氧会引起神经细胞肿胀、变性、坏死、凋亡以及胶质细胞肿胀、增生等一系列继发反应。脑血流阻断1 min后神经元活动停止,缺血缺氧4 min即可造成神经元死亡。脑缺血的程度不同,神经元损伤的程度也不同。脑神经元损伤导致局部脑组织及其功能的损害。缺血性脑血管疾病的发病是相当复杂的过程,脑缺血损害也是一个渐进的过程,神经功能障碍随缺血时间的延长而加重。目前的研究发现氧自由基损伤、钙离子超载、一氧化氮(NO)和一氧化氮合成酶的作用、兴奋性氨基酸毒性作用、炎症细胞因子损害、凋亡调控基因的激活、缺血半暗带功能障碍等参与了该病的发病机制。这些机制作用于多种生理、病理过程的不同环节,对脑功能演变和细胞凋亡给予调节,同时也受到多种基因的调节和制约,构成复杂的相互调节与制约的网络关系。

1.氧自由基损伤

脑缺血时氧供应下降和ATP减少,导致氧自由基过度产生,攻击膜结构和DNA,破坏内皮细胞膜,使离子转运、生物能的产生和细胞器的功能发生一系列病理生理改变,导致神经细胞、胶质细胞和血管内皮细胞损伤,增加血-脑屏障的通透性。自由基损伤可加重脑缺血后的神经细胞损伤。

2.钙离子超载

研究认为,钙离子(Ca^{2+})超载及其一系列有害代谢反应是导致神经细胞死亡的最后共同通路。细胞内 Ca^{2+} 超载有多种原因:①在蛋白激酶C等的作用下,兴奋性氨基酸(EAA)、内皮素和NO等物质释放增加,导致受体依赖性钙通道开放使大量 Ca^{2+} 内流;②细胞内 Ca^{2+} 浓度升高可激活磷脂酶等物质,使细胞内储存的 Ca^{2+} 释放,导致 Ca^{2+} 超载;③ ATP 合成减少,Na^+,K^+-ATP酶功能降低而不能维持正常的离子梯度,大量 Na^+ 内流和 K^+ 外流,细胞膜电位下降,产生去极化,导致电压依赖性钙通道开放,大量 Ca^{2+} 内流;④自由基使细胞膜发生脂质过氧化反应,细胞膜通透性发生改变和离子运转,引起 Ca^{2+} 内流,使神经细胞内 Ca^{2+} 浓度异常升高;⑤多巴胺、5-羟色胺和乙酰胆碱等水平升高,使 Ca^{2+} 内流和胞内 Ca^{2+} 释放。Ca^{2+} 内流进一步干扰了线粒体氧化磷酸化过程,且大量激活钙依赖性酶类,如磷脂酶、核酸酶及蛋白酶,再加上自由基形成、能量耗竭等一系列生化反应,最终导致细胞死亡。

3.一氧化氮(NO)和一氧化氮合成酶的作用

有研究发现,NO作为生物体内重要的信使分子和效应分子,具有神经毒性和脑保护双重作用,即低浓度NO通过激活鸟苷酸环化酶使环鸟苷酸的水平升高,扩张血管,抑制血小板聚集、白细胞-内皮细胞的聚集和黏附,阻断N-甲基-D-天冬氨酸受体,减弱其介导的神经毒性作用,起保护作用;而高浓度NO与超氧自由基作用,形成过氧亚硝酸盐或者氧化产生亚硝酸阴离子,加强脂质过氧化,使ATP酶的活性降低,细胞蛋白质损伤,且能使各种含铁、硫的酶失活,从而阻断DNA复制及靶细胞内的能量合成,亦可通过抑制线粒体呼吸功能实现其毒性作用而加重对缺血脑组织的损害。

4.兴奋性氨基酸毒性作用

兴奋性氨基酸(excitatory amino acid,EAA)是广泛存在于哺乳动物中枢神经系统的正常兴奋性神经递质,参与传递兴奋性信息,又是一种神经毒素,以谷氨酸(Glu)和天冬氨酸(Asp)为代表。脑缺血使物质转化(尤其是氧和葡萄糖)发生障碍,使维持离子梯度所必需的能量衰竭、有生成障碍。因为能量缺乏,膜电位消失,细胞外液中谷氨酸异常升高导致神经元、血管内皮细胞和神经胶质细胞持续去极化,并有谷氨酸从突触前神经末梢释放。胶质细胞和神经元对神经递质的再摄取一般均需耗能,神经末梢释放的谷氨酸发生转运和再摄取障碍,导致细胞间隙EAA异常堆积,产生神经毒性作用。EAA的毒性可以直接导致急性细胞死亡,也可通过其他途径导致细胞凋亡。

5.炎症细胞因子损害

脑缺血后炎症级联反应是一种缺血区内各种细胞相互作用的动态过程,是造成脑缺血后的第2次损伤。在脑缺血后,缺氧及自由基增加可诱导相关转录因子合成,淋巴细胞、内皮细胞、多形核白细胞、巨噬细胞、小胶质细胞以及星形胶质细胞等一些具有免疫活性的细胞能产生细胞因子,如肿瘤坏死因子(tumor necrosis factor,TNF)、血小板活化因子(platelet activating factor,PAF)、白细胞介素(interleukin,IL)系列、转化生长因子(transforming growth factor,TGF)。细胞因子对白细胞有趋化作用,诱导内皮细胞表达细胞间黏附分子(intercellular adhesion molecule,ICAM)、P-选择素等。

6.凋亡调控基因的激活

细胞凋亡是由体内外某种信号触发细胞内预存的死亡程序而导致的以细胞DNA早期降解

为特征的主动性自杀过程。细胞凋亡在形态学和生化特征上表现为细胞皱缩,细胞核染色质浓缩,DNA 片段化,而细胞的膜结构和细胞器仍完整。脑缺血后,神经元生存的内外环境均发生变化,多种因素(如过量的谷氨酸受体的激活、氧自由基释放和细胞内 Ca^{2+} 超载)通过激活与调控凋亡相关基因、启动细胞死亡信号转导通路,最终导致细胞凋亡。缺血性脑损伤所致的细胞凋亡可分 3 个阶段:信号传递阶段、中央调控阶段和结构改变阶段。

7.缺血半暗带功能障碍

缺血半暗带(ischemic penumbra,IP)是无灌注的中心(坏死区)和正常组织间的移行区。IP 是不完全梗死的,其组织结构存在,但有选择性神经元损伤。围绕脑梗死中心的缺血性脑组织的电活动中止,但保持正常的离子平衡和结构上的完整。假如再适当增加局部脑血流量,至少在急性阶段突触传递能完全恢复,即 IP 内缺血性脑组织的功能是可以恢复的。缺血半暗带是兴奋性细胞毒性、梗死周围去极化、炎症反应、细胞凋亡起作用的地方,这些作用可使该区迅速发展成梗死灶。缺血半暗带的最初损害表现为功能障碍,有独特的代谢紊乱,主要表现在葡萄糖代谢和脑氧代谢这两方面:①当血流速度下降时,蛋白质合成抑制,启动无氧糖酵解、神经递质释放和能量代谢紊乱;②发生急性脑缺血缺氧时,神经元和神经胶质细胞由于能量缺乏、K^+ 释放和谷氨酸在细胞外积聚而去极化,缺血中心区的细胞只去极化而不复极;而缺血半暗带的细胞以能量消耗为代价可复极,如果细胞外的 K^+ 和谷氨酸增加,这些细胞也只去极化,随着去极化细胞数量的增大,梗死灶的范围也不断扩大。

尽管对缺血性脑血管疾病一直进行着研究,但对其病理生理机制的研究尚不够深入,希望随着中西医结合对缺血性脑损伤治疗的研究进展,其发病机制也可以被更深入地阐明,从而更好地为临床和理论研究服务。

二、病理

动脉阻塞 6 h 以内脑组织改变尚不明显,属可逆性,8～48 h 缺血最重的中心部位发生软化,并出现脑组织肿胀、变软,灰质和白质的界限不清。如病变范围扩大、脑组织高度肿胀时,可向对侧移位,甚至形成脑疝。显微镜下见组织结构不清,神经细胞及胶质细胞坏死,毛细血管轻度扩张,周围可见液体和红细胞渗出,此期为坏死期。动脉阻塞 3 d 后,特别是 7～14 d,脑组织开始液化,脑组织水肿明显,病变区明显变软,神经细胞消失,吞噬细胞大量出现,星形胶质细胞增生,此期为软化期。3～4 周液化的坏死组织被吞噬和移走,胶质增生,小病灶形成胶质瘢痕,大病灶形成中风囊,此期称恢复期,可持续数月至 1～2 年。上述病理改变称白色梗死。少数梗死区由于血管丰富,于再灌流时可继发出血,呈现出血性梗死(或称红色梗死)。

三、临床表现

(一)症状与体征

患者多在 50 岁以后发病,患者常伴有高血压;患者多在睡眠中发病,醒来才发现肢体偏瘫。部分患者先有头昏、头痛、眩晕、肢体麻木、无力等短暂性脑缺血发作的前驱症状,多数经数小时甚至 1～2 d 症状达高峰,通常意识清楚,但大面积脑梗死或基底动脉闭塞可有意识障碍,甚至发生脑疝等危重症状。神经系统定位体征视脑血管闭塞的部位及梗死的范围而定。

(二)临床分型

有的根据病情程度分型,如完全性缺血性中风,指起病 6 h 内病情即达高峰,一般较重,可有意识障碍。还有的根据病程进展分型,如进展型缺血性中风,则指局限性脑缺血逐渐进展,数天内呈阶梯式加重。

1.按病程和病情分型

(1)进展型:局限性脑缺血症状逐渐加重,呈阶梯式加重,可持续 6 h 至数天。

(2)缓慢进展型:在起病后 1~2 周症状仍逐渐加重,血栓逐渐发展,脑缺血和脑水肿的范围继续扩大,症状由轻变重,直到出现对侧偏瘫、意识障碍,甚至发生脑疝,类似颅内肿瘤,又称类脑瘤型。

(3)大块梗死型:又称爆发型,如颈内动脉或大脑中动脉主干等较大动脉的急性脑血栓形成,往往症状出现快,伴有明显脑水肿、颅内压升高,患者头痛,呕吐,病灶对侧偏瘫,常伴意识障碍,很快进入昏迷,有时发生脑疝,类似脑出血,又称类脑出血型。

(4)可逆性缺血性神经功能缺损(reversible ischemic neurologic deficit,RIND):此型患者的症状、体征持续超过 24 h,但在 2~3 周完全恢复,不留后遗症。病灶多数发生于大脑半球半卵圆中心,可能由于该区尤其是非优势半球侧侧支循环迅速而充分地代偿,缺血尚未导致不可逆的神经细胞损害。

2.OCSP 分型

OCSP 分型即英国牛津郡社区脑卒中研究规划(Oxfordshire Community Stroke Project,OCSP)的分型。

(1)完全前循环梗死(TACI):表现为三联征,即完全大脑中动脉(MCA)综合征的表现。①大脑高级神经活动障碍(意识障碍、失语、失算、空间定向力障碍等)。②同向偏盲。③对侧 3 个部位(面、上肢和下肢)较严重的运动和(或)感觉障碍。多为 MCA 近段主干,少数为颈内动脉虹吸段闭塞引起的大面积脑梗死。

(2)部分前循环梗死(PACI):有以上三联征中的两个,或只有高级神经活动障碍,或感觉运动缺损较 TACI 局限。提示是 MCA 远段主干、各级分支或大脑前动脉(ACA)及分支闭塞引起的中、小梗死。

(3)后循环梗死(POCI):表现为各种不同程度的椎-基底动脉综合征——可表现为同侧脑神经瘫痪及对侧感觉运动障碍;双侧感觉运动障碍;双眼协同活动及小脑功能障碍,无长束征或视野缺损等。为椎-基底动脉及分支闭塞引起的大小不等的脑干、小脑梗死。

(4)腔隙性梗死(LACI):表现为腔隙综合征,如纯运动性偏瘫、纯感觉性卒中、共济失调性轻偏瘫、手笨拙-构音不良综合征。大多是基底节或脑桥小穿支病变引起小腔隙灶。

OCSP 分型方法简便,更加符合临床实际的需要,临床医师不必依赖影像或病理结果即可对急性脑梗死迅速分出亚型,并做出有针对性的处理。

(三)临床综合征

1.颈内动脉闭塞综合征

其指颈内动脉血栓形成,主干闭塞。病史中可有头痛、头晕、晕厥、半身感觉异常或轻偏瘫;病变对侧有偏瘫、偏身感觉障碍和偏盲;可有精神症状,严重时有意识障碍;病变侧有视力减退,有的还有视神经乳头萎缩;病灶侧有霍纳综合征;病灶侧颈动脉搏动减弱或消失;优势半球受累可有失语,非优势半球受累可出现体象障碍。

2.大脑中动脉闭塞综合征

其指大脑中动脉血栓形成,大脑中动脉主干闭塞,引起病灶对侧偏瘫、偏身感觉障碍和偏盲,优势半球受累还有失语。该综合征累及非优势半球可有失用、失认和体象障碍等顶叶症状。病灶广泛,可引起脑肿胀,甚至死亡。

(1)皮质支闭塞:引起病灶对侧偏瘫、偏身感觉障碍,面部及上肢重于下肢,优势半球病变有运动性失语,非优势半球病变有体象障碍。

(2)深穿支闭塞:出现对侧偏瘫和偏身感觉障碍,优势半球病变可出现运动性失语。

3.大脑前动脉闭塞综合征

其指大脑前动脉血栓形成,大脑前动脉主干闭塞。在前交通动脉以前发生阻塞时,因为病损脑组织可通过对侧前交通动脉得到血供,故不出现临床症状;在前交通动脉分出之后阻塞时,可出现对侧中枢性偏瘫,以面瘫和下肢瘫为重,可伴轻微偏身感觉障碍;并可有排尿障碍(旁中央小叶受损);精神障碍(额极与胼胝体受损);强握及吸吮反射(额叶受损)等。

(1)皮质支闭塞:引起对侧下肢运动及感觉障碍、轻微共济运动障碍、排尿障碍和精神障碍。

(2)深穿支闭塞:引起对侧中枢性面瘫、舌瘫及上肢瘫。

4.大脑后动脉闭塞综合征

其指大脑后动脉血栓形成。约70%的患者两条大脑后动脉来自基底动脉,并有后交通动脉与颈内动脉联系交通。有20%～25%的人一条大脑后动脉来自基底动脉,另一条来自颈内动脉;其余的人中,两条大脑后动脉均来自颈内动脉。

大脑后动脉为颞叶的后部和基底面、枕叶的内侧及基底面供血,并发出丘脑膝状体动脉及丘脑穿动脉,为丘脑供应血液。

(1)主干闭塞:引起对侧同向性偏盲,上部视野受损较重,黄斑回避(黄斑视觉皮质代表区为大脑中、后动脉双重血液供应,故黄斑视力不受累)。

(2)中脑水平大脑后动脉起始处闭塞:可见垂直性凝视麻痹、动眼神经麻痹、眼球垂直性歪扭斜视。

(3)双侧大脑后动脉闭塞:有皮质盲、记忆障碍(累及颞叶)、不能识别熟悉面孔(面容失认症)、幻视。

(4)深穿支闭塞:丘脑穿动脉闭塞则引起红核丘脑综合征,病侧有小脑性共济失调,意向性震颤。舞蹈样不自主运动和对侧感觉障碍。丘脑膝状体动脉闭塞则引起丘脑综合征,病变对侧偏身感觉障碍(深感觉障碍较浅感觉障碍为重),病变对侧偏身自发性疼痛。

5.椎-基底动脉闭塞综合征

其指椎-基底动脉血栓形成。

(1)基底动脉主干闭塞综合征:指基底动脉主干血栓形成。发病虽然不如脑桥出血那么急,但病情常迅速恶化,出现眩晕、呕吐、四肢瘫痪、共济失调、昏迷和高热等。大多数在短期内死亡。

(2)双侧脑桥正中动脉闭塞综合征:指双侧脑桥正中动脉血栓形成,为典型的闭锁综合征,表现为四肢瘫痪、假性延髓性麻痹、双侧周围性面瘫、双眼球外展麻痹、两侧的侧视中枢麻痹。但患者意识清楚,视力、听力和眼球垂直运动正常,所以,患者通过听觉、视觉和眼球上下运动表示意识和交流。

(3)基底动脉尖综合征:基底动脉尖分出两对动脉——小脑上动脉和大脑后动脉,分支为中脑、丘脑、小脑上部、颞叶内侧及枕叶供应血液。血栓性闭塞多发生于基底动脉中部,栓塞性病变通常发生在基底动脉尖。栓塞性病变导致眼球运动及瞳孔异常,表现为单侧或双侧动眼神经部分或完全麻痹、眼球上视不能(上丘受累)、光反射迟钝而调节反射存在(顶盖前区病损)、一过性或持续性意识障碍(中脑或丘脑网状激活系统受累)、对侧偏盲或皮质盲(枕叶受累)、严重记忆障碍(颞叶内侧受累)。如果是中老年人突发意识障碍又较快恢复,有瞳孔改变、动眼神经麻痹、垂直注视障碍、无明显肢体瘫痪和感觉障碍应想到该综合征的可能。如果还有皮质盲或偏盲、严重记忆障碍更支持本综合征的诊断,需做头部 CT 或 MRI 检查,若发现有双侧丘脑、枕叶、颞叶和中脑病灶则可确诊。

(4)中脑穿动脉综合征:指中脑穿动脉血栓形成,亦称韦伯综合征,病变位于大脑脚底,损害锥体束及动眼神经,引起病灶侧动眼神经麻痹和对侧中枢性偏瘫。中脑穿动脉闭塞还可引起贝内迪克特综合征,累及动眼神经髓内纤维及黑质,引起病灶侧动眼神经麻痹及对侧锥体外系症状。

(5)脑桥支闭塞综合征:指脑桥支血栓形成引起的米亚尔-居布勒综合征,病变位于脑桥的腹外侧部,累及展神经核和面神经核以及锥体束,引起病灶侧眼球外直肌麻痹、周围性面神经麻痹和对侧中枢性偏瘫。

(6)内听动脉闭塞综合征:指内听动脉血栓形成(内耳卒中)。内耳的内听动脉有两个分支,较大的耳蜗动脉供应耳蜗及前庭迷路下部;较小的耳蜗动脉供应前庭迷路上部,包括水平半规管及椭圆囊斑。由于口径较小的前庭动脉缺乏侧支循环,以致前庭迷路上部对缺血选择性敏感,故迷路缺血常出现严重眩晕、恶心呕吐。若耳蜗支同时受累则有耳鸣、耳聋。耳蜗支单独梗死则会突发耳聋。

(7)小脑后下动脉闭塞综合征:指小脑后下动脉血栓形成,也称瓦伦贝格综合征。表现为急性起病的头晕、眩晕、呕吐(前庭神经核受损)、交叉性感觉障碍,即病侧面部感觉减退,对侧肢体痛觉、温度觉障碍(病侧三叉神经脊束核及对侧交叉的脊髓丘脑束受损),同侧霍纳综合征(下行交感神经纤维受损),同侧小脑性共济失调(绳状体或小脑受损),声音嘶哑,吞咽困难(疑核受损)。小脑后下动脉常有解剖变异,常见不典型临床表现。

四、辅助检查

(一)影像学检查

1.胸部 X 线检查

了解心脏情况、肺部有无感染和癌肿等。

2.CT 检查

CT 检查不但可确定梗死的部位及范围,而且可明确是单发还是多发。在缺血性脑梗死发病 12～24 h 内,CT 常没有明显的阳性表现。梗死灶最初表现为不规则的稍低密度区,病变与血管分布区一致。常累及基底节区,如为多发灶,亦可连成一片。病灶大、水肿明显时可有占位效应。在发病后 2～5 d,病灶边界清晰,呈楔形或扇形等。1～2 周,水肿消失,边界更清,密度更低。发病第 2 周,可出现梗死灶边界不清楚,边缘出现等密度或稍低密度,即模糊效应;在增强扫描后往往呈脑回样增强,有助于诊断。4～5 周,部分小病灶可消失,而大片状梗死灶密度进一步降低和囊变,后者的 CT 值接近脑脊液的 CT 值。

在基底节和内囊等处的小梗死灶(一般为 15 mm 以内)称为腔隙性脑梗死,病灶亦可发生在脑室旁深部白质、丘脑及脑干。

在 CT 排除脑出血并证实为脑梗死后,CT 血管成像(CTA)对探测颈动脉及其各主干分支的狭窄准确性较高。

3.MRI 检查

比起 CT 检查，MRI 检查是对病灶敏感性、准确性更高的一种检测方法，其无辐射，无骨伪迹，更易早期发现小脑、脑干等部位的梗死灶，并于脑梗死后 6 h 左右便可检测到由细胞毒性水肿造成 T_1 和 T_2 加权延长而引起的 MRI 信号变化。近年来采用功能性磁共振成像进行水平位和冠状位检查，往往在脑缺血发生后 1～1.5 h 便可发现脑组织水含量增加引起的 MRI 信号变化，并随即可进一步行磁共振血管成像（MRA）、CT 血管成像（CTA）或数字减影血管造影（DSA）以了解梗死血管部位，为超早期施行动脉内介入溶栓治疗创造条件，有时还可发现血管畸形等非动脉硬化性血管病变。

（1）超早期：脑梗死临床发病后 1 h 内，DWI 便可描出高信号梗死灶，ADC 序列显示暗区。实际上 DWI 显示的高信号灶仅是血流低下引起的缺血灶。随着缺血的进一步进展，DWI 从高信号渐转为等信号或低信号，病灶范围渐增大；PWI、FLAIR 及 T_2WI 均显示高信号病灶区。值得注意的是，DWI 对超早期脑干缺血性病灶，在水平位不易发现，而往往在冠状位可清楚显示。

（2）急性期：血-脑屏障尚未明显破坏，缺血区有大量水分子聚集，T_1WI 和 T_2WI 明显延长，T_1WI 呈低信号，T_2WI 呈高信号。

（3）亚急性期及慢性期：由于正血红铁蛋白游离，T_1WI 呈边界清楚的低信号，T_2WI 和 FLAIR 均呈高信号；迨至病灶区水肿消除，坏死组织逐渐产生，囊性区形成，乃至脑组织萎缩，FLAIR 呈低信号或低信号与高信号混杂区，中线结构移向病侧。

（二）脑脊液检查

脑梗死患者脑脊液检查一般正常，大块梗死型患者可有压力升高和蛋白含量升高；出血性梗死时可见红细胞。

（三）经颅多普勒超声

TCD 是诊断颅内动脉狭窄和闭塞的手段之一，对脑底动脉严重狭窄（>65%）的检测有肯定的价值。局部脑血流速度改变与频谱图形异常是脑血管狭窄最基本的 TCD 改变。三维 B 超检查可协助发现颈内动脉粥样硬化斑块的大小和厚度，有没有管腔狭窄及严重程度。

（四）心电图检查

进一步了解心脏情况。

（五）血液学检查

1.血常规、血沉、抗"O"和凝血功能检查

这些检查用来了解有无感染征象、活动风湿和凝血功能。

2.血糖

此检查可了解有无糖尿病。

3.血清脂质

此检查可了解总胆固醇和甘油三酯有无升高。

4.脂蛋白

低密度脂蛋白胆固醇（LDL-C）由极低密度脂蛋白胆固醇（VLDL-C）转化而来。通常情况下，LDL-C 从血浆中清除，其所含胆固醇酯由脂肪酸水解，当体内 LDL-C 显著升高时，LDL-C 附着到动脉的内皮细胞与 LDL 受体结合，而易被巨噬细胞摄取，沉积在动脉内膜上形成动脉硬化。有报道称正常人组 LDL-C(2.051 ± 0.853)mmol/L，脑梗死患者组为(3.432 ± 1.042)mol/L。

5.载脂蛋白 B

载脂蛋白 B(ApoB)是血浆低密度脂蛋白(LDL)和极低密度脂蛋白(VLDL)的主要载脂蛋白,其含量能精确反映出 LDL 的水平,与动脉粥样硬化的发生关系密切。在动脉粥样硬化的硬化斑块中,胆固醇并不是孤立地沉积于动脉壁上的,而是以 LDL 整个颗粒形成沉积物;ApoB 能促进沉积物与氨基多糖结合成复合物,沉积于动脉内膜上,从而加速动脉粥样硬化形成。对总胆固醇、LDL-C 均正常的脑血栓形成患者,ApoB 仍然表现出较好的差别性。

6.载脂蛋白 A(ApoA)

ApoA-I 的主要生物学作用是激活卵磷脂胆固醇转移酶,此酶在血浆胆固醇(Ch)酯化和 HDL 成熟(即 HDL→HDL$_2$→HDL$_3$)的过程中起着极为重要的作用。ApoA-I 与 HDL$_2$ 可逆结合以完成 Ch 从外周组织转移到肝脏。因此,ApoA-I 显著下降时,可形成动脉粥样硬化。

7.血小板聚集功能

近些年来的研究提示血小板聚集功能亢进参与体内多种病理反应过程,尤其是对缺血性脑血管疾病的发生、发展和转归起重要作用。

8.血栓烷 A$_2$ 和前列环素

许多文献强调花生四烯酸(AA)的代谢产物在影响脑血液循环中起着重要作用,其中血栓烷 A$_2$(TXA$_2$)和前列环素(PGI$_2$)的平衡更引人注目。脑组织细胞和血小板等质膜有丰富的不饱和脂肪酸,脑缺氧时,磷脂酶 A$_2$ 被激活,分解膜磷脂使 AA 释放增加。在环氧化酶的作用下,血小板和血管内皮细胞分别生成 TXA$_2$ 和 PGI$_2$。TXA$_2$ 和 PGI$_2$ 的水平改变在缺血性脑血管疾病的发生上是原发还是继发,目前还不清楚。TXA$_2$ 大量产生,PGI$_2$ 的生成受到抑制,使正常情况下 TXA$_2$ 与 PGI$_2$ 之间的动态平衡受到破坏。TXA$_2$ 强烈的缩血管和促进血小板聚集作用因失去对抗而占优势,对于缺血性低灌流的发生起着重要作用。

9.血液流变学

缺血性脑血管疾病患者的全血黏度、血浆比黏度、血细胞比容升高,血小板电泳和红细胞电泳时间延长。有研究者通过对 133 例脑血管疾病患者进行脑血流(CBF)测定,并将黏度相关的几个变量因素与 CBF 做了统计学处理,发现全部患者的 CBF 均低于正常,证实了血液黏度因素与 CBF 的关系。有学者把血液流变学的各项异常作为脑梗死的危险因素之一。

红细胞表面带有负电荷,其所带电荷越少,电泳速度就越慢。有一组报道论述了脑梗死组红细胞电泳速度明显慢于正常对照组,说明急性脑梗死患者的红细胞表面电荷减少,聚集性强,可能与动脉硬化性脑梗死的发病有关。

五、诊断与鉴别诊断

(一)诊断

(1)血栓形成性脑梗死为中年以后发病。

(2)常伴有高血压。

(3)部分患者发病前有短暂性脑缺血发作史。

(4)常在安静休息时发病,醒后发现症状。

(5)症状、体征可归为某一动脉供血区的脑功能受损,如病灶对侧偏瘫、偏身感觉障碍和偏盲,优势半球病变还有语言功能障碍。

(6)多无明显头痛、呕吐和意识障碍。

(7)大面积脑梗死有颅内高压症状,头痛、呕吐或昏迷,严重时发生脑疝。

(8)脑脊液检查多属正常。

(9)发病 12～48 h 后 CT 出现低密度灶。

(10)MRI 检查可更早地发现梗死灶。

(二)鉴别诊断

1.脑出血

血栓形成性脑梗死和脑出血均为中老年人多见的急性起病的脑血管疾病,必须进行 CT/MRI 检查予以鉴别。

2.脑栓塞

血栓形成性脑梗死和脑栓塞同属脑梗死范畴,且均为急性起病,后者多有心脏病病史,或有其他肢体栓塞史,心电图检查可发现心房颤动等,以供鉴别诊断。

3.颅内占位性病变

少数颅内肿瘤、慢性硬膜下血肿和脑脓肿患者可以突然发病,表现局灶性神经功能缺失症状,而易与脑梗死相混淆。但颅内占位性病变常有颅内高压症状和逐渐加重的临床经过,颅脑 CT 对鉴别诊断有确切的价值。

4.脑寄生虫病

例如,脑囊虫病、脑型血吸虫病,也可在癫痫发作后,急性起病偏瘫。寄生虫的有关免疫学检查和神经影像学检查可帮助鉴别。

六、治疗

《欧洲脑卒中组织缺血性脑卒中和短暂性脑缺血发作处理指南》(欧洲脑卒中促进会, 2008 年)推荐所有急性缺血性脑卒中患者都应在卒中单元内接受以下治疗。

(一)溶栓治疗

理想的治疗方法是在缺血组织出现坏死之前,尽早清除栓子,早期使闭塞脑血管再开通和缺血区的供血重建,以减轻神经组织的损害,正因为如此,溶栓治疗脑梗死一直引起人们的广泛关注。国外早在 1958 年即有溶栓治疗脑梗死的报道,由于有脑出血等并发症,益处不大,溶栓疗法一度停止使用。近 30 多年来,溶栓治疗急性心肌梗死的患者取得了很大的成功,大大减少了心肌梗死的范围,病死率下降 20%～50%。CT 扫描能及时排除颅内出血,可在早期或超早期进行溶栓治疗,这样,提高了疗效和减少脑出血等并发症。

1.病例选择

(1)临床诊断符合急性脑梗死。

(2)头颅 CT 扫描排除颅内出血和大面积脑梗死。

(3)治疗前收缩压不宜>24.0 kPa(180 mmHg),舒张压不宜>14.7 kPa(110 mmHg)。

(4)无出血性素质或出血性疾病。

(5)年龄>18 岁及<75 岁。

(6)溶栓最佳时机为发病后 6 h 内,特别是在 3 h 内。

(7)获得患者家属的同意,患者家属签署书面知情同意书。

2.禁忌证

(1)病史和体检符合蛛网膜下腔出血。

(2)CT 扫描有颅内出血、肿瘤、动静脉畸形或动脉瘤。

(3)两次降压治疗后血压＞24.0/14.7 kPa(180/110 mmHg)。

(4)过去 30 d 内有手术史或外伤史,3 个月内有脑外伤史。

(5)病史有血液疾病、出血性素质、凝血功能障碍或使用抗凝药物史,凝血酶原时间＞15 s,部分凝血活酶时间＞40 s,国际标准化比值＞1.4,血小板计数＜$100×10^9$/L。

(6)脑卒中发病时有癫痫发作的患者。

3.治疗时间窗

前循环脑卒中的治疗时间窗一般在发病后 6 h 内(使用阿替普酶为 3 h 内),后循环闭塞时的治疗时间窗适当放宽到12 h。这一方面是因为脑干对缺血耐受性更强,另一方面是由于后循环闭塞后预后较差,积极地治疗有可能挽救患者的生命。许多研究者尝试放宽治疗时限,有认为脑梗死 12～24 h 内早期溶栓治疗有可能对一部分患者有效。但美国脑卒中协会(ASA)和欧洲脑卒中促进会(EUSI)都赞同认真选择在缺血性脑卒中发作后 3 h 内早期恢复缺血脑的血流灌注,才可获得良好的转归。

4.溶栓药物

(1)尿激酶:它是从健康人新鲜尿液中提取分离,然后进行高度精制而得到的蛋白质,没有抗原性,不引起变态反应。其溶栓特点为不但溶解血栓表面,而且深入栓子内部,但对陈旧性血栓则难起作用。尿激酶是非特异性溶栓药,与纤维蛋白的亲和力差,常易引起出血并发症。尿激酶的剂量和疗程目前尚无统一标准,剂量波动范围也大。

静脉滴注法:尿激酶每次(100～150)×10^4U,溶于 500～1 000 mL0.9％的氯化钠注射液,静脉滴注,仅用 1 次。另外,每次尿激酶(20～50)×10^4U 溶于 500 mL 0.9％的氯化钠注射液中,静脉滴注,每天 1 次,可连用 7～10 d。

动脉滴注法:选择性动脉给药有两种途径。一是超选择性脑动脉注射法,即经股动脉或肘动脉穿刺后,先进行脑血管造影,明确血栓所在的部位,再将导管插至颈动脉或椎-基底动脉的分支,直接将药物注入血栓所在的动脉或直接注入血栓处,达到较准确的选择性溶栓作用。在注入溶栓药后,还可立即再进行血管造影以了解溶栓的效果。二是采用颈动脉注射法,常规颈动脉穿刺后,将溶栓药注入发生血栓的颈动脉,起到溶栓的效果。动脉溶栓尿激酶的剂量一般是(10～30)×10^4U。但急性脑梗死取得疗效的关键是掌握最佳的治疗时间窗,才会取得更好的效果,治疗时间窗比给药途径更重要。

(2)阿替普酶(rt-PA):rt-PA 是第一种获得美国食品药品监督管理局(FDA)批准的溶栓药,特异性作用于纤溶酶原,激活血块上的纤溶酶原,而对血循环中的纤溶酶原亲和力小。因纤溶酶赖氨酸结合部位已被纤维蛋白占据,血栓表面的 $α_2$-抗纤溶酶作用很弱,但血中的纤溶酶赖氨酸结合部位未被占据,故可被 $α_2$-抗纤溶酶很快灭活。rt-PA 优点为局部溶栓,很少产生全身抗凝、纤溶状态,而且无抗原性。但 rt-PA 的半衰期短(3～5 min),而且血循环中纤维蛋白原激活抑制物的活性高于 rt-PA,会有一定的血管再闭塞,故临床溶栓必须用大剂量连续静脉滴注。rt-PA 的治疗剂量是 0.85～0.90 mg/kg,总剂量＜90 mg,先静脉推注 10％的剂量,在 24 h 内静脉滴注其余 90％的剂量。

美国(美国脑卒中学会、美国心脏病协会分会,2007)更新的《急性缺血性脑卒中早期治疗指南》指出,对于急性缺血性脑卒中,接诊的医师能做的就是 3 件事:①评价患者。②诊断、判断缺血的亚型。③分诊、介入,0～3 h 的治疗就是静脉溶栓,而且推荐使用 rt-PA。

《中国脑血管病防治指南》(原卫生部疾病控制司、中华医学会神经病学分会,2004 年)建议:①对经过严格选择的发病 3 h 内的急性缺血性脑卒中患者,应积极采用静脉溶栓治疗,首选 rt-PA,无条件采用 rt-PA 时,可用尿激酶替代;②对发病 3～6 h 的急性缺血性脑卒中患者,可应用静脉尿激酶溶栓治疗,但选择患者应更严格;③对发病 6 h 以内的急性缺血性脑卒中患者,在有经验和有条件的单位,可以考虑进行动脉内溶栓治疗研究;④基底动脉血栓形成的溶栓治疗时间窗和适应证,可以适当放宽;⑤超过时间窗溶栓,不会提高治疗效果,且会增加再灌注损伤和出血并发症,不宜溶栓,恢复期患者应禁用溶栓治疗。

美国《急性缺血性脑卒中早期处理指南》(美国脑卒中学会、美国心脏病协会分会,2007)Ⅰ级建议:对大脑中动脉梗死小于 6 h 的严重脑卒中患者,可以选择动脉溶栓治疗,或可选择静脉内滴注 rt-PA;患者要处于一个有经验、能够立刻进行脑血管造影,且提供合格的介入治疗的脑卒中中心。鼓励相关机构界定遴选能进行动脉溶栓的个人标准。Ⅱ级建议:对于具有静脉溶栓禁忌证的患者,动脉溶栓是合理的。Ⅲ级建议:动脉溶栓不应该一般地排除静脉内给 rt-PA。

(二)降纤治疗

降纤治疗可以降解血栓蛋白质,增加纤溶系统的活性,抑制血栓形成或促进血栓溶解。此类药物应早期应用,最好是在发病后 6 h 内,但没有溶栓药物严格,特别适用于合并高纤维蛋白原血症者。目前,国内纤溶药物种类很多,现介绍下面几种。

1.巴曲酶

巴曲酶又名东菱克栓酶,能分解纤维蛋白原,抑制血栓形成,促进纤溶酶的生成,而纤溶酶是溶解血栓的重要物质。巴曲酶的剂量和用法:第 1 天 10 BU,第 3 天和第 5 天各为 5～10 BU,稀释于 100～250 mL 0.9％的氯化钠注射液中,静脉滴注 1 h 以上。对治疗前纤维蛋白原在 4 g/L 以上和突发性耳聋(内耳卒中)的患者,首次剂量为 15～20 BU,以后隔天 5 BU,疗程为 1 周,必要时可增至 3 周。

2.精纯溶栓酶

精纯溶栓酶又名注射用降纤酶,是以我国尖吻蝮蛇(又名五步蛇)的蛇毒为原料,经现代生物技术分离、纯化而精制的蛇毒制剂,为缬氨酸蛋白水解酶,能直接作用于血中的纤维蛋白 α-链释,放出肽 A。此时生成的肽 A 血纤维蛋白体的纤维系统,诱发组织型纤溶酶原激活剂(t-PA)的释放,增加组织型纤溶酶原激活剂(t-PA)的活性,促进纤溶酶的生成,使已形成的血栓得以迅速溶解。精纯溶栓酶不含出血毒素,因此很少引起出血并发症。剂量和用法:首次 10 U,稀释于 100 mL 0.9％的氯化钠注射液中,缓慢静脉滴注;第 2 天 10 U;第 3 天 5～10 U。必要时可适当延长疗程,1 次 5～10 U,隔天静脉滴注 1 次。

3.降纤酶

降纤酶曾用名蝮蛇抗栓酶、精纯抗栓酶和去纤酶,取材于东北白眉蝮蛇蛇毒,是单一成分蛋白水解酶。剂量和用法:急性缺血性脑卒中,首次 10 U 加入 100～250 mL0.9％的氯化钠注射液中,静脉滴注,以后每天或隔天 1 次,连用 2 周。

4.注射用纤溶酶

从蝮蛇蛇毒中提取纤溶酶并制成制剂,其原理是利用抗体最重要的生物学特性——抗体与抗原能特异性结合,即抗体分子只与其相应的抗原发生结合。纤溶酶单克隆抗体纯化技术,就是用纤溶酶抗体与纤溶酶进行特异性结合,从而分离纯化纤溶酶,同时去除蛇毒中的出血毒素和神经毒素。剂量和用法:对急性脑梗死(发病后 72 h 内)患者,第 1～3 天每次 300 U,加入 250 mL

5%的葡萄糖注射液或0.9%的氯化钠注射液中,静脉滴注,第4～14天每次100～300 U。

5.安康乐得

安康乐得是马来西亚一种蝮蛇毒液的提纯物,是一种蛋白水解酶,能迅速、有效地降低血纤维蛋白原,并可裂解纤维蛋白肽A。剂量和用法:2～5 AU/kg,溶于250～500 mL 0.9%的氯化钠注射液中,6～8 h静脉滴注完,每天1次,连用7 d。

《中国脑血管病防治指南》建议:①脑梗死早期(特别是12 h以内)可选用降纤治疗,对高纤维蛋白血症更应积极降纤治疗;②应严格掌握适应证和禁忌证。

(三)抗血小板聚集药

抗血小板聚集药又称血小板功能抑制剂。随着对血栓性疾病发生机制认识的加深,研究者发现血小板在血栓形成中起着重要的作用。近年来,抗血小板聚集药在预防和治疗脑梗死方面越来越引起人们的重视。

抗血小板聚集药主要包括血栓烷A_2抑制剂(阿司匹林)、ADP受体阻滞剂(噻氯匹定和氯吡格雷)、磷酸二酯酶抑制剂(双嘧达莫)、糖蛋白(GP)Ⅱb/Ⅲa受体阻滞剂和其他抗血小板药物。

1.阿司匹林

阿司匹林是一种强效的血小板聚集抑制剂。阿司匹林抗栓作用的机制,主要是基于对环氧化酶的不可逆性抑制,使血小板内花生四烯酸转化为血栓素A_2(TXA_2)受阻,因为TXA_2可使血小板聚集和血管平滑肌收缩。在脑梗死发生后,TXA_2可增加脑血管的阻力、促进脑水肿形成。小剂量阿司匹林可以最大限度地抑制TXA_2和最低限度地影响前列环素(PGI_2),从而达到比较理想的效果。国际脑卒中实验协作组研究表明,脑卒中发病后48 h内应用阿司匹林是安全有效的。

阿司匹林预防和治疗缺血性脑卒中的效果不恒定,可能与用药剂量有关。有些研究者认为每天给75～325 mg合适。有学者分别给患者口服阿司匹林每天50 mg、100 mg、325 mg和1 000 mg,进行比较,发现50 mg/d即可完全抑制TXA_2生成,出血时间从5.03 min延长到6.96 min;服药100 mg/d,出血时间为7.78 min;服药1 000 mg/d,出血时间缩减至6.88 min。也有人观察到口服阿司匹林45 mg/d,尿内TXA_2代的谢产物能被抑制95%,而尿内PGI_2的代谢产物基本不受影响;口服100 mg/d,则尿内TXA_2的代谢产物完全被抑制,而尿内PGI_2的代谢产物保持25%～40%;若用1 000 mg/d,则上述两项代谢产物完全被抑制。根据以上实验结果和临床提示,口服阿司匹林100～150 mg/d最为合适,既能达到预防和治疗的目的,又能避免发生不良反应。

《中国脑血管病防治指南》建议:①多数无禁忌证的未溶栓患者,应在脑卒中后尽早(最好48小时内)开始使用阿司匹林;②溶栓患者应在溶栓24 h后使用阿司匹林或阿司匹林与双嘧达莫缓释剂的复合制剂;③阿司匹林的推荐剂量为150～300 mg/d,分2次服用,2～4周后改为预防剂量(50～150 mg/d)。

2.氯吡格雷

由于噻氯匹定有明显的不良反应,已基本被淘汰,被第2代ADP受体阻滞剂氯吡格雷所取代。氯吡格雷和噻氯匹定一样对ADP诱导的血小板聚集有较强的抑制作用,对花生四烯酸、胶原、凝血酶、肾上腺素和血小板活化因子诱导的血小板聚集也有一定的抑制作用。与阿司匹林不同的是,氯吡格雷对ADP诱导的血小板第Ⅰ相和第Ⅱ相的聚集均有抑制作用,且有一定的解聚作用。它还可以与红细胞膜结合,降低红细胞在低渗溶液中的溶解倾向,改变红细胞的变形能力。

氯吡格雷和阿司匹林均可作为治疗缺血性脑卒中的一线药物,多项研究都说明氯吡格雷的效果优于阿司匹林。氯吡格雷与阿司匹林合用防治缺血性脑卒中,比单用效果更好。氯吡格雷可用于预防颈动脉粥样硬化高危患者急性缺血事件。有文献报道23例颈动脉狭窄患者,在颈动脉支架置入术前常规服用阿司匹林100 mg/d,介入治疗前晚服用负荷剂量氯吡格雷300 mg,术后服用氯吡格雷75 mg/d,3个月后经颈动脉彩超发现,新生血管内皮已完全覆盖支架,无血管闭塞和支架内再狭窄。

氯吡格雷的使用剂量为每次50～75 mg,每天1次。与阿司匹林比较,它发生胃肠道出血的风险明显降低,发生腹泻和皮疹的风险略有增加,但明显低于噻氯匹定。主要不良反应有头昏、头胀、恶心、腹泻,偶有出血倾向。氯吡格雷禁用于对该药过敏者及近期有活动性出血者。

3.双嘧达莫

双嘧达莫又名潘生丁,通过抑制磷酸二酯酶的活性,阻止环腺苷酸(cyclic adenosine monophosphate,cAMP)的降解,提高血小板cAMP的水平,具有抗血小板黏附聚集的能力。双嘧达莫已作为预防和治疗冠心病、心绞痛的药物,而用于防治缺血性脑卒中的效果仍有争议。欧洲脑卒中预防研究(ESPS)显示双嘧达莫与阿司匹林联合防治缺血性脑卒中的疗效是单用阿司匹林或双嘧达莫的2倍,并不会导致更多的出血不良反应。

美国食品药品监督管理局(FDA)批准了阿司匹林和双嘧达莫复方制剂用于预防脑卒中。这种复方制剂每片含50 mg阿司匹林和400 mg缓释双嘧达莫。一项单中心大规模随机试验发现,与单用小剂量阿司匹林比较,这种复方制剂可使脑卒中发生率降低22%,但这项资料的价值仍有争论。

双嘧达莫的不良反应轻而短暂,长期服用可有头痛、头晕、呕吐、腹泻、面红、皮疹和皮肤瘙痒等。

4.血小板糖蛋白(glycoprotein,GP)Ⅱb/Ⅲa受体阻滞剂

GPⅡb/Ⅲa受体阻滞剂是一种新型抗血小板药,其通过阻断GPⅡb/Ⅲa受体与纤维蛋白原配体的特异性结合,有效抑制各种血小板激活剂诱导的血小板聚集,进而防止血栓形成。GPⅡb/Ⅲa受体是一种血小板膜蛋白,是血小板活化和聚集反应的最后通路。GPⅡb/Ⅲa受体阻滞剂能完全抑制血小板聚集反应,是作用最强的抗血小板药。

GPⅡb/Ⅲa受体阻滞剂分3类,即抗体类(如阿昔单抗)、肽类(如依替巴肽)和非肽类(如替罗非班)。这3种药物均获美国FDA批准应用。

该药还能抑制动脉粥样硬化斑块的其他成分,对预防动脉粥样硬化和修复受损血管壁起重要作用。GPⅡb/Ⅲa受体阻滞剂在缺血性脑卒中二级预防中的剂量、给药途径、时间、监护措施以及安全性等目前仍在探讨之中。

有报道称对于rt-PA溶栓和球囊血管成形术机械溶栓无效的大血管闭塞和急性缺血性脑卒中患者,GPⅡb/Ⅲa受体阻滞剂能够提高治疗效果。阿昔单抗的抗原性虽已减低,但仍有部分患者可引起变态反应。

5.西洛他唑

西洛他唑又名培达,可抑制磷酸二酯酶(phosphodiesterases,PDEs),提高cAMP的水平,从而起到扩张血管和抗血小板聚集的作用,常用剂量为每次50～100 mg,每天2次。

为了检测西洛他唑对颅内动脉狭窄进展的影响,Kwan进行了一项多中心双盲随机与安慰

剂对照研究,将 135 例大脑中动脉 M1 段或基底动脉狭窄有急性症状者随机分为两组,一组接受西洛他唑 200 mg/d 治疗,另一组给予安慰剂治疗,所有患者均口服阿司匹林 100 mg/d,在进入试验和 6 个月后分别做 MRA 和经颅多普勒超声(TCD)对颅内动脉狭窄程度进行评价。主要转归指标为 MRA 上有症状颅内动脉狭窄的进展,次要转归指标为临床事件和 TCD 的狭窄进展。西洛他唑组,45 例有症状颅内动脉狭窄者中有 3 例(6.7%)进展、11 例(24.4%)缓解;而安慰剂组有 15 例(28.8%)进展、8 例(15.4%)缓解,两组差异有显著性意义。

有症状颅内动脉狭窄是一个动态变化的过程,西洛他唑有可能防止颅内动脉狭窄的进展。西洛他唑的不良反应可有皮疹、头晕、头痛、心悸、恶心、呕吐,偶有消化道出血、尿路出血等。

6.三氟柳

三氟柳的抗血栓形成作用是通过干扰血小板聚集的多种途径实现的,如不可逆性抑制环氧化酶(CoX)和阻断血栓素 A_2(TXA$_2$)的形成。三氟柳抑制内皮细胞 CoX 的作用极弱,不影响前列腺素合成。另外,三氟柳及其代谢产物 2-羟基-4-三氟甲基苯甲酸可抑制磷酸二酯酶,增加血小板和内皮细胞内 cAMP 的浓度,增强血小板的抗聚集效应,该药应用于人体时不会延长出血时间。

有研究将 2 113 例短暂性脑缺血发作或脑卒中患者随机分组,进行三氟柳(600 mg/d)或阿司匹林(325 mg/d)治疗,平均随访 30.1 个月,主要转归指标为非致死性缺血性脑卒中、非致死性心肌梗死和血管性疾病死亡的联合终点,结果两组联合终点发生率、各个终点事件的发生率和存活率均无明显差异,三氟柳组出血性的事件发生率明显低于阿司匹林组。

7.沙格雷酯

沙格雷酯又名安步乐克,是 5-HT$_2$ 受体阻滞剂,具有抑制由 5-HT 增强的血小板聚集作用和由 5-HT 引起的血管收缩的作用,增加被减少的侧支循环血流量,改善周围循环障碍等。口服沙格雷酯后 1~5 h 即有抑制血小板的聚集作用,可持续 4~6 h。口服每次 100 mg,每天 3 次。不良反应较少,可有皮疹、恶心、呕吐和胃部灼热感等。

8.曲克芦丁

曲克芦丁又名维脑路通,能抑制血小板聚集,防止血栓形成,同时能对抗 5-HT、缓激肽引起的血管损伤,增加毛细血管的抵抗力,降低毛细血管的通透性等。每次 200 mg,每天 3 次,口服;或每次 400~600 mg,加入 250~500 mL 5% 的葡萄糖注射液或 0.9% 的氯化钠注射液中,静脉滴注,每天 1 次,可连用 15~30 d。不良反应较少,偶有恶心和便秘。

(四)扩血管治疗

扩张血管药目前仍然是广泛应用的药物,但脑梗死急性期不宜使用,因为脑梗死病灶后的血管处于血管麻痹状态,此时应用血管扩张药,能扩张正常血管,对病灶区的血管不但不能扩张,还要从病灶区盗血,称"偷漏现象"。因此,血管扩张药应在脑梗死发病 2 周后才应用。常用的扩张血管药有以下几种。

1.丁苯酞

每次 200 mg,每天 3 次,口服。偶见恶心,腹部不适,有严重出血倾向者忌用。

2.倍他司汀

每次 20 mg,加入 500 mL 5% 的葡萄糖注射液中,静脉滴注,每天 1 次,连用 10~15 d;或每次 8 mg,每天 3 次,口服。有些患者会出现恶心、呕吐和皮疹等不良反应。

3.盐酸法舒地尔注射液

每次 60 mg(2 支),加入 250 mL 5% 的葡萄糖注射液或 0.9% 的氯化钠注射液中,静脉滴注,每天 1 次,连用 10～14 d。可有一过性颜面潮红、低血压和皮疹等不良反应。

4.丁咯地尔

每次 200 mg,加入 250～500 mL 5% 的葡萄糖注射液或 0.9% 的氯化钠注射液中,缓慢静脉滴注,每天 1 次,连用 10～14 d。可有头痛、头晕、肠胃道不适等不良反应。

5.银杏达莫注射液

每次 20 mL,加入 500 mL 5% 的葡萄糖注射液或 0.9% 的氯化钠注射液中,静脉滴注,每天 1 次,可连用 14 d。偶有头痛、头晕、恶心等不良反应。

6.葛根素注射液

每次 500 mg,加入 500 mL 5% 的葡萄糖注射液或 0.9% 的氯化钠注射液中,静脉滴注,每天 1 次,连用 14 d。少数患者可出现皮肤瘙痒、头痛、头昏、皮疹等不良反应,停药后可自行消失。

7.灯盏花素注射液

每次 20 mL(含灯盏花乙素 50 g),加入 250 mL 5% 的葡萄糖注射液或 0.9% 的氯化钠注射液中,静脉滴注,每天 1 次,连用 14 d。偶有头痛、头昏等不良反应。

(五)钙通道阻滞剂

钙通道阻滞剂是继 β 受体阻滞剂之后,脑血管疾病治疗中重要的进展之一。正常时细胞内钙离子浓度为 10^{-9} mol/L,细胞外钙离子浓度比细胞内高 10 000 倍。在病理情况下,钙离子迅速内流到细胞内,使原有的细胞内外钙离子平衡破坏,结果造成:①血管平滑肌细胞内钙离子增多,导致血管痉挛,加重缺血、缺氧;②大量钙离子激活 ATP 酶,使 ATP 酶加速消耗,结果细胞内能量不足,多种代谢无法维持;③大量钙离子破坏了细胞膜的稳定性,使许多有害物质释放出来;④神经细胞内钙离子陡增,可加速已经衰竭的细胞死亡。使用钙通道阻滞剂的目的在于阻止钙离子内流到细胞内,阻断上述病理过程。

钙通道阻滞剂改善脑缺血和解除脑血管痉挛的可能机制:①解除缺血灶中的血管痉挛;②抑制肾上腺素能受体介导的血管收缩,增加脑组织的葡萄糖利用率,继而增加脑血流量;③有梗死的半球内血液重新分布,缺血区脑血流量增加,高血流区血流量减少,对临界区脑组织有保护作用。几种常用的钙通道阻滞剂如下。

1.尼莫地平

尼莫地平为选择性扩张脑血管作用最强的钙通道阻滞剂。口服,每次 40 mg,每天 3～4 次。使用注射液,每次 24 mg,溶于 1 500 mL 5% 的葡萄糖注射液中,静脉滴注,开始注射时,速度为 1 mg/h,若患者能耐受,1 h 后增至 2 mg/h,每天 1 次,连续用药 10 d,以后改用口服。德国 Bayer 药厂生产的尼莫同,每次口服 30～60 mg,每天 3 次,可连用 1 个月。使用注射液,开始 2 h 可按照 0.5 mg/h 静脉滴注,如果耐受性良好,尤其血压无明显下降时,可增至 1 mg/h,连用 7～10 d 后改为口服。该药规格为尼莫同注射液 50 mL 含尼莫地平 10 mg,一般每天静脉滴注 10 mg。不良反应比较轻微,口服时可有一过性消化道不适、头晕、嗜睡和皮肤瘙痒等。静脉给药可有血压下降(尤其是治疗前有高血压者)、头痛、头晕、皮肤潮红、多汗、心率减慢或心率加快等。

2.尼卡地平

尼卡地平对脑血管的扩张作用强于外周血管的作用。每次口服 20 mg,每天 3～4 次,连用

1～2个月。可有胃肠道不适、皮肤潮红等不良反应。

3.氟桂利嗪

氟桂利嗪又名西比灵,每次 5～10 mg,睡前服。有嗜睡、乏力等不良反应。

4.桂利嗪

桂利嗪又名脑益嗪,每次口服 25 mg,每天 3 次。有嗜睡、乏力等不良反应。

（六）防治脑水肿

大面积脑梗死、出血性梗死的患者多有脑水肿,应给予降低颅压处理,如把床头抬高 30°角,避免有害刺激、解除疼痛、适当吸氧和恢复正常体温等基本处理;对有条件行颅内压测定者,脑灌注压应保持在 9.3 kPa(70 mmHg)以上;避免使用低渗和含糖溶液,如患者的脑水肿明显,应快速给予降颅压处理。

1.甘露醇

甘露醇对缩小脑梗死面积与减轻病残有一定的作用。甘露醇除降低颅内压外,还可降低血液黏度、增加红细胞的变形性、减少红细胞聚集、减少脑血管阻力、增加灌注压、提高灌注量、改善脑的微循环,还可提高心排血量。每次 125～250 mL 静脉滴注,6 h 1 次,连用 7～10 d。甘露醇治疗脑水肿疗效快、效果好。不良反应:降颅压有反跳现象,可能引起心力衰竭、肾功能损害、电解质紊乱等。

2.复方甘油注射液

该注射液能选择性脱出脑组织中的水分,可减轻脑水肿;在体内参加三羧酸循环代谢后转换成能量,供给脑组织,增加脑血流量,改善脑循环,因而有利于脑缺血病灶的恢复。每天 500 mL,静脉滴注,每天 2 次,可连用 15～30 d。静脉滴注速度应控制在 2 mL/min,以免发生溶血反应。由于要控制静脉滴速,该注射液并不能用于急救。有大面积脑梗死的患者,有明显脑水肿甚至发生脑疝,一定要应用足量的甘露醇,或甘露醇与复方甘油同时或交替用药,这样可以维持恒定的降颅压作用和减少甘露醇的用量,从而减少甘露醇的不良反应。

3.七叶皂苷钠注射液

该注射液有抗渗出、消水肿、增加静脉张力、改善微循环和促进脑功能恢复的作用。每次 25 mg,加入 250～500 mL 5%的葡萄糖注射液或 0.9%的氯化钠注射液中,静脉滴注,每天 1 次,连用 10～14 d。

4.手术减压治疗

主要适用于恶性大脑中动脉梗死和小脑梗死。

（七）提高血氧和辅助循环

高压氧是有价值的辅助疗法,在脑梗死的急性期和恢复期都有治疗作用。最近研究提示,脑广泛缺血后,纠正脑的乳酸中毒或脑代谢产物积聚,可恢复神经功能。高压氧向脑缺血区域弥散,可使这些区域的细胞在恢复正常灌注前得以生存,从而减轻缺血缺氧后引起的病理改变,保护受损的脑组织。

（八）神经细胞活化剂

据一些药物实验研究报告,这类药物有一定的营养神经细胞和促进神经细胞活化的作用,但确切的效果尚待进一步大宗临床验证和评价。

1.胞磷胆碱

其参与体内卵磷脂的合成,有改善脑细胞代谢的作用和促进意识的恢复。每次 750 mg,加入 250 mL 5％的葡萄糖注射液中,静脉滴注,每天 1 次,连用 15～30 d。

2.三磷酸胞苷二钠

其主要药效成分是三磷酸胞苷,该物质不但能直接参与磷脂与核酸的合成,而且间接参与磷脂与核酸合成过程中的能量代谢,有营养神经、调节物质代谢和抗血管硬化的作用。每次 60～120 mg,加入 250 mL 5％的葡萄糖注射液中,静脉滴注,每天 1 次,可连用 10～14 d。

3.小牛血去蛋白提取物

该药又名爱维治,是一种小分子肽、核苷酸和寡糖类物质,不含蛋白质和致热原。该药可促进细胞对氧和葡萄糖的摄取和利用,使葡萄糖的无氧代谢转向为有氧代谢,使能量物质生成增多,延长细胞生存时间,促进组织细胞代谢、功能恢复和组织修复。每次 1 200～1 600 mg,加入 500 mL 5％的葡萄糖注射液中,静脉滴注,每天 1 次,可连用 15～30 d。

4.依达拉奉

依达拉奉是一种自由基清除剂,有抑制脂自由基的生成、抑制细胞膜脂质过氧化连锁反应及抑制自由基介导的蛋白质、核酸不可逆的破坏作用,是一种脑保护药物。每次 30 mg,加入 250 mL 5％的葡萄糖注射液中,静脉滴注,每天 2 次,连用 14 d。

(九)其他内科治疗

1.调节和稳定血压

急性脑梗死患者的血压检测和治疗是一个存在争议的领域。因为血压偏低会减少脑血流灌注,加重脑梗死。在急性期,患者会出现不同程度的血压升高。原因是多方面的,如脑卒中后的应激反应、膀胱充盈、疼痛及机体对脑缺氧和颅内压升高的代偿反应,且颅内压升高的程度与脑梗死病灶的大小和部位、疾病前是否患高血压有关。脑梗死早期的高血压处理取决于血压升高的程度及患者的整体情况。美国脑卒中学会(ASA)和欧洲脑卒中促进会(EUSI)都赞同:收缩压超过 29.3 kPa(220 mmHg)或舒张压超过 16.0 kPa(120 mmHg),则应给予谨慎、缓慢的降压治疗,并严密观察血压变化,防止血压降得过低。然而有一些脑血管治疗中心主张只有在出现下列情况时才考虑降压治疗,如合并夹层动脉瘤、肾衰竭、心脏衰竭及高血压脑病时。但在溶栓治疗时,需及时降压治疗,应避免收缩压＞24.0 kPa(185 mmHg),以防止继发性出血。推荐使用微输液泵静脉注射硝普钠,可迅速、平稳地降低血压至所需水平,也可用利喜定(压宁定)、卡维地洛等。血压过低对脑梗死不利,应适当提高血压。

2.控制血糖

糖尿病是脑卒中的危险因素之一,并可加重急性脑梗死和局灶性缺血再灌注损伤。欧洲脑卒中组织(ESO)《缺血性脑卒中和短暂性脑缺血发作处理指南》(欧洲脑卒中促进会,2008 年)指出,已证实急性脑卒中后高血糖与大面积脑梗死、皮质受累及其功能转归不良有关,但积极降低血糖能否改善患者的临床转归,尚缺乏足够证据。如果过去没有糖尿病史,只是急性脑卒中后血糖应激性升高,则不必应用降糖措施,只需输液中尽量不用葡萄糖注射液似可降低血糖水平;有糖尿病史的患者必须同时应用降糖药适当控制高血糖;血糖超过 10 mmol/L(180 mg/dL)时需降糖处理。

3.心脏疾病的防治

对并发心脏疾病的患者要采取相应防治措施,如果要应用甘露醇脱水治疗,则必须加用呋塞米以减少心脏负荷。

4.防治感染

有吞咽困难或意识障碍的脑梗死患者,常常容易合并肺部感染,对其应给予相应抗生素和止咳化痰药物,必要时行气管切开,有利吸痰。

5.保证营养和水、电解质的平衡

特别是对有吞咽困难和意识障碍的患者,应采用鼻饲,保证营养、水与电解质的补充。

6.体温管理

在实验室脑卒中模型中,发热与脑梗死体积增大和转归不良有关。体温升高可能是中枢性高热或继发感染的结果,均与临床转归不良有关。应积极、迅速地找出感染灶并予以适当治疗,并可使用乙酰氨基酚进行退热治疗。

(十)康复治疗

脑梗死患者只要生命体征稳定,应尽早开始康复治疗,主要目的是促进神经功能的恢复。早期进行瘫痪肢体的功能锻炼和语言训练,防止关节挛缩和足下垂,可采用针灸、按摩、理疗和被动运动等措施。

七、预后与预防

(一)预后

(1)如果得到及时的治疗,特别是能及时在卒中单元获得早期溶栓疗法等系统、规范的中西医结合治疗,可提高疗效,减少致残率,50%以上的患者能自理生活,甚至恢复工作能力。

(2)秦震等观察随访经 CT 证实的脑梗死患者 1~7 年的预后,发现:①6 个月的累计生存率为 96.8%,12 个月的累计生存率为 91%,2 年的累计生存率为 81.7%,3 年的累计生存率为 81.7%,4 年的累计生存率为 76.5%,5 年的累计生存率为 76.5%,6 年的累计生存率为 71%,7 年的累计生存率为 71%。意识障碍、肢体瘫痪和继发肺部感染是影响预后的主要因素。②累计病死率在半年后迅速上升,一年半达高峰。说明发病后一年半不能恢复自理者,继续恢复的可能性较小。

(二)预防

1.一级预防

一级预防是指发病前的预防,即通过早期改变不健康的生活方式,积极、主动地控制危险因素,从而达到使脑血管疾病不发生或发病年龄推迟的目的。从流行病学角度看,只有一级预防才能降低人群的发病率,所以对于病死率及致残率很高的脑血管疾病来说,重视并加强开展一级预防的意义远远大于二级预防。

对血栓形成性脑梗死的危险因素及其干预管理有下述几方面:服用降血压药物,有效控制高血压,防治心脏病;冠心病患者应服用小剂量阿司匹林,定期监测血糖和血脂,合理饮食和应用降糖药物和降脂药物,不抽烟、不酗酒;对动脉狭窄患者及无症状颈内动脉狭窄患者一般不推荐手术治疗或血管内介入治疗;对重度颈动脉狭窄(≥70%)的患者在有条件的医院可以考虑行颈动脉内膜切除术或血管内介入治疗。

2.二级预防

脑卒中首次发病后应尽早开展二级预防工作,可预防或降低再次发生率。二级预防有下述几个方面:要对第 1 次发病机制正确评估,管理和控制血压、血糖、血脂和心脏病,应用抗血小板聚集药物。对颈内动脉狭窄的干预与一级预防相同,有效降低同型半胱氨酸水平等。

(牛希华)

第四节　腔隙性脑梗死

腔隙性脑梗死是指在大脑半球深部白质和脑干等中线部位,由直径为 $100\sim400\ \mu m$ 的穿支动脉血管闭塞导致的脑梗死。该病所引起的病灶为 $0.5\sim15.0\ mm^3$ 的梗死灶。该病大多由大脑前动脉、大脑中动脉、前脉络膜动脉和基底动脉的穿支动脉闭塞所引起。脑深部穿动脉闭塞导致相应灌注区脑组织缺血、坏死、液化,吞噬细胞将该处组织移走而形成小腔隙。该病好发于基底节、丘脑、内囊、脑桥的大脑皮质贯通动脉供血区。反复发生多个腔隙性脑梗死,称多发性腔隙性脑梗死。常见的临床引起相应的综合征有纯运动性轻偏瘫、纯感觉性卒中、构音障碍-手笨拙综合征、共济失调性轻偏瘫和感觉运动性卒中。高血压和糖尿病是主要原因,特别是高血压尤为重要。腔隙性脑梗死占脑梗死的 $20\%\sim30\%$。

一、病因与发病机制

（一）病因

真正的病因和发病机制尚未完全清楚,但与下列因素有关。

1.高血压

长期高血压作用于小动脉及微小动脉壁,致脂质透明变性,管腔闭塞,产生腔隙性病变。舒张压升高是多发性腔隙性脑梗死的常见原因。

2.糖尿病

发生糖尿病时血浆低密度脂蛋白及极低密度脂蛋白的浓度升高,引起脂质代谢障碍,促进胆固醇合成,从而加速、加重动脉硬化的形成。

3.微栓子（无动脉病变）

各种类型的微栓子阻塞小动脉导致腔隙性脑梗死。

4.血液成分异常

血液成分异常,如红细胞增多症、血小板增多症和高凝状态,可导致发病。

（二）发病机制

腔隙性脑梗死的发病机制还不完全清楚。微小动脉粥样硬化被认为是症状性腔隙性脑梗死常见的发病机制。在慢性高血压患者中,在粥样硬化斑为 $100\sim400\ \mu m$ 的小动脉中,也能发现动脉狭窄和闭塞。颈动脉粥样斑块,尤其是多发性斑块,可能会导致腔隙性脑梗死;脑深部穿动脉闭塞,导致相应灌注区脑组织缺血、坏死,吞噬细胞将该处脑组织移走,遗留小腔,导致该部位神经功能缺损。

二、病理

腔隙性脑梗死灶呈不规则的圆形、卵圆形或狭长形。累及管径在 $100\sim400\ \mu m$ 的穿动脉,梗死部位主要在基底节（特别是壳核和丘脑）、内囊和脑桥的白质。大多数腔隙性脑梗死位于豆纹动脉分支、大脑后动脉的丘脑深穿支、基底动脉的旁中央支供血区。阻塞常发生在深穿支的前半部分,梗死灶均较小,大多数直径为 $0.2\sim15\ mm$。病变血管可见透明变性、玻璃样小动脉坏死、血管壁坏死和小动脉硬化等。

三、临床表现

该病常见于 60 岁以上的人。腔隙性脑梗死患者中高血压的发病率约为 75%，糖尿病的发病率为 25%～35%，有短暂性脑缺血发作史者约有 20%。

（一）症状和体征

临床症状一般较轻，体征单一，一般无头痛、颅内高压症状和意识障碍。由于病灶小，又常位于脑的静区，故许多腔隙性脑梗死在临床上无症状。

（二）临床综合征

Fisher 根据病因、病理和临床表现，归纳为 21 种综合征，常见的有以下几种。

1.纯运动性轻偏瘫（pure motor hemiparesis，PMH）

该综合征最常见，约占 60%，有病灶对侧轻偏瘫，而不伴失语、感觉障碍和视野缺损，病灶多在内囊和脑干。

2.纯感觉性卒中（pure sensory stroke，PSS）

该综合征约占 10%，表现为病灶对侧偏身感觉障碍，也可伴有感觉异常，如麻木、烧灼和刺痛感。病灶在丘脑腹后外侧核或内囊后肢。

3.构音障碍-手笨拙综合征（dysarthric-clumsy hand syndrome，DCHS）

该综合征约占 20%，表现为构音障碍、吞咽困难，病灶对侧轻度中枢性面瘫、舌瘫，手的精细运动欠灵活，指鼻试验欠稳。病灶在脑桥基底部或内囊前肢及膝部。

4.共济失调性轻偏瘫（ataxic-hemiparesis，AH）

病灶同侧共济失调和病灶对侧轻偏瘫，下肢重于上肢，伴有锥体束征。病灶多在放射冠汇集至内囊处。

5.感觉运动性卒中（sensorimotor stroke，SMS）

该综合征少见，以偏身感觉障碍起病，再出现轻偏瘫，病灶位于丘脑腹后核及邻近内囊后肢。

6.腔隙状态

该综合征由 Marie 提出，多次腔隙性脑梗死后，有进行性加重的偏瘫、严重的精神障碍、痴呆、平衡障碍、大小便失禁、假性延髓性麻痹、双侧锥体束征和类帕金森综合征等。近年来由于有效控制血压及治疗的进步，该综合征现在已很少见。

四、辅助检查

（一）神经影像学检查

1.颅脑 CT

非增强 CT 扫描显示为基底节区或丘脑呈卵圆形低密度灶，边界清楚，直径为 10～15 mm。由于病灶小，占位效应轻微，一般仅为相邻脑室局部受压，多无中线移位，梗死密度随时间逐渐降低，4 周后接近于脑脊液密度，并出现萎缩性改变。增强扫描显示梗死后 3 d 至 1 个月可能发生均一强化或斑块性强化，以 2～3 周明显，待梗死密度达到脑脊液密度时，则不再强化。

2.颅脑 MRI

MRI 显示比 CT 优越，尤其是对脑桥的腔隙性脑梗死和新、旧腔隙性脑梗死的鉴别有意义，增强后能提高阳性率。颅脑 MRI 检查在 T_2W 像上显示高信号，是小动脉阻塞后新的或陈旧的病灶。T_1WI 和 T_2WI 分别表现为低信号和高信号斑点状或斑片状病灶,呈圆形、椭圆形或裂隙形,最大直径常为数毫米,一般不超过 1 cm。急性期 T_1WI 的低信号和 T_2WI 的高信号常不及慢性期明显,水肿的存在使病灶看起来常大于实际梗死灶。注射造影剂后,T_1WI 急性期、亚急性期和慢性期病灶显示增强,呈椭圆形、圆形,也可呈环形。

3.CT 血管成像(CTA)、磁共振血管成像(MRA)

这两项检查可以了解颈内动脉有无狭窄及闭塞程度。

(二)超声检查

经颅多普勒超声(TCD)了解颈内动脉狭窄及闭塞程度。三维 B 超检查了解颈内动脉粥样硬化斑块的大小和厚度。

(三)血液学检查

血液学检查了解有无糖尿病和高脂血症等。

五、诊断与鉴别诊断

(一)诊断

(1)中老年人发病,多数患者有高血压病史,部分患者有糖尿病史或短暂性脑缺血发作史。

(2)急性或亚急性起病,症状比较轻,体征比较单一。

(3)临床表现符合 Fisher 描述的常见综合征之一。

(4)颅脑 CT 或 MRI 发现与临床神经功能缺损一致的病灶。

(5)预后较好,恢复较快,大多数患者不遗留症状和体征。

(二)鉴别诊断

1.小量脑出血

小量脑出血为中老年发病,有高血压和急起的偏瘫和偏身感觉障碍。但小量脑出血头颅 CT 显示高密度灶即可鉴别。

2.脑囊虫病

CT 表现为低信号病灶。但是,脑囊虫病 CT 呈多灶性、小灶性和混合灶性病灶,临床表现常有头痛和癫痫发作,血和脑脊液囊虫抗体呈阳性,可供鉴别。

六、治疗

(一)抗血小板聚集药物

抗血小板聚集药物是预防和治疗腔隙性脑梗死的有效药物。

1.肠溶阿司匹林(或拜阿司匹林)

每次 100 mg,每天 1 次,口服,可连用 6～12 个月。

2.氯吡格雷

每次 50～75 mg,每天 1 次,口服,可连用半年。

3.西洛他唑

每次 50～100 mg,每天 2 次,口服。

4.曲克芦丁

每次 200 mg,每天 3 次,口服;或每次 400～600 mg,加入 500 mL 5％的葡萄糖注射液或 0.9％的氯化钠注射液中,静脉滴注,每天 1 次,可连用 20 d。

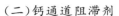

（二）钙通道阻滞剂

1.氟桂利嗪

每次 5～10 mg,睡前口服。

2.尼莫地平

每次 20～30 mg,每天 3 次,口服。

3.尼卡地平

每次 20 mg,每天 3 次,口服。

（三）血管扩张药

1.丁苯酞

每次 200 mg,每天 3 次,口服。偶见恶心、腹部不适,有严重出血倾向者忌用。

2.丁咯地尔

每次 200 mg,加入 250 mL 5％的葡萄糖注射液或 0.9％的氯化钠注射液中静脉滴注,每天 1 次,连用 10～14 d;或每次 200 mg,每天 3 次,口服。可有头痛、头晕、恶心等不良反应。

3.倍他司汀

每次 6～12 mg,每天 3 次,口服。可有恶心、呕吐等不良反应。

（四）内科病的处理

有效控制高血压、糖尿病、高脂血症等,坚持药物治疗,定期检查血压、血糖、血脂、心电图和有关血液流变学指标。

七、预后与预防

（一）预后

Marie 和 Fisher 认为腔隙性脑梗死一般预后良好,下述几种情况影响腔隙性脑梗死的预后。

(1)梗死灶的部位和大小,例如,腔隙性脑梗死发生在脑的重要部位——脑桥和丘脑的患者以及多发性腔隙性脑梗死患者预后不良。

(2)有反复 TIA 发作,有高血压、糖尿病和严重心脏病(缺血性心脏病、心房颤动、心脏瓣膜病等),没有很好地控制症状者预后不良。据报道,1 年内腔隙性脑梗死的复发率为 10％～18％;腔隙性脑梗死,特别是多发性腔隙性脑梗死发病半年后,约有 23％的患者发展为血管性痴呆。

（二）预防

控制高血压、防治糖尿病和 TIA 是预防腔隙性脑梗死发生和复发的关键。

(1)积极处理危险因素。①调控血压:长期高血压是腔隙性脑梗死主要的危险因素之一。在降血压药物方面无统一规定应用的药物。选用降血压药物的原则是既要有效和持久降低血压,又不影响重要器官的血流量。可选用钙通道阻滞剂,如硝苯地平缓释片,每次 20 mg,每天 2 次,口服;或尼莫地平,每次 30 mg,每天 1 次,口服。也可选用血管紧张素转化酶抑制剂(ACEI),如卡托普利,每次 12.5～25 mg,每天 3 次,口服;或贝拉普利,每次 5～10 mg,每天 1 次,口服。②调控血糖:糖尿病也是腔隙性脑梗死主要的危险因素之一。要积极控制血糖,注意饮食与休息。③调控高血脂:可选用辛伐他汀,每次 10～20 mg,每天 1 次,口服;或洛伐他汀,每次 20～40 mg,每天 1～2 次,口服。④积极防治心脏病:要减轻心脏负荷,避免或慎用增加心脏负荷的药物,注意补液的速度及补液量;对有心肌缺血、心肌梗死者应在心血管内科医师的协助下进行药物治疗。

（2）可以较长时期应用抗血小板聚集药物,如阿司匹林、氯吡格雷和活血化瘀的中药。

（3）生活规律,心情舒畅,饮食清淡,进行适宜的体育锻炼。

（牛希华）

第五节　颈动脉粥样硬化

颈动脉粥样硬化是指双侧颈总动脉、颈总动脉分叉处及颈内动脉颅外段的管壁僵硬,内膜-中层增厚（IMT）,内膜下脂质沉积,斑块形成以及管腔狭窄,最终可导致脑缺血性损害。

颈动脉粥样硬化与种族有关,白种男性老年人颈动脉粥样硬化的发病率最高,在美国约35％的缺血性脑血管病由颈动脉粥样硬化引起,因此对颈动脉粥样硬化的防治一直是西方国家研究的热点,如北美症状性颈动脉内膜切除试验（NASCET）和欧洲颈动脉外科试验（ECST）。我国对颈动脉粥样硬化的研究起步较晚,目前尚缺乏像 NASCET 和 ECST 宗试验数据,但随着诊断技术的发展,如高分辨率颈部双功超声、磁共振血管造影等的应用,人们对颈动脉粥样硬化在脑血管疾病中重要性的认识已明显提高,我国现已开展颈动脉内膜剥脱术及经皮血管内支架形成等治疗。

颈动脉粥样硬化的危险因素与一般动脉粥样硬化相似,如高血压、糖尿病、高血脂、吸烟、肥胖。颈动脉粥样硬化引起脑缺血的机制有两点:①动脉-动脉栓塞,栓子可以是粥样斑块基础上形成的附壁血栓脱落,或斑块本身破裂脱落;②血流动力学障碍,人们一直以为血流动力学障碍是颈动脉粥样硬化引起脑缺血的主要发病机制,因此把高度颈动脉狭窄（＞70％）作为防治的重点,如采用颅外-颅内分流术以改善远端供血,结果并未能降低同侧卒中的发病率,原因是颅外-颅内分流术并未能消除栓子源,仅仅是绕道而不是消除颈动脉斑,因此不能预防栓塞性卒中。现已认为脑缺血的产生与斑块本身的结构和功能状态密切相关,斑块的稳定性比斑块的体积有更大的临床意义。动脉-动脉栓塞可能是缺血性脑血管病最主要的病因,颈动脉粥样硬化斑块是脑循环动脉源性栓子的重要来源。因此,有必要提高对颈动脉粥样硬化的认识,并在临床工作中加强对颈动脉粥样硬化的防治。

一、临床表现

颈动脉粥样硬化引起的临床症状,主要为短暂性脑缺血发作（transient ischemic attack,TIA）及脑梗死。

（一）TIA

脑缺血症状多在 2 min 内达高峰,多数持续 2～15 min,仅数秒的发作一般不是 TIA。TIA 持续时间越长（＜24 h）,遗留梗死灶的可能性越大。

1.运动和感觉症状

运动症状包括单侧肢体无力,动作笨拙或瘫痪。感觉症状为对侧肢体麻木和感觉减退。运动和感觉症状往往同时出现,但也可以是纯运动或纯感觉障碍。肢体瘫痪的程度从肌力轻度减退至完全性瘫痪,肢体麻木可无客观的浅感觉减退。如果出现一过性失语,提示优势半球 TIA。

2.视觉症状

一过性单眼黑蒙是同侧颈内动脉狭窄较特异的症状,患者常描述为"垂直下沉的阴影",或像"窗帘拉拢"。典型发作持续仅数秒或数分钟,并可反复、刻板发作。若患者有一过性单眼黑蒙伴对侧肢体 TIA,则高度提示黑蒙侧颈动脉粥样硬化狭窄。

严重颈动脉狭窄可引起一种少见的视觉障碍,当患者暴露在阳光下时,病变同侧单眼失明,在回到较暗环境后数分钟或数小时视力才能逐渐恢复。其发生的机制尚未明。

3.震颤

颈动脉粥样硬化可引起肢体震颤,往往在姿势改变、行走或颈部过伸时出现。这种震颤常发生在肢体远端、单侧,且无节律性(3～12 Hz),持续数秒至数分钟,发作时不伴意识改变。脑缺血产生肢体震颤的原因也未明。

4.颈部杂音

颈动脉粥样硬化使动脉部分狭窄,血液出现涡流,用听诊器可听到杂音。下颌角处舒张期杂音高度提示颈动脉狭窄。颈内动脉虹吸段狭窄可出现同侧眼部杂音。但杂音对颈动脉粥样硬化无定性及定位意义,仅 50%～60% 的颈部杂音与颈动脉粥样硬化有关,在 45 岁以上人群中,3%～4% 有无症状颈部杂音。过轻或过重的动脉狭窄不能形成涡流,因此常无杂音。当一侧颈动脉高度狭窄或闭塞时,病变对侧也可出现杂音。

(二)脑梗死

颈动脉粥样硬化可引起脑梗死,出现持久性的神经功能缺失,头颅 CT、MRI 扫描可显示大脑中动脉和大脑前动脉供血区基底节及皮质下梗死灶,梗死灶部位与临床表现相符。与其他病因所致的脑梗死不同,颈动脉粥样硬化引起的脑梗死常先有 TIA,可呈阶梯状发病。

二、诊断

(一)超声检查

超声检查可评价早期颈动脉粥样硬化及病变的进展程度,是一种方便、常用的方法。国外近70% 的颈动脉粥样硬化患者经超声检查即可确诊。在超声检查中应用较多的是双功能超声(DUS)。DUS 是多普勒血流超声与显像超声相结合,能反映颈动脉的血管壁,斑块形态及血流动力学变化。其测定参数包括颈动脉内膜厚度、内膜中层厚度(IMT)、斑块大小及斑块形态、管壁内径,计算狭窄程度以及颈动脉血流速度。IMT 是反映早期颈动脉硬化的指标,若 IMT ≥1 mm 即提示有早期动脉硬化。斑块常发生在颈总动脉分叉处及颈内动脉起始段,根据形态分为扁平型、软斑、硬斑和溃疡型。斑块的形态较斑块的体积有更重要的临床意义,不稳定的斑块如软斑,特别是溃疡斑,更易合并脑血管疾病。目前有 4 种方法来计算颈动脉狭窄程度:NASCET 法、ECST 法、CC 法和 CSI 法。采用较多的是 NASCET 法:狭窄率=[1−最小残存管径(MRI)/狭窄远端管径(DL)]×100%。依据血流速度升高的程度,可粗略判断管腔的狭窄程度。

随着超声检查分辨率的提高,特别是其对斑块形态和溃疡的准确评价,使 DUS 在颈动脉粥样硬化的诊断和治疗方法的选择上具有越来越重要的临床实用价值。但 DUS 也有一定的局限性,超声检查与操作者的经验密切相关,其结果的准确性易受人为因素影响。另外,DUS 不易区别高度狭窄与完全性闭塞,而两者的治疗方法截然不同。因此,当 DUS 提示动脉闭塞时,应做血管造影以证实。

（二）磁共振血管造影

磁共振血管造影（MRA）是 20 世纪 80 年代出现的一项无创性技术，检查时不需要注射对比剂，对人体无损害。MRA 对颈动脉粥样硬化评价的准确性在 85％以上，若与 DUS 相结合，则可大大提高无创性检查的精确度。只有当 DUS 与 MRA 检查结果不一致时，才需要做血管造影。MRA 的局限性在于费用昂贵，对狭窄程度的评价有偏大倾向。

（三）血管造影

血管造影，特别是数字减影血管造影（DSA），仍然是判断颈动脉狭窄的"金标准"。在选择是否采用手术治疗和手术治疗方案时，相当多患者仍需做 DSA。血管造影的特点在于对血管狭窄的判断有很高的准确性，缺点是不易判断斑块的形态。

（四）鉴别诊断

1.椎-基底动脉系统 TIA

当患者表现为双侧运动或感觉障碍、眩晕、复视、构音障碍、同向视野缺失时，应考虑是后循环病变而非颈动脉粥样硬化。一些交替性的神经症状（如先左侧然后右侧的偏瘫），往往提示后循环病变、心源性栓塞或弥散性血管病变。

2.偏头痛

25％～35％的缺血性脑血管病伴有头痛，且典型偏头痛发作也可伴发神经系统定位体征，易与 TIA 混淆。两者的区别在于偏头痛引起的定位体征为兴奋性的，如感觉过敏，视幻觉、不自主运动。偏头痛患者常有类似的反复发作史和家族史。

三、治疗

治疗动脉粥样硬化的方法亦适用于颈动脉粥样硬化，如戒烟、加强体育活动、减轻肥胖、控制高血压及降低血脂。

（一）内科治疗

内科治疗的目的在于阻止动脉粥样硬化的进展，预防脑缺血的发生以及预防手术后该病的复发。目前尚未完全证实内科治疗可逆转和消退颈动脉粥样硬化。

1.抗血小板聚集药治疗

抗血小板聚集药治疗的目的是阻止动脉粥样硬化斑块表面生成血栓，预防脑缺血的发作。阿司匹林是目前使用最广泛的抗血小板药，长期服用可较显著地减少心脑血管疾病发生。阿司匹林的剂量 30～1 300 mg/d 均有效。目前还没有证据说明大剂量阿司匹林较小剂量更有效，因此对绝大多数患者而言，50～325 mg/d 是推荐剂量。

对阿司匹林治疗无效的患者，一般不主张用加大剂量来增强疗效，可选择替换成其他抗血小板聚集药，如抵克得，或改用口服抗凝剂。抵克立得的作用较阿司匹林强，但不良反应也大。

2.抗凝治疗

当颈动脉粥样硬化患者抗血小板聚集药治疗无效，或不能耐受抗血小板聚集药治疗时，可采用抗凝治疗。最常用的口服抗凝剂是华法林。

（二）颈动脉内膜剥脱术

对高度狭窄（70％～99％）的症状性颈动脉粥样硬化患者，首选的治疗方法是动脉内膜剥脱术（CEA）。国外自 20 世纪 50 年代开展 CEA，其式式已有极大的改良，在美国每年有 10 万人因颈动脉狭窄接受 CEA 治疗，CEA 不仅减少了脑血管疾病的发病率，还降低了因脑缺血反复发作而增加的医疗费用。我国现已开展此项医疗技术。

四、康复

对于无症状性颈动脉粥样硬化,年龄与颈动脉粥样硬化密切相关,被认为是颈动脉粥样硬化的主要危险因素之一。国内一组 1 095 例无症状人群的 DUS 普查发现:60 岁以下、60～70 岁和70 岁以上人群,颈动脉粥样硬化的发病率分别是 3.7%、24.2% 以及 54.8%。若患者有冠心病或周围血管病,则约 1/3 的患者一侧颈动脉粥样硬化狭窄程度超过 50%。因此,对高龄患者,特别是具有动脉粥样硬化危险因素的患者,应考虑到无症状性颈动脉粥样硬化的可能,查体时注意有无颈部血管杂音,必要时选做相应的辅助检查。

有报道无症状性颈动脉狭窄的 3 年卒中危险率为 2.1%。从理论上讲,无症状性颈动脉粥样硬化随着病情的发展,特别是狭窄程度超过 50% 的患者,产生 TIA、脑梗死等临床症状的可能性增大,欧洲一项针对无症状性颈动脉粥样硬化的研究表明,颈动脉狭窄程度越高,3 年卒中危险率增加。

无症状性颈动脉粥样硬化 3 年卒中危险率仅 2.1%,因此对狭窄程度超过 70% 的无症状患者,是否采用颈动脉内膜剥脱术,目前尚无定论。颈动脉内膜剥落术具有危险性,因此,目前对无症状性颈动脉粥样硬化仍以内科治疗为主,同时密切随访。

(牛希华)

第六节 短暂性脑缺血发作

短暂性脑缺血发作(transient ischemic attack,TIA)是指脑血管病变引起的短暂性、局限性脑功能缺失或视网膜功能障碍。临床症状一般持续 10～20 min,多在 1 h 内缓解,最长不超过24 h,不遗留神经功能缺失症状,结构性影像学(CT、MRI)检查无责任病灶。凡临床症状持续超过 1 h 且神经影像学检查有明确病灶者不宜称为 TIA。

1975 年,曾将 TIA 定义中的时间限定为 24 h,这是基于时间的定义。2002 年,美国 TIA 工作组提出了新的定义,即由于局部脑或视网膜缺血引起的短暂性神经功能缺损发作,典型临床症状持续不超过 1 h,且无急性脑梗死的证据。TIA 新的基于组织学的定义以脑组织有无损伤为基础,更有利于临床医师及时进行评价,使急性脑缺血得到迅速干预。

流行病学统计表明,15% 的脑卒中患者曾发生过 TIA。不包括未就诊的患者,美国每年TIA 发作人数估计为 20 万～50 万人。TIA 患者发生脑卒中的概率明显高于一般人群,TIA 后第 1 个月内发生脑梗死者占 4%～8%;1 年内占 12%～13%;5 年内增至 24%～29%。TIA 患者发生脑卒中在第 1 年内较一般人群高 13～16 倍,所以,TIA 是最严重的"卒中预警"事件,也是治疗干预的最佳时机,频发 TIA 更应以急诊处理。

一、病因与发病机制

(一)病因

TIA 的病因有多种,主要是动脉粥样硬化和心源性栓子。多数学者认为微栓塞或血流动力学障碍是 TIA 发病的主要原因,90％左右的微栓子来源于心脏和动脉,动脉粥样硬化是 50 岁以上患者 TIA 的最常见原因。

（二）发病机制

TIA 的真正发病机制至今尚未完全阐明,主要有血流动力学改变学说和微栓子学说。

1.血流动力学改变学说

TIA 的主要原因是血管本身病变。动脉粥样硬化造成大血管的严重狭窄,病变血管的调节能力下降,当一些因素引起灌注压降低时,病变血管支配区域的血流就会显著下降,同时又可能存在全血黏度升高、红细胞变形能力下降和血小板功能亢进等血液流变学改变,促进了微循环障碍的发生,而使局部血管无法保持血流量的恒定,导致相应供血区域 TIA 的发生。血流动力学型 TIA 在大动脉严重狭窄基础上合并血压下降,导致远端一过性脑供血不足症状,当血压回升时症状可缓解。

2.微栓子学说

大动脉的不稳定粥样硬化斑块破裂,脱落的栓子随血流移动,阻塞远端动脉,随后栓子很快发生自溶,临床表现为一过性缺血发作。动脉的微栓子常来源于颈内动脉。心源性栓子为微栓子的另一来源。

3.其他学说

其他学说有脑动脉痉挛、受压学说,认为脑血管受到各种刺激造成的痉挛或由于颈椎骨质增生压迫椎动脉造成缺血;颅外血管盗血学说,认为锁骨下动脉严重狭窄,椎动脉脑血流逆行,导致颅内灌注不足等。

TIA 常见的危险因素包括高龄、高血压、抽烟、心脏病、高血脂、糖尿病、糖耐量异常、肥胖、不健康饮食、体力活动过少、过度饮酒、口服避孕药、绝经后应用雌激素、高同型半胱氨酸血症、抗心磷脂抗体综合征、蛋白 C/蛋白 S 缺乏症等。

二、病理

发生缺血部位的脑组织常无病理改变,但部分患者可见脑深部小动脉发生闭塞而形成的微小梗死灶,其直径常小于 1.5 mm。主动脉弓发出的大动脉、颈动脉可见动脉粥样硬化性改变、狭窄或闭塞。颅内动脉也可有动脉粥样硬化性改变,或可见动脉炎性浸润。另外可有颈动脉或椎动脉过长或扭曲。

三、临床表现

TIA 多发于老年人,男性多于女性。发病突然,恢复完全,不遗留神经功能缺损的症状和体征,多有反复发作的病史。持续时间短暂,一般为 10～15 min,颈内动脉的 TIA 平均持续时间为 14 min,椎-基底动脉的 TIA 平均持续时间为 8 min,每天可有数次发作,发作间期无神经系统症状及阳性体征。颈内动脉的 TIA 与椎-基底动脉的 TIA 相比,发作频率较少,但更容易进展为脑梗死。

TIA 神经功能缺损的临床表现依据受累的血管供血范围而不同,临床常见的神经功能缺损有以下两种。

（一）颈动脉 TIA

常见的症状为对侧面部或肢体的一过性无力和感觉障碍、偏盲,偏侧肢体或单肢的发作性轻瘫常见,通常以上肢和面部较重,优势半球受累可出现语言障碍。单眼视力障碍为颈内动脉TIA所特有,短暂的单眼黑矇是颈内动脉分支——眼动脉缺血的特征性症状,表现为短暂性视物模糊、眼前有灰暗感或云雾状物。

（二）椎-基底动脉 TIA

常见症状为眩晕、头晕、平衡障碍、复视、构音障碍、吞咽困难、皮质性盲、视野缺损、共济失调、交叉性肢体瘫痪、感觉障碍。颞叶、海马、边缘系统等部位缺血可能出现短暂性全面性遗忘症,表现为突发的一过性记忆丧失,时间、空间定向力障碍,患者有自知力,无意识障碍,对话、书写、计算能力保留,症状可持续数分钟至数小时。

血流动力学型 TIA 与微栓塞型 TIA 在临床表现上有所区别（表 3-3）。

表 3-3　血流动力学型 TIA 与微栓塞型 TIA 的临床鉴别要点

临床表现	血流动力学型	微栓塞型
发作频率	密集	稀疏
持续时间	短暂	较长
临床特点	刻板	多变

四、辅助检查

治疗的结果与确定病因直接相关,辅助检查的目的就在于确定病因及危险因素。

（一）TIA 的神经影像学表现

普通 CT 和 MRI 扫描正常。MRI 灌注成像（PWI）表现可有局部脑血流减少,但不出现 MRI 弥散成像（DWI）的影像异常。TIA 是临床常见的脑缺血急症,要对 TIA 患者进行快速的综合评估,尤其是进行 MRI 检查（包括 DWI 和 PWI）,以便鉴别脑卒中、确定半暗带、制定治疗方案和判断预后。CT 检查可以排除脑出血、硬膜下血肿、脑肿瘤、动静脉畸形和动脉瘤等临床表现与 TIA 相似的疾病,必要时需行腰椎穿刺以排除蛛网膜下腔出血。CT 血管成像（CTA）、磁共振血管成像（MRA）有助于了解血管的情况。梗死型 TIA 是指临床表现为 TIA,但影像学上有脑梗死的证据,早期的 DWI 检查发现,20%～40%临床上表现为 TIA 的患者存在梗死灶。但实际上根据 TIA 的新概念,只要出现了梗死灶就不能诊断为 TIA。

（二）血浆同型半胱氨酸检查

血浆同型半胱氨酸浓度与动脉粥样硬化程度密切相关,血浆同型半胱氨酸水平升高是全身性动脉硬化的独立危险因素。

（三）其他检查

经颅多普勒超声（TCD）检查可发现颅内动脉狭窄,并且可进行血流状况评估和微栓子检测。血常规和生化检查也是必要的,神经心理学检查可能发现轻微的脑功能损害。双侧肱动脉压、桡动脉搏动、双侧颈动脉的检查,全血和血小板检查,血脂、空腹血糖、糖耐量、纤维蛋白原、凝血功能、抗心磷脂抗体的检查,心电图,心脏及颈动脉超声等,有助于发现 TIA 的病因和危险因素、评判动脉狭窄程度、评估侧支循环建立程度和进行微栓子的检测。有条件时应考虑经食管超声心动图检查,可能发现心源性栓子的来源。

五、诊断与鉴别诊断

（一）诊断

诊断只能依靠病史，根据血管分布区内急性短暂神经功能障碍与可逆性发作的特点，结合CT排除出血性疾病，可考虑 TIA。确立 TIA 诊断后应进一步进行病因、发病机制的诊断和危险因素分析。TIA 和脑梗死之间并没有截然的区别，两者应被视为一个疾病动态演变过程的不同阶段，应尽可能采用"组织学损害"的标准界定两者。

（二）鉴别诊断

鉴别需要考虑其他可以导致短暂性神经功能障碍发作的疾病。

1.局灶性癫痫后出现的托德麻痹（Todd 麻痹）

局限性运动性发作后可能遗留短暂的肢体无力或轻偏瘫，持续 0.5～36 h 可消除。患者有明确的癫痫病史，脑电图可见局限性异常，CT 或 MRI 可能发现脑内病灶。

2.偏瘫型偏头痛

偏瘫型偏头痛多于青年期发病，在女性中多见，可有家族史，头痛发作的同时或过后出现同侧或对侧肢体不同程度的瘫痪，并可在头痛消退后持续一段时间。

3.晕厥

晕厥为短暂性弥漫性脑缺血、缺氧所致，表现为短暂性意识丧失，常伴有面色苍白、大汗、血压下降，脑电图多数正常。

4.梅尼埃病

发病年龄较轻，发作性眩晕、恶心、呕吐可与椎-基底动脉系统 TIA 相似，反复发作常合并耳鸣及听力减退，症状可持续数小时至数天，但缺乏中枢神经系统定位体征。

5.其他

血糖异常、血压异常、颅内结构性损伤、多发性硬化等，也可能出现类似 TIA 的临床症状。临床上可以依靠影像学资料和实验室检查进行鉴别诊断。

六、治疗

TIA 是缺血性血管病变的重要部分。TIA 既是急症，又是预防缺血性血管病变的最佳和最重要的时机。TIA 的治疗与二级预防密切结合，可减少脑卒中及其他缺血性血管事件发生。TIA 症状持续 1 h 以上，应按照处理急性脑卒中的流程进行处理。根据 TIA 病因和发病机制的不同，应采取不同的治疗策略。

（一）控制危险因素

对 TIA 需要严格控制危险因素，包括调整血压、血糖、血脂、同型半胱氨酸，戒烟，治疗心脏疾病，避免大量饮酒，有规律地进行体育锻炼、控制体质量等。已经发生 TIA 的患者或高危人群可长期服用抗血小板药物。肠溶阿司匹林为目前主要的预防性用药之一。

（二）药物治疗

1.抗血小板聚集药物

此类药物阻止血小板活化、黏附和聚集，防止血栓形成，减少动脉-动脉微栓子。常用药物如下。

（1）阿司匹林肠溶片：通过抑制环氧化酶减少血小板内花生四烯酸转化为血栓烷 A_2（TXA$_2$）

以防止血小板聚集,各国指南推荐的标准剂量不同,我国指南的推荐剂量为75～150 mg/d。

(2)氯吡格雷(75 mg/d):是被广泛采用的抗血小板药,通过抑制血小板表面的二磷酸腺苷(ADP)受体阻止血小板积聚。

(3)双嘧达莫:为血小板磷酸二酯酶抑制剂,其缓释剂可与阿司匹林联合使用,效果优于单用阿司匹林。

2.抗凝治疗

对存在心源性栓子的患者应给予抗凝治疗。抗凝剂种类很多,肝素、低分子量肝素、口服抗凝剂(如华法林和香豆素)等均可选用,但除低分子量肝素外,在其他抗凝剂的应用过程中应注意检测凝血功能,以避免发生出血不良反应。低分子量肝素,每次4 000～5 000 U,腹部皮下注射,每天2次,连用7～10 d。与普通肝素比较,低分子量肝素的生物利用度好,使用安全。口服华法林6～12 mg/d,5天后改为2～6 mg/d并维持1周,目标国际标准化比值(INR)范围为2.0～3.0。

3.降压治疗

血流动力学型TIA的治疗以改善脑供血为主,慎用血管扩张药物,除抗血小板聚集、降脂治疗外,需慎重管理血压,避免降压过度,必要时可给予扩容治疗。在大动脉狭窄解除后,可考虑将血压控制在目标值以下。

4.生化治疗

生化治疗防治动脉硬化及其引起的动脉狭窄和痉挛,防治斑块脱落的微栓子形成栓塞而造成TIA。主要用药:维生素 B_1,每次10 mg,3次/天;维生素 B_2,每次5 mg,3次/天;维生素 B_6,每次10 mg,3次/天;复合维生素 B,每次10 mg,3次/天;维生素 C,每次100 mg,3次/天;叶酸片,每次5 mg,3次/天。

(三)手术治疗

颈动脉剥脱术(CEA)和颈动脉支架治疗(CAS)适用于症状性颈动脉狭窄70%以上的患者,实际操作上应从严掌握适应证。仅为预防脑卒中而让无症状的颈动脉狭窄患者冒险手术不是正确的选择。

七、预后与预防

(一)预后

TIA可使发生缺血性脑卒中的危险性增加。传统观点认为,未经治疗的TIA患者约1/3发展成脑梗死,1/3可反复发作,另外1/3可自行缓解。但如果经过认真、细致的中西医结合治疗会减少脑梗死的发生比例。一般第一次TIA后,10%～20%的患者在其后90 d为出现缺血性脑卒中,其中50%的缺血性脑卒中发生在第1次TIA发作后24～28 h。脑卒中发生率升高的危险因素包括高龄、糖尿病、发作时间超过10 min、颈内动脉系统TIA症状(如无力和语言障碍)。椎-基底动脉系统TIA发生脑梗死的比例较少。

(二)预防

近年来以中西医结合治疗TIA的临床研究证明,在注重整体调节的前提下,病证结合,中医学辨证论治能有效减少TIA发作的频率及程度并降低形成脑梗死的危险因素,从而起到预防脑血管病事件发生的作用。

(牛希华)

117

第七节 脑 栓 塞

脑栓塞以前称栓塞性脑梗死,是指来自身体各部位的栓子经颈动脉或椎动脉进入颅内,阻塞脑部血管,中断血流,导致该动脉供血区域的脑组织缺血缺氧而软化坏死,产生相应的脑功能障碍。临床表现出相应的神经系统功能缺损症状和体征,如急骤起病的偏瘫、偏身感觉障碍和偏盲。大面积脑梗死还有颅内高压症状,严重时可发生昏迷和脑疝。脑栓塞约占脑梗死的15%。

一、病因与发病机制

（一）病因

脑栓塞按其栓子来源不同,可分为心源性脑栓塞、非心源性脑栓塞及来源不明的脑栓塞。心源性栓子占脑栓塞的60%～75%。

1.心源性

风湿性心脏病引起的脑栓塞占脑栓塞的50%以上。二尖瓣狭窄或二尖瓣狭窄合并闭锁不全者最易发生脑栓塞,因二尖瓣狭窄时,左心房扩张,血流缓慢瘀滞,又有涡流,易于形成附壁血栓,血流不规则更易使之脱落而成栓子,故心房颤动时更易发生脑栓塞。慢性心房颤动是脑栓塞形成最常见的原因。脑栓塞形成还有心肌梗死、心肌病的附壁血栓、细菌性心内膜炎时瓣膜上的炎性赘生物脱落、心脏黏液瘤和心脏手术等病因。

2.非心源性

主动脉以及发出的大血管粥样硬化斑块和附着物脱落引起的血栓栓塞也是脑栓塞的常见原因。另外,造成脑栓塞的还有炎症的脓栓、骨折的脂肪栓、人工气胸和气腹的空气栓、癌栓、虫栓和异物栓、来源不明的栓子等。

（二）发病机制

各个部位的栓子通过颈动脉或椎动脉时,栓子阻塞血管的某一分支,造成缺血、梗死和坏死,产生相应的临床表现;还有栓子造成远端的急性供血中断,该区脑组织发生缺血性变性、坏死及水肿;另外,由于栓子的刺激,该段动脉和周围小动脉反射性痉挛,不仅造成该栓塞的动脉供血区缺血,还因其周围的动脉痉挛,脑缺血损害加重。

二、病理

脑栓塞的病理改变与脑血栓的形成基本相同,但是,有以下几点不同:①脑栓塞的栓子与动脉壁不粘连;而脑血栓是在动脉壁上形成的,所以栓子与动脉壁粘连不易分开;②脑栓塞的栓子可以向远端移行,而脑血栓形成的栓子不能;③脑栓塞所致的梗死灶,有60%以上合并出血性梗死;脑血栓形成所致的梗死灶合并出血性梗死较少;④脑栓塞往往为多发病灶,脑血栓形成常为一个病灶。另外,炎性栓子可见局灶性脑炎或脑脓肿,寄生虫栓子在栓塞处可发现虫体或虫卵。

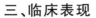

三、临床表现

（一）发病年龄

风湿性心脏病引起者以中青年为多，冠心病及大动脉病变引起者以中老年人为多。

（二）发病情况

脑栓塞发病急骤，在数秒钟或数分钟达高峰，是所有脑卒中发病最快者，有少数患者因反复栓塞可在数天内呈阶梯式加重。一般发病无明显诱因，安静和活动时均可发病。

（三）症状与体征

约有 4/5 的脑栓塞发生于前循环，特别是大脑中动脉，病变对侧出现偏瘫、偏身感觉障碍和偏盲，优势半球病变，还有失语。癫痫发作很常见，因大血管栓塞常引起脑血管痉挛，有部分性发作或全面性发作。椎-基底动脉栓塞约占 1/5，起病有眩晕、呕吐、复视、交叉性瘫痪、共济失调、构音障碍和吞咽困难等。栓子进入一侧或两侧大脑后动脉有同向性偏盲或皮质盲。基底动脉主干栓塞会导致昏迷、四肢瘫痪，可引起闭锁综合征及基底动脉尖综合征。

心源性栓塞患者有心慌、胸闷、心律不齐和呼吸困难等。

四、辅助检查

（一）胸部 X 线检查

胸部 X 线检查可发现心脏肥大。

（二）心电图检查

心电图检查可发现陈旧或新鲜心肌梗死、心律失常等。

（三）超声心动图检查

超声心动图检查是评价心源性脑栓塞的重要依据之一，能够显示心脏立体解剖结构，可显示瓣膜反流和运动、心室壁的功能、心腔内的肿块。

（四）多普勒超声检查

多普勒超声检查有助于测量血流通过狭窄瓣膜的压力梯度及狭窄的严重程度。彩色多普勒超声血流图可检测瓣膜反流程度并可研究与血管造影的相关性。

（五）经颅多普勒超声（TCD）

TCD 可检测颅内血流情况，评价血管狭窄的程度及闭塞血管的部位，也可检测动脉粥样硬化的斑块及微栓子的部位。

（六）神经影像学检查

头颅 CT 和 MRI 检查可显示缺血性梗死和出血性梗死改变。合并出血性梗死高度支持脑栓塞的诊断，许多患者继发出血性梗死临床症状并未加重，发病 3～5 d 复查 CT 可早期发现继发性梗死后出血。CT 难以发现早期脑梗死，常规 MRI 假阳性率较高，MRI 弥散成像（DWI）和 MRI 灌注成像（PWI）可以发现超急性期脑梗死。磁共振血管成像（MRA）是一种无创伤性显示脑血管狭窄或阻塞的方法，造影特异性较高。数字减影血管造影（DSA）可更好地显示脑血管狭窄的部位、范围和程度。

（七）腰椎穿刺脑脊液检查

脑栓塞引起的大面积脑梗死可有压力升高和蛋白含量升高。出血性脑梗死时可见红细胞。

五、诊断与鉴别诊断

（一）诊断

（1）该病多为急骤发病。

（2）该病多数无前驱症状。

（3）患者一般意识清楚或有短暂意识障碍。

（4）患者有颈内动脉系统或椎-基底动脉系统缺血发作的症状和体征。

（5）腰椎穿刺脑脊液检查一般不应含血，若有红细胞可考虑出血性脑栓塞。

（6）栓子的来源可为心源性或非心源性，也可同时伴有脏器栓塞症状。

（7）头颅 CT 和 MRI 检查有梗死灶或出血性梗死灶。

（二）鉴别诊断

1.血栓形成性脑梗死

脑栓塞和血栓形成性脑梗死均有急性起病的偏瘫、偏身感觉障碍，但血栓形成性脑梗死发病较慢，短期内症状可逐渐进展，一般无心房颤动等心脏病症状，头颅 CT 很少有出血性梗死灶，可以鉴别。

2.脑出血

脑出血和脑栓塞均有急骤起病的偏瘫，但脑出血多数有高血压、头痛、呕吐和意识障碍，头颅 CT 显示高密度灶，可以鉴别。

六、治疗

（一）抗凝治疗

对抗凝治疗预防心源性脑栓塞复发的利弊，仍存在争议。有的学者认为脑栓塞容易发生出血性脑梗死和大面积脑梗死，可有明显的脑水肿，所以在急性期不主张应用较强的抗凝药物，以免引起出血性梗死或并发脑出血而加重脑水肿。也有学者认为，抗凝治疗是预防随后再发栓塞性脑卒中的重要手段。心房颤动、有再栓塞风险的心源性病因、动脉夹层或动脉高度狭窄的患者，可应用抗凝药物预防再栓塞。常用的抗凝药物有以下几种。

1.肝素

肝素有妨碍凝血活酶的形成作用；能增强抗凝血酶、中和活性凝血因子及纤溶酶；还有消除血小板的凝集作用，通过抑制透明质酸酶的活性而发挥抗凝作用。肝素钠每次 12 500～25 000 U（100～200 mg），加入 1 000 mL 5％的葡萄糖注射液或 0.9％的氯化钠注射液中，缓慢静脉滴注或微泵注入，以每分钟 10～20 滴为宜，维持 48 h，同时第 1 天开始口服抗凝药。

有颅内出血、严重高血压、肝肾功能障碍、消化道溃疡、急性细菌性心内膜炎和出血倾向者禁用。根据活化部分凝血活酶时间（APTT）调整剂量，维持治疗前 APTT 值的 1.5～2.5 倍，及时检测 APTT 及活动度。肝素的用量过大可导致严重自发性出血。

2.那曲肝素钙

又名低分子肝素钙，是一种由普通肝素钠通过硝酸分解纯化而得到的低分子肝素钙盐，其平均分子量为 4 500。目前认为低分子肝素钙是通过抑制凝血酶的生长而发挥作用，可溶解血栓和改善血流动力学。它对血小板的功能影响明显小于肝素，很少引起出血并发症。因此，那曲肝素钙是一种比较安全的抗凝药。每次 4 000～5 000 U（WHO 单位），腹部脐下外侧皮下垂直注射，每天 1～2 次,连用 7～10 d,注意不能用于肌内注射。可能引起注射部位出血性瘀斑、皮下瘀血、血尿和过敏性皮疹。

3.华法林

华法林为香豆素衍生物钠盐,通过拮抗维生素 K 的作用,使凝血因子 Ⅱ、Ⅶ、Ⅸ 和 Ⅹ 的前体物质不能活化,在体内发挥竞争性的抑制作用,为一种间接性的中效抗凝剂。用药第 1 天,给予 5～10 mg,口服;第 2 天减为一半量;第 3 天根据复查的凝血酶原时间及活动度结果调整剂量,凝血酶原活动度维持在 25％～40％,给予维持剂量,一般维持量为每天 2.5～5 mg,可用 3～6 个月。不良反应有牙龈出血、血尿、发热、恶心、呕吐、腹泻等。

(二)脱水降颅压药物

脑栓塞患者常为大面积脑梗死、出血性脑梗死,常有明显脑水肿,甚至发生脑疝的危险,对此必须立即应用降颅压药物。心源性脑栓塞应用甘露醇可增加心脏负荷,有引起急性肺水肿的风险。20％甘露醇每次只能给 125 mL 静脉滴注,每天 4～6 次。为增强甘露醇的脱水力度,同时必须加用呋塞米,每次 40 mg 静脉注射,每天 2 次,可减轻心脏负荷,达到保护心脏的作用,保证甘露醇的脱水治疗;甘油果糖每次250～500 mL缓慢静脉滴注,每天 2 次。

(三)扩张血管药物

1.丁苯酞

该药每次 200 mg,每天 3 次,口服。

2.葛根素注射液

该药每次 500 mg,加入 250 mL 5％的葡萄糖注射液或 0.9％的氯化钠注射液中,静脉滴注,每天 1 次,可连用 10～14 d。

3.复方丹参注射液

该药每次 2 支(4 mL),加入 250 mL 5％的葡萄糖注射液或 0.9％的氯化钠注射液中,静脉滴注,每天 1 次,可连用 10～14 d。

4.川芎嗪注射液

该药每次 100 mg,加入 250 mL 5％的葡萄糖注射液或 0.9％的氯化钠注射液中,静脉滴注,每天 1 次,可连用 10～15 d,有脑水肿和出血倾向者忌用。

(四)抗血小板聚集药物

早期暂不应用该药,特别是对已有出血性梗死者在急性期不宜应用。急性期过后,为预防血栓栓塞的复发,可较长期应用阿司匹林或氯吡格雷。

(五)原发病治疗

对感染性心内膜炎(亚急性细菌性心内膜炎),在病原菌未培养出来时,给予青霉素,每次 (320～400)×10⁴ U,加入 250 mL 5％的葡萄糖注射液或 0.9％的氯化钠注射液中,静脉滴注,每天4～6 次;已知病原微生物,对青霉素敏感者首选青霉素,对青霉素不敏感者选用头孢曲松钠,每次 2 g,加入 250～500 mL 5％的葡萄糖注射液中,静脉滴注,12 h 滴完,每天 2 次。对青霉素过敏和过敏体质者慎用,对头孢菌素类药物过敏者禁用。对青霉素和头孢菌素类抗生素不敏感者可应用去甲万古霉素,30 mg/(kg·d),分 2 次静脉滴注,对每 0.8 g 药物至少加 200 mL 5％的葡萄糖注射液,缓慢滴入,时间至少为 1 h,可用 4～6 周,24 h 内最大剂量不超过 2 g,此药有明显的耳毒性和肾毒性。

七、预后与预防

(一)预后

患者在脑栓塞急性期的病死率为5%～15%,多死于严重脑水肿、脑疝。心肌梗死引起的脑栓塞预后较差,多遗留严重的后遗症。如栓子来源不消除,半数以上患者可能复发,约2/3栓子来源未清除的患者在1年内复发,复发的病死率更高。10%～20%的脑栓塞患者可能在病后10 d内发生第2次栓塞,病死率极高。栓子较小、症状较轻、及时治疗的患者,神经功能障碍可以部分或完全缓解。

(二)预防

最重要的是预防脑栓塞的复发。目前认为对于心房颤动、心肌梗死、二尖瓣脱垂患者可首选华法林作为二级预防的药物,阿司匹林也有效,但效果低于华法林。华法林的剂量一般为每天2.5～3.0 mg,老年人每天1.5～2.5 mg,并可采用国际标准化比值(INR)为标准进行治疗,既可获效,又可减少出血的危险性。1993年,欧洲13个国家108个医疗中心联合进行了一组临床试验,共入选1 007例非风湿性心房颤动发生TIA或小卒中的患者,分为3组,一组应用香豆素,一组用阿司匹林,另一组用安慰剂,随访2～3年,计算脑卒中或其他部位栓塞的发生率。结果发现应用香豆素组每年可减少9%脑卒中发生率,阿司匹林组减少4%。前者出血发生率为2.8%(每年),后者为0.9%(每年)。

关于脑栓塞发生后何时开始应用抗凝剂仍有不同看法。有的学者认为过早应用抗凝剂可增加出血的危险性,因此建议发病后数周再开始应用抗凝剂。据临床研究结果表明,高血压是引起出血的主要危险因素,如能严格控制高血压,华法林的剂量强度控制在INR 2.0～3.0,则出血发生率可以降低。因此,目前认为华法林可以作为某些心源性脑栓塞的预防药物。

(侯新法)

第八节　皮质下动脉硬化性脑病

皮质下动脉硬化性脑病(subcortical arteriosclerotic encephalopathy,SAE)又称宾斯旺格病(Binswanger disease,BD)。1894年由Otto Binswanger首先报道8例,临床表现为进行性的智力减退,伴有偏瘫等神经局灶性缺失症状,尸检中发现颅内动脉高度粥样硬化、侧脑室明显增大、大脑白质明显萎缩,而大脑皮质萎缩相对较轻。为有别于当时广泛流行的梅毒引起的麻痹性痴呆,故命名为慢性进行性皮质下脑炎。此后,根据Alzheimer和Nissl等研究发现其病理的共同特征为较长的脑深部血管的动脉粥样硬化所致的大脑白质弥漫性脱髓鞘病变。1898年,Alzheimer又称这种病为宾斯旺格病。Olseswi又称这种病为皮质下动脉硬化性脑病(SAE)。该病的临床特点为伴有高血压的中老年人进行性智力减退和痴呆;病理特点为大脑白质脱髓鞘而弓状纤维不受累以及明显的脑白质萎缩和动脉粥样硬化。Rosenbger(1979)、Babikian(1987)、Fisher(1989)等先后报道患者生前颅脑CT扫描发现双侧白质低密度灶,尸检符合该病的病理特征,由此确定了影像学结合临床对该病生前诊断的可能,并随着影像技术的临床广泛应用,对该病的临床检出率明显提高。

一、病因与发病机制

（一）病因

（1）高血压：Fisher 曾总结 72 例病理证实的 SAE 病例，68 例（94%）有高血压病史，90% 以上合并腔隙性脑梗死。高血压尤其是慢性高血压引起脑内小动脉和深穿支动脉硬化，管壁增厚及透明变性，导致深部脑白质缺血性脱髓鞘改变，特别是脑室周围白质为动脉终末供血，血管纤细，很少或完全没有侧支循环，极易形成缺血软化、腔隙性脑梗死等病变。因此，高血压、腔隙性脑梗死是 SAE 非常重要的病因。

（2）全身性因素：心律失常、心肺功能不全、过度应用降压药等，均可造成脑白质特别是分水岭区缺血；心源性或血管源性栓子在血流动力学的作用下可随时进入脑内动脉的远端分支，造成深部白质的慢性缺血性改变。

（3）糖尿病、真性红细胞增多症、高脂血症、高球蛋白血症、脑肿瘤等也都能引起广泛的脑白质损害。

（二）发病机制

关于发病机制目前尚有争议。最初多数学者认为 SAE 与高血压、小动脉硬化有关，管壁增厚及脂肪透明变性是其主要发病机制。SAE 的病变主要位于脑室周围白质，此区域由皮质动脉及白质动脉供血，两者均为终末动脉，缺少吻合支，很少或完全没有侧支循环，故极易导致脑深部白质血液循环障碍，因缺血引起脑白质大片脱髓鞘而致痴呆。后来有人提出，SAE 的病理在镜下观察可见皮质下白质广泛的髓鞘脱失，脑室周围、放射冠、半卵圆中心脱髓鞘，而皮质下的弓形纤维相对完好，如小动脉硬化引起供血不足，根据该区血管解剖学特点，脑室周围白质和弓形纤维均应受损。大脑静脉引流特点为大脑皮质及皮质下白质由浅静脉引流，则大部分白质除弓形纤维外都会受损。由此推测白质脱髓鞘不是由动脉硬化供血不足引起的，而是静脉回流障碍引起的，这样也能解释临床有一部分患者没有动脉硬化却发生了 SAE 的原因。近年来有不少研究认为心律失常、心肺功能不全、缺氧、低血压、过度应用降压药、糖尿病、真性红细胞增多症、高脂血症、高球蛋白血症、脑部深静脉回流障碍等能引起广泛的脑白质脱髓鞘改变，故多数人认为 SAE 为一种综合征，是多种能引起脑白质脱髓鞘改变的因素综合作用的结果。

脑室周围白质、半卵圆中心集中了与学习、记忆功能有关的大量神经纤维，故在脑室周围白质、半卵圆中心及基底节区发生缺血时出现记忆改变、情感障碍及行为异常等认知功能障碍。

二、病理

肉眼观察：病变主要在脑室周围区域。①大脑白质显著萎缩、变薄，呈灰黄色、坚硬的颗粒状；②脑室扩大，脑积水；③高度脑动脉粥样硬化。

镜下观察：皮质下白质广泛髓鞘脱失，髓鞘染色透明化，而皮质下的弓形纤维相对完好，胼胝体变薄。白质的脱髓鞘可能有灶性融合，产生大片脑损害。或病变轻重不匀，轻者仅髓鞘水肿性变化及脱落（电镜可见髓鞘分解）。累及区域的少突胶质细胞减少及轴索减少，附近区域有星形细胞堆积。小的深穿支动脉壁变薄，内膜纤维增生，中膜透明素脂质变性，内弹力膜断裂，外膜纤维化，使血管管径变窄（血管完全闭塞少见），尤以额叶明显。电镜可见肥厚的血管壁有胶原纤维增加及基底膜样物质沉着，平滑肌细胞却减少。基底节区、丘脑、脑干及脑白质部位常见腔隙性脑梗死。

三、临床表现

SAE患者的临床表现复杂多样。大多数患者有高血压、糖尿病、心律失常、心功能不全等病史,多有一次或数次脑卒中发作史;病程呈慢性进行性或卒中样阶段性发展,通常为5～10年;少数可急性发病,可有稳定期或暂时好转。发病年龄多在55～75岁,男女发病无差别。

(一)智力障碍

智力障碍是SAE最常见的症状,并是最常见的首发症状。

1.记忆障碍

患者表现出近记忆力减退明显或缺失;熟练的技巧退化,出现失认及失用等。

2.认知功能障碍

患者反应迟钝,理解、判断力差等。

3.计算力障碍

患者计算数字或倒数数字明显减慢或不能。

4.定向力障碍

患者视空间功能差,外出迷路,不认家门。

5.情绪性格改变

患者表现固执、自私、多疑、言语减少。

6.行为异常

患者表现为无欲,对周围环境失去兴趣,运动减少,穿错衣服,尿失禁,乃至生活完全不能自理。

(二)临床体征

大多数患者具有逐步发展累加的局灶性神经缺失体征。

1.假性延髓性麻痹

患者表现为说话不清、吞咽困难、饮水呛咳、伴有强哭强笑。

2.锥体束损害

患者常有不同程度的偏瘫或四肢瘫,病理征呈阳性,掌颌反射呈阳性等。

3.锥体外系损害

患者四肢肌张力升高,动作缓慢,类似帕金森综合征样的临床表现,有平衡障碍,步行不稳,共济失调。

有的患者亦可以腔隙性脑梗死综合征的一个类型为主要表现。

四、辅助检查

(一)血液检查

检查血常规、纤维蛋白原、血脂、球蛋白、血糖等,以明确是否存在糖尿病、红细胞增多症、高脂血症、高球蛋白血症等危险因素。

(二)脑电图

约有60%的SAE患者有不同程度的脑电图异常,主要表现为α波节律消失,α波慢化,局灶或弥漫性θ波、δ波增加。

（三）影像学检查

1.颅脑 CT 表现

（1）侧脑室周围呈弥漫性斑片状、无占位效应的较低密度影,其中一些不规则病灶可向邻近的白质扩展。

（2）放射冠和半卵圆中心内的低密度病灶与侧脑室周围的较低密度灶不连接。

（3）基底节、丘脑、脑桥及小脑可见多发性腔隙灶。

（4）脑室扩大,脑沟轻度增宽。

以往 Goto 将皮质下动脉硬化性脑病的 CT 表现分为 3 型：Ⅰ型病变局限于额角与额叶,尤其是额后部；Ⅱ型病变围绕侧脑室体、枕角及半卵圆中心后部信号,累及大部分或全部白质,病变部位边缘参差不齐；Ⅲ型病变环绕侧脑室,弥漫于整个半球。Ⅲ型和部分Ⅱ型对 SAE 的诊断有参考价值。

2.颅脑 MRI 表现

（1）侧脑室周围及半卵圆中心白质散在分布的异常信号（T_1 加权像病灶呈低信号,T_2 加权像病灶呈高信号）,形状不规则,边界不清楚,但无占位效应。

（2）基底节区、脑桥可见腔隙性脑梗死灶,矢状位检查胼胝体内无异常信号。

（3）脑室系统及各个脑池明显扩大,脑沟增宽、加深,有脑萎缩的改变。

Kinkel 等将颅脑 MRI 脑室周围高信号（PVH）分为 5 型：0 型未见 PVH；Ⅰ型为小灶性病变,仅见于脑室的前区和后区,或脑室的中部；Ⅱ型为侧脑室周围局灶非融合或融合的双侧病变；Ⅲ型可见脑室周围 T_2 加权像高信号改变,呈月晕状,包绕侧脑室,且脑室面是光滑的；Ⅳ型弥漫白质高信号,累及大部分或全部白质。

五、诊断与鉴别诊断

（一）诊断

（1）有高血压、动脉硬化及脑卒中发作史。

（2）多数潜隐起病,缓慢进展而加重,或呈阶梯式发展。

（3）痴呆是必须具备的条件,而且是心理学测验所证实存在的以结构障碍为主的认知障碍。

（4）有积累出现的局灶性神经缺损体征。

（5）影像学检查符合 SAE 改变。

（6）排除阿尔茨海默病、无神经系统症状和体征的脑白质疏松症及其他多种类型的特异性白质脑病等。

（二）鉴别诊断

1.进行性多灶性白质脑病（PML）

PML 是乳头多瘤空泡病毒感染所致,与免疫功能障碍有关。病理可见脑白质多发性不对称的脱髓鞘病灶,显微镜下可见组织坏死、炎症细胞浸润、胶质增生和包涵体。表现痴呆和局灶性皮质功能障碍,有急性或亚急性病程,患者可在 3～6 个月死亡。多见于艾滋病、淋巴瘤、白血病或器官移植后服用免疫抑制剂的患者。

2.阿尔茨海默病（AD）

该病又称老年前期痴呆。起病隐匿、缓慢,进行性非阶梯性逐渐加重,出现记忆障碍、认知功能障碍、自知力丧失、人格障碍,神经系统阳性体征不明显。CT 扫描可见脑皮质明显萎缩及脑室扩张,无脑白质多发性脱髓鞘病灶。

3.血管性痴呆(VaD)

VaD是因多发的较大动脉梗死或多灶梗死影响了中枢之间的联系而致病,常可累及大脑皮质和皮质下组织,其发生痴呆与梗死灶的体积、部位、数目等有关,绝大多数患者为双侧大脑中动脉供血区的多发性梗死。MRI扫描显示为多个大小不等、新旧不一的散在病灶,与SAE的MRI检查的表现不同,不难鉴别。

4.单纯脑白质疏松症(LA)

LA患者与SAE患者都有记忆障碍,病因、发病机制均不十分清楚。SAE具有的三个主症(高血压、脑卒中发作、慢性进行性痴呆),LA不完全具备,轻型LA可能一个也不具备,所以,SAE与LA是可以区别的。对于有疑问的患者应进一步观察,若随病情的发展,出现SAE所具有的三个主症,则诊断明确。

5.正常颅压脑积水(NPH)

NPH可表现进行性步态异常、尿失禁、痴呆三联征,起病隐匿,病前有脑外伤、蛛网膜下腔出血、脑膜炎等病史,无脑卒中史,发病年龄较轻,腰椎穿刺后颅内压正常,CT可见双侧脑室对称性扩大,第三脑室、第四脑室及中脑导水管明显扩张,影像学上无脑梗死的证据。有时在CT和MRI上可见扩大的前角周围有轻微的白质低密度影,很难与SAE区别;但SAE早期无尿失禁与步行障碍,且NPH患者的双侧侧脑室扩大较明显、白质低密度较轻,一般不影响半卵圆心,不难鉴别。

6.多发性硬化(MS)

MS为常见的中枢神经系统自身免疫性脱髓鞘疾病。发病年龄多为20～40岁;临床症状和体征复杂多变,可确定中枢神经系统中有两个或两个以上的病灶;病程中有两次或两次以上复发-缓解的病史;多数患者可见寡克隆带呈阳性;诱发电位异常。根据患者的发病年龄、起病及临床经过,MS与SAE不难鉴别。

7.放射性脑病

放射性脑病主要发生于经过颅内肿瘤放疗的患者,临床上常见于以患有脑胶质瘤而接受大剂量照射(35 Gy以上)的患者,还可见于患有颅内肿瘤而接受γ刀或X刀治疗后的患者。该病分为照射后短时间内迅速发病的急性放射性脑病和远期放射性脑病。临床表现为头疼、恶心、呕吐、癫痫发作和不同程度的意识障碍。颅脑CT平扫见照射脑区大片低密度病灶,占位效应明显。主要鉴别点是患者因病接受颅脑放射治疗后发生脑白质脱髓鞘。

8.弓形体脑病

该病见于先天性弓形体病患儿,患儿出生后表现为精神和智力发育迟滞,癫痫发作,可合并有视神经萎缩、眼外肌麻痹、眼球震颤和脑积水。腰椎穿刺检查脑脊液压力正常,清蛋白含量轻度升高,严重感染者可分离出病原体。颅脑CT见沿双侧侧脑室分布的散在钙化病灶,MRI扫描见脑白质内多发的片状长 T_1 信号、长 T_2 信号,可合并脑膜增厚和脑积水。血清学检查补体结合试验效价明显升高,间接荧光抗体试验阳性可明确诊断。

六、治疗

多数学者认为SAE与血压有关;还有观察认为,合理的降压治疗较未合理降压治疗的患者发生SAE的时间有显著性差异。SAE的治疗原则是控制高血压、预防脑动脉硬化及脑卒中发作,治疗痴呆。

临床观察 SAE 患者多合并有高血压,合理的降压治疗能延缓病情的进展。降压药物很多,根据患者的具体情况,正确选择药物,规范、系统地治疗使血压降至正常范围[18.7/12.0 kPa(140/90 mmHg)以下],或达理想水平 16.0/10.7 kPa(120/80 mmHg);抗血小板聚集药物是改善脑血液循环、预防和治疗腔隙性脑梗死的有效方法。

(一)双氢麦角碱类

该类药可消除血管痉挛和增加血流量,改善神经元的功能。常用双氢麦角碱,每次 0.5~1 mg,每天 3 次,口服。

(二)钙通道阻滞剂

该类药增加脑血流、防止钙超载及自由基损伤。二氢吡啶类,如尼莫地平,每次 25~50 mg,每天3 次,饭后口服;二苯烷胺类,如氟桂利嗪,每次 5~10 mg,每天 1 次,口服。

(三)抗血小板聚集药

常用阿司匹林,每次 75~150 mg,每天 1 次,口服。抑制血小板聚集,稳定血小板膜,改善脑循环,防止血栓形成;氯吡格雷的推荐剂量为每天 75 mg,口服,通过选择性抑制二磷酸腺苷(ADP)诱导血小板的聚集;噻氯匹定,每次 250 mg,每天 1 次,口服。

(四)神经细胞活化剂

该类药促进脑细胞对氨基酸磷脂及葡萄糖的利用,增强患者的反应性和兴奋性,增强记忆力。

1.吡咯烷酮类

常用吡拉西坦(脑复康),每次 0.8~1.2 g,每天 3 次,口服;或茴拉西坦,每次 0.2 g,每天3 次,口服。该类药可增加脑内 ATP 的形成和转运,增加葡萄糖的利用和蛋白质的合成,促进大脑半球的信息传递。

2.甲氯芬酯(健脑素)

该药可增加葡萄糖的利用,兴奋中枢神经系统和改善学习记忆功能。每次 0.1~0.2 g,每天3~4 次,口服。

3.阿米三嗪/萝巴新(都可喜)

该药由萝巴新(为血管扩张剂)和阿米三嗪(呼吸兴奋剂,可升高动脉血氧分压)两种活性物质组成,能升高血氧饱和度,增加供氧改善脑代谢。每次 1 片,每天 2 次,口服。

4.其他

其他药物有脑蛋白水解物(脑活素)、胞磷胆碱、ATP、辅酶 A 等。

(五)加强护理

对已有智力障碍、精神障碍和肢体活动不便者,要加强护理,以防止意外事故发生。

七、预后与预防

(一)预后

目前有资料统计 SAE 的自然病程为 1~10 年,平均生存期为 5 年,少数可达 20 年。大部分患者在病程中有相对平稳期。预后与病变部位、范围有关,认知功能衰退的过程呈不可逆进程,进展速度不一。早期治疗预后较好,晚期治疗预后较差。如果发病后大部分时间卧床,缺乏与家人和社会交流,言语功能和认知功能均迅速减退者的预后较差。死亡原因主要为全身衰竭、肺部感染、心脏疾病或发生新的脑卒中。

（二）预防

目前对 SAE 尚缺乏特效疗法，主要通过积极控制危险因素预防 SAE 的发生。

（1）多数学者认为 SAE 与高血压、糖尿病、心脏疾病、高脂血症及高纤维蛋白原血症等有关，因此，首先对危险人群进行控制，预防脑卒中发作，选用抗血小板凝集药及改善脑循环、增加脑血流量的药物。有学者发现 SAE 伴高血压患者，收缩压控制在 18.0～20.0 kPa（135～150 mmHg）可改善认知功能恶化。

（2）高度颈动脉狭窄者可手术治疗，有助于降低 SAE 的发生。

（3）戒烟，控制饮酒，合理饮食。适当进行体育锻炼，增强体质。

（4）早期治疗：对早期患者给予脑保护和脑代谢药物治疗，临床和体征均有一定改善；特别是在治疗的同时进行增强注意力和改善记忆力方面的康复训练，可使部分患者的认知功能维持相对较好的水平。

（侯新法）

第九节　其他动脉性疾病

一、烟雾病

（一）定义

烟雾病又称脑底异常血管网病，是以双侧颈内动脉末端慢性进行性狭窄或闭塞为特征，并继发引起烟雾病形成的一种少见的脑血管病。

（二）概述

烟雾病在韩国、日本等亚洲东部国家高发，其发病在性别、人种、地域等方面差异较大。2008 年日本北海道的一项全民调查结果显示，烟雾病的年患病率与年发病率分别为 10.5/10 万与 0.94/10 万，女性患者较男性患者多（约 2.8：1.0）。

流行病学调查显示，烟雾病的发病有一定的家族聚集性，且具有独特的流行病学特征，女性明显高发。

烟雾病的病因迄今不明。组织学检查发现烟雾病患者基底动脉环的主要分支内膜增厚、内弹力层不规则变厚或变薄断裂，中膜变薄。内膜增生主要为平滑肌细胞增生并伴有大量细胞外基质，而内膜和内弹力层几乎没有磷脂沉积，这与动脉粥样硬化不同。烟雾病患者的心脏、肾脏及其他器官的动脉也可见到类似的病理改变，提示该病不单纯是脑血管病，有可能是一种系统性血管疾病。烟雾状血管是扩张的穿通支，可发生血管壁纤维蛋白沉积、弹力层断裂、中膜变薄以及微动脉瘤形成等许多病理变化。烟雾状血管亦可发生管壁结构的破坏及继发血栓形成。这些病理改变是临床上烟雾病患者既可表现为缺血症状，又可以表现为出血症状的病理学基础。

（三）临床表现

儿童及成人烟雾病患者的临床表现各有其临床特点。

儿童患者以缺血症状为主要临床表现。成年患者的缺血性症状和体征与儿童患者相似，但成年患者常以出血症状为主，具体症状因出血部位而异。少数患者可无临床症状。

1.TIA

烟雾病患者通常可出现颈内动脉供血区缺血。大多数患者表现为一过性、短暂、反复发作局灶性神经功能缺损,如失语、偏瘫、黑蒙。此外,少数可有晕厥、视觉症状或出现不随意运动,以儿童患者多见。儿童患者中智商受到影响者比较多见,可被误诊为精神分裂症、抑郁症、多动症等精神疾病。

2.颅内出血

近半数成年患者可出现颅内出血,出血部位位于基底节者占40％,脑室出血者占30％,丘脑出血破入脑室者占15％,其他部位脑内血肿占5％。出血往往给患者带来严重的神经功能损害,而且患者面临反复出血的风险。在出血型患者中,再出血是预后差的首要影响因素。Kobayashi等对42例只行内科保守治疗的出血型烟雾病患者进行平均80.6个月的随访发现,再出血发生率为每人每年7.09％,且出血类型和出血部位的改变提示这种再出血难以预防,再出血后预后良好的概率由第1次的45.5％下降到21.4％,病死率则由第1次的6.8％上升到28.6％。

烟雾病患者发生颅内出血主要有两个原因:烟雾状血管破裂出血或合并的微动脉瘤破裂出血。另外一种导致烟雾病患者发生颅内出血的少见原因是脑表面扩张的动脉侧支破裂。

3.其他神经系统症状

头痛是较为常见的临床症状,尤其是儿童患者,主要表现为额部头痛或偏头痛样头痛。另外,癫痫及不自主舞蹈样运动见于部分患者。

(四)诊断

患者发生自发性脑出血,特别是脑室内出血;儿童或年轻患者反复出现TIA,应考虑烟雾病,经辅助检查,可以明确诊断。

数字减影血管造影(DSA)为主要检查手段。典型改变是双侧颈内动脉(ICA)远端、大脑中动脉(MCA)和(或)大脑前动脉(ACA)近端狭窄或闭塞,伴邻近脑底部网状血管形成。约30.3％的患者后循环受累,且在以缺血为主要症状的患者中多见,表现为同侧大脑后动脉(PCA)狭窄或闭塞致同侧脑血流动力学改变和脑缺血,且可同时影响前循环和后循环供血区域。

CT检查可显示出血、较明显的梗死和可能存在的脑萎缩,也是较理想的随访手段之一。多排螺旋CT血管显像观察颅外-颅内重建的血管通路与传统的血管造影效果相似,而且是一种无创性检查。

磁共振成像(MRI)和磁共振血管造影(MRA)除可见出血灶外,在双侧鞍上池到基底节区可见细小筛眼样血管流空影,相应缺血区可见梗死改变。弥散加权成像(DWI)和灌注加权成像(PWI)也有助于评价脑血流动力学。

磁共振波谱(MRS)分析也是一种检查脑代谢变化的无创性方法。但目前正电子发射体层摄影(PET)和单光子发射计算机断层成像术(SPECT)应用较多,它们是评估脑血流动力学、脑代谢、脑神经元密度和评价手术效果较为敏感的手段。

(五)治疗

1.内科治疗

烟雾病的内科治疗主要是对症处理。对缺血性起病的患者应用血管扩张药、抗凝药;脑出血患者应用止血药物和抗纤维蛋白溶解药;对有癫痫和不随意运动症状的患者宜做相应的对症治疗。由于烟雾病的缺血性发作在自然病程中将持续很长一段时间,并且病程越长,症状越重,而内科治疗仅仅在起病的初期可以缓解缺血症状,远期效果欠佳,因此,一旦烟雾病的诊断明确,应尽早手术。在脑组织出现不可逆性神经功能障碍前,应通过手术方法增加脑的侧支循环,改善脑供血,从而恢复神经功能。

2.外科治疗

烟雾病引起的脑出血,大部分为基底节区脑出血破入脑室或单纯脑室出血。若及时采取脑室外引流术,一般可获得较好的疗效。

若患者脑实质内出血量>30 mL、脑室出血造成脑室铸型及脑脊液循环障碍,均需接受急诊手术治疗。根据病情,可给予患者侧脑室穿刺引流术,向脑室注入尿激酶以冲洗,对血性脑脊液以腰椎穿刺引流,辅以脱水、止血等治疗。在开颅手术的过程中,应注意保护已建立的侧支循环通道。清除血肿后,不应企图切除出血的烟雾状血管。因为这是脑内侧支循环的通道,若破坏这些侧支循环,可加重脑缺血。对蛛网膜下腔出血(SAH)患者,可行腰椎穿刺、腰大池引流术。

针对烟雾病本身,采用外科手术可以降低循环血管的血流动力学压力,减少微小动脉瘤形成的概率,从而减少异常血管网,以达到降低再出血发生概率的目的。手术治疗烟雾病包括颅内外旁路搭桥和利用头皮动脉、颞肌、硬脑膜微动脉与大脑表面形成代偿血管两种方式,两种手术的目的均是使血流从颅外到颅内,改善大脑血供。通过DSA证实直接或间接颅内外搭桥手术符合烟雾病自发代偿机制。一些研究表明,外科治疗较内科治疗的预后要好,对降低脑缺血的发生尤其有益。

烟雾病的外科手术方式主要分3类。①直接血管重建术:最常见的术式为颞浅动脉大脑中动脉吻合术(superficial temporal artery-middle cerebral artery anastomosis,STA-MCA)。其优点是可立即改善脑部的缺血情况,血运重建可靠,更适用于成人。但由于大多数受体动脉变细,手术操作上有难度,推广较困难。另外,在手术时需短暂性夹闭大脑中动脉的分支,且易破坏已形成的硬脑膜-脑侧支循环,有加重脑缺血的危险。②间接血管重建术:常见的重建术有脑-颞肌-颞浅动脉贴敷术(encephalo-duro-arterio-myo-synangiosis,EDAMS)、脑-颞肌贴敷术(encephalo-myo-synangiosis,EMS)、脑硬膜颞浅动脉血管融通术(encephalo-duro-arterio-synangiosis,EDAS)。间接血管重建术的优点是方法简单易行,易推广,更适用于儿童,尤其是EDAS,因其对来自头皮和硬膜动脉的侧支基本不产生影响,应用更为广泛。③联合血管重建术:由于上述两种术式各有优缺点,有学者尝试把两种或多种方法联合,也取得了较好的疗效。

尽管对出血型烟雾病的治疗存在争议,但学者们普遍认为,手术治疗出血型烟雾病,可以改善皮质的血供,改善患者的缺血症状,降低循环血管的血流动力学压力,并能减少烟雾病患者异常血管网的数量及粟粒状微小动脉瘤的生成,从而达到降低术后再出血的目的。

二、脑动脉盗血综合征

(一)定义

脑动脉盗血综合征是指各种原因引起的主动脉弓及其附近大动脉血管严重狭窄和闭塞,狭窄远端的动脉内压力明显降低,虹吸作用从邻近的脑动脉盗血,逆流至压力较低的动脉代偿其供血,而被盗血动脉供血显著减少,导致脑组织缺血,出现相应的临床症状。

(二)临床表现

临床上主要包括以下3种类型。

1.锁骨下动脉盗血综合征(subclavian steal syndrome,SSS)

SSS是由于一侧锁骨下动脉近心端狭窄或闭塞,产生虹吸作用,同侧的椎动脉血流逆流入同侧的锁骨下动脉,使得部分对侧的椎基底动脉血流被"盗取"进入患侧的锁骨下动脉,从而导致椎基底动脉系统供血不足及后循环缺血,出现发作性眩晕、视物不清、复视、共济失调等症状,体检可发现患者患侧上臂的血压明显低于健侧。锁骨上窝可闻及杂音,且多数患者患侧上肢的后循环缺血症状在活动时明显加重或可诱发。动脉粥样硬化为其最常见原因。DSA发现,左锁骨下动脉是最容易受到动脉粥样硬化影响的主动脉弓血管分支,SSS的发生率是右侧的3倍。

2.颈内动脉盗血综合征

颈内动脉盗血综合征是指一侧颈内动脉闭塞或严重狭窄时,健侧颈内动脉或椎基底动脉系统的血流通过侧支动脉流入患侧颈内动脉系统而产生的脑缺血症状。病因多为动脉粥样硬化斑块形成。颈内动脉慢性狭窄或闭塞时侧支循环可能产生代偿,患者只出现较轻的缺血症状,甚至无症状。然而,当一侧颈内动脉严重狭窄或闭塞引起健侧颈内动脉血流通过前交通动脉流入患侧时,可出现健侧颈内动脉系统缺血表现,有时也称前交通动脉盗血综合征;椎-基底动脉血流经后交通动脉流入患侧颈内动脉,引起椎-基底动脉的缺血表现,也称后交通动脉盗血综合征;如双侧颈内动脉闭塞,则由椎-基底动脉和颈外动脉代偿可同时出现大脑、小脑、脑干受损的症状和体征。由于颈内动脉盗血综合征可累及左、右半球和后循环,因此,临床表现复杂多样,缺乏特征性,易造成误诊、漏诊。

3.椎-基底动脉盗血综合征

当椎-基底动脉明显狭窄或闭塞时,颈内动脉流经后交通动脉逆流入椎-基底动脉,进行代偿,出现一侧颈内动脉缺血的临床表现,如偏瘫、偏身感觉障碍和失语,此型在临床上较少见。

(三)诊断

根据患者的临床症状及其体征,如患侧上肢动脉搏动显著减弱或消失,血压低于健侧2.6 kPa以上,活动患肢可诱发或加重椎-基底动脉供血不足的症状,一侧颈部闻及收缩期杂音,另外,超声检查发现相应的血管狭窄或闭塞,可临床诊断脑动脉盗血综合征。如血管造影检查发现造影剂逆流入患侧血管,可确诊脑动脉盗血综合征。

(四)治疗

治疗方法要根据病变部位及病因而定。对缺血症状严重者可以考虑手术治疗,如采用颈动脉内膜剥脱术(carotid endarterectomy,CEA)、血管内支架和血管重建术治疗。

对锁骨下动脉盗血综合征和椎-基底动脉盗血综合征患者,临床症状严重时可采用血管内支架治疗。然而临床上也可以发现一部分患者,虽然存在严重的锁骨下动脉狭窄甚至闭塞,而临床症状轻微,对此类患者可以随访观察,并不需要积极开通血管。

颈内动脉盗血综合征的病因多为动脉粥样硬化斑块形成。中度、重度的颈内动脉狭窄或颈动脉闭塞可以出现动脉-动脉栓塞以及脑内低灌注,要结合患者的临床症状及粥样斑块的性质,采取相应的治疗方案。除血管内支架治疗外还可以采用CEA治疗。CEA是通过外科手段将颈动脉管腔内的粥样硬化斑块连同内膜取出,使管腔重新通畅,并防止栓子脱落及血栓形成。在1953年,De Bakey医师和他的同事改进了治疗颈动脉狭窄的手术方法,首次通过将颈动脉斑块和内膜切除进行血管重建。20世纪90年代,以北美症状颈动脉内膜切除试验(North American Symptomatic Carotid Endarterectomy,NASCET)、欧洲颈动脉手术试验(European Carotid Surgery Trial,ECST)、无症状颈动脉粥样硬化研究(Asymptomatic Carotid Endarterectomy Tial,ACAS)3项前瞻性多中心随机对照研究为主,多个临床试验均证实了颈动脉内膜切除术在治疗颈动脉粥样硬化方面的有效性和安全性后,CEA便成了治疗该疾病的标准方法。

并存脑动脉盗血综合征的患者在控制血压时要注意不要过分降压、快速降压,一般老年患者的血压控制在 18.6/12.0 kPa 即可,以免引起脑灌注不足。

三、脑淀粉样血管病

(一)定义

脑淀粉样血管病(cerebral amyloid angiopathy,CAA)是以淀粉样蛋白沉积于在大脑皮质和软脑膜的中小动脉血管壁中外层为特征的一类脑血管疾病。CAA 作为老年人非外伤、非高血压性脑出血的一个重要病因,引起研究者的高度重视。其主要临床表现有精神症状、进行性智能减退,合并多发性、复发性脑叶出血。

(二)概述

CAA 的确切发病机制目前尚不清楚。已有若干有关 β 淀粉样蛋白来源的假说,并发现诸多与 CAA 相关的分子生物学危险因素。其中载脂蛋白 E 及中性粒细胞组织蛋白酶 G 的释放是 CAA 可能的发病机制。另外,与脂质代谢相关的病理机制可能与 CAA 的发展相关。

CAA 广泛分布于脑膜和皮质,严重者可累及白质,表现为淀粉样蛋白在皮质,皮质下以及软脑膜中、小血管的中膜和外膜广泛分布,在脑白质深部也有少量分布,一般不伴有全身性淀粉样物质沉积。虽然各脑叶均可受累,但以顶枕叶最为广泛和严重,大脑深部结构,如白质、基底节、海马、脑干、脊髓、小脑很少受累。病变从软脑膜开始逐渐向皮质发展,最初淀粉样物质少量节段性沉积在动脉中膜和外膜,之后可延伸到毛细血管及血管周围的脑实质。

脑膜小动脉中层变性是 CAA 的主要结构改变。其表现为纤维素样坏死,血管壁破裂,微小动脉瘤形成。这些改变使患者的脑出血反复发生。同时,纤维素样坏死导致血管腔狭窄,也可导致脑缺血的发生。淀粉样物质在苏木精-伊红染色下呈均一、无结构的嗜伊红组织,在刚果红染色后,在偏振光显微镜下观察呈黄绿色。在电子显微镜下,淀粉样纤维丝直径为 8～10 nm,呈任意走向。在毛细血管中,有较多沉积物侵入邻近的脑实质,形成斑块样结构。各种 CAA 相关的血管病变多见于微动脉瘤形成、纤维素样坏死、双腔样改变、微小动脉丛以及内膜玻璃样变性,是 CAA 导致脑出血的重要原因,其中微动脉瘤形成和纤维素样坏死常见。

(三)临床表现

1.脑出血

CAA 相关脑出血是一类由 CAA 引起的脑出血。CAA 相关脑出血的形成机制尚不清楚,可能是血管内膜被脂质代替,导致血管平滑肌细胞破坏及血管壁变薄。CAA 相关脑出血的部位以脑叶多见,常见部位为额叶和顶叶,颞叶和枕叶次之;随着病程进展,双侧多个脑叶可受累。脑出血多呈反复性、多灶性、叶性分布;白质深部结构(如胼胝体、基底节、小脑)受累罕见。

2.痴呆

25%～40% 的 CAA 患者的首发症状是痴呆。患者有不同程度的认知障碍和行为异常,表现为记忆力、定向力、计算力、综合分析能力和语言障碍,或伴有各种精神症状。CAA 导致的痴呆临床进展缓慢,与阿尔茨海默病患者的症状类似。40% 的患有痴呆的 CAA 患者同时患有阿尔茨海默病;而 90% 的阿尔茨海默病患者同时患有 CAA。

3.TIA 和脑梗死

CAA 患者也可以表现为 TIA 症状。通过观察 TIA 症状的进展以及是否继发于癫痫,可以大致区分 CAA 导致的 TIA 和真正的 TIA。尽管区分这两种 TIA 存在很大困难,但由于两种

TIA 的治疗方法不同,做出正确诊断就显得尤为重要。

（四）诊断

老年患者,无高血压病史,CT 或 MRI 证实有复发性、多灶性脑叶出血。对其排除其他原因后,可以临床拟诊 CAA。神经病理学检查的结果是确诊依据。

CT、MRI 显示点状、片状或大块状的多灶性脑叶出血病灶,可同时伴有缺血性病灶。目前研究人员注意到 CAA 与脑微出血的关系。脑微出血是脑内微小血管病变所致、以微小出血为主要特征的一种脑实质亚临床损害,临床上无相应症状和体征,仅在 MRI 检查时表现为 T_2WI,尤其是梯度回波脉冲序列 T_2WI 表现为直径为 2~5 mm 的圆形斑点状低信号或信号缺失,周围无水肿。CAA 常有脑微出血,多发生在脑后部皮质区,脑微出血提示小血管病变。脑微出血是 CAA 诊断的必要条件。

脑组织活检可见动脉壁内淀粉样物质广泛沉积。

（五）治疗和预后

由于 CAA 有再出血的可能性,急性颅内出血的 CAA 患者为手术禁忌。有研究报道,CAA 相关脑出血患者再出血的危险性并没有增加。75 岁以上、顶叶血肿或伴发脑室内出血的患者手术预后较差。也有研究报道,目前有效的治疗方法为免疫抑制治疗,但不同患者对其反应不同。免疫治疗仅能控制 β 淀粉样物质不再沉积,治疗无效者会出血或出现炎症。因此,应通过治疗来阻止 CAA 自然病程中不利结果的出现,如反复出血或进行性痴呆。对于新诊断的患者,当因其他疾病需进行抗凝治疗时,宜充分评估继续抗凝和抗血小板治疗的危险性。

四、伴有皮质下梗死和白质脑病的常染色体显性遗传性脑动脉病

（一）定义

伴有皮质下梗死和白质脑病的常染色体显性遗传性脑动脉病（cerebral autosomal dominant arteriopathy with subcortical infarcts and leukoencephalopathy,CADASIL）是一种中年发病、非淀粉样变性、非动脉硬化性的家族遗传性脑血管病,临床表现为反复发生缺血性脑卒中,进行性或阶梯样发展的智能减退,精神异常。它是位于 19p13 的 Notch3 基因突变导致的罕见的遗传性脑动脉病。

（二）概述

1993 年,法国人 Tourinier-Lasserve 等通过基因连锁分析将该病的致病基因定位于 19 号染色体。1996 年,该病的致病基因进一步被确定为 Notch3 基因,该病被命名为伴有皮质下梗死和白质脑病的常染色体显性遗传性脑动脉病,该病的患病率约为 1.98/10 万成年人。其发病年龄为 20~70 岁,平均为 45 岁。其主要临床特征为反复 TIA 和缺血性脑卒中、进行性阶梯性进展的皮质下痴呆和认知功能障碍、伴或不伴先兆的偏头痛及精神障碍等。

（三）临床表现

1.伴有先兆的偏头痛

典型者表现为视觉或感觉的先兆持续 20~30 min 后出现持续几个小时的头痛。

2.皮质下缺血事件

TIA 和缺血性脑卒中是 CADASIL 常见的临床表现,占 60%~85%。患者往往没有脑梗死的危险因素（如高血压、糖尿病）,缺血事件几乎均为皮质下,反复发作,逐渐出现步态异常、假性延髓性麻痹、尿失禁等。

3.认知功能障碍

认知功能障碍是 CADASIL 的第二大常见临床表现。在大多数病例中最早出现的症状是执行功能和加工速度的障碍。认知功能下降会随着年龄的增长而逐渐恶化。认知功能障碍在以下几个方面有逐渐进展：工具性活动、语言或视觉记忆、推理以及视空间能力。但再认和语义记忆会有一定程度的保留。严重的失语、失用、失认并不多见。

（四）诊断

目前，中国 CADASIL 的诊断标准由袁云在 2007 年提出，包括以下五点。

（1）发病情况：中年起病，常染色体显性遗传，多无高血压、糖尿病、高胆固醇等血管病危险因素。

（2）临床表现：缺血性小卒中发作、认知障碍或情感障碍等表现中的 1 项或多项。

（3）颅脑 MRI：大脑白质对称性高信号病灶，颞极和外囊受累明显，伴有腔隙性脑梗死灶。

（4）病理检查：血管平滑肌细胞表面出现颗粒状嗜锇物质或对 *Notch3* 基因表达的蛋白免疫组织化学染色呈现阳性。

（5）基因筛查检出 *Notch3* 基因突变。

满足前 3 条加第 4 或第 5 条为确定诊断；只有前 3 条为可疑诊断，只有前 2 条为可能诊断。

（五）治疗

当前，CADASIL 没有根本的治疗方法。因此防治血管疾病的危险因素以延迟或预防脑梗死的发生是重要的策略之一。

1.药物应用

（1）抗血小板聚集药物：目前大多数学者不主张应用抗血小板聚集药物，其原因如下。①该病是非动脉粥样硬化性血管病变；②在该病患者的 MRI 检查中时常发现脑微出血，应用抗血小板聚集药物可能会导致脑出血；③应用抗血小板聚集药物不能减少脑缺血发作的次数或者防止脑梗死。

（2）血管平滑肌松弛药物：由于应用血管平滑肌松弛药物加重脑低灌注情况，此类药物的应用需要进一步的研究。

（3）乙酰唑胺：国外目前采取乙酰唑胺治疗该病，患者需同时服用碳酸氢钠，现在尚不能确定乙酰唑胺的长期疗效。

2.控制危险因素

严格控制高血压、糖尿病、高血脂等血管疾病的危险因素。

该病尚无有效治疗措施，因此，应重视婚后妊娠早期羊水胎儿细胞或绒毛细胞的 DNA 检测，采取措施杜绝疾病遗传。

（侯新法）

第十节　颅内静脉血栓形成

颅内静脉血栓形成（cerebral venous thrombosis，CVT）是由多种原因所致的脑静脉回流受阻而产生的一组脑血管疾病，包括颅内静脉窦和脑静脉血栓形成。CVT 的特点为病因复杂，发病形式多样，诊断困难，容易漏诊、误诊，不同部位的 CVT 虽有其相应表现，但严重头痛往往是最主要的共同症状,80%~90%的 CVT 患者存在头痛。头痛可以单独存在,伴有或不伴有其他神经系统异常体征。以往认为颅内静脉系统血栓形成比较少见,随着影像学技术的发展,更多的病例被确诊。特别是随着 MRI、MRA 及 MRV(磁共振动静脉血管成像)的广泛应用,诊断水平不断提高,此类疾病的检出率较过去显著提高。

CVT 按病变性质可分为感染性和非感染性两类。感染性者以急性海绵窦和横窦血栓形成多见,非感染性者以上矢状窦血栓形成多见。脑静脉血栓形成大多数由静脉窦血栓形成发展而来,但也有脑深静脉血栓形成(deep cerebral venous system thrombosis,DCVST)伴发广泛静脉窦血栓形成,两者统称脑静脉及静脉窦血栓形成(cerebral venous and sinus thrombosis,CVST)。

一、病因与发病机制

(一)病因

病因主要分为感染性和非感染性。20%~35%的患者的病因尚不明确。

1.感染性

感染性的病因可分为局限性和全身性因素。局限性因素为头面部的化脓性感染,如面部危险三角区皮肤感染、中耳炎、乳突炎、扁桃体炎、鼻窦炎、齿槽感染、颅骨骨髓炎、脑膜炎。全身性因素则由细菌性疾病(如败血症、心内膜炎、伤寒、结核),病毒性疾病(如麻疹、肝炎、脑炎),寄生虫性(如疟疾、旋毛虫病),真菌性疾病(如曲霉病)经血行感染所致。头面部感染较常见,常引起海绵窦、横窦、乙状窦血栓形成。

2.非感染性

非感染性的病因可分为局限性和全身性因素。全身性因素包括处于妊娠期,产褥期,口服避孕药,处于各类型手术后,严重脱水,出现休克、恶病质、心功能不全,有某些血液病(如红细胞增多症、镰状细胞贫血、失血性贫血、白血病、凝血障碍性疾病),结缔组织病(如系统性红斑狼疮、颞动脉炎、韦格纳肉芽肿),消化道疾病(如肝硬化、克罗恩病、溃疡性结肠炎),静脉血栓疾病等。局限性因素一般见于颅脑外伤、脑肿瘤、脑外科手术后。

(二)发病机制

1.感染性因素

对于感染性因素来说,由于解剖的特点,海绵窦和乙状窦是炎性血栓形成最易发生的部位。

(1)海绵窦血栓形成:①颜面部病灶,鼻部、上唇、口腔等部位的疖肿等化脓性物质破入血液,通过眼静脉进入海绵窦;②耳部病灶,中耳炎、乳突炎引起乙状窦血栓形成后,血栓沿岩窦扩展至海绵窦;③颅内病灶,血栓通过筛静脉或直接感染侵入蝶窦壁,而后进入海绵窦;④颈咽部病灶,血栓沿翼静脉丛进入海绵窦或侵入颈静脉,经横窦、岩窦到达海绵窦。

(2)乙状窦血栓形成:①乙状窦壁有直接损害。中耳炎、乳突炎破坏骨质,脓肿压迫乙状窦,使窦壁发生炎症及窦内血流淤滞,血栓形成;②乳突炎、中耳炎使流向乙状窦的小静脉发生血栓,血栓扩展到乙状窦。

2.非感染性因素

非感染性因素,如全身衰竭、脱水、糖尿病高渗性昏迷、颅脑外伤、脑膜瘤、口服避孕药、妊娠、分娩、真性红细胞增多症、血液病、其他不明原因,常导致高凝状态、血流淤滞,容易诱发静脉血栓形成。

二、病理

静脉窦内栓子富含红细胞和纤维蛋白,仅有少量血小板,故称红色血栓。随着时间的推移,栓子被纤维组织所替代。血栓性静脉窦闭塞可引起静脉回流障碍,静脉压升高,导致脑组织淤血、水肿和颅内压升高,脑皮质和皮质下出现点状、片状出血灶。硬膜窦闭塞可导致严重的脑水肿,脑静脉病损累及深静脉可致基底节或(和)丘脑静脉性梗死。感染性者静脉窦内可见脓液,常伴脑膜炎和脑脓肿等。

三、临床表现

近年来的研究认为,从新生儿到老年人均可发生CVT,但CVT多见于老年人和产褥期妇女,也可见于长期疲劳或抵抗力下降的患者;男女均可患病,男女发病比为1.5∶5,平均发病年龄为37～38岁。CVT的症状多样,头痛是最常见的症状,约80%的患者有头痛。其他常见症状和体征有视盘水肿、局灶神经体征、癫痫及意识改变等。不同部位的CVT临床表现有不同特点。

(一)症状与体征

1.高颅压症状

由脑静脉梗阻导致高颅压者,多存在持续性弥漫或局灶性头痛,通常有视盘水肿,还可出现恶心、呕吐、视物模糊或黑、复视、意识水平下降和混乱。

2.脑局灶症状

其表现与病变的部位和范围有关,最常见的症状和体征是运动和感觉障碍,包括脑神经损害、单瘫、偏瘫等。

3.局灶性癫痫发作

局灶性癫痫发作常表现为部分性发作,可能是继发于皮质静脉梗死或扩张的皮质静脉"刺激"皮质所致。

4.全身性症状

全身性症状主要见于感染性静脉窦血栓形成,表现为不规则高热、寒战、乏力、全身肌肉酸痛、精神萎靡、咳嗽、皮下瘀血等感染和败血症症状。

5.意识障碍

意识障碍如精神错乱、躁动、谵妄、昏睡、昏迷等。

(二)常见的颅内静脉系统血栓

1.海绵窦血栓形成

最常见的是由眼眶部、上面部的化脓性感染或全身感染所引起的急性型;由后路(中耳炎)及中路(蝶窦炎)逆行至海绵窦导致血栓形成者多为慢性型,较为少见;非感染性血栓形成更少见。常急性起病,出现发热、头痛、恶心、呕吐、意识障碍等感染中毒症状。疾病初期多累及一侧海绵窦,眼眶静脉回流障碍可致眶周、眼睑、结膜水肿,眼球突出,眼睑不能闭合,眼周软组织红肿;第Ⅲ、Ⅳ、Ⅵ对脑神经及第Ⅴ对脑神经1、2支受累可出现眼睑下垂、眼球运动受限、眼球固定、复视、瞳孔扩大,对光反射消失,前额及眼球疼痛,角膜反射消失等;可并发角膜溃疡,有时因眼球突出,眼睑下垂可不明显。因视神经位于海绵窦前方,故视神经较少受累,视力正常或中度下降。由于双侧海绵窦由环窦相连,多数患者在数天后会扩展至对侧。病情进一步加重可引起视盘水肿及视盘周围出血,视力显著下降。颈内动脉海绵窦段感染和血栓形成,可出现颈动脉触痛及颈内动脉闭塞的临床表现,如对侧偏瘫和偏身感觉障碍,甚至可并发脑膜炎、脑脓肿等。

2.上矢状窦血栓形成

上矢状窦血栓形成多为非感染性的,常发生于产褥期;成年女性在妊娠、口服避孕药时,婴幼儿或老年人严重脱水时,患者有消耗性疾病或恶病质等情况下也常可发生;少部分也可由感染引起,如头皮或邻近组织感染。骨髓炎、硬膜或硬膜下感染扩散偶尔引起上矢状窦血栓形成。

急性或亚急性起病,最主要的临床表现为颅内压升高症状,如头痛、恶心、呕吐、视盘水肿、展神经麻痹 1/3 的患者仅表现为不明原因的颅内高压,视盘水肿可以是唯一的体征。上矢状窦血栓形成患者,可出现意识-精神障碍,如表情淡漠、呆滞、嗜睡及昏迷。多数患者血栓累及一侧或两侧侧窦而主要表现为颅内高压。血栓延伸到皮质特别是运动区和顶叶的静脉可引起全面性癫痫发作、局灶性运动性癫痫发作或感觉性癫痫发作,伴偏瘫或双下肢瘫痪。旁中央小叶受累可引起小便失禁及双下肢瘫痪。累及枕叶视觉皮质可发生黑蒙。婴儿可表现为喷射性呕吐,颅缝分离,囟门紧张和隆起,囟门周围及额、面、颈等处的静脉怒张和迂曲。老年患者一般仅有轻微头昏、眼花、头痛、眩晕等症状,诊断困难。腰椎穿刺可见脑脊液压力升高,蛋白含量和白细胞数也可升高,磁共振静脉血管造影(MRV)有助于确诊。

3.侧窦血栓形成

侧窦包括横窦和乙状窦。因与乳突邻近,化脓性乳突炎或中耳炎常引起单侧乙状窦血栓形成。常见于感染急性期,以婴儿及儿童最易受累,约 50% 患者的血栓是由溶血性链球菌性败血症引起的。患者的皮肤、黏膜出现瘀点、瘀斑。一侧横窦血栓形成时可无症状,当波及对侧横窦或窦汇时常有明显症状。侧窦血栓形成的临床表现如下。

(1)颅内压升高:随病情发展而出现颅内压升高,常有头痛、呕吐、复视、头皮及乳突周围静脉怒张、视盘水肿,也可有意识或精神障碍。当血栓经窦汇延及上矢状窦时,颅内压进一步升高,并可出现昏迷、肢瘫和抽搐等。

(2)局灶神经症状:血栓扩展至岩上窦及岩下窦,可出现同侧展神经及三叉神经眼支受损的症状;约 1/3 患者的血栓延伸至颈静脉,可出现舌咽神经(Ⅸ)、迷走神经(Ⅹ)及副神经(Ⅺ)损害的颈静脉孔综合征,表现为吞咽困难、饮水呛咳、声音嘶哑、心动过缓、患侧耸肩、转颈力弱等神经受累的症状。

(3)感染症状:表现为化脓性乳突炎或中耳炎症状,如发热,寒战,外周血白细胞计数升高,患侧耳后乳突部红肿、压痛、静脉怒张。感染扩散可并发化脓性脑膜炎、硬膜外(下)脓肿、小脑脓肿、颞叶脓肿。

4.脑静脉血栓形成

(1)脑浅静脉血栓形成:一般症状有头痛、咳嗽,在用力、低头时加重;可有恶心、呕吐、视盘水肿、颅压升高、癫痫发作、意识障碍;也可出现局灶性损害症状,如脑神经受损、偏瘫或双侧瘫痪。

(2)脑深静脉血栓形成:多为急性起病,1~3 d 达到高峰。因常有第三脑室阻塞而颅内压升高,出现高热、意识障碍、癫痫发作,多有动眼神经损伤、肢体瘫痪、昏迷、去皮质状态,甚至死亡。

四、辅助检查

CVT 缺乏特异性临床表现,仅靠临床症状和体征诊断是困难的。辅助检查特别是影像学检查对诊断的帮助至关重要,并有重要的鉴别诊断价值。

（一）脑脊液检查

早期血常规和生化检查一般正常，中后期可出现脑脊液蛋白含量轻至中度升高。

（二）影像学检查

1.CT 和 CVT

CT 是诊断 CVT 有用的基础步骤，其直接征象是受累静脉内血栓呈高密度影，横断扫描可见与静脉走向平行的束带征；增强扫描时血栓信号不增强而静脉壁环形信号增强，呈空三角征（或称铁轨影和 δ 征）。束带征和空三角征对诊断 CVT 具有重要意义，但出现率较低，束带征的出现率仅为 20%～30%，空三角征的出现率约 30%。CT 继发性改变主要包括脑实质内不符合脑动脉分布的低密度影（缺血性改变）或高密度影（出血性改变）。应用螺旋 CT 三维重建最大强度投影法（CTV）来显示脑静脉系统，是近年来探索的一种方法。与 MRA 相比，CTV 可显示更多的小静脉结构，且具有扫描速度快的特点。与 DSA 相比，CTV 具有无创性和低价位的优势。Rodallec 等认为疑诊 CVT，应首选 CTV 检查。

2.MRI

MRI 虽具有识别血栓的能力，但影像学往往随发病时间不同而相应改变。急性期 CVT 的静脉窦内流空效应消失，血栓内主要含去氧血红蛋白，T_1WI 呈等信号，T_2WI 呈低信号；在亚急性期，血栓内主要含正铁血红蛋白，T_1WI 和 T_2WI 均表现为高信号；在慢性期，血管出现不同程度再通，流空信号重新出现，T_1WI 表现为不均匀的等信号，T_2WI 显示为高信号或等信号。此后，信号强度随时间延长而不断降低。另外，MRI 可显示特征性的静脉性脑梗死或脑出血。但是 MRI 也可能因解剖变异或血栓形成的时期差异出现假阳性或假阴性。

3.磁共振静脉成像（MRV）

MRV 可以清楚地显示静脉窦及大静脉的形态及血流状态，CVT 表现为受累静脉和静脉窦内血流高信号消失或边缘模糊的较低信号出现及病变以外静脉侧支的形成。对于极为缓慢的血流，MRV 易将其误诊为血栓形成，另外与静脉窦发育不良的鉴别有一定的困难，可出现假阳性。如果联合运用 MRI 与 MRV 进行综合判断，可明显提高 CVT 诊断的敏感性和特异性。

4.数字减影血管造影（DSA）

DSA 是诊断 CVT 的标准检查。CVT 主要表现为静脉受累、静脉或静脉窦不显影或显影不良，可见静脉排空延迟和侧支静脉通路建立，有时 DSA 的结果难以与静脉窦发育不良或缺如相区别。DSA 的有创性也使其应用受到一定的限制。

影像检查主要从形态学方面为 CVT 提供诊断信息，由于各项检查可能受到不同因素的限制，因此可以出现假阳性或假阴性结果。

5.经颅多普勒超声（TCD）检查

经颅多普勒超声技术对脑深静脉血流速度进行探测，可为 CVT 的早期诊断、病情监测和疗效观察提供可靠、无创、易重复而又经济的检测手段。脑深静脉血流速度的异常升高是脑静脉系统血栓的特征性表现，且不受颅内压升高及脑静脉窦发育异常的影响。在 CVT 早期，当 CT、MRI、MRV、DSA 还未显示病变时，脑静脉血流动力学检测就能反映出静脉血流异常。

五、诊断与鉴别诊断

（一）诊断

颅内静脉窦血栓形成的临床表现错综复杂，诊断比较困难。对单纯颅内压升高，伴或不伴神经系统局灶体征者,或以意识障碍为主的亚急性脑病患者,均应考虑到脑静脉系统血栓形成的可能。结合 CTV、MRV、DSA 等检查可明确诊断。

（二）鉴别诊断

1.仅表现为颅内压升高者应与以下疾病鉴别

（1）假脑瘤综合征：它是一种没有局灶症状,没有抽搐,没有精神障碍,在神经系统检查中除有视盘水肿及其伴有的视觉障碍外,没有其他阳性神经系统体征的疾病;是一种发展缓慢、能自行缓解的良性高颅压症,脑脊液检查没有细胞及生化方面的改变。

（2）脑部炎性疾病：有明确的感染病史,发病较快;多有体温升高、头痛、呕吐的症状,常伴有精神、意识等脑功能障碍,外周血白细胞计数常明显升高;腰椎穿刺检查结果显示脑脊液压力增高,常伴有白细胞数和蛋白含量明显升高;脑电图多有异常变化。

2.海绵窦血栓应与以下疾病鉴别

（1）眼眶蜂窝织炎：该病多见于儿童,常突然发病,眼球活动疼痛时加重,眼球活动无障碍,瞳孔无变化,角膜反射正常,一般单侧发病。

（2）鞍旁肿瘤：多为慢性起病,MRI 可确诊。

（3）颈动脉海绵窦瘘：患者无急性炎症表现,眼球突出,并有搏动感。眼部听诊可听到血管杂音。

六、治疗

治疗原则是早诊断、早治疗,针对每一个病例的具体情况给予病因治疗、对症治疗和抗血栓药物治疗,或将治疗方法结合。对其他促发因素,必须进行特殊治疗,少数情况下考虑手术治疗。

（一）抗感染治疗

由于 CVT 的致病原因主要为化脓性感染,因此抗生素的应用是非常重要的。部分静脉窦血栓形成和几乎所有海绵窦血栓形成,常有基础感染,可根据脑脊液涂片、常规及生化检查、细菌培养和药敏试验等结果,选择应用相应抗生素或广谱抗生素,必要时手术清除原发性感染灶。因此,应尽可能确定脓毒症的起源部位并针对致病微生物进行治疗。

（二）抗凝治疗

用普通肝素治疗 CVT 已有半个世纪,该方法已被公认是一种有效而安全的。研究认为,除新生儿不宜使用肝素外,脑静脉血栓形成患者只要无肝素使用禁忌证,均应进行肝素治疗。头痛是 CVT 的首发症状,目前多数医师主张对孤立性头痛应用肝素治疗。肝素的主要药物学机制是阻止 CVT 的进展,预防相邻静脉发生血栓而形成性脑梗死。抗凝治疗的效果远远大于其引起出血的危险性,无论有无出血性梗死,都应使用抗凝治疗。普通肝素的用量和给药途径还不完全统一。原则上应根据血栓的大小和范围以及有无并发颅内出血综合考虑,一般首剂静脉注射 3 000～5 000 U,而后以 25 000～50 000 U/d 持续静脉滴注,或者 12 500～25 000 U 皮下注射,每 12 h 测定 1 次 APTT 和纤维蛋白原水平,以调控剂量,使 APTT 延长,但不超过 120 秒,疗程为 7～10 d。也可皮下注射低分子量肝素(LMWH),可取得与肝素相同的治疗效果,其剂量易于掌握,且引起的出血发病率低,可连用 10～14 d。此后,在监测国际标准化比值(INR),使其控制在 2.5～3.5 的情况下,让患者服用华法林,治疗 3～6 个月。

（三）扩容治疗

对病因为非感染性的 CVT 患者,积极纠正脱水,降低血液黏度和改善循环。可应用羟乙基淀粉 40(706 代血浆)、低分子右旋糖酐等。

（四）溶栓治疗

目前,尚无足够证据支持可以做全身或局部溶栓治疗。如果给予合适的抗凝治疗后,患者的症状仍继续恶化,且排除其他病因导致的临床恶化,则应该考虑溶栓治疗。脑静脉血栓溶栓治疗采用的剂量差异很大,尿激酶每小时的用量可从数万至数十万单位,总量从数十万至上千万单位。阿替普酶的用量为 20～100 mg。由于静脉血栓较动脉血栓更易溶解,且更易伴发出血危险,静脉溶栓剂量应小于动脉溶栓剂量,但具体用量的选择应以病情轻重及改变程度为参考。

（五）对症治疗

对伴有癫痫发作者给予抗癫痫治疗,但对于所有静脉窦血栓形成的患者是否都要给予预防性抗癫痫治疗尚存在争议。对颅内压升高者给予静脉滴注甘露醇、呋塞米、甘油果糖等,同时加强支持治疗,给予 ICU 监护,包括抬高头位,镇静,高度通气,监测颅内压,注意血液黏度、肾功能、电解质等,防治感染等并发症,必要时行去除出血性梗死组织或去骨瓣减压术。

（六）介入治疗

在有条件的医院可进行颅内静脉窦及脑静脉血栓形成的介入治疗,利用静脉内导管溶栓。近年来,采用血管内介入局部阿替普酶溶栓联合肝素抗凝治疗的方法,取得较好疗效。但局部溶栓操作难度大,应充分做好术前准备,妥善处理术后可能发生的不良事件。

七、预后与预防

（一）预后

CVT 总体病死率为 6％～33％,预后较差。死亡原因主要是小脑幕疝。影响预后的相关因素包括高龄、急骤起病、局灶症状(如脑神经受损和出血性梗死)等。大脑深静脉血栓的预后不如静脉窦血栓,临床表现最重,病死率最高,存活者的后遗症严重。各种原发疾病中,脓毒症性 CVT 预后最差,产后的 CVT 预后较好,后者 90％以上存活。

（二）预防

针对局部及全身的感染性和非感染性因素进行预防。

(1)控制感染:尽早治疗局部和全身感染,如面部危险三角区的皮肤感染、中耳炎、乳突炎、扁桃体炎、鼻窦炎、齿槽感染、败血症、心内膜炎。针对感染灶的分泌物及血培养的结果,合理使用抗生素。

(2)保持头面部的清洁卫生。对长时间卧床者,要定时翻身。

(3)对严重脱水、休克者,有恶病质者,尽早采取补充血容量等治疗。

(4)对高凝状态者,可让其口服降低血液黏度或抗血小板聚集的药物,必要时可以使用低分子量肝素来进行抗凝治疗。

(5)定期检测患者的血糖、血脂、血常规、凝血因子、血液黏度,防止血液系统疾病引发 CVT。

（侯新法）

第十一节 中枢神经系统血管炎

一、定义

原发性中枢神经系统血管炎（primary angiitis of the central nervous system，PACNS）是指脑实质或脑脊膜的动、静脉中、小血管的血管炎，而且没有潜在的系统性疾病或诱发因素。如果经病理确诊，则定义为"组织学定义的中枢神经系统血管炎（HDACNS）"；而如果经血管影像学确诊，则定义为"血管影像学定义的中枢神经系统血管炎（ADACNS）"。血管炎临床特征及分类见表 3-4。

表 3-4　血管炎临床特征及分类

类型	涉及血管	组织
多结节性动脉炎	肌肉小血管	肾、神经、肠道、心脏
韦格纳肉芽肿病	中动脉、中静脉、小动脉、小静脉	鼻窦、肺、肾
颞动脉炎	大弹性血管	眼、脑（相对少见）
大动脉炎（Takayasu 动脉炎）	主动脉和主要分支	心、脑、骨骼肌
原发性中枢神经系统动脉炎	小动脉、毛细血管	脑
过敏性动脉炎*	毛细血管、小静脉	皮肤、肾、肠道、神经
结缔组织病相关动脉炎	肌肉小血管、毛细血管、小静脉	皮肤、肾、肺
变应性肉芽肿性血管炎（Churg-Strauss 综合征）	中动脉、中静脉、小动脉、小静脉	皮肤、肺、脑
淋巴瘤样肉芽肿病	小动脉	皮肤、手指、肌肉
血栓闭塞性脉管炎（Buerger 病）	小动脉、静脉	眼、心、耳蜗
间质角膜炎-眩晕-神经性耳聋综合征（Cogan 综合征）	动脉、小动脉	口、生殖器、眼、脑
白塞病	小动脉、静脉	皮肤
肿瘤相关血管炎	毛细血管、静脉	耳、气管、眼
复发性多软骨炎	小动脉	耳、鼻、眼、关节

注：* 包括血清病、特发性紫癜、冷凝球蛋白血症。

继发性中枢神经系统血管炎更常见，往往继发于系统性疾病，这些系统性疾病包括自身免疫性疾病（红斑狼疮、干燥综合征）和系统性血管炎（韦格纳肉芽肿病、多结节性血管炎及其他）。继发性中枢神经系统性血管炎还可以由药物反应引起，比苯丙胺、海洛因、可卡因、含麻黄碱（最近被美国食品药品监督管理局禁止）及苯丙醇胺的非处方感冒药。

二、流行病学

脑血管炎的流行病学并未被系统性地研究过。对 PACNS 而言，男性患者占比稍多（男、女患者比例为 4∶3）；年轻人和老年人都可能发病，平均发病年龄是 42 岁。ADACNS 一般好发于年轻女性，尤其是有偏头痛病史的女性。这些患者通常有大量的尼古丁或咖啡因使用史、非处方感冒药使用史,口服避孕药或做过雌激素替代治疗。一些病毒感染也与中枢神经系统血管炎有关。HIV 也常与脑血管病相关,但是尚不清楚是否因为 HIV 对血管的直接损害。其他与脑血管炎有关的微生物包括巴尔通氏菌、包氏螺旋体、结核分枝杆菌等。

三、临床表现

PACNS 的临床表现包括广泛的神经系统症状和体征,如非特异性头痛、局部无力、癫痫、颅内出血、记忆认知障碍和意识改变(表 3-5)。HDACNS 较 ADACNS 更多地表现为弥漫性脑病。HDACNS 患者亚急性病程更常见(平均 170 d),而 ADACNS 患者多为急性表现(平均 46 d)。如果不经过治疗,PACNS 患者通常会渐进性加重以致危及生命。

表 3-5　提示诊断脑血管炎的临床表现

主要发现	相关症状
急性或亚急性脑病	头痛,并发展至嗜睡、昏迷
颅内占位性病变	头痛、嗜睡、局部症状以及颅内压升高
表型上类似于非典型性多发性硬化	病程反复波动,有典型的视神经病变和脑干病变,但也包括不常见于多发性硬化的特征(癫痫、严重持续的头痛、脑病或一侧卒中样发作)

脊髓受累可出现于横贯性脊髓炎、脊髓卒中、脊髓出血。大多数为非特异性症状,这些症状可相互重叠;有些症状类似于其他疾病的表现,这些疾病包括动脉粥样硬化性脑卒中、莱姆病、病毒性脑炎、脑肿瘤、结核性或真菌性脑膜炎、组织胞浆菌病、偏头痛以及多发性硬化。

中枢神经性血管病或血管炎的常见原因有系统性红斑狼疮、韦格纳肉芽肿病、多结节性血管炎,非常见原因包括硬皮病、干燥综合征、白塞病、类风湿关节炎。脑动脉淀粉样变既可以类似于 PACNS,又可以与之同时发生。弥散性淋巴瘤可以类似于 PACNS,且需要活检予以排除。不同于其他血管炎,PACNS 患者的系统性表现(如发热、体质量下降、关节痛、肌痛)不常见。炎症的血清学证据或可检测的自身抗体一般是阴性的。

四、诊断

PACNS 患者的脑脊液一般是异常的,表现为非特异的蛋白升高和单核细胞增多。脑脊液正常时可以排除其他一些疾病。寡克隆带有时也可被检出,但并不特异。在血管影像学确诊的 PACNS 中,只有大约一半的腰椎穿刺结果异常,敏感性只有 53%。

在 PACNS 的诊断中,无创性检查的敏感性和特异性均有限。MRI 是最敏感的神经影像学检查,在超过 80% 的患者中可发现异常。研究显示,MRI 敏感性高达 75%,但血管成像呈阳性的 PACNS 的 MRI 结果也可正常。PACNS 的影像学表现多样,包括散发的幕上或幕下的 FLAIR(fluid attenuated inversion revovery,磁共振成像液体衰减反转恢复序列)高密度影、出血表现、弥散加权阳性的梗死灶或脑脊膜信号增强。在对 MRI 和血管成像的比较中,一项研究发现所有在血管成像中证实为中枢神经系统血管炎的患者都有异常的 MRI 结果(平均有 4 个可检测到的异常)。病灶最常见于皮质下白质,然后依次为大脑皮质、深部灰质、深部白质及小脑。只有 65% 的 MRI 病损可在血管成像中显示,也只有 44% 的血管成像病灶可在 MRI 上显现。两种影像学检查的关联表明两者应该同时做,因为它们提供了中枢神经系统血管炎的不同信息。FLAIR 和 DWI 序列能够增加 PACNS 检查的敏感性。如果腰椎穿刺和 MRI 结果均正常,则

PACNS 的可能性较小。

MRA 并不总能显示 PACNS 患者受累的血管,其敏感性与传统的血管造影还有一定差距。然而这一技术正在飞速发展,最近一些研究表明 MRA 可以检测出多个位点的或者弥散的血管狭窄,血管管腔的不规则或狭窄,甚至堵塞。目前尚不推荐用 MRA 替代传统的血管造影。血管造影造成永久性损伤的发生率为 0.2%~1.0%。PACNS 典型的血管造影表现是动脉狭窄与扩张交替的串珠样改变。大脑中动脉和大脑前动脉最常受累及。这一表现虽然提示诊断,但并不特异,亦可出现于严重的高血压、动脉粥样硬化、放射性损伤、苯丙胺或可卡因所致的血管病变。Hellman 和他的团队发现血管造影的特异性范围为 50%~80%。

脑组织活检为确诊所必需,即使有高度怀疑的血管造影证据。尽管其敏感性只有 75%,为了保证血管炎诊断的正确以及排除其他干扰情况,对于大多数怀疑有 PACNS 的成年人,脑组织活检是必需的。唯一的例外是出现轻微神经缺损症状和相对急性表现的患者,且符合 ADACNS 分类,可以不需要活检即可开始治疗。一项对系列病例的研究显示,对 61 例怀疑为 PACNS 的患者行脑组织活检,有 22 例患者(36%)确诊为 PACNS,其他诊断的有 24 例(39%),未诊断的有 15 例(25%)。临床指征和血管造影通常并不能预测 PACNS 的组织学结果。

脑组织活检的注意事项:①只要可行,MRI 上检测到的病变都应行活检;②应同时获取软脑膜组织与脑实质组织;③未在 MRI 定位下的盲取活检应包括非优势半球额叶、枕叶的软脑膜和皮质。尽管脑组织活检是“金标准”,由 Calabrese 等撰写的综述(1992 年)提出近 1/4 的活检结果为假阴性。

五、治疗

PACNS 的最佳治疗方案尚未确立,对大多数患者予以泼尼松和环磷酰胺治疗,这一方案基于 1983 年的一个小型非对照病例系列研究。对暴发性或渐进性进程的 HDACNS 应当用大剂量糖皮质激素静脉注射 5 d(15 mg/kg 甲泼尼龙静脉注射或 3 mg/kg 地塞米松静脉注射),之后口服泼尼松龙 1 mg/(kg·d)。HDACNS 患者需要大剂量泼尼松龙和环磷酰胺冲击治疗。目前,推荐剂量为泼尼松龙 1 mg/(kg·d),环磷酰胺 2 mg/(kg·d);维持泼尼松龙的剂量至症状得到控制,然后逐步减量。须在症状控制后,以维持剂量继续使用环磷酰胺,持续 1 年。必须注意保持白细胞计数大于 4 000/cm³,中性粒细胞计数高于 1 500/cm³。

这些药物一般使用 6~12 个月,需要特别注意随访以评价疗效,规避不良反应。对于无法保证每天口服环磷酰胺或有出血性膀胱炎、膀胱癌的高危患者可采用间歇性静脉注射环磷酰胺。对于肾功能正常的患者,推荐环磷酰胺起始剂量为体表面积 750 mg/m²。对于肥胖或>70 岁的患者,为减少不良反应,初始剂量应减至体表面积 500 mg/m²。

使用糖皮质激素的不良反应包括肥胖、库欣样外观、高血糖、皮肤变薄、骨质疏松、口腔及生殖器白色念珠菌感染、青光眼、白内障、消化道溃疡、胃刺激、铜绿假单胞菌脑膜炎、李斯特菌脑膜炎、结核以及隐球菌性脑膜炎。妊娠患者,尤其在妊娠前 3 个月应当避免使用糖皮质激素,因为会引起胎儿腭裂的概率增加。

环磷酰胺的不良反应包括粒细胞计数减少、氨基转移酶升高、药物诱导性肝炎、心肌病、肺囊性纤维化病(罕见)、增加感染、患膀胱癌和出血性膀胱炎的概率。可以通过补充液体、治疗感染和同时服用硫酸巯基乙醇与环磷酰胺来防止出血性膀胱炎。硫酸巯基乙醇的剂量用环磷酰胺剂量的百分比来表示,比如治疗前连续静脉注射 20%,然后治疗中注射 50%~100%,再于治疗

12 h以后注射25%～50%。已有报道称孕妇使用环磷酰胺后出现宫内发育受限、迟缓,颅缝提早闭合,睑裂狭小,耳畸形,手指数目或形态异常,冠状动脉异常,儿童出生后患癌概率增加。处于哺乳期的妇女在用药期间应避免哺乳。美国食品药品监督管理局将其风险定位D类(即妊娠中确定存在风险)。环磷酰胺可与P450肝酶诱导药物发生严重的药物相互作用,因这些药物增加环磷酰胺代谢为活性产物的速率,从而增加药效与毒性。相反,抑制肝脏代谢的药物(糖皮质激素、抗疟药、别嘌醇、三环类抗抑郁药)减慢其代谢速率,因而减少疗效和不良反应。三环类抗抑郁药和其他抗胆碱类药物减少膀胱排空,从而延长膀胱对环磷酰胺毒性产物的暴露。环磷酰胺可以减少血浆中拟胆碱酯酶的活性,因此同时或先后注射环磷酰胺和琥珀酰胆碱可能会延长神经肌肉接头阻滞。

环磷酰胺对于男性和女性均有生育功能方面的不良反应,对女性可以导致提早绝经。可在用环磷酰胺治疗前冷冻精子或卵子。表3-6列举了患者和医师需要监测的项目。

表 3-6　使用糖皮质激素和环磷酰胺治疗 PACNS 时需监测的项目

药物	检测频率	检测项目
糖皮质激素	每天	自查有无发热、胃肠出血或感染
	每周	注意体质量、指导患者自查口腔及生殖器的白色念珠菌感染
	每2个月	生命体征、白细胞计数、生化指标、空腹血糖、糖化血红蛋白
	每年	检查白内障、青光眼;检查骨密度;PPD检查结核
环磷酰胺	每天	自查有无发热、口腔溃疡、血尿或感染
	每月	生命体征、白细胞计数及分类、生化指标、氨基转移酶

对ADACNS的治疗方法并未清楚界定,尚不明确是否应当和HDACNS一样使用大量免疫抑制剂治疗。有的学者赞成用钙通道阻滞剂或使用泼尼松龙短期治疗,但这些治疗需要根据患者反映和具体情况个体化处理。

无免疫抑制剂治疗经验的神经科医师需与专科医师商量剂量。每月需要检查患者的血常规、肝功能,指导患者监测每天的体温以提早发现可能的感染。

治疗PACNS时面临的困难之一是判断什么时候减少或增加免疫抑制剂的剂量。不同于巨细胞动脉炎,PACNS没有血清学标志物来观察,脑脊液分析和MRI都对其不敏感。因此,基于神经系统症状和体征的临床判断是主要依据。

(侯新法)

第十二节　血管性认知障碍

一、定义

血管性认知障碍(vascular cognitive impairment,VCI)是指脑血管病危险因素(如高血压、运动减少、糖及脂肪被代谢异常、腹型肥胖、抽烟)、明显的脑血管病(如症状性缺血性脑卒中、出血性脑卒中)或不明显的脑血管病(如无症状性腔隙性脑梗死和脑白质病、慢性脑缺血)引起的,从轻度认知障碍到痴呆的一大类综合征,涵盖了血管性认知损害从轻到重的整个发病过程。

二、概述

VCI 的概念是在血管性痴呆(vascular dementia,VaD)的基础上逐步完善与发展出来的,其临床意义在于尽早发现血管病变导致的认知变化,以便早期诊断、早期干预,以延缓血管性认知障碍的进程。我国 65 岁以上老年人 VaD 的患病率为 1.1%～3.0%,年发病率为(5～9)/1 000 人,VCI 的流行病学资料还不完善。VCI 的患病人群是非常巨大的,至少是千万以上,但目前临床重视脑血管病造成的瘫痪,对认知障碍未予以充分的重视,以致常常漏诊。虽然 2011 年由首都医科大学宣武医院贾建平教授执笔的《血管性认知障碍诊治指南》,在《中华神经内科杂志》已发表数年,但对血管性认知障碍的规范性诊治没有在国内各级医院得到应有的重视和应用,这非常不利于扼制 VaD 患者在我国的增加趋势。所有类型的脑血管病几乎都可导致轻重不同的 VCI。脑血管病或其危险因素引起的病变涉及颞叶、额叶、边缘系统的神经元,神经元变性死亡达到一定的数量,或白质的脱髓鞘病变严重到降低了传导束神经电信号的传递速度使轴突运输受损,使信息传递发生损害,都可导致脑认知功能的下降。

VCI 的病因极其复杂,可能为灰质神经元急性大量死亡或慢性小量累积性变性和死亡,从而导致胆碱和去甲肾上腺素的递质丢失;长期慢性缺血导致传导纤维的脱髓鞘改变和轴突运输受损,或者是两者兼而有之。

鉴于 VCI 的治疗最根本的是病因治疗,因此理清 VCI 病因分类就非常重要(表 3-7)。

表 3-7 VCI 的病因分类

病因	疾病名称
1.危险因素相关性	高血压病、糖尿病、高脂血症等
2.缺血性	
(1)大血管性	多发性脑梗死、关键部位梗死等
(2)小血管性	皮质下动脉硬化性脑病(Bingswanger 病)、伴有皮质下梗死和白质脑病的常染色体显性遗传性脑动脉病(CADASIL)、腔隙性脑梗死等
(3)低灌注性	血容量不足、心脏射血障碍或其他原因导致血压偏低等
3.出血性	脑出血、蛛网膜下腔出血、脑淀粉样血管病、慢性硬膜下血肿
4.其他脑血管病性	脑静脉窦血栓形成、脑动脉畸形、脑静脉畸形
5.脑血管病合并 AD	脑血管病伴 AD、AD 伴脑血管病

三、临床表现

VCI 的临床表现因病因的不同而有着明显的差异,按起病形式分:①急性或突然起病,如多发性脑梗死、关键部位梗死或颅内出血所致的认知障碍;②慢性或隐匿性起病,如脑小血管病所致的认知障碍。按照认知损害的程度还可以分为未达到痴呆的血管性认知障碍(vascular cognitive impairment no dementia,VCIND)和 VaD。

(一)VCIND

VCIND 多有脑血管危险因素,如高血压、运动减少、糖及脂代谢异常、腹型肥胖、抽烟,有症状性或无症状性脑血管病史或影像学发现,但未达到痴呆的诊断标准。认知损害可以突然出现,也可隐匿起病,表现为记忆力下降、抽象思维、判断力损害,可伴有个性的不明显改变,但日常生活能力基本正常。

（二）VaD

VaD 多在 60 岁以后发生,有脑卒中史,呈阶梯式进展,也可隐匿进展(主要见于皮质下小血管病导致的痴呆),有波动病程,表现为认知功能显著受损达到痴呆标准,伴有局灶神经系统受损的症状、体征。VaD 患者的认知功能障碍表现为执行功能及视空间功能下降,常伴有近记忆力下降和抽象思维能力下降。可伴有表情淡漠、少语、抑郁、焦虑、有欣快感、激越、脱抑制等精神症状,但相对于阿尔茨海默病(Alzheimer disease,AD),能相对较好地保持人格完整,例如,患者有尊重自己和别人的意识,卫生状况较好,有时有竭力掩饰自己智能下降的表现,有求医意识和主动接受治疗,这和 AD 患者的无痴呆意识和被动接受治疗有着较明显的区别。病因不同的脑血管病都有痴呆、运动障碍的表现(可以是锥体系或锥体外系的),都有轻重不同的情绪、精神症状。

四、诊断及鉴别诊断

（一）诊断

VCI 诊断需具备 3 个核心要素。

1.认知损害

主诉或知情者报告有认知损害,而且客观检查也有认知损害的证据和(或)客观检查证实认知功能较以往减退。

2.血管因素

血管因素包括血管危险因素、脑卒中病史、神经系统局灶体征、影像学显示的脑血管病证据,以上各项不一定同时具备。

3.认知障碍与血管因素有因果关系

通过询问病史、体格检查、实验室和影像学检查确定认知障碍与血管因素有因果关系,并能排除其他导致认知障碍的原因。

（二）鉴别诊断

1.AD

AD 起病隐匿,进展缓慢,记忆障碍突出,大脑功能逐步全面衰退,人格不完整明显,后期患者都有较严重的精神行为异常,神经影像表现为显著的脑皮质萎缩。Hachinski 缺血量表评分 ≤4 分支持 AD 诊断。

2.Pick 病

该病起病较早(多在 50～60 岁),有进行性痴呆,患者在早期即有明显的人格改变,如脱抑制而致社会行为失范或行为刻板,认知功能的障碍出现相对较晚。影像学主要是显著的额叶和(或)颞叶萎缩且不对称。

3.路易体痴呆(dementia with Lewy bodies,DLB)

该病患者有三大核心症状波动性认知障碍、反复生动的幻觉、锥体外系症状。影像学上无梗死灶。

4.帕金森病痴呆(Parkinson disease dementia,PDD)

认知障碍一般出现在晚期,记忆力下降不突出,注意力、视空间能力下降明显。影像学显示局灶性病灶。

五、治疗

本部分只强调治疗原则和新的防治理念,意在 VCI 的早期、全面干预,以最大限度地延缓

VCI 的发生与进展。

（一）病因治疗

预防和治疗脑血管病及其危险因素、提倡健康的生活方式是 VCI 治疗的基础和根本方法。脑血管病的一级、二级预防都应包括个体化、动态化、最优化的血压、血脂、血糖管理。注意预防由脑血管病合并的认知障碍和情感障碍，可以理解为脑血管病的"三级预防"。考虑到脑血管病的危险因素与 VCI 的密切相关性，应积极提倡健康的生活方式：少吃、多动、戒烟、限酒、心平气和，努力做好 VCI 的"零级预防"。

（二）认知症状的治疗

胆碱酯酶抑制剂和非竞争性 N-甲基-D-天冬氨酸受体阻滞剂（美金刚）可以改善 VaD 的认知症状。效果比其他胆碱酯酶抑制剂和美金刚较好一些的是多奈哌齐（安理申）用法是每次 5～10 mg，每天 1 次，口服。有临床研究支持尼莫地平可以改善 VaD 患者的词语流畅成绩。尼莫地平（尼膜同）的用法是每次 30 mg，每天 3 次，口服。它可以和多奈哌齐（安理申）联合用药，因为尼莫地平与其他钙通道阻滞剂一样，有使心率轻度增加的不良反应，这正好可以缓冲多奈哌齐使心率轻度减慢的不良反应。尼莫地平对高血压患者还可能起到轻度降压作用，但对于高龄的血压偏低的 VaD 患者，应用尼莫地平需观察血压有无降低，以决定是否坚持联合用药。其他一些药物，如尼麦角林、己酮可可碱、奥拉西坦及中药银杏制剂等对 VaD 的疗效尚存在争议。有循证医学证据支持多奈哌齐治疗 VCI 持续 6 个月后，能够改善 VCI 患者的认知功能、临床总体印象和日常生活能力。鉴于尼莫地平扩展脑血管、增加脑血流量、增加脑小动脉血灌注的机制明确，可以用尼莫地平和中药中的活血化瘀类药物的方剂（如通塞脉、养血清脑颗粒、步长脑心通、脉络通）在国内进行随机、双盲、安慰剂对照试验，为临床广泛使用的中成药提供依据和应用指南。

（三）对症治疗

血管性认知障碍患者，运动受限、智能下降，极易合并情绪障碍，而抑郁症状和认知障碍又相互促进，因此，对患者的情绪障碍一定给予充分的重视，不仅可以选用选择性 5-羟色胺再摄取抑制剂（SSRIs），还要进行心理疏导和心理治疗。VaD 患者常伴有多种躯体疾病，需要同时使用其他药物，因此，使用 SSRIs 时还应考虑其对肝脏 P450 酶的影响和药物的相互作用。相对而言，艾司西酞普兰、西酞普兰和舍曲林对 P450 酶的影响较小，药物相互作用小，安全性较好。对出现精神行为异常的痴呆患者，可以短期、按需、小剂量服用非典型抗精神病药物，神经科医师可选用安全性较好及剂量较易掌握的奥氮平，根据患者的年龄和一般情况具体用药，奥氮平的应用剂量为 2.5～10.0 mg。对于依从性较差、不肯服用药物的患者，可采用奥氮平口崩片。利培酮也可改善精神症状。但所有的非典型抗精神病药物均增加患者脑血管病和死亡的风险。目前建议首先使用抗痴呆药物，只能将非典型抗精神病药物作为二线药物，短时间使用。

（四）康复治疗

对同时合并脑血管病运动障碍和失语的 VCI 患者，康复训练不仅促进肢体和语言功能的康复，还对认知功能有很好的促进恢复作用。例如，在康复治疗中有意识地注重认知功能的特殊性康复训练，将更有利于促进认知功能的提高和患者抑郁的改善。

六、预后

VCI 诊断越早，干预越早，预后越好。最大限度地减少各种类型脑血管病的发生和复发，就能最大限度地延缓血管性认知障碍的发展。

（侯新法）

第四章

脊髓疾病

第一节 急性脊髓炎

一、定义

急性脊髓炎是指累及脊髓一个或邻近几个节段的一种非特异性急性脊髓炎症，它不是一种疾病，而是一个综合征。脊髓横贯性的炎症称横贯性脊髓炎。

二、概述

急性脊髓炎的病因不明，发病率为每年 9/100 万，其中 1 例为重症，8 例为轻症。任何年龄均可发病，但以青壮年多见，男、女的发病率相近。该病可发生在任何季节，但以冬末春初多见。急性脊髓炎的确切病因不清楚，有研究认为，可能是非特异性病毒感染引起的，但在患者的脑脊液和神经组织中没有分离出病毒，这提示急性脊髓炎发病与免疫有关，直接致病因素不是病毒感染，而是病毒感染引起的机体免疫应答异常。脊髓炎的病灶多可累及几个脊髓节段，以胸段脊髓（$T_3 \sim T_5$）最常见，其次是颈段和腰段，累及骶段罕见。肉眼见病变段脊髓肿胀、质地变软，软脊膜充血、有炎性渗出物；切面见受累节段脊髓灰白质分界不清、边缘不整，部分软化，可以是部分脊髓受累，也可以是整个脊髓受累；显微镜下可见软脊膜和脊髓内血管扩张、充血，血管周围炎性细胞浸润，以淋巴细胞和浆细胞为主；灰质内神经细胞肿胀、碎裂、消失，尼氏体溶解，白质中髓鞘脱失，轴突变性，病灶中可见胶质细胞增生。

三、临床表现

患者在病前数天多有上呼吸道感染史或胃肠道症状，部分患者有疫苗接种史。急性起病，先可出现下肢麻木或刺痛感，背痛并放射至下肢或围绕躯干的束带感，1～2 d 出现脊髓横贯性损害症状。如急骤起病，脊髓症状在 1～2 d 甚至数小时内上升至延髓，迅速引起延髓支配肌群的瘫痪，出现呼吸麻痹，称为上升性脊髓炎。

神经系统症状与脊髓受损节段有关。胸段脊髓受损表现为双下肢瘫痪，早期常呈脊髓休克，表现为肌张力降低，深反射、腹壁反射及提睾反射消失，病理反射引不出。如脊髓受损不严重，数天或数周后深反射逐渐活跃、亢进，肌张力升高，出现病理反射，表现为典型的痉挛性截瘫，肢体肌力逐渐恢复;如脊髓受损严重,脊髓休克期较长,肢体肌力恢复困难。早期的感觉障碍表现为肢体麻木,以后出现病变节段以下传导束型感觉障碍,在感觉消失平面上缘可有感觉过敏区或束带样感觉异常区,随病情恢复感觉平面逐步下降,但较运动功能恢复慢。同时可出现自主神经功能障碍,大、小便潴留或失禁,瘫痪肢体水肿、少汗或无汗,阴茎异常勃起等。颈段脊髓受损表现为双上肢弛缓性瘫痪,双下肢痉挛性瘫痪;高位颈段脊髓受损则表现为四肢痉挛性截瘫,并可出现吞咽困难、构音障碍。感觉障碍和自主神经功能障碍与胸段脊髓炎相似。

脑脊液的细胞数可正常或稍高,主要是淋巴细胞升高,蛋白可轻度升高,糖及氯化物正常;部分患者的脑脊液完全正常。脊髓 CT 可见到脊髓内斑片状或弥散性低密度区,但 CT 往往难以显示脊髓的病理改变。MRI 是诊断急性脊髓炎的一项重要检查手段,主要表现为:①急性期受累脊髓节段均匀增粗;②受累脊髓内有斑片状长 T_1 和长 T_2 异常信号;③急性期病灶可有强化反应,注射钆喷替酸葡甲胺(Gd-DTPA)后在 T_1 像上呈斑片状短 T_1 高信号;④晚期可出现脊髓萎缩。

四、诊断及鉴别诊断

根据急性起病、病前感染史和迅速出现的脊髓横贯性损害,结合脑脊液、脊髓的 MRI 等影像学检查,诊断并不困难。但须与以下疾病鉴别。

(一)急性硬脊膜外脓肿

该病起病较急,伴高热和全身中毒症状,身体其他部位常有化脓性感染灶。病灶相应部位疼痛剧烈,有明显压痛与叩击痛。外周血液白细胞升高,脑脊液白细胞及蛋白含量升高,CT、MRI 可发现脊髓腔梗阻。

(二)脊柱结核

该病患者常有低热、食欲缺乏、消瘦、精神萎靡、乏力等全身中毒症状,常可在其他脏器发现结核病灶。脊柱 X 线见椎体骨质破坏、椎间隙变窄及椎旁寒性脓肿阴影等改变。

(三)脊髓血管病

该病急骤起病,迅速出现剧烈背痛、截瘫和括约肌功能障碍。脊髓出血时脑脊液为血性;脊髓梗死时脑脊液多正常。MRI 可发现脊髓内异常信号,脊髓 DSA 可发现脊髓血管畸形。

(四)多发性硬化

急性脊髓炎可以是多发性硬化的首发症状,首次发生的急性脊髓炎很难排除多发性硬化,但如患者用糖皮质激素治疗的效果很好,肢体功能基本恢复正常,应怀疑这次急性脊髓炎是多发性硬化的首发症状。

(五)视神经脊髓炎

该病患者除有脊髓炎的症状外,还有视神经的症状,表现为视力下降。视神经症状可出现在脊髓炎症状之前,也可与脊髓炎症状同时出现或出现在脊髓炎症状之后。过去在较长一段时间里,研究人员曾认为视神经脊髓炎是多发性硬化的一种特殊类型,但随着研究不断深入,研究人员发现视神经脊髓炎的免疫机制、病理改变、临床特点、神经影像表现和治疗效果与多发性硬化存在不同。2004 年 Lennon 等发现视神经脊髓炎患者血清中有水通道蛋白 4(AQP4)抗体,确定视神经脊髓炎不是多发性硬化的一种特殊类型,而是一个独立的疾病。视神经脊髓炎患者的脊髓 MRI 上病灶通常纵向延伸 3 个椎体节段以上,病灶位于脊髓中央,对称,累及灰质和白质;而脊髓炎病灶罕见延伸 2 个椎体节段以上,病变多累及白质束,不对称。约 1/3 视神经脊髓炎患者的脑脊液白细胞数超过 $50×10^6$,以中性粒细胞较常见,甚至可见嗜酸性粒细胞,但通常缺乏寡克隆带,即便存在寡克隆带,也会随时间延长而消失;多发性硬化患者的脑脊液白细胞数多数正常,白细胞数一般不超过 $50×10^6$,以淋巴细胞为主,90%的患者存在寡克隆区带,而且不会消失。最重要的鉴别在于视神经脊髓炎患者血清中 AQP4 抗体呈阳性,多发性硬化患者呈阴性。

（六）亚急性坏死性脊髓病(Foix-Alajouanine 病)

Foix 和 Alajouanine 在 1926 年首次报道了亚急性坏死性脊髓病,这是一种临床罕见的脊髓血管异常增生性疾病。该病在 50 岁以上男性中多见,表现为缓慢进行性加重的双下肢无力,病变平面以下感觉减退,可伴有肌肉萎缩。随病情进展,症状逐渐加重而出现完全性截瘫、大小便功能障碍。脑脊液的蛋白含量升高,而细胞数正常。

（七）人类 T 淋巴细胞病毒 1 型相关脊髓病

这是人类 T 淋巴细胞病毒 1 型(HTLV-1)慢性感染所致的免疫异常相关的脊髓病变,最常见的临床表现为痉挛性轻瘫或截瘫、括约肌障碍、排尿困难、下肢有针刺或灼痛感,多伴有麻木,部分病例有周围神经病或肌炎的症状和体征,但多轻微。还有部分病例合并有其他系统疾病,如干燥综合征、罕见的葡萄膜炎、动脉炎、脉管炎。1988 年鹿儿岛 WHO 会议修订的诊断标准:中年隐匿起病,缓慢进展性双下肢无力,有双侧锥体束受损症状和体征,四肢腱反射亢进,双下肢巴宾斯基征呈阳性,有腹壁反射消失等脊髓麻痹症状,常有排尿障碍和尿路感染,血液及脑脊液检查 HTLV-1 抗体呈阳性,且能排除其他疾病。

五、治疗

急性脊髓炎没有特异性的治疗方法,临床上以对症治疗为主,防治继发感染和各种并发症。循证医学认为除以急性脊髓炎为首发症状的多发性硬化外,用皮质类固醇治疗无效。但因为存在免疫应答异常,临床上常用糖皮质激素或免疫球蛋白。

（一）一般治疗

防治各种并发症是保证功能恢复的前提。因为肢体瘫痪,患肢无感觉,应保持皮肤清洁,对易受压部位加用气垫或软垫以防产生压疮。对皮肤红肿部位可用 10%乙醇或温水轻揉,并涂以 3.5%复方苯甲酊,对有溃疡形成者应及时换药,应用压疮贴膜。对呼吸困难者应保持呼吸道通畅,及时给氧,必要时尽早行气管切开,人工辅助呼吸。同时选用有效抗生素控制感染。对排尿障碍者应保留无菌导尿管,每 4~6 h 放开引流管 1 次。当膀胱功能恢复,残余尿量少于 100 mL 时不再导尿,以防膀胱挛缩、体积缩小。

（二）药物治疗

至今为止还没有针对急性脊髓炎治疗的随机、双盲、安慰剂对照的临床试验,因此没有关于急性期药物治疗的强有力推荐,但经过越来越多的经验总结,推荐以下几种治疗药物,并提倡确诊后尽早采取治疗措施。

1.糖皮质激素

糖皮质激素能抑制细胞因子的产生,减轻细胞毒水肿。大量的病例报道及病例分析表明急性脊髓炎患者使用糖皮质激素治疗有效,但没有糖皮质激素治疗急性脊髓炎的随机、双盲、安慰剂对照的临床试验。最大的一项糖皮质激素治疗脱髓鞘疾病的临床对照试验是视神经炎治疗试验(optic neuritis treatment trial,ONTT)。尽管视神经炎与急性脊髓炎不同,但都有脱髓鞘的病理改变,应该可以借鉴。ONTT 选择了 457 例视神经炎患者,随机分配到 3 个治疗组:静脉滴注甲泼尼龙(1 g/d),3 d 后改口服泼尼松[1 mg/(kg·d)]11 d;口服泼尼松[1 mg/(kg·d)]14 d;口服安慰剂 14 d。6 个月后进行疗效评估,结果表明,静脉滴注甲泼尼龙组的视力恢复比其他两组好,而口服泼尼松组与安慰剂组无差异,这个试验提示大剂量激素冲击疗法有效。2011 年美国横贯性脊髓炎指南认为有不充分的证据支持糖皮质激素可缓解横贯性脊髓炎的发作(Ⅳ级证据),提出静脉滴注大剂量甲泼尼龙(1 g/d)3～7 d 的治疗方案。虽然短期大剂量激素冲击疗法的风险不大,但医师应了解可能发生的风险,包括血糖升高、血压升高、胃出血、失眠、欣快、抑郁、食欲改变,还包括诱发或加重感染、骨质疏松等,还会出现罕见的精神障碍。应做好监测和处理这些风险的预案。

2.免疫球蛋白

目前没有静脉注射免疫球蛋白治疗急性脊髓炎的随机、双盲、安慰剂对照的临床试验,但对同类的脱髓鞘性疾病——吉兰-巴雷综合征静脉注射免疫球蛋白有效。2013 年的 Cochrane 数据库系统评价了 8 个随机对照临床试验,表明静脉注射免疫球蛋白能改善吉兰-巴雷综合征患者的残废程度。临床上也有一些病例报道认为静脉注射免疫球蛋白治疗急性脊髓炎有效,其疗效与静脉滴注甲泼尼龙相近,但也有报道认为其疗效比静脉滴注甲泼尼龙差。静脉注射免疫球蛋白的方法使用方便,安全性高,但价格昂贵。一般按 400 mg/(kg·d),连续用 5 d。其潜在的不良反应包括头痛、出现皮疹、过敏等。特别要注意的是有抗 IgA 抗体的选择性 IgA 缺乏者禁用免疫球蛋白,同时要知道静脉使用丙种球蛋白后,腰椎穿刺检查的结果显示脑脊液细胞可能增多。2011 年美国横贯性脊髓炎指南的结论是无充分证据支持注射免疫球蛋白能减轻脊髓炎的发作。

3.血浆置换

血浆置换与血浆交换两个术语容易混淆,实际上是指两种不同的分离方法。血浆交换是将患者的血液抽出,分离出血细胞,再将血细胞溶于血型相符的健康人的血浆,而后回输给患者;血浆置换是将患者的血浆分离出来后,再通过滤过膜等技术分离出血浆中的有害物质,而后将剩余的血浆加入置换液,使其体积与从患者体内抽出的血浆体积相等,再回输给患者,置换液有 5% 清蛋白、清蛋白和平衡盐水的混合液或新鲜冰冻血浆。从理论上讲,血浆置换与血浆交换都能降低外周循环中抗体和免疫复合物,减轻炎症反应,缓解临床症状,但临床症状并不总是与抗体或免疫复合物的浓度相关。目前没有专门针对急性脊髓炎的血浆置换或血浆交换的随机、对照临床试验。一项以血浆交换治疗中枢神经系统脱髓鞘疾病的双盲对照试验中,22 例激素治疗无效的患者被随机分到血浆交换治疗组及空白对照组,这个交叉设计试验结果表明,血浆交换治疗组的临床疗效明显优于空白对照组。另一项大规模的回顾性分析也显示激素联合血浆交换治疗脊髓炎的效果比单独使用激素好。

血浆交换的常见并发症包括血浆交换的相关感染、低血压、过敏、低钙血症、凝血功能障碍等。但不良反应多为轻度或中度,一项回顾性分析表明严重并发症的发生率不到 1%。

4.环磷酰胺

环磷酰胺是一种烷化剂,已广泛用于治疗各种自身免疫性疾病,但没有治疗急性脊髓炎的随机、安慰剂对照的临床试验,只有病案报道,这些报道认为环磷酰胺治疗脊髓炎有效,特别是对继发于系统性红斑狼疮、干燥综合征的脊髓炎,环磷酰胺的疗效比激素大。

其主要不良反应包括恶心、呕吐、脱发、贫血、出血性膀胱炎、感染等。美司钠可减轻其对膀胱壁的毒性反应。

5.米托蒽醌

一项开放性的前瞻性临床研究评价了用米托蒽醌（12 mg/m²）每月1次，持续6个月，而后每3个月1次治疗视神经脊髓炎的效果。经过5个月的治疗，2例患者复发，5例患者中4例的神经功能缺损症状及MRI表现确定有好转。2011年美国横贯性脊髓炎指南的结论是有不充分的证据支持米托蒽醌对缓解脊髓炎的复发有效（单个Ⅲ类研究）。

6.利妥昔单抗

两项开放的、无对照的Ⅲ期临床试验对26例视神经脊髓炎患者使用利妥昔单抗治疗。两项研究中大多数患者在未使用利妥昔单抗治疗前均有复发，第一项研究的8例患者中，6例在随访期（平均12个月）内无复发，2例复发。第二项研究包含进入第一项研究的7例患者，用利妥昔单抗治疗的19个月随访期内，2例患者死亡，1例死于脑干病变复发，1例死于败血症。2011年美国横贯性脊髓炎指南的结论是利妥昔单抗减少视神经脊髓炎复发可能有效（2项Ⅲ类研究）。

（三）并发症处理

1.深静脉血栓及肺栓塞

目前尚无脊髓炎深静脉血栓形成或肺栓塞发生率的可靠评估，大部分文献是关于脊髓损伤后深静脉血栓形成或肺栓塞发生率的研究，可能与脊髓损伤后深静脉血栓形成或肺栓塞发生率高有关。但对所有脊髓炎患者都应高度警惕深静脉血栓形成或肺栓塞发生，瘫痪越严重的患者发生率越高。对风险高的患者建议使用弹力袜、间歇加压充气装置、低分子肝素或普通肝素进行预防，一旦证实有栓塞立即行抗凝疗治，疗程为6～12个月。

2.自主神经功能紊乱

心律失常、直立性低血压及自主神经功能紊乱等症状是脊髓炎的常见伴发症，特别是病灶在高位颈髓的患者，因为从脑干核团发出到心脏的副交感神经受损。正常人在心动过缓时会反射性引起交感神经兴奋，来维持正常的心率和血压。颈髓损伤后，损伤了到心脏的副交感神经，使这些反射减弱，导致心率、血压不稳。某些高位胸髓或颈髓受累的患者可出现直立性低血压，这会影响患者进行肢体功能恢复训练，因为体位改变时轻者会感到头晕，重者会出现晕厥。严重直立性低血压可通过补液、穿弹力袜、增加盐分摄入或使用氟氢可的松来治疗。必要时可用米多君，每次2.5～5 mg，2～3次/天。不良反应包括心律不齐、寒战、皮疹，但罕见。禁忌证包括严重的心血管病、心律失常、急性肾脏疾病、肾功能不全、前列腺肥大伴残留尿、机械性尿阻塞、尿潴留、嗜铬细胞瘤、甲状腺功能亢进、青光眼等。

3.膀胱功能障碍

有尿潴留或尿失禁时应留置导尿管，3～4 h定时排放1次尿液，让膀胱保持定期充盈，防止脊髓功能恢复时发展为痉挛性小膀胱，同时进行膀胱冲洗，保持尿液酸化，预防感染。

4.压疮

这是急性脊髓炎肢体严重瘫痪后的一个常见的并发症。由于患者长期卧床，局部组织受压，加上神经营养障碍，在骨隆起的部位，如臀部、踝部和肩胛处易发生压疮。预防是关键，保持皮肤清洁、干燥，防止拖拉造成瘫痪肢体的皮肤磨破；防止骨隆起部位长期受压，在臀部、踝部和肩胛等处加用气圈和软垫，并经常按摩受压处的皮肤，定时翻身，变换体位；加强营养，进食高蛋白、高热量、高维生素等食物，增加全身的抵抗力。一旦发现皮肤受压发红，应以50%乙醇或红花酒精按摩受压皮肤，亦可用红外线灯照射。如已发生压疮，应每天清创换药，用红外线灯照射。

5.泌尿系统和(或)肺部感染

急性脊髓炎患者的抵抗力下降,加之大剂量激素的应用,易出现泌尿系统和(或)肺部感染。一旦并发感染,应根据细菌学检查及药敏试验结果选择敏感抗生素,尽快控制感染。但不主张预防性应用抗生素。

六、总结

急性脊髓炎是一种自身免疫性疾病,目前病因不明,多认为与机体免疫应答异常有关。临床表现为脊髓部分或完全横贯性损害,症状的轻重与病灶的部位和大小有关。目前无特异性治疗方法,预后不佳。临床常用糖皮质激素、静脉注射免疫球蛋白、血浆置换等治疗自身免疫性疾病的药物和方法来治疗,如能早期治疗,部分患者的症状可得到缓解。

(郭耀华)

第二节　脊髓压迫症

一、定义

脊髓压迫症指椎管内占位性病变压迫脊髓而引起的一组疾病,由于病变呈进行性发展,会先后不同程度地累及脊神经根、脊髓血管和脊髓,出现受压平面以下的运动、反射、感觉及括约肌功能障碍。

二、概述

引起脊髓压迫症的原因很多。急性起病多由畸形的脊髓血管扩张膨胀或破裂出血,脊柱、椎体、椎弓、椎板骨折,椎间盘脱出,急性硬膜外脓肿等引起,慢性起病多由原发于脊髓组织及邻近结构的肿瘤、转移到脊髓的肿瘤、椎管内肉芽肿、蛛网膜囊肿、结核、寄生虫性肉芽肿等引起。某些先天性脊柱疾病,如颅底凹陷、寰椎枕化、颈椎融合、脊柱裂、脊膜脊髓膨出、脊柱侧突畸形以及严重肥大性脊柱骨关节炎等也能压迫脊髓。如能在早期解除急性脊髓压迫症的压迫,脊髓功能可望恢复,如脊髓轴突断离后再解除压迫,脊髓功能难以恢复。慢性脊髓压迫由于病灶发展缓慢,早期可通过向病灶对侧移位、减少脑脊液空间及血液循环的代偿来保证神经传导功能正常,但一段时间后,代偿逐渐不完全,会出现脊髓受压的临床症状;后期可通过骨质吸收来扩大局部椎管进行代偿,但代偿不完全。在代偿期解除脊髓压迫,临床症状可望缓解。

三、临床表现

慢性脊髓压迫症的临床症状很典型,可分为神经根刺激期、脊髓部分受压期和完全受压期3个阶段。

(一)神经根刺激期

病变尚未累及脊髓,仅造成神经根及脊膜的刺激症状。临床上表现为根痛,疼痛部位固定,局限于受累神经后根分布的皮节区域,呈电击样、刀割样、撕裂样、牵扯样或针刺样痛。间歇性发作,每次发作持续数秒至数分钟,咳嗽、打喷嚏等突然增加腹压时可触发疼痛或使疼痛加剧。间歇期可完全正常或在疼痛部位出现麻木、蚁走感、寒冷感、针刺感等。病变进一步发展,疼痛范围扩大,且变为持续性。神经根受压到一定程度时,神经传导功能逐渐降低甚至丧失,根痛消失,出现相应节段的感觉减退或消失。

(二)部分脊髓受压期

病变在椎管内进一步发展,脊髓开始受压,表现为受压平面以下肢体的感觉、运动和自主神经功能障碍。运动障碍往往先出现,因为锥体束纤维粗,其对压迫和缺血的耐受力比感觉传导束差。以后会先后出现脊髓丘脑束、后索受压的症状和体征,表现为病灶对侧肢体痛觉、温度觉障碍,病灶同侧肢体关节运动觉、位置觉、振动觉等深感觉障碍。

(三)脊髓完全受压期

脊髓压迫症的晚期,脊髓横断面的功能已大部分或完全丧失,受压平面以下出现运动、感觉障碍和膀胱、直肠功能障碍。

上述分期在临床上并非绝对,常有重叠和交叉,髓外的慢性脊髓压迫性病变临床分期最典型。而急性脊髓压迫症病情进展迅速,数小时至数天内脊髓功能完全丧失,多表现为脊髓横贯性损害,常有脊髓休克。

脊髓压迫症的患者由于椎管阻塞,脑脊液的蛋白含量会增加,椎管阻塞程度越重,时间越长,蛋白含量越高;阻塞的平面越低,蛋白含量越高。椎管严重梗阻时,脑脊液呈黄色,流出后可自动凝结,称为弗洛因综合征。脑脊液的白细胞数与病灶性质有关,大多数脊髓肿瘤的脑脊液白细胞数正常或轻度升高,而结核性肉芽肿、寄生虫性肉芽肿、急性硬膜外脓肿等的炎症性病灶的脑脊液白细胞数多升高。

CT 平扫的诊断价值不大,MRI 能清晰地显示脊髓的解剖结构、椎管内软组织轮廓,特别是增强扫描,是诊断脊髓压迫症的一个重要诊断手段。

四、诊断

首先要确定是否有脊髓压迫症。如果是脊髓压迫症,应确定病变的性质,是髓内病变还是髓外病变。

(一)是否是脊髓压迫症

脊髓压迫症与非脊髓压迫症的临床表现有些相似,但治疗完全不同。需要把脊髓压迫症与急性脊髓炎、脊髓空洞症、脊髓蛛网膜炎等鉴别,病史与脊髓的 MRI 检查往往能提供重要的诊断线索。

(二)髓内、髓外病变的鉴别

根据病灶所在部位与脊髓、脊膜的关系,可分为髓内、髓外硬脊膜下和髓外硬脊膜外三大类。髓内病变的根痛症状少见,括约肌功能障碍出现早且较严重。常有分离性感觉障碍,受压节段脊髓支配的肌肉明显萎缩,CT 或 MRI 显示局部脊髓增粗。髓外硬脊膜下病变早期的根痛症状多见,有时可能是疾病早期唯一的临床表现。早期多表现为脊髓半切综合征,括约肌功能障碍出现较晚。CT 或 MRI 可发现脊髓受压,向一侧移位。髓外硬脊膜外病变的神经根刺激症状明显,多伴有局部脊膜刺激症状。脊髓受压的症状发生较晚,常在椎管已明显或完全梗阻后发生,括约肌功能障碍出现得晚。脑脊液蛋白含量升高不明显。CT 或 MRI 发现硬脊膜囊受压移位。

（三）病变性质

1.椎管内肿瘤

肿瘤慢性起病，缓慢进展，多在1～3年出现明显的临床症状，转移多发生在半年后，但肿瘤发生囊性变或出血时，症状可急剧恶化。

2.硬脊膜外脓肿

硬脊膜外脓肿发生在任何年龄，常发生在皮肤、皮下组织感染和各脏器感染后。脓肿多位于中、下胸段及腰段硬脊膜外间隙，主要位于脊髓背侧或两侧，很少扩展到脊髓腹侧。多呈急性发病，全身感染及中毒症状重，发热、寒战明显，血液检查白细胞数明显升高。但慢性硬脊膜外脓肿多无急性感染症状，病程较长，其临床表现与髓外肿瘤相似。

3.椎管内结核球

椎管内结核球是指椎管内硬脊膜内外的侵犯脊髓的结核性肉芽肿。患者多有肺结核和结核性脑膜炎史，有结核感染的临床症状，急性或亚急性起病，病程发展较快，多数有神经根痛。如脑脊液蛋白及细胞数升高，红细胞沉降率加快，应高度怀疑椎管内结核球。

4.椎管内寄生虫病

椎管内寄生虫病极为少见，常为脑部寄生虫病变的并发症。常见的寄生虫有猪囊虫、狗包虫、血吸虫及肺吸虫等。寄生虫到达椎管内常引起脊髓炎、脊膜炎、动脉炎、局部囊肿、局部肉芽肿或脓肿等病理改变，患者除有脊髓症状外，多有脑部症状。

5.椎间盘脱出

椎间盘脱出是指由外伤和退行性改变引起椎间盘纤维环破裂，髓核脱出，压迫神经根或脊髓，造成疼痛和神经功能障碍。腰椎间盘脱出多见，好发于L_4～L_5，以腰痛为首发症状，主要表现为从臀部开始，沿神经根分布区向下肢放射的剧烈撕裂样痛，任何可能增加椎管内压力的动作如咳嗽、打喷嚏、排便等均能加重疼痛。直腿抬高试验（Laseque试验）呈阳性。在MRI矢状位上，可显示椎间盘变扁、后突、硬脊膜囊受压，轴位上可见硬膜囊和神经根受压。

五、治疗

（一）手术治疗

脊髓压迫症的治疗取决于病因，但不论由何种病因引起，解除脊髓压迫是关键。一般来讲，越早解除脊髓压迫，预后越好。对椎管内肿瘤首选手术治疗；对椎管内寄生虫病、椎管内结核球、椎间盘脱出需要依据病情决定是先行手术治疗，还是先用药物或其他方法治疗。

（二）药物治疗

1.硬膜外脓肿

对无法耐受手术的患者可考虑非手术治疗，包括卧床休息、营养支持和选用合适的抗生素。抗生素的选择是关键，但目前尚无这方面的高质量前瞻性随机对照研究。在没有获得细菌培养结果前，临床多根据经验选择抗生素。一般来讲，硬膜外脓肿以金黄色葡萄球菌感染多见，其次为链球菌、肺炎球菌；少数为革兰氏阴性菌，如大肠埃希菌（大多来自盆腔及泌尿系统）、沙门杆菌、克雷伯杆菌及铜绿假单胞菌。在未明确感染的细菌前，最好选用广谱抗生素，抗菌谱越广，覆盖的细菌越多，多采用第三代或第四代头孢类抗生素，根据临床情况，有时会同时使用抗球菌和抗杆菌的抗生素。细菌培养结果出来后，应依据药敏试验的结果选择抗生素。使用抗生素往往难以完全治愈硬膜外脓肿，当脓肿局限后、临床状况允许时仍需要行手术清除病灶。

2.椎管内结核球

不论是否进行手术减压,抗结核治疗是关键。2009 年英国感染学会推出了中枢神经系统结核的诊断和治疗指南,指出治疗结核的一线药物为异烟肼(300 mg/d)、利福平(450～600 mg/d)、吡嗪酰胺(1.5～2.0 g/d)、乙胺丁醇[15 mg/(kg·d)],其中异烟肼和利福平的治疗时间至少需要 12 个月,吡嗪酰胺和乙胺丁醇治疗时间至少需要 2 个月。不论病情是否严重,推荐用激素进行辅助治疗,对成人给予地塞米松 0.4 mg/(kg·d),6～8 周内逐渐减量至停药;对儿童(<14 岁)给予泼尼松龙 4 mg/(kg·d)[或地塞米松 0.6 mg/(kg·d)],治疗 4 周,随后 4 周内逐渐减量至停药(A 类证据,Ⅱ级推荐)。

3.椎管内寄生虫病

椎管内寄生虫病以囊虫、血吸虫和广州管圆线虫病多见,凡是有存活的椎管内寄生虫者都需要抗寄生虫治疗。吡喹酮为广谱抗吸虫药和抗绦虫药,对血吸虫和囊虫治疗有效。吡喹酮吸收迅速,80%以上经肠道吸收,血药浓度 1 h 左右达峰值,脑脊液浓度为血药浓度的 15%～20%。该药主要经肝脏代谢。常见的不良反应包括头昏、头痛、恶心、腹痛、腹泻、乏力、四肢酸痛等,一般程度较轻,持续时间较短,不需要处理。少数病例会出现心悸、胸闷等症状,心电图显示 T 波改变和期外收缩,偶见室上性心动过速、心房颤动。还有极少数病例可出现一过性氨基转移酶升高、精神异常和消化道出血。

对囊虫病采用 3～5 d 疗法,把每天剂量分成 2～3 次服用,总剂量为 120～180 mg/kg;对血吸虫病采用1～2 d 疗法,把每天剂量分成 2～3 次餐间服,总剂量为 60 mg/kg。

对广州管圆线虫病采用阿苯达唑治疗,成人有采用 200 mg/d,连用 14 d 疗法,也有采用 400 mg/d,连用 7 d 疗法。北京热带医学研究所提出 20 mg/(kg·d),分 3 次服用,7 d 为 1 个疗程。若第 1 个疗程结束后症状、体征消失,各项检查指标恢复正常,则可不行第 2 个疗程。服用阿苯达唑的不良反应包括恶心、呕吐、腹泻、口干、乏力、发热、出皮疹或头痛,停药后一般可自行消失。剂量越大,不良反应的发生率越高。大剂量可引起脑炎综合征,白细胞、红细胞和血小板减少。

临床上,用吡喹酮等杀寄生虫的药物时要注意患者的反应,虫体被杀死后会释放大量的抗原物质,可引起发热、嗜酸性粒细胞增多、皮疹等,偶尔会导致过敏性休克。虫体被杀死后虫体所在部位会因大量抗原物质释放而出现局部水肿,脊髓的局部水肿会加重瘫痪、感觉缺失等临床症状。为减轻抗原物质大量释放引起的反应,可短期同时使用小剂量糖皮质激素。

4.椎间盘脱出

椎间盘脱出症状不严重时可采用牵引、手法整复、热疗、冷疗、按摩、用超声或冷激光等治疗,无效时应考虑手术治疗。

(三)对症治疗

对症治疗对缓解临床症状十分重要。对肌张力高引起肌肉痉挛者给予肌松剂,如盐酸乙哌立松 50 mg,2～3 次/天;或巴氯芬 5 mg,3 次/天,缓慢递增剂量至症状缓解,常用剂量为 30～75 mg/d,最大可达 100～120 mg/d;或美索巴莫每次 0.25 g,3～4 次/天,饭后服;或卡立普多每次 350 mg,3～4 次/天。对疼痛难忍者给予卡马西平,每次 0.1～0.2 g,2～3 次/天;或普瑞巴林,每次 75 mg,2 次/天,1 周后改为每次 150 mg,2 次/天。

六、总结

脊髓压迫症指由占位性病变引起的脊髓、神经根、血管受压而出现受压平面以下的运动、反射、感觉及括约肌功能障碍。脊髓 MRI 检查往往能发现病灶,治疗应依据病因,可行手术治疗和药物治疗,但尽早解除脊髓压迫是减少神经功能缺失的关键。预后取决于脊髓压迫病程的长短和解除压迫的时间。慢性压迫解除后症状多有恢复,急性脊髓压迫症解除压迫后部分有望恢复。发病越急,解除压迫应越早,否则难以恢复。

(郭耀华)

第三节 脊髓血管病

脊髓血管病远较脑血管病少见,但脊髓内结构紧密,很小的血管损害就可出现明显的症状。脊髓血管病包括脊髓缺血、椎管内出血及脊髓血管畸形等。

一、病因和发病机制

缺血性脊髓血管病的病因很多(表 4-1),既有原发性的脊髓血管病变,又有继发性的脊髓血管病变,还有全身疾病等。脊髓梗死通常发生在脊髓前动脉供血区,以中胸段、下颈段多见。病损水平出现根痛,短时间内即可发生截瘫,痛觉、温度觉缺失,出现大、小便障碍,而深感觉保留,称为脊髓前动脉综合征。脊髓后动脉左、右各一支,极少闭塞。

表 4-1 缺血性脊髓血管病的病因

病因类型	常见疾病
原发性血管病变	动脉硬化、血栓形成、血管炎、胶原病等
继发性血管压迫	椎间盘突出、椎管狭窄、硬膜外脓肿、硬膜外肿瘤、脊髓内肿瘤、结核性脊膜炎等
脊髓血管栓塞	心脏病、潜水病、脂肪栓塞
全身性血液循环障碍	低血压、心力衰竭、恶性贫血、心肌梗死、阿斯综合征、心搏骤停
静脉系统闭塞	静脉瘤、血栓性静脉炎

椎管内出血包括硬膜外出血、硬膜下出血、脊髓内出血和脊髓蛛网膜下腔出血。病因包括外伤、血液病、抗凝治疗、急性感染等。

脊髓血管畸形很少见,可引起脊髓受压、脊髓出血、椎管内出血,侵犯髓内、硬膜下或硬膜外。脊髓血管畸形常伴同节段的其他血管畸形,如椎体血管畸形。

二、病理

脊髓对缺血的耐受性较大,轻度间歇性供血不足不会对脊髓造成明显的病理改变。脊髓动脉血栓形成早期可见病灶处充血水肿。以后可发生脊髓前部或后部的梗死,范围可涉及几个甚至十几个脊髓节段。脊髓梗死后一般会发现脊髓前动脉呈节段性或区域性闭塞,动脉颜色变浅。早期脊髓充血水肿,晚期皱缩变小,色素沉着。显微镜下可见:脊髓软化灶中心部坏死,周围有胶质细胞增生。神经细胞变性,髓鞘崩溃。脊髓软化的类型有单侧前角软化、双侧前角软化、单侧前索和侧索软化、脊髓前动脉区软化。

脊髓出血可形成血肿压迫脊髓。

三、临床表现

（一）缺血性病变

1.脊髓短暂性缺血发作

与短暂性脑缺血发作相同,脊髓也可发生短暂性缺血发作,其发病机制和短暂性脑缺血发作相同。该病表现为脊髓间歇性跛行,又分典型间歇性跛行和非典型间歇性跛行。典型间歇性跛行即行走一段距离后出现单侧或双侧下肢沉重、乏力甚至瘫痪,休息后可缓解,有的还伴轻度锥体束征和括约肌功能障碍,间歇期上述症状消失。非典型间歇性跛行,其表现为非行走诱发的发作性肢体无力或瘫痪,反复发作,可自行缓解。在运动和饱食后容易诱发,这是因为脊髓的血液过多地进入肌肉和内脏血管。

2.脊髓梗死

脊髓梗死一般发生在脊髓前动脉供血区,以中胸段、下颈段多见,病损水平的相应部位出现根痛,短时间内即发生截瘫,痛觉、温度觉缺失,出现大、小便障碍,深感觉保留,称脊髓前动脉综合征。脊髓后动脉左、右各有一支,极少闭塞,即使发生,因有良好的侧支循环而症状较轻,而且恢复得较快。脊髓梗死的临床表现为急性根痛,病变水平以下同侧肢体深感觉缺失,痛觉、温度觉和肌力保存。

3.脊髓血管栓塞

脊髓血管栓塞不常见,与脑血管栓塞有相同的病因。临床症状有根痛、下肢单瘫或截瘫、括约肌功能障碍等。转移性肿瘤所致的脊髓血管栓塞,由于伴脊髓和椎管内广泛转移,病程进展较迅速。脊髓血管栓塞因常与脑栓塞同时发生,故临床症状易被脑部症状所掩盖。

（二）椎管内出血

硬膜外出血、硬膜下出血、脊髓内出血均可表现为骤起剧烈的局部背痛和急性横贯性损害。硬膜下血肿比硬膜外血肿少见。脊髓蛛网膜下腔出血表现为急剧的颈、背痛,脑膜刺激征和截瘫等。如仅为脊髓表面的血管破裂所致则可能只有背痛而无脊髓受压表现。脊髓实质内出血的临床症状极为严重,有些患者可在数小时至数天内死亡,存活者的病情也比脊髓梗死严重。

（三）脊髓血管畸形

脊髓血管畸形分为动脉性、静脉性和动静脉性,前两者是很罕见的。病变多见于胸膜段,其次为中胸段,颈段少见。临床特点是突然发病与症状反复出现。多数患者以急性疼痛发病,有40%～50%的患者以躯干或下肢的某个部位的疼痛为首发症状,也有少数患者以脊蛛网膜下腔出血为首发症状。约1/3的患者有感觉障碍。疼痛和感觉障碍均呈根性分布。此外,还有不同程度的截瘫、括约肌功能障碍。动静脉畸形症状的周期性加剧与妊娠有关,可能由妊娠期内分泌改变或静脉压升高所致。

四、辅助检查

（一）腰椎穿刺和奎肯试验

这两项检查对脊髓血管病的诊断非常重要。椎管内出血者的脑脊液压力升高,血肿形成,可造成椎管不同程度的阻塞,蛛网膜下腔出血则脑脊液呈均匀血性。

（二）脊髓影像学检查

椎管造影、CT 和 MRI 可显示血肿的部位及范围。选择性脊髓血管造影可显示血管畸形的部位和类型、闭塞的血管。

五、诊断和鉴别诊断

脊髓血管病的诊断较困难，尤其是缺血性病变。依据临床表现，出血者多有外伤史，缺血者与血压波动有密切关系。脑脊液、脊髓影像等检查有助于明确病因和病变程度。

脊髓间歇性跛行应与马尾性间歇性跛行和血管性间歇性跛行相区别。

（1）马尾性间歇性跛行是由腰椎管狭窄所致，故常有腰骶区疼痛，行走后症状加重，休息后减轻或消失，腰前屈时症状可减轻，后仰时则加重，感觉症状比运动症状重，有间歇性垂足等。

（2）血管性间歇性跛行系下肢动脉发生血栓性脉管炎或微栓子反复栓塞所致，其临床症状为下肢间歇性疼痛、无力、苍白，皮肤表面温度低，足背动脉搏动减弱或消失。彩色多普勒超声检查有助于鉴别。

六、治疗

（1）缺血性脊髓血管病的治疗原则与缺血性脑血管病相似，但应注意对因治疗。对低血压者应予纠正血压，对占位及压迫性病变应行手术切除或进行减压性手术治疗，对各种结缔组织病中的血管炎所致的脊髓梗死，应使用糖皮质激素治疗。加强护理和康复也很重要。

（2）各种类型的椎管内出血的一般治疗和脑内出血相同。患者需要绝对卧床休息和使用各种止血药。发现椎管完全梗阻时应紧急做椎板切除术，以减轻脊髓压力，恢复脊髓功能，如硬膜外或硬膜下血肿应紧急手术以清除血肿，如脊髓蛛网膜下腔出血有大量血块聚积时，应行椎板减压，彻底清除血块。对脊髓血管畸形导致的脊髓出血应尽快手术治疗。对各种导致出血倾向的内科疾病所致的脊髓出血，需要积极治疗原发病。

（3）如果脊髓动静脉畸形已经影响脊髓功能，应进行显微外科手术，切除畸形血管。但是该病预后差，应尽可能早期诊断，早期手术。也可以通过动脉导管进行高选择性放射介入治疗。

（4）一般治疗。截瘫患者应注意防治并发症，如压疮和尿路感染。

（郭耀华）

第四节 脊髓空洞症

脊髓空洞症是一种慢性进行性的脊髓变性疾病，是由不同原因导致在脊髓中央管附近或后角底部有胶质增生或空洞形成的疾病。空洞常见于颈段，某些病例中，空洞向上扩展到延髓和脑桥（被称为延髓空洞症），或向下延伸至胸髓甚至腰髓。空洞侵及周围的神经组织而引起受损节段的分离性感觉障碍、下运动神经元瘫痪以及长传导束功能障碍与营养障碍。

一、病因和发病机制

脊髓空洞症与延髓空洞症的病因和发病机制目前尚未完全明确，概括起来有以下 4 种学说。

（一）脑脊液动力学异常

早在 1965 年，Gardner 等人认为第四脑室出口区先天异常，使正常脑脊液循环受阻，从而使得由脉络膜丛的收缩搏动产生的脑脊液压力搏动波通过第四脑室向下不断冲击，导致脊髓中央管逐渐扩大，最终形成空洞。支持这一学说的证据是脊髓空洞症常伴发颅颈交界畸形。其他影响正常脑脊液循环的病损（如第四脑室顶部四周软脑膜的粘连）也可伴发脊髓空洞症。通过手术解决颅颈交界处先天性病变后，脊髓空洞症所引起的某些症状可以获得改善。但是这种理论不能解释某些无第四脑室出口处阻塞或无颅颈交界畸形的脊髓空洞症，也不能解释空洞与中央管之间并无相互连接的病例。也有人认为传送到脊髓的搏动压力波太小，难以形成空洞。因此，他们认为空洞是在压力的影响下，脑脊液从蛛网膜下腔沿着血管周围间隙（Virchow-Robin 间隙）或其他软脊膜下通道进入脊髓内而形成的。

（二）先天发育异常

由于胚胎期神经管闭合不全或脊髓中央管形成障碍，在脊髓实质内残留的胚胎上皮细胞缺血、坏死而形成空洞。支持这一学说的证据是脊髓空洞症常伴发其他先天性异常，如脊柱后侧突、脊椎裂、脑积水、颈椎融合综合征（Klippel-Feil 综合征）、弓形足。临床方面也不断有家族发病的报道。但该学说的一个最大缺陷在于空洞壁上从未发现过胚胎组织，故难以形成定论。

（三）血液循环异常

该学说认为脊髓空洞症继发于血管畸形、脊髓肿瘤囊性变、脊髓损伤、脊髓炎伴中央软化、蛛网膜炎等。脊髓中血液循环异常，产生髓内组织缺血、坏死、液化，形成空洞。

（四）继发于其他疾病

临床上屡有报道，脊髓空洞症继发于脊柱或脊髓外伤、脊髓内肿瘤、脊髓蛛网膜炎、脊髓炎以及脑膜炎等疾病。因脊髓中央区是脊髓前后动脉的交界区，侧支循环差，故外伤后该区易坏死、软化而形成空洞，常由受伤部的脊髓中央区（后柱的腹侧，后角的内后方）起始并向上延伸。脊髓内肿瘤囊性变可造成脊髓空洞症。继发性脊髓蛛网膜炎患者，可能由于炎症粘连、局部缺血和脑脊液循环障碍，脑脊液从蛛网膜下腔沿血管周围间隙进入脊髓内，使中央管扩大形成空洞。有脊髓炎时，炎症区脱髓鞘、软化、坏死，严重时坏死区有空洞形成。

目前，多数学者认为脊（延）髓空洞症不是单一病因所造成的一个独立病种，而是由多种致病因素造成的综合征。

二、病理

空洞较大时，病变节段的脊髓外形可增大，但软膜并不增厚。空洞内有清亮液体填充，其成分多与脑脊液相似。有的空洞内含黄色液体，其蛋白含量升高。空洞最常见于颈膨大，常向胸髓扩展，腰髓较少受累。偶见多发空洞，但互不相通。典型的颈膨大空洞多先累及灰质前连合，然后向后角扩展，呈"U"字形分布。可对称或不对称地侵及前角，继而压迫脊髓白质。空洞在各平面的范围可不相同，其囊壁常不规则，有退变的神经胶质和神经组织。如空洞形成较久，其周围有胶质增生及肥大星形细胞，形成致密的囊壁（1～2 mm 厚，部分有薄层胶原组织包绕）。当空洞与中央管交通时，部分空洞内壁可见室管膜细胞覆盖。

空洞亦可发生在延髓，通常呈纵裂状，有时仅为胶质瘢痕而无空洞。延髓空洞有下列 3 种类型：①裂隙从第四脑室底部舌下神经核外侧向前侧方伸展，破坏三叉神经脊束核、孤束核及其纤维；②裂隙从第四脑室中缝扩展，累及内侧纵束；③空洞发生在锥体和下橄榄核之间，破坏舌下神经纤维。上述改变以①、②型多见,③型罕见。延髓空洞多为单侧,伸入脑桥者较多,伸入中脑者罕见。延髓空洞可侵犯网状结构,第 Ⅹ、Ⅺ、Ⅻ 对脑神经及神经核,前庭神经下核至内侧纵束的纤维,脊髓丘系以及锥体束等。

脑桥空洞常位于顶盖区,可侵犯第 Ⅵ、Ⅶ 对脑神经的神经核和中央顶盖束。

Barnett 等根据脊髓空洞症的病理改变及可能机制,将其分为 4 型:①脊髓空洞伴孟氏孔阻塞和中央管扩大,包括伴 Ⅰ 型 Chiari 畸形和伴颅后窝囊肿、肿瘤、蛛网膜炎等(造成孟氏孔阻塞)。②脊髓空洞不伴孟氏孔阻塞(自发型)。③继发性脊髓空洞,见于脊髓肿瘤(常为髓内)、脊髓外伤、脊蛛网膜炎、硬脊膜炎、脊髓压迫致继发性脊髓软化。④真性脊髓积水,常伴脑积水。

三、临床表现

发病年龄通常为 20～30 岁,偶尔发生于儿童期或成年以后,文献中最小发病年龄为 3 岁,最大为 70 岁。男性与女性患者的比例为 3∶1。

(一)脊髓空洞症

病程进行缓慢,最早出现的症状常呈节段性分布,首先影响上肢。当空洞逐渐扩大时,由于压力或胶质增生的作用,脊髓白质内的长传导束也被累及,在空洞水平以下出现传导束型功能障碍。两个阶段之间可以间隔数年。

1.感觉症状

由于空洞时常始于中央管背侧灰质的一侧或双侧后角底部,最早的症状常是单侧的痛觉、温度觉障碍。病变侵及前连合时,可有双侧的手部、臂部尺侧、一部分颈部、胸部的痛觉、温度觉丧失,而触觉及深感觉完整或相对正常,称为分离性感觉障碍。患者常在手部发生灼伤、刺伤、割伤后才发现痛觉、温度觉的缺损。之后痛觉、温度觉丧失的范围可以扩大到双侧上肢、胸部、背部,呈短上衣样分布。如向上影响到三叉丘脑束交叉处,可以造成面部痛觉、温度觉减退或消失,角膜反射消失。许多患者在痛觉、温度觉消失区域内有自发性的中枢痛。晚期后柱及脊髓丘脑束也被累及,造成病变水平以下痛觉、温度觉、触觉及深感觉的感觉异常及不同程度的障碍。

2.运动障碍

前角细胞受累后,手部小肌肉及前臂尺侧肌肉萎缩,软弱无力,且可有肌束颤动,逐渐波及上肢其他肌肉、肩胛肌以及一部分肋间肌。腱反射及肌张力减小。之后在空洞水平以下出现锥体束征,肌张力升高,腱反射亢进,腹壁反射消失,巴宾斯基征呈阳性。空洞内如果发生出血,病情可突然恶化。空洞如果在腰骶部,则在下肢部位出现上述的运动及感觉症状。

3.营养性障碍及其他症状

关节的痛觉缺失引起关节磨损、萎缩和畸形,关节肿大,活动度增加,运动时有摩擦音而无痛觉,称为夏科关节(Charcot joint)。在痛觉消失的区域,表皮的烫伤及其他损伤可以造成顽固性溃疡及瘢痕形成。如果皮下组织增厚、肿胀及异样发软,伴有局部溃疡及感觉缺失,甚至指、趾末端发生无痛性坏死、脱失,称为 Mervan 综合征。颈、胸段病变损害交感神经通路时,可产生颈交感神经麻痹综合征。病损节段可有出汗功能障碍,出汗过多或出汗减少。晚期可能有神经源性膀胱以及大便失禁现象。脊柱侧突、后突畸形、脊柱裂、弓形足常见。

(二)延髓空洞症

由于延髓空洞常不对称,症状和体征通常为单侧型。累及疑核可造成吞咽困难、呐吃、软腭与咽喉肌无力、悬雍垂偏斜;舌下神经核受影响造成伸舌偏向患侧,同侧舌肌萎缩,伴有肌束颤动;面神经核被累及时,可出现下运动神经元型面瘫;三叉神经下行束受累造成同侧面部感觉呈中枢型痛觉、温度觉障碍;侵及内侧弓状纤维,则出现半身触觉、深感觉缺失;前庭小脑通路被阻断,可引起眩晕,可能伴有步态不稳及眼球震颤;有时也可能出现其他长传导束征象,这种征象常与脊髓空洞症同时存在。

四、辅助检查

（一）腰椎穿刺及奎肯试验

这两项检查一般无异常发现。如空洞较大,则偶可导致脊腔部分梗阻而引起脑脊液蛋白含量升高。

（二）X 线检查

X 线检查可发现骨骼夏科关节、颈枕区畸形及其他畸形。

（三）延迟脊髓 CT 扫描（DMCT）

DMCT 即在蛛网膜下腔注入水溶性阳性对比剂,延迟一定时间,分别在注射后 6 h、12 h、18 h和24 h再行脊髓 CT 检查,可显示出高密度的空洞影像。

（四）磁共振成像（MRI）

MRI 是诊断脊髓空洞症最准确的方法。不仅因为其为无创伤检查,还因其能多平面、分节段获得全椎管轮廓,可在纵、横断面上清楚地显示出空洞的位置及大小、累及范围、与脊髓的对应关系以及是否合并 Arnold-Chiari 畸形等,以鉴别空洞是继发性还是原发性的,有助于选择手术适应证和设计手术方案。

（五）肌电图

上肢萎缩肌肉有失神经表现,但在麻木的手部,感觉传导速度仍正常,是因为病变位于后根神经节的近端。

五、诊断与鉴别诊断

（一）诊断

成年期发病,起病隐袭,缓慢发展,临床表现为节段性分布的分离性感觉障碍,手部和上肢的肌肉萎缩以及皮肤和关节的营养障碍。如有其他先天性缺陷存在,则不难做出诊断。MRI 检查可确诊。

（二）鉴别诊断

脊髓空洞症须与下列疾病相区别。

1.脊髓内肿瘤

该病类似脊髓空洞症,尤其是位于下颈髓时。但肿瘤病变节段短,进展较快,膀胱功能障碍出现较早,而营养性障碍少见,脑脊液蛋白含量升高,可以与脊髓空洞症相区别。对疑难病例可做脊髓造影和 MRI 以鉴别。

2.颈椎骨关节病

该病患者可出现手部及上肢的肌肉萎缩,但根痛常见,感觉障碍为呈根性分布而非节段性分布的分离性感觉障碍。可行颈椎摄片,必要时做 CT 和 MRI 检查。

3.肌萎缩性侧索硬化症

该病不容易与脊髓空洞症相混淆,因为它不引起感觉异常或感觉缺失。

4.脑干肿瘤

脊髓空洞症合并延髓空洞症时,需要与脑干肿瘤相区别。脑干肿瘤好发于5～15岁儿童,病程较短,开始常出现脑桥下段症状,而不是延髓症状,临床表现为展神经、三叉神经麻痹,可有眼球震颤等;其后随肿瘤长大而有更多的脑神经麻痹症状,出现交叉性瘫痪。例如,有双侧脑干肿瘤,则出现双侧脑神经麻痹及四肢瘫。脑干肿瘤后期可出现颅内压力升高等,可与脊髓空洞症相区别。

5.麻风

麻风患者虽可有上肢肌萎缩与麻木,但无分离性感觉障碍,所有深浅感觉均消失,且常可摸到粗大的周围神经(如尺神经、桡神经及臂丛神经干),有时可见到躯干上有散在的脱色素斑、手指溃疡等。

六、治疗

脊髓空洞症目前尚无特殊疗法,可从以下几方面着手。

（一）支持治疗

一般对症处理,如给予镇痛药、B族维生素、三磷酸腺苷、辅酶 A、肌苷。痛觉消失者应防止烫伤或冻伤。加强护理,包括辅助按摩、被动运动、针刺治疗等,防止关节挛缩。

（二）放射治疗

对脊髓病变部位进行照射,可缓解疼痛,可用深部 X 线疗法或放射性核素碘-131 疗法,后者较好,其方法有以下几种。

(1)口服法。先用复方碘溶液封闭甲状腺,然后空腹口服钠碘-131 溶液 50～200 μCi,每周服2次,总量 500 μCi,以上为 1 个疗程,2～3 个月后重复疗程。

(2)椎管注射法。按常规做腰椎穿刺,取头低位 15°,把穿刺针头倾向头部,根据具体情况注射无菌钠碘-131 溶液(0.4～1.0 $\mu Ci/mL$),每 15 天 1 次,共 3 或 4 次。

（三）手术治疗

对 Arnold-Chairi 畸形、扁平颅底、第四脑室正中孔闭锁等情况可采用手术矫治。凡空洞/脊髓的比值超过 30% 者,有手术指征。手术的目的如下。

(1)纠正伴同存在的颅骨及神经组织畸形。

(2)为椎板及枕骨下减压。

（四）中药治疗

有人采用补肾活血汤加减治疗该病,据报道有效。但应至少持续服药 3 个月,否则疗效不佳。

七、预后

该病进展缓慢,如能早期治疗,部分患者的症状可有不同程度的缓解。少数患者可停止进展,迁延数年至数十年无明显进展。部分患者进展至瘫痪而卧床不起,易发生并发症,预后不良。

（郭耀华）

第五节　脊髓亚急性联合变性

脊髓亚急性联合变性(subacute combined degeneration of the spinal cord,SCD),是胃黏膜内因子缺乏、胃肠道内维生素 B_{12} 吸收不良所引起的神经系统变性疾病,又称维生素 B_{12} 缺乏症,通常伴发恶性贫血。其主要的病理变化是脊髓后索与侧索白质变性,但损害不限于脊髓,周围神经、视神经及大脑半球也可发生改变。临床主要表现为下肢深感觉缺失、感觉性共济失调、痉挛性截瘫和周围神经病变。

一、病因与发病机制

该病的病因与维生素 B_{12} 缺乏相关。维生素 B_{12} 是人体核蛋白合成过程中所必需的两种酶——甲硫氨酸合酶和甲基丙二酰辅酶 A 变位酶的重要辅助因子。维生素 B_{12} 缺乏会影响脱氧核糖核酸(DNA)和核糖核酸(RNA)的合成。叶酸的代谢与维生素 B_{12} 也有密切关系,同样影响 DNA 的合成。其结果是直接影响骨髓和胃黏膜等组织进行细胞分裂而致贫血及胃肠道症状,成人神经细胞不再进行有丝分裂。该病有时与恶性贫血并存,在白种人中尤为常见,而我国则相对少见。

正常人维生素 B_{12} 的贮存量很大,每天对维生素 B_{12} 的需求很少(仅 $1\sim2~\mu g$),通常维生素 B_{12} 缺乏很少见。摄入的维生素 B_{12} 经与胃液中的内因子结合成为稳定的复合物,才不被肠道细菌利用,而在回肠远端吸收。在维生素 B_{12} 的摄取、释放、吸收、结合和运转中的任何一个环节发生障碍都可引起维生素 B_{12} 缺乏。常见原因:①营养不足或需要增加营养;②吸收障碍,如内因子缺乏,见于萎缩性胃炎、胃癌、胃大部切除术后、幽门梗阻等;③小肠疾患,如原发性或继发性小肠吸收不良综合征、节段性回肠炎或回肠切除术后;④药物影响,如依地酸钙钠、新霉素可影响维生素 B_{12} 在小肠内的吸收;⑤患有绦虫病;⑥血液中转钴胺蛋白缺乏。

二、病理

主要病变为脊髓的后索与侧索白质和周围神经缓慢髓鞘脱失和轴突变性,严重病例可累及视神经和大脑白质。这种变性起初在脊髓上呈散在的海绵状,周围神经有髓鞘断裂,脑内可出现小的髓鞘变性灶,以粗大的神经纤维损害为重。

三、临床表现

该病多见于中年以上者,男、女发病无差异,呈亚急性或慢性起病。多数患者在神经症状出现时伴有贫血,表现为倦怠、乏力、腹泻和舌炎等。但也有部分患者神经症状的出现先于贫血。神经系统的初始症状见于肢体远端,足趾和手指的末端感觉异常,如针刺感、麻木感和烧灼感。随着病情进展,后索病变导致深感觉障碍而出现步态不稳(感觉性共济失调)。周围神经受累表现为肢体无力、肌张力减退及腱反射减退或消失。腿部肌肉有压痛,四肢远端的痛觉、温度觉减退,呈手套、袜子样分布,提示存在周围神经病变。侧索受损,出现腱反射亢进、锥体束征阳性和痉挛性不全截瘫。括约肌功能障碍及阳痿出现较晚。屈颈时可出现一阵阵由背脊向四肢放射的触电感。累及视神经和大脑神经时,可出现抑郁、幻觉、认知功能减退及味觉和嗅觉的改变。近年来,由于有效和及时地治疗,精神症状出现的概率已大大减少。

四、辅助检查

少数病例可有脑脊液蛋白升高,为患者注射组胺,做胃液分析可发现有抗组胺的胃液缺乏,周围血象及骨髓涂片可发现巨细胞性低色素贫血,血清维生素 B_{12} 降低,血清甲基丙二酸和半胱氨酸吸收增多。Schilling 试验(让患者口服放射性核素 Co-57 标记的维生素 B_{12},测定尿、粪中的排出的维生素 B_{12} 的含量)、神经传导速度和诱发电位等检查有助于明确或排除诊断。

五、诊断与鉴别诊断

中年以上起病,有脊髓后索、侧索与周围神经受损的神经体征及精神症状者,应考虑该病的可能。血清中维生素 B_{12} 降低(正常值为 200～900 ng/L)或有恶性贫血者,可明确诊断。当血清维生素 B_{12} 在低水平时,还需要测定血清甲基丙二酸和高半胱氨酸,这两者在维生素 B_{12} 缺乏时异常增加。给予维生素 B_{12} 治疗后,血清甲基丙二酸降至正常或神经症状得以改善,也可确诊。

没有贫血改变或无维生素 B_{12} 缺乏的根据时,需要与糖尿病患者引起的神经系统改变及慢性使用一氧化氮引起的脊髓病相区别。此外,还要与颈椎骨关节病、脊髓压迫症、周围神经病、多发性硬化和神经梅毒等相区别。神经诱发电位、脑脊液检查和脊髓造影等有助于鉴别。

六、治疗和预后

如不予对症治疗,发病后 2～3 年病情可加重。患者如能在发病后 3 个月内积极治疗可完全康复。因此,早期诊断和治疗是该病的关键。症状的好转大多发生在治疗后的 6 个月至 1 年。如轴突已发生破坏,则疗效较差。诊断后即肌内注射维生素 B_{12} 或甲基钴胺素。每天肌内注射维生素 B_{12} 0.5～1 mg,连续 2 周,然后每周 1 次,持续 4 周,最后每月 1 次维持。某些患者需要终身用药。此外,可给予维生素 B_1 肌内注射,每次 100 mg,每天 1 次或 2 次,对周围神经受损者效果较好,症状改善后可改口服,每次 10～20 mg,每天 3 次。也可使用各种铁质剂,如硫酸亚铁 0.3～0.6 g,每天 3 次;10%枸橼酸铁 10 mL,每天 3 次;右旋糖酐铁注射剂,隔天或每周 2 次,肌内注射。对叶酸的应用意见不一。反对者认为叶酸会加重神经精神症状,故不宜使用;也有人认为叶酸参与氨基酸和核酸合成,与维生素 B_{12} 合用能促进红细胞的生成。患者应积极参加锻炼。对瘫痪肢体可以用针灸、理疗、按摩等方法。

(郭耀华)

第六节　脊髓蛛网膜炎

脊髓蛛网膜炎是蛛网膜的一种慢性炎症过程,在某些因素的作用下蛛网膜增厚,与脊髓、脊神经根粘连(或形成囊肿),阻塞椎管,或通过影响脊髓血液循环而导致脊髓功能障碍。发病率较高,与椎管内肿瘤的发病率相接近。发病年龄 30～60 岁多见,男性多于女性,受累部位以胸段多见,颈段及腰骶段少见。

一、病因和发病机制

该病继发于某些致病因素导致的反应性非化脓性炎症。该病的致病因素有感染性、外伤性、化学性因素和脊柱或脊髓的病变等。

（一）感染性因素

感染性因素有原发于脊柱附近或椎管内的疾病，如脊柱结核、硬膜外脓肿和脑脊髓膜炎，也有全身感染性疾病，如流感、伤寒、结核和产褥感染。有报道称结核性脑膜炎引起者最多见。

（二）外伤性因素

外伤性因素如脊柱外伤、脊髓损伤、反复腰椎穿刺。

（三）化学性因素

化学性因素如向神经鞘内注入的药物(抗癌药等)、脊髓造影使用的碘油、麻醉药及其他化学药剂。

（四）脊柱或脊髓的病变

椎管内肿瘤、蛛网膜下腔出血、椎间盘突出以及脊椎病等可合并脊髓蛛网膜炎。

（五）其他

其他因素如脊髓空洞症、脊柱或脊髓的先天性畸形。

二、病理

蛛网膜位于硬脊膜与软脊膜之间，本身无血管供应，故缺乏炎症反应能力。但在病原刺激下，血管丰富的硬脊膜和软脊膜发生活跃的炎症反应，进入慢性期后，炎症反应引起蛛网膜的纤维增厚，并使蛛网膜与硬脊膜和软脊膜发生粘连。

脊髓蛛网膜炎虽可发生于脊髓的任何节段，但以胸、腰段多见，病变部位的蛛网膜呈乳白色、浑浊，并有不规则、不对称增厚，之后成为坚韧的瘢痕组织，可与脊髓、软膜、神经根和血管发生粘连，伴有血管增生。根据病变发展的情况分为3种类型：局限型(仅局限于1～2个节段)、弥漫型(有多个节段呈散在分布)、囊肿型(粘连及增厚的蛛网膜形成囊肿)。

三、临床表现

(1)患者发病前约45.6%有感染及外伤史。

(2)多为慢性起病且逐渐缓慢进展，但也有少数是迅速或亚急性起病。

(3)病程由数月至数年不等，最长达10年。症状常有缓解，病情可有波动。

(4)由于蛛网膜的增厚和粘连及形成囊肿对脊髓、神经根和血管的压迫为不对称和不规则的，不同病变部位的临床表现呈多样性，可有单发或多发的神经根痛，感觉障碍多呈神经根型、节段型或斑块状不规则分布，两侧不对称。运动障碍为不对称的截瘫、单瘫或四肢瘫，一般来说，局限型症状较轻，弥漫型症状则较重。囊肿型类似于脊髓占位的压迫症表现。括约肌功能障碍出现较晚，症状不明显。

四、实验室检查

（一）腰椎穿刺

脑脊液压力正常或者低于正常状态。弥漫型和囊肿型可引起椎管阻塞，奎肯试验可表现为完全阻塞、不完全阻塞、通畅、时而阻塞时而通畅。脑脊液呈淡黄色或无色透明。脑脊液的蛋白含量升高,甚至脑脊液流出后可自动凝固,称弗洛因综合征。蛋白升高的程度与椎管内阻塞的程度不一致,与病变节段无明显关系。细胞数接近正常或升高(以淋巴细胞为主)。往往呈现蛋白细胞分离现象。

（二）X 线检查

脊柱平片多无异常,或同时存在增生性脊椎炎及腰椎横突退化等改变。

（三）椎管造影

椎管造影见椎管腔呈不规则狭窄,碘水呈点滴和斑块状分布,囊肿型显示杯口状缺损。碘油造影因碘油不能被吸收,而碘油就是脊髓蛛网膜炎的病因之一,故不宜使用。

（四）MRI

MRI 能明确囊肿的性质、部位、大小,并能了解病灶对周围重要组织的损害情况。

五、诊断

引起脊髓蛛网膜炎的病因较多,临床上对能够明确病因的不再做出脊髓蛛网膜炎的诊断,仅对难以明确病因、符合神经症状和病理表现的才做出该诊断。脊髓蛛网膜炎的临床诊断比较困难,误诊率也较高。脊髓蛛网膜炎主要有以下特点。

(1)患者在发病前有感冒、受凉、轻伤或劳累病史,在上述情况下出现症状或者症状加重。

(2)患者有脊髓后根激惹症状。单侧或双侧上肢根痛明显,手或前臂可有轻度肌肉萎缩及病理反射。

(3)病程中症状有缓解和加重,呈波动性表现。该特点有助于和椎管内肿瘤相区别。

(4)脊髓症状多样。病变侵犯的范围广而不规则,病变水平的确定往往比较困难,且病变平面以下感觉障碍的分布不规律。如果病变不完全局限于椎管内,可出现脑神经损害的表现,有时可有助于诊断脊髓蛛网膜炎。

(5)脑脊液检查:蛋白含量升高,脑脊液呈现蛋白细胞分离现象,奎肯试验中椎管通畅性的变化支持脊髓蛛网膜炎的诊断。

(6)脊髓碘水造影:往往有椎管腔呈不规则狭窄,碘水呈点滴和斑状分布,囊肿型则显示杯口状缺损的特征性改变。

六、治疗

（一）非手术治疗

确定诊断后,首先考虑非手术治疗,但目前的治疗效果不十分理想。对早期、轻症病例,治疗可以使症状消失或减轻。保守治疗可选用肾上腺皮质激素(静脉滴注或口服)、血管扩张药、B 族维生素等,积极治疗原发病(抗感染或抗结核治疗等),对神经功能损害给予康复治疗。

(1)使用激素。虽然向椎管内注射皮质激素能治疗脊髓蛛网膜炎,但由于其本身也是引起脊髓蛛网膜炎的原因之一,临床上多采用口服或静脉滴注的方法给予。氢化可的松每天 100～200 mg 或地塞米松每天 10～20 mg,2～4 周后逐渐减量、停药。必要时重复使用。

(2)使用抗生素。有急性感染症状(如发热)时可考虑使用。

(3)静脉注射 40%乌洛托品液,每次 5 mL,每天 1 次,10～20 d 为 1 个疗程。10%碘化钾溶液,静脉注射,每次 10 mL,每天 1 次,8～10 d 为 1 个疗程。

（4）使用维生素，如维生素 B_1、维生素 B_{12}、烟酸。

（5）玻璃酸酶（透明质酸酶）。玻璃酸酶的作用可能是它能溶解组织的渗出物及粘连，因而有利于改善脑脊液的吸收和循环；有利于抗结核药物的渗出；解除了对血管的牵拉，使其更有效地输送营养。每次用玻璃酸酶 500 U，稀释于 1 mL 注射用水中，鞘内注射，每周 1 次。对结核性脑膜炎患者，如脑脊液蛋白＞3 g/L，疑有椎管梗阻，则用氢化可的松 25～50 mg 或地塞米松 0.5～1 mg，玻璃酸酶 750～1 500 U，鞘内注射，每 2 周 1 次，10 次为 1 个疗程。

（6）理疗，如碘离子导入疗法。

（7）使用放射疗法。此法对新生的纤维组织有效应，对陈旧的纤维组织作用较小。一般使用小剂量放射线照射，不允许使用大到足以引起正常组织任何损害的剂量。并须注意照射面积的大小及其蓄积量。

（8）蛛网膜下腔注气。有人认为此法有一定疗效。每次注气 10～20 mL，最多 50 mL，每隔 5～14 d 注气 1 次，注气 8 次为 1 个疗程。

（9）应用针刺、按摩、功能锻炼。

（二）手术治疗

多数学者指出，手术治疗仅限于局限性粘连及有囊肿形成的病例。有急性感染征象或脑脊液细胞明显增多时，则不宜手术。手术中切除椎板后，应首先观察硬脊膜搏动是否正常，有无肥厚。切开硬脊膜时应注意保持蛛网膜的完整，根据观察的病变情况，进行手术操作。术后采用综合治疗，加强护理，防止并发症的发生，并积极促进神经功能的恢复。对诊断为囊肿型者可行囊肿摘除术。对弥漫型或脑脊液细胞增多明显者不宜行手术治疗，因为可加重蛛网膜的粘连。

（郭耀华）

第七节　脊髓肿瘤

脊髓肿瘤是指生长于脊髓及与之相连接的组织（如神经根、硬脊膜、脂肪和血管）的原发性或继发性肿瘤。起源于脊髓的肿瘤远较颅内肿瘤少见，仅占成人和儿童中枢神经系统原发肿瘤的 10%，是压迫性脊髓病的重要原因之一。根据病变部位，脊髓肿瘤分为髓内（10%）和髓外（90%）两种，髓外肿瘤又分为髓外硬膜内和髓外硬膜外肿瘤；根据肿瘤的原发部位分为脊髓原发肿瘤和脊髓转移瘤。室管膜瘤是髓内肿瘤的最常见类型，其次是各种类型的神经胶质瘤。髓外肿瘤中相对常见的类型是良性的神经纤维瘤和脊膜瘤；转移瘤、淋巴瘤和骨髓瘤常位于硬膜外。

一、临床表现

脊髓动脉或静脉梗阻而产生的缺血改变以及髓内肿瘤的浸润性破坏，均可以导致脊髓功能损害而出现神经功能缺失。临床表现与脊髓肿瘤存在的部位、原发性或转移性肿瘤有关。症状常隐袭出现并逐渐进展，但转移瘤所致的脊髓压迫可以起病很快。背痛或神经根性痛常见，呈一侧性或沿肢体向下放射，咳嗽或用力时加重。病程早期或晚期出现大小便功能障碍。对每个患者来说，其临床表现与肿瘤所在的层面、肿瘤的形态、局部血液供应情况和压迫速度有关。总体来说，由于髓外肿瘤压迫或破坏神经根或脊柱，背痛或神经根痛症状往往先于脊髓损害症状，髓内肿瘤则以脊髓功能损害为首发症状。脊髓肿瘤的临床特点见表 4-2。

表 4-2　脊髓肿瘤临床特点的比较

临床特点	髓内	髓外硬膜内	硬膜外
起病形式	慢,病程长	慢,病程长	慢,病程长
根痛	少见	多见	多见
脊柱压痛	少见	多见	多见
感觉与运动障碍	由病灶向下发展	自下往上发展,常有脊髓半切症状	自下往上发展,常两侧对称受压
括约肌功能障碍	早期发现	晚期发现	较晚期发现

二、辅助检查

腰椎穿刺脑脊液与神经影像学检查是主要的辅助检查,其对脊髓肿瘤检查的结果见下表 4-3。

表 4-3　脊髓肿瘤的辅助检查结果

检查或检查结果	髓内	髓外	硬膜外
椎管梗阻	晚期出现且轻	较早出现	较早出现
脑脊液蛋白含量升高	轻	明显	明显
脊椎 X 线片改变	较少出现	较多见	多见
MRI	髓内病变	髓外病变	髓外病变
椎管造影	梗阻不完全	深杯口状,脊髓移位	锯齿状,梗阻不全

三、诊断要点

(1)持续进行性的脊髓受压症状和脊髓损害体征。
(2)腰穿:椎管部分或完全梗阻,脑脊液蛋白含量明显升高。
(3)脊柱 X 线片:可发现继发于肿瘤的骨侵蚀、骨破坏或骨钙化。
(4)对怀疑转移瘤者在原发肿瘤部位有异常发现。
(5)脊髓 MRI 或椎管造影:有明确的髓内或髓外占位病变。

四、鉴别诊断

(一)椎间盘突出症
该病常与外伤或劳损有关,根痛突出,脊柱平片、CT 和 MRI 可见椎间隙狭窄、椎间盘突出。
(二)亚急性联合变性
该病逐渐进展,以足和手指末端麻木为首要表现,逐渐发展至主要影响到脊髓后索和侧索,双下肢无力,走路不稳,脑脊液检查结果正常或蛋白含量轻度升高,血清维生素 B_{12} 和叶酸的结果低于正常值。
(三)脊髓蛛网膜炎
病程长,症状波动,病变范围广,往往累及多个神经根。脑脊液蛋白含量升高,白细胞增多,椎管造影有条索或串珠状改变。

（四）脊髓空洞症

病程缓慢，双上肢远端无力、萎缩，有感觉分离现象，以脊髓 MRI 可确诊。

五、治疗

及早明确诊断，争取手术治疗机会。对原发脊髓肿瘤由神经外科常规治疗，对转移瘤手术减压往往无效，对部分患者可行放疗。

（郭耀华）

第八节　放射性脊髓病

恶性肿瘤患者在接受放射性治疗后，经过一段时期产生神经系统损害的症状，表现为脊髓损伤的称放射性脊髓病，也有人将脑和脊髓损伤放在一起论述，称放射性脑脊髓病。

一、病因和发病机制

鼻咽癌、食管癌患者接受放射治疗（如深部 X 线），可造成放射性脊髓损伤，发病机制尚有争论。

（一）直接照射产生损伤

该学说认为放射线对神经细胞有直接损害。剂量越大，损伤细胞的程度越大。但是该学说不能解释远离照射部位的病变存在。

（二）血管受损引起缺血性改变，继而发生脊髓的软化坏死

该学说认为，血管的改变是原发的，脊髓的软化是继发于血管损害所引起的缺血性改变的。但是该学说解释离照射部位很远的病灶及多发性病灶困难。

（三）自身免疫反应

该学说认为，放射性脊髓病的病理特点比较符合变态反应的改变，故提出放射性脊髓病属于自身免疫反应的理论，有些患者在使用糖皮质激素治疗后症状好转也提示该病与免疫反应有关。

二、病理

肉眼可见受累节段肿胀，灰质与白质界限不清。镜检见脊髓血管壁纤维素样变性、管壁变厚。有淋巴细胞浸润，脊髓软化、疏松，有广泛出血软化灶，呈筛状软化，可见有小空洞（坏死）形成，灰、白质均受累，累及灰质时前角细胞变性，细胞数减少。胶质反应和炎症反应不明显。上述改变多呈多灶性、间断性病灶。

三、临床表现

因为患者在颈部及周围区域接受放射治疗，所以颈髓受损多见。起病隐匿，早期以感觉异常为主，之后可有前核间型眼肌麻痹综合征（Lhermitte 征）、颈肩部疼痛、单个或多个肢体无力或瘫痪、进展性感觉缺失，晚期可出现括约肌功能障碍。临床有以下分型。

（一）早期短暂型

该型仅有主观症状和较轻微的感觉障碍，潜伏期约 3 个月，3 个月后症状可有消退。

（二）下运动神经元疾患型

该型表现为上、下肢的下运动神经元损害的征象，本型极少见，可能为脊髓前角细胞受损所致。

（三）急性截瘫或四肢瘫型

该型的症状发展达高峰仅数小时或数天，之后病情稳定，可能是由于血管病变导致脊髓坏死。该型极少见。

（四）慢性进展性放射性脊髓病

该型最为常见，潜伏期 3 个月至数年，平均约 18 个月，发病率达 0.6％～12.5％。

四、辅助检查

脑脊液检查显示椎管通畅，部分病例蛋白含量稍升高，MRI 可显示细微的病理改变。

五、诊断和鉴别诊断

结合病史，神经症状发生在放射治疗后，神经症状出现的范围与照射区域一致。在排除了癌肿转移及癌肿的神经系统并发症后，结合脑脊液及 MRI 检查多可确定。

鉴别诊断时，应注意明确肿瘤（尤其是鼻咽癌）的复发、转移，除原有的肿瘤表现外，要注意有无颅底骨质破坏以证实是否是肿瘤复发。

六、治疗

由于放射性脊髓病的发病机制尚未完全阐明，因此，对该病的治疗仍处于探索之中。

（一）活血疗法

根据放射性脊髓病患者的脊髓内血管壁增厚、管腔狭窄、梗死、软化等缺血性病理改变，可按缺血性脊髓病给予各种活血疗法，例如，可给予羟乙基淀粉、曲克芦丁、胞磷胆碱，静脉注射；给予钙通道阻滞剂尼莫地平或氟桂利嗪，口服；还可给予抗血小板聚集药阿司匹林等。

（二）脱水疗法

对部分患者做 MRI 检查发现脊髓肿胀时，可给予甘露醇等脱水药。

（三）激素疗法

有人提出放射性脊髓病具有自身免疫反应的性质，故主张使用糖皮质激素疗法。可给予地塞米松10 mg/d，静脉注射，或给予泼尼松 30～40 mg/d，口服。文献指出，激素疗法确能减轻脊髓肿胀和改善神经症状，而且得到了 MRI 的证实。

（四）支持疗法

患者在未发生截瘫以前要减少活动量，以免增加脊髓供血的负担，并要增加维生素和蛋白质的摄入量；在截瘫发生以后要特别注意预防吸入性肺炎、泌尿系统感染和压疮等。

七、预防

放射性脊髓病的病程长短不一。早期反应的患者（一过性放射性脊髓病）有可能在数月至一年完全缓解，此后预后较好。而远期反应的患者，疾病可急剧进展，在数月内死亡，或呈慢性进展性发展。其中,部分患者可中途停止发展而趋于稳定状态或有部分恢复。在死亡的病例中,从神经症状的出现起,患者的生存时间最短的几周,最长的几年,平均存活 2 年左右。

放射性脊髓病预后不佳,疗效不理想,因此,应以预防为主。为减少放射性脊髓病的发生,可采取下列措施。

(1)减少放射剂量,增加分割次数。

(2)缩小脊髓照射长度。

(3)避免每天多次照射。

(4)减少重复放疗。

(5)放疗时要暂停化疗,因两者合用会导致脊髓对放射的耐受性降低。

(6)当纵隔放疗剂量达 4 000 cGy 时应改为准确定位照射,避开脊髓。

（郭耀华）

第五章

自主神经疾病

第一节 雷 诺 病

雷诺病是由肢端小血管痉挛性或功能性闭塞引起的局部缺血现象,常见于青年女性,多由局部受寒或情绪激动所诱发,以阵发性四肢末端(以手指为主)对称性间歇发白与发绀、感觉异常为临床特征,伴有指(趾)疼痛。

继发于其他疾病的肢端动脉痉挛现象,称为雷诺现象。它常见于自体免疫性疾病,如硬皮病、皮肌炎、系统性红斑狼疮、类风湿关节炎、结节性动脉炎,亦可见于脊髓空洞症、前斜角肌综合征、铅或砷中毒性周围神经病患者。

一、临床表现

大多数患者仅累及手指,近1/2的患者可同时累及足趾,仅累及足趾的病例极少。某些病例可累及鼻尖、外耳、面颊、胸部、舌、口唇及乳头。

临床表现有间歇性的肢端血管痉挛伴有疼痛及感觉障碍,典型临床发作可分为3期。

(一)缺血期

当环境温度降低或情绪激动时,两侧手指或足趾、鼻尖、外耳突然变白、僵冷。在肢端温度降低的同时,皮肤出冷汗,常伴有蚁走感、麻木感或疼痛感,每次发作的频率及时限各异,常持续数分钟至数小时。

(二)缺氧期

在缺氧期有感觉障碍及皮肤温度降低,但肢端青紫或呈蜡状,有疼痛,延续数小时至数天,然后消退或转入充血期。

(三)充血期

动脉充血,温度上升,皮肤潮红,然后恢复正常。也可开始发作即出现青紫而无苍白或苍白后即转为潮红。某些病例在苍白或青紫之后即代之以正常色泽。经过多次发作,晚期指尖偶有溃疡或坏疽,肌肉及骨质可有轻度萎缩。

体格检查除指(趾)发凉,有时可发现手部多汗外,其余正常。桡动脉、尺动脉、足背动脉及胫后动脉搏动均存在。

临床上常用 Taylor-Pelmear 分期来表示雷诺现象发作的频率、程度和累及的范围(表5-1)。

在疾病早期,仅有1~2个手指受累,后期可有多个手指受累并累及足趾。拇指因血供丰富常不受累。

表5-1　雷诺现象的Taylor-Pelmear分期

分期	程度	表现
0		无发作
1	轻	偶发,累及一个或多个指尖
2	中	偶发,累及一个或多个指尖及指中部(极少累及指底部)
3	重	常发,累及大多数手指的全部
4	极重	与第3期相同,伴指尖皮肤损害和可能的坏疽

二、实验室检查

(一)激发试验

(1)冷水试验:把指(趾)浸入4 ℃冷水中1 min,3/4的患者可诱发颜色变化。

(2)握拳试验:两手握拳90 s后,于弯曲状态松开手指,部分患者可出现发作时的颜色改变。

(3)将全身暴露于寒冷环境,同时将手浸于10 ℃~15 ℃水中,发作的阳性率更高。

(二)血管无创性检查

应用激光多普勒血流测定、应变计体积描记法等测定在寒冷刺激时手指的收缩压等。

(三)指动脉造影

分别在冷刺激前后做指动脉造影,如发现血管痉挛,可于动脉内注射盐酸妥拉唑林后再次造影,了解血管痉挛是否缓解。造影可以显示动脉管腔变小,严重者可见动脉内膜粗糙,管腔狭窄,偶见动脉闭塞。

(四)微循环检查

可用显微镜或眼底镜观察甲皱毛细血管。雷诺病患者的甲皱毛细血管正常。继发性雷诺现象者可见毛细血管数减少,管径及形态均异常。此项检查异常者提示继发性雷诺现象,对雷诺病无诊断意义。

(五)其他

红细胞沉降率应作为常规检查,如异常则支持继发性雷诺现象。

三、诊断

雷诺病的诊断标准:①发作由寒冷或情感刺激诱发;②双侧受累;③一般无坏疽,即使仅限于指尖皮肤;④无其他引起血管痉挛发作疾病的证据;⑤病史超过2年。

四、治疗

尽量减少肢体暴露在寒冷中,加强锻炼,提高机体的耐寒能力,避免精神紧张,树立治疗信心。

(一)一般治疗

保持患部的温暖,不仅限于手足,注意全身保暖,冬季外出和取冷冻物品时应戴手套,最好戴并指手套,穿保暖厚袜,进行温水浴。保护皮肤,用乳膏防止皮肤干裂。在使用去污剂或刺激性化学品时应戴手套。避免指、趾损伤及引起溃疡。由于尼古丁可使血管收缩,吸烟者应绝对戒烟。避免精神紧张、情绪激动和操作振动机器等诱因。尽量避免去海拔较高处。

(二)药物治疗

在一般治疗无效,血管痉挛发作影响患者的日常生活或工作,出现指(趾)营养性病变时,应考虑药物治疗。雷诺病和雷诺现象的治疗以血管痉挛期治疗为主。

1.钙通道阻滞剂

此类药物能使血管扩张,增加血流量,为目前最常用的药物。

(1)硝苯地平:为治疗的首选药物,主要作用为扩张周围血管,抗血小板,可使指端血管痉挛的发作次数明显减少。个别患者发作可完全消失。用法:每次 10～20 mg,每天 3 次,口服。常见的不良反应是面部发红、发热、头痛、踝部水肿、心动过速。可使用缓释剂以减轻不良反应。因不良反应停药者,在严重血管痉挛发作时可临时舌下含服硝苯地平。因不良反应不能使用硝苯地平缓释剂时,可用伊拉地平和氨氯地平,但维拉帕米无效。因不良反应必须减少药量时,可联合使用钙通道阻滞剂和一般血管扩张剂,可使用较小剂量,疗效较好。

(2)地尔硫䓬:每次 30～120 mg,每天 3 次,口服,连用 2 周。不良反应轻,但疗效不显著。

(3)尼莫地平:每次 40 mg,每天 3 次,口服。

(4)氟桂利嗪:每次 5 mg,每天 1 次,睡前口服。

2.血管扩张剂

此类药物长期以来作为治疗用药的主要选择,疗效尚好,对病情严重的患者疗效不甚理想。

(1)草酸萘呋胺:为 5-羟色胺受体阻滞剂,具有较轻的周围血管扩张作用,可缩短发作持续时间及减轻疼痛。用法:每次 0.2 g,每天 3 次,口服。

(2)烟酸肌醇:可缩短发作持续时间及减少发作次数,但服药 3 个月后疗效才明显。用法:每次 0.6 g,每天 3 次,口服。

(3)利血平:为儿茶酚胺耗竭剂,每次 0.25 mg,每天 1 次,口服;也可动脉内给药,但疗效并不优于口服。

(4)盐酸妥拉唑林:每次 25～50 mg,每天 3 次,口服。若局部疼痛或溃疡形成,用药后无不良反应,可加量至每次 100 mg,每天 3 次,口服,或 25～100 mg,每天 1 次肌内注射。

(5)盐酸胍乙啶:每天 10～50 mg,每天 1 次,口服。

(6)盐酸酚苄明:每次 10～30 mg,每天 3～4 次,口服。

(7)己酮可可碱:每次 0.4 g,每天 3 次,口服。该药具有改善血液流变学的作用,可改善继发性雷诺现象,不作为常规治疗用药。

(8)哌唑嗪:每天 2～8 mg,口服。

(9)甲基多巴:可用于痉挛明显或踝部水肿者,从小剂量开始,成人每次 0.25 g,每天 2～3 次,口服。

(10)罂粟碱:每次 30～60 mg,每天 3 次口服,或把 60～90 mg 罂粟碱加入 250～500 mL 6%的羟乙基淀粉或低分子右旋糖酐,静脉滴注,每天 1 次,7～10 次为 1 个疗程。

(11)氧化麦角碱:0.5 mg 舌下含服,每天 3～4 次,或 0.3～0.6 mg,每天 1 次肌内注射。

(12)硝酸甘油软膏:局部应用。

不论对雷诺病还是雷诺现象,β受体阻滞剂、可乐定、麦角制剂均为禁止使用的药物,因为这些药物可使血管收缩,并可诱发或加重症状。

3.前列腺素

前列环素（PGI$_2$）和前列地尔（PGE$_1$）具有较强的血管扩张和抗血小板聚集的作用，对难治者疗效较好，缺点是需静脉用药且不稳定。

（1）伊洛前列素：每分钟每千克体质量 1～2 ng，间歇滴注。每次静脉滴注5～12 h，每天 1 次，3～5 d 为 1 个疗程；对大多数患者疗效可持续 6 周到半年。此药目前作为治疗的次选用药。

（2）前列地尔：1～2 mL（5～10 μg）＋10 mL 生理盐水（或 5% 的葡萄糖注射液），缓慢静脉推注，或直接入小壶，缓慢静脉滴注。

4.其他

严重坏疽继发感染者应配合抗生素治疗。巴比妥类镇静药及甲状腺素能减轻动脉痉挛。对伴发硬皮病的严重患者可静脉输入低分子右旋糖酐。

（三）充血期治疗

此期主要通过调整自主神经药物及中药来治疗，常用药物有 B 族维生素药物、谷维素等。

（四）手术治疗

对病情严重、难治性病例，可考虑交感神经切除术。对上肢病变者行上胸交感神经切除术，有效率为 50%～60%，但常于 6 个月到 2 年复发，由于疗效较差及少汗等不良反应，目前已不主张用此法治疗。对下肢病变者行腰交感神经切除术，有效率超过 80%，疗效持续更长，值得推荐。另外，还可行指（趾）交感神经切除术，疗效尚待观察。

（五）条件反射和生物反馈治疗

患者双手置于 43 ℃水中，身体暴露于 0 ℃ 的环境下，每天约 30 min。治疗后，患者在暴露于寒冷环境时的手指温度明显高于正常人，并且主观感觉症状改善，疗效持续 9～12 个月。有多种生物反馈疗法可用于治疗雷诺现象，一般情况下病情都有改善，且无不良反应，值得试用。

（六）血浆置换

对严重病例可以考虑进行血浆置换治疗。

（七）预防发作

应注意手足保暖，防止受寒，常做手部按摩，促进血液循环和改善肢端营养状况。有条件可做理疗，冷、热水交替治疗，光疗，直流电按摩等。

（八）其他治疗

其他治疗如肢体负压治疗，原理为负压使肢体血管扩张，克服了血管平滑肌收缩，动脉出现持续扩张。

五、预后

预后相对良好，约 15% 的患者自然缓解，30% 的患者逐渐加重。长期持续动脉痉挛可致动脉器质性狭窄而不可逆，但极少（低于 1%）需要截指（趾）。

（郭耀华）

第二节　红斑性肢痛症

　　红斑性肢痛症为一种少见的阵发性血管扩张性疾病。其特征为肢端皮肤温度升高，皮肤潮红、肿胀，产生剧烈的灼热痛，尤以足底、足趾为著，环境温度升高时，灼痛加剧。

一、病因

　　该病原因未明，多见于青年男女，是一种原发性血管疾病。可能是中枢神经、自主神经紊乱，使末梢血管运动功能失调，肢端小动脉极度扩张，造成局部血流障碍，局部充血。当血管内张力增加，压迫或刺激邻近的神经末梢时，则发生临床症状。应用 5-羟色胺拮抗剂治疗该病获得良效，因而认为该病可能是一种末梢性 5-羟色胺被激活的疾病。有人认为该病是前列腺素代谢障碍性疾病，患者的皮肤潮红、灼热及阿司匹林治疗有效，皆可能与之有关。营养不良与严寒气候均是主要的诱因。对毛细血管血流的研究显示这些微小血管对温度的反应增强，形成毛细血管内压力增加和毛细血管明显扩张。

二、临床表现

　　主要的症状多见于肢端，尤以双足的症状最为常见。症状表现为足底、足趾的红、热、肿、痛。疼痛为阵发性的，非常剧烈，如烧灼、针刺，夜晚发作次数较多，在发作之间仍有持续性钝痛。温热、行动、肢端下垂或长时间站立，皆可引起或加剧发作。晚间入寝时，患者常因足温暖而发生剧痛，把双足露在被外可减轻疼痛。若用冷水浸足、休息或将患肢抬高，灼痛可减轻或缓解。

　　由于皮内小动脉及毛细血管显著扩张，肢端的皮肤发红及充血，轻压可使红色暂时消失。患部皮肤温度升高，有灼热感，有轻微指压性水肿。皮肤感觉灵敏，患者不愿穿袜或戴手套。患处多汗。屡次发作后，可发生肢端皮肤与指甲变厚或溃破，偶见皮肤坏死，但一般无感觉及运动障碍。

三、诊断

　　注意肢端阵发性的红、肿、热、痛四大症状，病史中有受热时疼痛加剧、局部冷敷后可减轻疼痛的表现。大多数病例的诊断并不困难。

四、鉴别诊断

　　应与闭塞性脉管炎、红细胞增多症、糖尿病性周围神经炎、轻度蜂窝组织炎等相区别。鉴别的要点在于动脉阻塞或患有周围神经炎时，受累的足部是冷的。雷诺病是功能性血管间歇性痉挛性疾病，通常有苍白或发绀的阶段，受累的指、趾呈寒冷、麻木或感觉减退。对脊髓结核、亚急性脊髓联合变性、脊髓空洞症患者，可发现肢端感觉异常。

五、治疗

　　患者应注意营养，发作时将患肢抬高及施行冷敷可使症状暂时减轻。患者应穿着透气的鞋子,不要受热,避免任何足以引起血管扩张的局部刺激。

(1)对症止痛,口服小剂量阿司匹林,每次 0.3 g,1～2 次/天,可使症状显著减轻;也可服用索米痛片、可卡因、肾上腺素及其他止痛药物,达到暂时止痛的效果。近年来应用 5-羟色胺拮抗剂,如美西麦角,每次 2 mg,3 次/天,或苯噻啶,每次 0.5 mg,1～3 次/天,常可获完全缓解。

(2)应用维生素 B 族药物,也有人主张短期以肾上腺皮质激素冲击治疗。

(3)对患肢用 10 mL 1%的利多卡因和 0.25%的丁卡因混合液,另加 10 mL 生理盐水稀释后做踝上部环状封闭及穴位注射,对严重者可用该混合液做骶部硬膜外局部封闭,亦有一定的效果。必要时施行交感神经阻滞术。

六、预后

该病常很顽固,往往屡次复发与缓解,不能治愈;但也有良性类型,对治疗的反应良好。至晚期皮肤、指甲变厚,甚至有溃疡形成,但不伴有任何致命或丧失肢体功能的并发症。

(郭耀华)

第三节　面偏侧萎缩症

面偏侧萎缩症为一种单侧面部组织的营养障碍性疾病,其临床特征是一侧面部各种组织慢性进行性萎缩。

一、病因

该病的原因尚未明了。由于部分患者伴有包括霍纳综合征在内的颈交感神经障碍的症状,一般认为该病和自主神经系统的中枢性或周围性损害有关。其他关于该病病因的学说涉及局部或全身性感染、三叉神经炎、结缔组织病、遗传等。起病多在儿童、少年期,一般在 10～20 岁,但无绝对年限。女性患者较多。

二、病理

面部病变部位的皮下脂肪和结缔组织最先受累,然后牵涉皮肤、皮下组织、毛发和皮脂腺,病变最重者侵犯软骨和骨骼。受损部位的肌肉因所含的结缔组织与脂肪消失而缩小,但肌纤维并不受累,且保存其收缩能力。面部以外的皮肤和皮下组织、舌部、软腭、声带、内脏等也偶被涉及。同侧颈交感神经可有小圆细胞浸润。部分患者伴有大脑半球的萎缩,可能是同侧、对侧或双侧的。个别患者伴发偏身萎缩症。

三、临床表现

起病隐袭。萎缩过程可以在面部任何部位开始,以眼眶上部、颧部较为多见。起始点常呈条状,略与中线平行,皮肤皱缩,毛发脱落,称为"刀痕"。病变缓慢地发展到半个面部,偶然波及头盖部、颈部、肩部、对侧面部,甚至身体的其他部分。病区皮肤萎缩、皱褶,常伴脱发,色素沉着,毛细血管扩张,汗分泌增加或减少,唾液分泌减少,颧骨、额骨等下陷,与健区皮肤界限分明。部分患者呈现瞳孔变化,虹膜色素减少,眼球内陷或突出,有眼球炎症、继发性青光眼、面部疼痛、轻度病侧感觉减退、内分泌障碍等。面偏侧萎缩症患者常伴有身体某部位的皮肤硬化。仅少数伴有临床癫痫发作或偏头痛,约半数的脑电图记录有阵发性活动。

四、病程

发展的速度不定。大多数病例在进行数年至十余年趋向缓解,但伴发的癫痫可能继续。

五、诊断

当患者出现典型的单侧面部萎缩,而肌力量不受影响时,不难诊断。仅在最初期可能和局限性硬皮病混淆。头面部并非后者的好发部位,面偏侧萎缩症的"刀痕"式分布也可帮助鉴别。

六、治疗

目前的治疗尚限于对症处理。有人用 5 mg 氢溴酸樟柳碱与 10 mL 生理盐水混合,做面部穴位注射,对轻症有一定疗效。还可采取针灸、理疗、推拿等。对有癫痫、偏头痛、三叉神经痛、眼部炎症的患者应给予相应的治疗。

（郭耀华）

第四节　自发性多汗症

正常人在生理情况下排汗过多,可见于运动、处于高温环境、情绪激动以及进食辛辣食物时。另一类排汗过多可为自发性,在炎热季节可加重,这种出汗多常呈对称性,且以头颈部、手掌、足底处为明显。

一、病因

多数自发性多汗症的病因不明。临床常见到下列情况。

(1)局限性及全身性多汗症:常发生于神经系统的某些器质性疾病,例如,丘脑、内囊、纹状体、脑干等处损害时,可见偏身多汗。某些偏头痛、脑炎后遗症亦可见之。此外,小脑、延髓、脊髓、神经节、神经干的损伤、炎症及交感神经系统的疾病,均可引起全身或局部多汗。头部一侧多汗,一般是因为炎症、肿瘤、动脉瘤等刺激一侧颈交感神经节。神经官能症患者因大脑皮质兴奋与抑制过程的平衡失调,亦可表现自主神经系统的不稳定性,而有全身或一侧性过多出汗。

(2)先天性多汗症:往往局限于腋部、手掌、足趾等处,皮肤经常处于湿冷状态,可能与遗传因素有关。该症见于一些遗传性综合征,如脱发-多汗-舌状角膜浑浊综合征(Spanlang-Tappeiner 综合征)、家族性自主神经失调症(Riley-Day 综合征)。

(3)多种内科疾病有促使全身汗液分泌过多的情况,如结核病、伤寒、甲状腺功能亢进、糖尿病、肢端肥大症、肥胖症及铅的慢性中毒。

二、临床表现

多数病例表现为阵发性、局限性多汗,亦有泛发性、全身性多汗,或偏侧性及两侧对称性多汗。汗液分泌量不定,常在皮肤表面结成汗珠。气候炎热、剧烈运动或情感激动时排汗加剧。依多汗的形式可有以下几种。

(一)全身性多汗

全身性多汗表现周身易出汗,在外界或内在因素刺激时加剧。患者的皮肤因汗液多,容易发生汗疹及毛囊炎等并发症。全身性多汗见于甲状腺功能亢进、脑炎后遗症、下丘脑损害后等。

(二)局限性多汗

局限性多汗好发于头、颈、腋部及肢体的远端,尤以掌、跖部易发生,通常对称地发生于两侧,有的仅发生于一侧或身体的某一小片部位。有些患者的手部及足底经常流冷汗,尤其在情绪紧张时,汗珠不停地渗流。有些患者的手、足部皮肤除湿冷以外,又呈苍白色或青紫色,偶尔发生水疱及湿疹样皮炎。有些患者仅有过多的足汗,汗液分解放出臭味,有时起泡或脱屑、角化层增厚。腋部、阴部也容易多汗,可同时发生臭汗症。多汗患者的帽子及枕头,可以经常被汗水中的油脂所污染。截瘫患者在病变水平以上常有出汗过多,颈交感神经刺激产生局部头面部多汗。

(三)偏身多汗

偏身多汗表现为身体一侧多汗,除临床常遇到卒中后遗偏瘫患者有偏瘫侧肢体多汗外,常无明显的神经体征。自主神经系统检查可见多汗侧皮温偏低,皮肤划痕试验可呈阳性。

(四)耳颞综合征

一侧脸的颞部发红,伴局限性多汗症。患者进食酸的、辛辣的食物刺激味觉后,引起反射性出汗。某些患者伴流泪。这些刺激味觉所致的出汗情况同样见于颈交感神经丛、耳大神经和舌神经的支配范围。颈交感性味觉性出汗常见于胸出口部位病变手术后。上肢交感神经切除后数周或数年,约1/3患者发生味觉性出汗。

三、诊断

根据临床病史,症状及客观检查,诊断并不困难。

四、治疗

治疗以去除病因为主。有时根据患者情况,可以应用下列方法。

(一)局部用药

对局部性多汗,特别是以四肢远端或颈部多汗为主者,可用3%～5%甲醛溶液局部擦拭,或用0.5%醋酸铝溶液浸泡,1次/天,每次15～20 min。全身性多汗者可口服抗胆碱能药物,如阿托品、颠茄合剂、溴丙胺太林。对情绪紧张的患者,可给氯丙嗪、地西泮等。有人采用5%～10%的硫酸锌等收敛剂局部外搽,亦有暂时效果。足部多汗患者,应该每天洗脚及换袜,必要时擦干皮肤后用25%氯化铝溶液擦拭,疗效较好。

(二)物理疗法

可应用自来水做离子透入法,2～3次/周,有效果后每月1～2次维持,可获得疗效。有人曾提出对严重的掌、跖多汗症患者,可试用深部X线照射局部皮肤,每次1 Gy,1～2次/周,总量为8～10 Gy。

（三）手术疗法

对经过综合内科治疗而无效的局部性顽固性多汗症患者,可考虑交感神经切除术。术前应先做普鲁卡因交感神经节封闭,以测试疗效。封闭后未见效果者,一般不宜手术。

（郭耀华）

第五节　进行性脂肪营养不良

进行性脂肪营养不良是一种罕见的脂肪组织代谢障碍性疾病。主要临床表现为进行性的皮下脂肪组织消失或消瘦,起病于脸部,继而之影响颈、肩、臂及躯干。该病进展缓慢。多数患者于5～10岁起病,女性较为常见。

一、病因

病因尚不明,且无家族因素。一般认为该病是自主神经的节后交感神经障碍,可能与下丘脑的病变有关,因下丘脑对促性腺激素、促甲状腺激素及其他内分泌腺有调节作用,并与节后交感神经纤维及皮下脂肪细胞在解剖学联系上极为密切。起病前可有急性发热病史、内分泌缺陷,如甲状腺功能亢进症、垂体功能不足、间脑炎。而损伤、精神因素、月经及妊娠可为诱因。

二、临床表现

患者面部消瘦,面部表现为两侧颊部及颞颥部凹入,眼眶深陷,皮肤松弛,失去正常弹性,以后发展到颈、肩、臂、胸、腹部,常呈对称性。有些患者脂肪组织的进行性消失仅局限于面部,或半侧面部、半侧躯体。有时可合并局限的脂肪组织增生、肥大。臀部、髋部仍有丰富的脂肪沉着,表现特殊肥胖。但手、足部常不受影响。

可并发其他病变,如自主神经系统功能的异常,表现为血管性头痛、神经过敏、出汗异常、皮温异常、心动过速、腹痛、呕吐、精神及性格改变等。该病也可并发其他障碍,如糖尿病、高脂血症、肝脾肿大、肾脏病变。个别患者合并内分泌功能障碍,如生殖器发育不全、甲状腺功能异常、女性月经异常及多尿症。基础代谢大都正常。多数患者在1～2年病情进展较快,6年后进展自行停止,保持原状不变,少数达10年而后静止。肌肉、骨质、毛发、乳腺及汗腺均正常。患者无肌力障碍,多数患者的体力不受影响。活组织检查显示皮下脂肪组织消失。也有部分患者的血脂低于正常值。

三、诊断

依据脂肪组织消失而肌肉、纤维、皮、骨质正常,即可诊断。

四、鉴别诊断

（一）面偏侧萎缩症

该病表现为一侧面部进行性萎缩,皮肤、皮下组织及骨质全部受累。

（二）局限型肌营养不良（面-肩-肱型）

面肌消瘦伴肌力软弱,而皮下脂肪仍有保留。

五、治疗

目前,对进行性脂肪营养不良尚无特殊治疗。若把纯胰岛素针剂直接注入萎缩区,有些患者的局部脂肪组织逐渐增长,恢复正常形态。有些患者在适当注意休息和营养,并做按摩和体疗后可重新获得失去的脂肪。可试用一般强壮剂、各种维生素。如病变比较局限或由于职业上的需要,可以进行局部脂肪埋植或注射填充剂等整形手术。

（郭耀华）

第六节　神经源性直立性低血压

神经源性直立性低血压是一组原因未明的周围交感神经或中枢神经系统变性病变,直立性晕厥为其最突出的表现。

一、诊断

直立性低血压是直立耐受不良的主要原因之一。临床表现主要由器官低血流灌注引起。脑血流灌注不足表现（头晕、眩晕、视物模糊、眼前发黑、无力、恶心、站立不稳、步态蹒跚、面色苍白、出冷汗、意识水平下降或丧失等）最为突出和常见,可合并肌肉灌注不足表现（枕、颈、肩、臂部疼痛或不适）,心脏灌注不足表现（心绞痛）,脊髓灌注不足表现（跛行或跌跤）,肾脏灌注不足表现（少尿）等。虚弱、嗜睡和疲倦亦为其常见表现症状。神经源性直立性低血压通常在患者从平卧位改为站立位后30～60 s出现,部分患者可在站立后15 s内出现或延迟至30 min后出现;一般持续短暂时间,然后消失,亦可迅速发展为晕厥;一般在晨间较为严重;体位突然改变、摄入过多食物、环境温度高、洗热水澡、用力排便或排尿、饮酒、服用扩血管药物等常可诱发或加重直立性低血压。

有关诊断直立性低血压的标准尚未完全统一,目前采用较多的直立性低血压的诊断标准如下:患者从平卧位改为站立位后,动脉收缩压下降2.7 kPa（20 mmHg）以上,或舒张压下降1.3 kPa（10 mmHg）以上,且伴有脑血流灌注不足的表现。

如果症状提示直立性低血压,但初步检查不能确诊,应在患者早晨离床站立时或进食后测量血压。一次测量直立时血压没有明显下降并不足以排除直立性低血压。

临床上对诊断直立性低血压最有帮助的检查是倾斜试验,患者平卧于电动试验床上,双足固定,待心血管功能稳定后,升高床头45°～60°或使床直立,适时测量患者的心率和血压,可以比较准确地反映患者对体位改变的代偿功能。

直立耐受不良指站立时出现脑血流灌注不足或自主神经过度活动的表现（心悸、震颤、恶心、晕厥等）,转为卧位后相应症状减轻或消失。血管迷走性晕厥、体位性心动过速综合征、直立性低血压等均以直立耐受不良为主要表现,因此诊断神经源性直立性低血压首先应与血管迷走性晕厥和体位性心动过速综合征等区别。与神经源性直立性低血压患者比较,体位性心动过速综合征患者的交感神经过度活动表现(震颤、焦虑、恶心、出汗、肢端血管收缩等)突出,卧位变直立位时心率明显增加,而血压下降不明显。

需把神经源性直立性低血压与继发性直立性低血压相区别。神经源性直立性低血压常见于中年男性,起病隐匿,早期患者症状较轻,直立相当长的时间后才出现症状,且较轻微;直立时不伴明显心率增加和血浆去甲肾上腺素的改变;随着病情发展,症状逐渐加重以致不能连续站立1～2 h;严重者于直立位时立即出现晕厥,需长期卧床。直立性低血压亦可继发于糖尿病性自主神经病变、血容量不足等。继发性直立性低血压患者除有相应原发疾病的表现外,头晕、晕厥等脑供血不足症状出现较急,伴有直立时心率明显加快,随着原发疾病的好转,脑供血不足等症状亦随着好转。一种或多种继发性直立性低血压的因素可同时存在于神经源性直立性低血压患者身上,使低血压症状加重。

二、病理生理

人体全身静脉有70%的血容量,心、肺有15%的血容量,全身动脉有10%的血容量,而毛细血管只有5%的血容量。因此,体内绝大部分血容量是在低压系统内,包括全身静脉、肺循环等。当人体从卧位变为直立位时,由于重力的效应及循环调节作用,500～700 mL(7～10 mL/kg)的血液快速转移至盆部和双下肢。血液的重新分布通常在2～3 min完成。静脉回流减少导致心室充盈减少,可使心排血量下降约20%,每搏输出量下降20%～50%,导致动脉血压下降。

正常情况下,动脉血压的急剧改变会启动体内心血管系统的代偿机制,可分别刺激心肺的容量感受器及位于主动脉弓与颈动脉窦的压力感受器。冲动经迷走神经及舌咽神经传至延髓的血压调节中枢,经中枢整合后,提高交感神经的兴奋性并降低副交感神经的兴奋性,效应器部位的去甲肾上腺素及肾上腺素水平提高,引起静脉及小血管收缩,心率加快,心脏收缩力提高以及肾脏水钠潴留,同时激活肾上腺素-血管紧张素-醛固酮系统。当这些代偿机制健全时,一般直立后收缩压有轻度下降(0.7～1.3 kPa),而舒张压有轻微提高(0.4～0.7 kPa),心率加快,可达5～20次/分钟。下肢的骨骼肌与单向静脉瓣的共同作用阻止血液反流,驱使血液回流至心脏。下肢骨骼肌收缩可产生12.0 kPa的驱动力,在站立或运动时可以保证血液回流。

以上代偿机制的任何一个环节出现功能紊乱,都可以导致直立后血压明显下降。根据引起直立性低血压的不同病理生理机制,直立性低血压可分为以下类型:①慢性、进行性、不可逆的直立性低血压,通常是中枢或外周神经系统的进行性、退化性的病变引起的,这一类直立性低血压的病理主要是中枢性血管的进行性、不可逆的损害,或者是部分或全部交感神经受到损害,此型直立性低血压最常见的原因是自主神经功能紊乱或衰竭。②急性、一过性、可逆性的直立性低血压,通常有短暂的外源性因素作用,如低血容量、麻醉、外科手术、制动、药物影响。在直立性低血压患者中,此类患者占大多数。对于此类型直立性低血压患者,尽管交感神经系统未受损害,但有功能上的失调,如下肢静脉α肾上腺素能受体功能下降,而β肾上腺素能受体的功能正常,导致被动性血管扩张。

由交感神经节后神经元病变引起者,副交感神经系统相对完整,中枢神经系统亦不受影响,临床表现性为单纯自主神经功能衰竭(pure autonomic failure,FAF),其特点为直立时头昏、头晕、晕厥、视物模糊、全身无力、发音含糊及共济失调。患者采取卧位时血压正常,但站立时则收缩压及舒张压较快地下降3～5 kPa(20～40 mmHg)。在昏厥发作时,除早期患者偶有心率代偿性加快外,一般发作时无心率的变化,也无苍白、出汗和恶心等先兆表现。可伴有无汗、勃起功能障碍、大小便障碍。血浆去甲肾上腺素水平在患者平卧时低于正常,站立时升高不明显。

由胸段脊髓侧角细胞变性引起者,病变常波及基底核、橄榄核、脑桥和小脑。其自主神经功能障碍表现与由交感神经节后神经元病变引起者无差别,但随时间推移,该病变患者常有帕金森综合征、小脑症状和锥体束征等出现,此时称为多系统萎缩(multiple system atrophy,MSA)。安静时,该病变患者的血浆去甲肾上腺素水平正常,但站立时不升高,对注射去甲肾上腺素的敏感性反应正常。

三、治疗

直立性低血压的治疗目的并非一定要使血压恢复正常,而是要减轻因血流灌注不足而出现的症状。因此,原则上只有在有症状时才有必要治疗。通过病因治疗,继发性直立性低血压患者多可自行恢复。原发性直立性低血压因无明确病因,以对症支持等综合治疗为主,而疾病的发展进程则由其存在的基础疾病来决定。通过教育让患者了解疾病及其治疗措施,对争取患者配合、达到治疗效果最大化有重要作用。

认识和去除可加重原发性直立性低血压症状的因素是首要步骤。引起继发性直立性低血压的原因均可合并存在于原发性直立性低血压,因此对明确诊断的原发性直立性低血压患者,应注意搜寻和去除这些可加重直立性低血压的因素。

物理治疗是直立性低血压的基础治疗,维持或恢复血容量、使用拟交感性药物促进血管收缩为一线治疗措施,使用血管升压素类似物、重组促红细胞生成素、咖啡因等为一线治疗措施的补充。α肾上腺素受体阻滞剂、β肾上腺素受体阻滞剂、生长抑素及其类似物、双羟苯丝氨酸、双氢麦角碱、多巴胺拮抗剂、乙酰胆碱酯酶抑制剂等对直立性低血压可能有效,临床研究结果尚未一致。

(一)物理治疗

物理治疗的目标是提高循环血容量和防止静脉淤血。提高患者对体位改变的耐受性。常见措施:①改善饮食习惯,应少食多餐。患者进餐后2 h以内避免进行过度活动,进餐后最好坐或躺一会儿,尤其是在早餐后(因更易诱发直立性低血压)。避免喝浓茶,戒酒。②加强肢体活动或锻炼。在床上进行双下肢锻炼,可防止下肢肌肉丧失适应性。当患者的双下肢垂于床边时,应间歇运动双下肢。③促进静脉回流。站立时,间歇踮脚尖或双下肢交替负重,通过肌肉收缩,可促进静脉回流。穿高至腰部的下肢弹力袜,以利于静脉回流,站立时使用,平卧后则取下。鼓励患者进行深而慢的呼吸运动,避免过度用力,因为过度用力可增加胸腔压力而影响静脉回流。④从卧位到坐位和立位时缓慢变换体位,减轻相应的症状。⑤夜间睡眠时,抬高上身(15°~30°)睡眠可激活肾素-血管紧张素-醛固酮系统,减少夜尿,保持血容量,并降低夜间高血压。⑥保持病室温度,不宜过高。避免直接日晒、洗热水澡、睡眠时用电热毯等。

独立按治疗计划训练和用生物反馈增强的行为训练,可以减少症状出现的次数和减轻症状。对病情严重者,可以在药物治疗的同时附加倾斜训练,这样通过有规律的训练直立体位性适应过程,可以完善和改善自主性反射。

(二)增加血容量

适度增加血容量有助于缓解症状,但有时可促发卧位高血压。除有充血性心力衰竭外,均不应限制钠盐的摄入,此类患者在低钠饮食时,体内保留钠的能力不足,若无禁忌,高盐饮食(每天12~14 g)和增加饮水量(每天2~5 L)有一定效果。

口服肾上腺皮质激素类药——α-氟氢可的松可增加水钠潴留,有一定治疗效果。开始每天 0.1～0.3 mg,口服,之后可根据血压调整剂量,每天的剂量可达 1.0 mg。有卧位高血压、心肾功能不全者慎用。

吲哚美辛每天 75～150 mg,分 3 次口服,可抑制肾上腺髓质前列腺素(PGA₂ 和 PGE₂)合成,减少血液在外周血管的积聚。使用时注意保护胃黏膜。

（三）促血管收缩

米多君亦名甲氧胺福林,为 α 受体激动剂,每次口服 10 mg,每天 3 次,可增加站立时的收缩压,明显改善起立时头昏、头晕、晕厥等症状,是目前治疗直立性低血压效果最好的药物。不良反应有立毛反应、尿潴留和卧位时高血压等。

口服盐酸麻黄碱,每次 25 mg,每天 3～4 次;或服用苯异丙胺,每次 10～20 mg,每天 2～3 次,有一定效果。服用单胺氧化酶抑制剂(如异烟肼、呋喃唑酮)可促使交感神经末梢释放去甲肾上腺素,并抑制其重吸收,常使血压升高,病情严重者可同时应用酪胺治疗,但治疗期间,必须每天早、晚测量血压。L-DOPS 为去甲肾上腺素的前体,每次口服 100 mg,每天 3 次,可提高平均动脉压、舒张压及局部血流量,但有高热的患者禁用。

合并低血浆去甲肾上腺素的重症患者可口服肾上腺素,剂量从 15 mg、每天 3 次开始,逐渐增加剂量到 30～45 mg,每天 3 次。剂量大时常见不良反应有失眠、食欲降低、肢体震颤、快速心律失常等。

（四）其他治疗

对伴有贫血的患者,使用重组促红细胞生成素 50 U/kg,每周 3 次,连用 6～10 周,可明显改善起立时头昏、头晕、晕厥等症状和贫血。使用血管升压素类似物——去氨加胺素乙酸盐 5～40 μg,经鼻喷雾或口服 100～800 μg 可防止夜尿、体质量丧失和减轻夜间体位性血压下降。咖啡因可以通过阻滞血管扩张性腺苷受体减轻直立性低血压患者的餐后低血压,用量为每天 100～250 mg,口服。

卧位高血压常伴随原发性直立性低血压,给治疗带来困难。大多数直立性低血压患者耐受连续的卧位高血压而无不良效应,高血压导致的器官损害亦不常见。用短效降压药物可以降低卧位高血压。

盐酸哌甲酯(利他林)10～20 mg,早晨及中午各服 1 次,可提高大脑的兴奋性。复方左旋多巴可改善锥体外系症状,开始剂量为每次 125 mg,每天 2 次,逐渐增加到每次 250 mg,每天 3～4 次,随时根据患者的反应调整剂量。

（王连玉）

第七节　间　脑　病　变

间脑由丘脑、丘脑底、下丘脑、膝状体及第三脑室周围结构所组成,是大脑皮质与各低级部位联系的重要结构。"间脑病变"一词一般用于与间脑有关的自主神经功能障碍,精神症状,体质量变化、水分潴留、体温调节、睡眠-觉醒节律、性功能、皮肤等异常和反复发作性的综合征,脑电图中可有特征性变化。

一、病因和病理

引起间脑病变最主要的原因为肿瘤,如颅咽管瘤、垂体瘤或丘脑肿瘤。其次是感染、损伤、中毒和血管疾病等。据文献报告160例的综合性统计中,肿瘤占52%,炎症(如脑膜炎、脑炎、蛛网膜炎)占20%,再次为血管病变、颅脑损伤等。少数病因不明。

在动物实验中,破坏第三脑室的底部达1/4可不发生任何症状;破坏下丘脑后部达2/3,则可引起恶病质而导致死亡。

二、临床表现

间脑病变的临床表现极为复杂,基本可分为定位性症状和发作性症状两大方面。

(一)定位性症状

1.睡眠障碍

睡眠障碍是间脑病变的突出症状之一。下丘脑后部病变时,大部分患者有睡眠过多现象,即嗜睡,但少数患者失眠。当下丘脑后区大脑脚受累时,则表现为发作性嗜睡病和猝倒症等。常见的临床类型如下。

(1)发作性睡病:表现为发作性的不分场合的睡眠,持续数分钟至数小时,睡眠性质与正常人相似。这是间脑特别是下丘脑病变中最常见的一种表现形式。

(2)异常睡眠症:发作性睡眠过多,每次发作时可持续睡眠数天至数周,但在睡眠发作期,患者常可被喊醒吃饭、小便等,饭后又睡,其睡眠状态与正常相同。

(3)发作性嗜睡-强食症:患者不可控制地出现发作性睡眠,每次睡眠持续数小时至数天,醒后暴饮暴食,食量数倍于常量,且极易饥饿。患者多数肥胖,但无明显的内分泌异常。数月至数年反复发作一次,发作间并无异常。起病多在10~20岁,男性较多,成年后可自愈。

2.体温调节障碍

下丘脑病变产生的体温变化,可表现如下特征。

(1)低热:体温一般维持于37.3 ℃~37.8 ℃,很少超过39 ℃。如连续测量几天体温,有时可发现体温的曲线是多变性的。这种24 h体温曲线有助于了解温度调节障碍。

(2)体温过低:下丘脑的前部和邻近的隔区可能与身体的散热有关,体温主要通过皮肤血管扩张和排汗(副交感神经)调节,而下丘脑的后侧部则可能与保热和产热有关。故当下丘脑前部或灰结节区病变时,散热发生障碍,这时很容易使体温过高;而下丘脑后侧部病变时产热机制减弱或消失,常可引起体温过低。

(3)高热:下丘脑视前区两侧急性病变常有体温很快升高,甚至死亡后仍然有很高体温。神经外科手术或急性颅脑损伤影响该区域时,往往在12 h内出现高热,但肢体是冰冷的,躯干温暖,有些患者甚至心率及呼吸保持正常。高热时服解热剂无效,体表冷敷及给氯丙嗪降温反应良好。但是下丘脑占位性病变,可因破坏区域极广而没有体温的明显变化;可因下丘脑肿瘤选择性地破坏而引起体温持久升高,脑桥中脑血管性病变也可出现高热。

3.尿崩症

下丘脑的病变损害视上核、室旁核或视上核-垂体束,均常发生血管升压素分泌过少,可引起尿崩症。各种年龄均可得病,但以10~20岁多见,男性稍多于女性。起病可骤可缓。主要症状有多尿(失水)、口渴、多饮。每昼夜排尿总量常在6 L以上,可超过10 L,尿比重低(<1.006),但

不含糖。每天饮水也多,总量与尿量相接近,如限制喝水,尿量往往仍多而引起失水。患者有头痛、疲乏、肌肉疼痛、体温降低、心动过速、体质量减轻。久病者常因烦渴多饮,日夜不宁,发生失眠、焦虑、烦躁等神经情绪症状。若下丘脑前部核群功能亢进或双侧视交叉上核损害,偶尔亦发生少饮及乏尿症。

4.善饥

下丘脑病变引起过分饥饿较烦渴症状为少见。善饥症状出现于额叶双侧病变(包括大脑皮质弥散性疾病及双侧前额叶切除)后。轻度善饥症状见于接受激素治疗的及少数精神分裂症患者。这些患者不能估计食欲。在强食症中,表现过分饥饿,伴周期性发作性睡眠过度等症状,常归因于下丘脑病变。双额叶病变时,偶亦发生善饥,表现为贪食、吃不可食的东西,同时有视觉辨别功能丧失、攻击行为及性活动增加等症状。

5.性功能和激素代谢障碍性功能异常

患者表现出性欲减退,儿童病例有发育迟缓或早熟,青春期后女性则月经周期改变或闭经,男性有精子形成障碍甚至勃起功能障碍。Bauer 分析 60 例下丘脑病变,有 24 例发育早熟,19 例为性功能减退。常用下丘脑脊髓纤维及下丘脑垂体纤维通过神经体液的调节紊乱来解释此种障碍。若下丘脑的乳头体、灰结节部附近患有肿瘤,则来自结节漏斗核的下丘脑垂体纤维受阻,能影响腺垂体的促性腺激素的释放,使内分泌发生异常。下丘脑的脊髓纤维可调节脊髓各中枢活动,改变性功能。成人脑底部肿瘤刺激下丘脑前方或腹内侧区时,偶亦发生性欲过旺。

闭经-溢乳综合征的主要机制是催乳素分泌过多,高催乳素血症抑制下丘脑促性腺激素释放激素的分泌。该病常由肿瘤(垂体肿瘤等)、下丘脑与垂体功能障碍或服用多巴胺受体阻滞剂等因素所致。有间脑病时激素代谢的改变以 17-酮类固醇类最明显。因 17-酮类固醇类是许多肾上腺皮质激素和性激素的中间代谢产物,正常人每昼夜排出量为 10~20 mg,某些患者可升高到 20~40 mg。17-羟皮质固醇的测定结果同样也可有很大的波动性,排出量可以升高达 14 mg。

6.脂肪代谢障碍

肥胖是由下丘脑后方病变累及腹内侧核或结节附近所致,常伴有性器官发育不良症,称肥胖性生殖不能性营养不良综合征。继发性肥胖者常为下丘脑部肿瘤或垂体腺瘤压迫下丘脑所致,其次为下丘脑部炎症所致。原发性肥胖者多为男性儿童,起病往往颇早,有肥胖和第二性征发育不良,但无垂体功能障碍。肥胖为逐渐进展性,后期表现极其明显,脂肪分布以面部、颈及躯干最显著,其次为肢体的近端。皮肤细软,手指细尖,常伴有骨骼过长现象。

消瘦在婴儿多见,往往由下丘脑肿瘤或其他病变引起,如肿瘤破坏双侧视交叉上核、下丘脑外侧区或前方,均可发生厌食症,吞咽不能,体质量减轻。成人有轻度体质量下降,乏力,极端恶病质常提示有垂体损害。垂体性恶病质(Simmond 综合征)的特征为体质量减轻、厌食、皮肤萎缩、毛发脱落、肌肉软弱、怕冷、心跳缓慢、基础代谢率降低等。该综合征亦发生于急性垂体病变,例如头颅外伤、肿瘤、垂体切除术后。垂体性恶病质反映腺垂体促甲状腺素、促肾上腺皮质激素及促性腺激素的损失。近年来研究发现,下丘脑还能分泌多种释放因子(主要是由蛋白质或多肽组成的)调节腺垂体各种内分泌激素的分泌功能,因此单纯下丘脑损伤时,可以出现许多代谢过程的紊乱。

7.糖、蛋白质代谢及血液其他成分的改变

下丘脑受损时,血糖往往升高或降低。当下丘脑受急性损伤或刺激时,可产生高血糖,但血清及小便中的酮体往往是阴性。在动物实验中,损伤下丘脑视上核或破坏室旁核时,能引起低血糖及增加胰岛素敏感性。蛋白质代谢障碍表现为血浆蛋白中清蛋白减少,球蛋白增多。用电泳法观察,发现球蛋白中 α_2 球蛋白含量的上升比较明显,β 部分降低。有间脑疾病时血中钠含量一般都处于较低水平,血溴测定结果常升高。也可以发生真性红细胞增多症,在无感染情况下也可出现中性粒细胞增多的情况。

8.胃、十二指肠溃疡和出血

在人及动物的急性下丘脑病变中,可伴有胃、十二指肠溃疡及出血。在下丘脑的前方及下行至延髓中的自主神经纤维径路上的任何部位有急性刺激性病变,均可引起胃和十二指肠黏膜出血和溃疡形成。对产生黏膜病变的原理有两种意见,一种认为交感神经血管收缩纤维麻痹,可发生血管扩张,而导致黏膜出血;另一种认为是迷走神经活动过度,使胃肠道肌肉发生收缩,引起局部缺血与溃疡形成。

消化性溃疡常发生于副交感神经过度紧张的人。颅内手术后并发胃十二指肠溃疡的发生率不高。根据颅内病变(脑瘤、血管病变)352 例尸检病例报告,有上消化道出血及溃疡的占12.5%,内科病例(循环、呼吸系统病变等)中非颅内病变的 1 580 例,伴上消化道出血及溃疡的占 6%,显然以颅内病变合并上消化道出血的比率为高。上海市仁济医院神经科对 298 例脑出血、鞍旁及鞍内肿瘤病例进行统计,有上消化道出血的仅占 6%,发病率偏低。

9.情绪改变

动物实验中见到多数双侧性下丘脑病损的动物,都有较为重要的不正常行为。研究指出,下丘脑的情绪反应不仅决定于丘脑与皮质关系,当皮质完整时,刺激乳头体、破坏下丘脑的后腹外核及视前核有病变均可引起下丘脑的情绪反应。主要的精神症状包括兴奋、病理性哭笑、定向力障碍、幻觉及激怒等。

10.自主神经功能症状

下丘脑前部及灰结节区为副交感神经调节,下丘脑后侧部为交感神经调节。下丘脑病变时自主神经是极不稳定的,心血管方面的症状常是波动性的,患者血压大多偏低,或有位置性低血压,但较少有血压升高现象。一般下丘脑后方及腹内核病变或有刺激时,血压升高,心率加快,呼吸加快,胃肠蠕动和分泌抑制,瞳孔扩大;下丘脑前方或灰结节区发生刺激性病变,则血压降低,心率减慢,胃肠蠕动及分泌增加,瞳孔缩小。但新的研究指出,在视上核及室旁核或视前区类似的神经垂体,有较高浓度的血管升压素及催产素,说明下丘脑前方也可引起高血压。若整个下丘脑有病变则血压的改变更为复杂、不稳。伴有心率、脉搏减慢,有时出现冠状动脉供血不足,呼吸浅而慢,两侧瞳孔大小不对称,偶可引起排尿障碍,常有心脏、胃肠、膀胱区的不适感,因结肠功能紊乱,偶有大便溏薄,便秘与腹泻交替出现的情况。

(二)发作性症状

常以间脑癫痫为主要表现。所谓间脑性癫痫发作,实为下丘脑疾患所引起的阵发性自主神经系统功能紊乱综合征。发作前患者多先有情绪波动、食欲改变(增加或减退)、头痛、打呵欠、恐惧不安和心前区不适。发作时面色潮红或苍白,流涎,流泪,多汗,战栗,血压骤然升高,瞳孔散大或缩小,眼球突出,体温上升或下降,脉速,呼吸变慢,有尿意感及各种内脏不适感,间或有意识障碍和精神改变等。发作后全身无力、嗜睡或伴有呃逆。每次发作持续数分钟到数小时。有的则突然出现昏迷,甚至心脏停搏而猝死。总之,每个患者的发作有固定症状和刻板的顺序,而患者之间很少相同。

三、检查

（一）脑脊液检查

除占位病变有压力升高及炎性病变，有白细胞增多外，一般均属正常。

（二）X 线头颅正侧位摄片

偶有鞍上钙化点，蝶鞍扩大，有后床突破坏情况，必要时行血管造影及 CT 脑扫描。

（三）脑电图

在脑电图上能见到 14 Hz 的单向正相棘波或弥散性异常，阵发性发放的、左右交替的高波幅放电有助于诊断。

四、诊断

下丘脑病变的病因较多，临床症状表现不一，诊断较难，必须注意详细询问病史，并结合神经系统检查及辅助检查，细致地分析考虑。时常发现下丘脑病理的改变很严重，而临床症状不明显；亦有下丘脑病理改变不明显，而临床症状很严重。必须指出，在亚急性或慢性的病变中，自主神经系统具有较强的代偿作用。因此不要忽略详细的自主神经系统检查，如出汗试验、皮肤划痕试验、皮肤温度测定、眼心反射、直立和卧倒试验及药物肾上腺素试验，以测定自主神经的功能状况。脑电图的特征性改变有助于确定诊断。

五、治疗

（一）病因治疗

首先要区别肿瘤或炎症。肿瘤引起者应根据手术指征进行开颅切除或深度 X 线治疗。若为炎症，应先鉴别炎症性质为细菌性还是病毒性，然后选用适当的抗生素、激素及中药等治疗。若系损伤和血管性病变所致，则应根据具体情况，采用手术、止血或一般支持治疗。对非炎症性的慢性退行性的下丘脑病变，一般以对症治疗、健脑和锻炼身体为主。

（二）特殊治疗

（1）下丘脑病变，若以嗜睡现象为主，则让患者口服中枢兴奋药物，如苯丙胺、哌甲酯、甲氯芬酯。

（2）对尿崩症采用血管升压素替代治疗。常用的神经垂体制剂有下列三种：①垂体加压素以鞣酸盐油剂（又名尿崩停注射剂）的作用时间为最长，肌内注射，0.5～1 毫升/次，可维持 7～10 d；②神经垂体粉剂（尿崩停鼻烟剂），可由鼻道给药，成人 30～40 毫克/次，作用时间为 6～8 h，颇为方便；③氢氯噻嗪，若患者对尿崩停类药物有抗药性、过敏性或不能耐受注射，可以该药代替。

（3）对病变引起腺垂体功能减退者，可补偿周围内分泌腺（肾上腺、甲状腺、性腺）分泌不足，用合并激素疗法。若有电解质紊乱可考虑合用去氧皮质酮或甘草。

（4）间脑性癫痫发作，可采用苯妥英钠、地西泮或氯氮䓬等口服治疗。精神症状较明显的患者可口服氯丙嗪。对有垂体功能低下的患者，须注意出现危象。

（5）若颅内压升高，用脱水剂，如氨苯蝶啶 50 mg，3 次/天，口服；氢氯噻嗪 25 mg，3 次/天，口服；20% 甘露醇 250 mL，静脉滴注。

（三）对症治疗

如果患者的血压偶有升高,心跳快,可给适量降压剂,必要时让其口服适量普萘洛尔。对发热者可用阿司匹林、氯丙嗪、苯巴比妥、地西泮、甲丙氨酯等或物理降温。如果患者合并胃及十二指肠出血,可应用适量的止血剂,如酚磺乙胺及氨甲苯酸。对神经症状明显者,应采取综合疗法,患者要增强体质锻炼,如做广播操、打太极拳,适当地休息,适量服用吡拉西坦康或健脑合剂等。对失眠者晚间用适量的催眠剂,白天也可用适量的镇静剂,对头痛严重者也可用镇痛剂。

（王连玉）

第八节　血管迷走性晕厥

晕厥是指突然发作的短暂的意识丧失,同时伴有肌张力的降低或消失,持续几秒至几分钟自行恢复,其实质是脑血流量的暂时减少。晕厥可由心血管疾病、神经系统疾病及代谢性疾病等引起,但临床根据病史、体格检查、辅助检查,还有晕厥不能找到原因。血管迷走性晕厥是多发于青少年时期不明原因晕厥中最常见的,据统计,有 40% 以上的晕厥属于此类。

血管迷走性晕厥是指各种刺激通过迷走神经介导反射,导致内脏和肌肉小血管扩张及心动过缓,表现为动脉低血压伴有短暂的意识丧失,能自行恢复,而无神经定位体征的一种综合征。

一、发病机制

虽然 Lewis 提出血管迷走性晕厥这一诊断已近 70 年,但至今人们对其病因及发病机制尚未完全阐明。目前多数学者认为,其基本病理生理机制是由于自主神经系统的代偿性反射受到抑制,而不能对长时间的直立体位保持心血管的代偿反应。正常人直立时,由于重力的作用,血液聚集在肢体较低的部位,头部和胸部的血液减少,静脉回流减少,使心室充盈,位于心室内的压力感受器失去负荷,向脑干中枢传入冲动减少,反射性地引起交感神经兴奋性增加和副交感神经活动减弱。通常表现为心率加快,收缩压轻微降低和舒张压升高。而血管迷走性晕厥的患者对长时间的直立体位不能维持代偿性的心血管反应。有研究报道,血管迷走性晕厥患者的循环血液中儿茶酚胺的水平和心脏肾上腺素能神经的张力持续增加,导致心室相对排空的高收缩状态,进而过度刺激左心室下后壁的机械感受器,使向脑干发出的迷走冲动突然增加,诱发与正常人相反的反射性心动过缓和外周血管扩张,导致严重的低血压和心动过缓,引起脑灌注不足、脑低氧和晕厥。

另外,人们研究还发现,神经内分泌调节也参与了血管迷走性晕厥的发病机制,包括肾素-血管紧张素-醛固酮系统、儿茶酚胺、5-羟色胺、内啡肽以及一氧化氮等,但其确切机制还不清楚。

二、临床表现

血管迷走性晕厥多见于学龄期儿童,女孩多于男孩,通常表现为立位或从坐位起立时突然发生晕厥。起病前患者可有短暂的头晕、注意力不集中、面色苍白、视觉和听觉下降、恶心、呕吐、出大汗、站立不稳等先兆症状,严重者可有 $10\sim20$ s 的先兆。如能警觉此先兆而及时躺下,症状可缓解或消失。初时心跳常加快,血压尚可维持,以后心跳减慢,血压逐渐下降,收缩压较舒张压下降明显,故脉压缩小,当收缩压下降至 10.7 kPa(80 mmHg)时,可出现意识丧失数秒或数分钟,少数患者可伴有尿失禁,醒后可有乏力、头昏等不适,严重者醒后可有遗忘、精神恍惚、头痛等症状,持续 1～2 d 症状消失。发作时查体可见血压下降、心跳缓慢、瞳孔扩大等体征。发作间期常无阳性体征。有研究发现,血管迷走性晕厥可诱发张力性阵挛样运动,可被误诊为癫痫。高温、通风不良、劳累及各种慢性疾病可诱发该病。

三、辅助检查

长期以来,明确神经介导的血管迷走性晕厥的诊断一直是间接、费时而且昂贵的,并且常常没有明确的结果。直立倾斜试验是近年来发展起来的一种新型检查方法,对血管迷走性晕厥的诊断起到决定性的作用。其阳性反应为试验中患者由卧位改为倾斜位后发生晕厥并伴血压明显下降或心率下降。

直立倾斜试验对血管迷走性晕厥的诊断机制尚未完全明确。正常人在直立位、倾斜位时,由于回心血量减少,心室充盈不足,有效搏出量减少,从动脉窦和主动脉弓压力感受器传入血管运动中枢的抑制性冲动减弱,交感神经张力升高,引起心率加快,使血压维持在正常水平。血管迷走性晕厥患者的此种自主神经代偿性反射受到抑制,不能维持正常的心率和血压,加上处于直立位、倾斜位时心室容量减少,交感神经张力增加,特别是在伴有异丙肾上腺素的正性肌力作用时,充盈不足的心室收缩明显增强,此时,刺激左心室后壁的感受器,激活迷走神经传入纤维,冲动传入中枢,引起缩血管中枢抑制,而舒血管中枢兴奋,导致心动过缓和(或)血压降低,使脑血流量减少,引起晕厥。有人认为抑制性反射引起的心动过缓是由迷走神经介导的,而阻力血管扩张和容量血管收缩引起的低血压是交感神经受到抑制的结果。此外,Fish 认为血管迷走性晕厥是激活 Bezold-Jarisch 反射所致。

直立倾斜试验的方法尚无一致标准,归纳起来有以下 3 种常用方法。

(一)基础倾斜试验

试验前 3 d 停用一切影响自主神经功能的药物,试验前 12 h 禁食。患者仰卧 5 min,记录动脉血压、心率及心电图,然后站立于倾斜板床(倾斜角度为 60°)上,直至出现阳性反应或完成 45 min 试验。在试验过程中,从试验开始即刻及每 5 min 测量血压、心率及 II 导联心电图 1 次,若患者有不适症状,可随时监测。对于阳性反应患者立即终止试验,并置患者于仰卧位,直至阳性反应消失,并准备好急救药物。

(二)多阶段异丙肾上腺素倾斜试验

试验前的准备及监测指标与基础倾斜试验相同。试验分 3 个阶段进行,每阶段患者先平卧 5 min,进行药物注射(异丙肾上腺素),待药物作用稳定后,再倾斜到 60°,持续 10 min 或至出现阳性反应。上一阶段若为阴性,则依次递增异丙肾上腺素的浓度,其顺序为 0.02～0.04 μg/(kg·min)、0.05～0.06 μg/(kg·min)及 0.07～0.10 μg/(kg·min)。

(三)单阶段异丙肾上腺素倾斜试验

实验方法与多阶段异丙肾上腺素倾斜试验相同,但仅从第三阶段开始。

直立倾斜试验阳性结果的判断标准如下。

患者在倾斜过程中出现晕厥或晕厥先兆(头晕并经常伴有以下一种或一种以上症状,包括视觉、听觉下降,恶心,呕吐,出大汗,站立不稳)的同时伴有以下情况之一:①舒张压<6.7 kPa(50 mmHg)和(或)收缩压<10.7 kPa(80 mmHg)或平均压下降 25% 以上;②窦性心动过缓

(4～6 岁:心率<75 次/分钟;6～8 岁:心率<65 次/分钟;8 岁以上:心率<60 次/分钟)或窦性停搏>3 s;③一过性Ⅱ度或Ⅱ度以上房室传导阻滞;④出现交界性心律。

四、诊断及鉴别诊断

对于反复晕厥发作的患者,经过详细地询问病史,了解发作时的症状与体征,再通过必要的辅助检查(如心电图、脑电图、生化检查和直立倾斜试验)不难诊断,但要与以下疾病进行区别。

(一)心源性晕厥

该病是由心脏疾患引起的心排血量突然降低或排血暂停,导致脑缺血所引起的。该病多见于严重的主动脉瓣或肺动脉瓣狭窄、心房黏液瘤、急性心肌梗死、严重的心律失常、Q-T 间期延长综合征等疾患。通过仔细询问病史、体格检查、心电图改变等易于鉴别。

(二)过度换气综合征

过度焦虑和癔症发作可引起过度换气,导致二氧化碳减少,肾上腺素释放,呼吸性碱中毒,脑血管阻力增加,脑血流量减少。发作之初,患者有胸前区压迫感、气闷、头晕、四肢麻木、发冷、手足抽搐、神志模糊等。症状可持续 10～15 min,发作与体位无关,血压稍降,心率加快,不伴有面色苍白,亦不因躺下而缓解。当患者安静后发作即终止,并可因过度换气而诱发。

(三)低血糖症晕厥

该病常有饥饿史或使用降糖药的病史,主要表现为乏力、出汗、有饥饿感,进而出现晕厥和神志不清。晕厥发作缓慢,发作时血压和心率多无改变,可无意识障碍,化验结果显示血糖降低,静脉注射葡萄糖可迅速缓解症状。

(四)癫痫

对于表现为惊厥样晕厥发作的血管迷走性晕厥患者要注意与癫痫区别,通过做脑电图、直立倾斜试验的检查不难区别。

(五)直立调节障碍

该病患者表现为由卧位到直立位的瞬间或直立时间稍长可出现头晕、眼花、胸闷不适等症状,严重者可有恶心、呕吐,甚至晕倒,不需要治疗就能迅速清醒,恢复正常。可通过直立试验、直立倾斜试验等加以鉴别。

(六)癔症性晕厥

该病发作前有明显的精神因素。发作时患者神志清楚,有屏气或过度换气,四肢挣扎乱动,双目紧闭,面色潮红。脉搏、血压均正常,无病理性神经体征,发作持续数分钟至数小时,发作后情绪不稳,会晕倒,但缓慢进行,不会受伤。患者常有类似发作史,易于与血管迷走性晕厥区别。

五、治疗

血管迷走性晕厥的治疗有多种方法,要因人而异。

(1)一般治疗:医务人员要耐心、细致地告诉患者及其家属要正确认识该病的性质,并要求患者避免可能诱发血管迷走性晕厥的因素(如过热的环境和脱水),告诉患者在有发作先兆时要立即坐下或躺倒,对于只有一次或少数几次发病的患者可进行观察治疗。

(2)药物治疗:对于反复发作且发作前无任何先兆症状和症状严重的患者,可选用下列药物治疗。①β受体阻滞剂(如美托洛尔)已用于预防并被认为有效,因为其负性变力作用可阻缓突然的机械受体的激活,美托洛尔的剂量为 1～4 mg/(kg·d),分 2 次口服;②丙吡胺因其具有负性变力作用和抗迷走作用而常常有效,剂量一般为 3～6 mg/(kg·d),分 4 次口服;③氢溴酸东莨菪碱剂量为每次 0.006 mg/kg,口服。

(3)对于心脏抑制型、混合型表现的患者,可考虑心脏起搏治疗。

（王连玉）

第九节　家族性自主神经功能失调

家族性自主神经功能失调是以神经功能障碍、特别是自主神经失调为特征的一种先天性疾病,于1949 年由 Riley-Day 等首先报道,因此又被称为 Riley-Day 综合征。它是主要发生于犹太人的一种少见的常染色体隐性遗传病。

一、病因和机制

该病的确切病因不明。该病系常染色体隐性遗传,具有家族性,其发病可能与儿茶酚胺代谢异常有关,由于多巴胺-β-羟化酶的活力降低,使多巴胺转变为去甲肾上腺素的过程发生障碍。研究指出,患者尿中的去甲肾上腺素、肾上腺素代谢产物香草酰扁桃酸(VMA)降低,高香草酸(HVA)大量增多,这可能是由于体内儿茶酚胺代谢异常,去甲肾上腺素及其衍生物形成有障碍。此外,副交感神经有去神经现象,患者表现无泪液,静脉内注射醋甲胆碱反应降低。病理变化主要表现为丘脑背内侧核、颈髓与胸髓侧灰质细胞、背根神经节及交感神经节的异常改变,脑干网状结构变性、蝶腭神经节、睫状神经节的神经细胞异常;此外,脊髓脊柱、脊根、脊丘束等有脱髓鞘改变,少数患者有脊髓交感神经节的色素变性。

二、临床表现

该病为一种少见的家族性疾病,男女均可罹患,出生后即有自主神经系统功能障碍。

(一)血压不稳定

情感刺激可诱发血压显著升高,易发生直立性低血压,血压经常突然变动。

(二)消化系统症状

患者出生后不会吸奶,年龄大些可有吞咽困难、食物反流、周期性呕吐、发作性腹痛。

(三)神经精神方面

患者说话晚,有构音障碍,情绪不稳,感情呆滞,运动性共济失调,反射消失,有时有神经病性关节病,脊柱后凸,有进行性半侧颜面萎缩症。

(四)泪液缺乏

患者反射性泪液减少,50%的患者有角膜溃疡,角膜知觉消失。

(五)呼吸道症状

3/4 的患者有呼吸道反复感染和肺炎(可为大叶性或散在性),单侧或双侧,皆由咽部吸入感染所致。

(六)舌

患者缺乏味蕾和蕈状乳头,流涎。

（七）体温调节异常

患者常有原因不明发热、出汗。

（八）皮肤

患者的皮疹及皮色异常。

（九）躯体

患者发育缓慢，身材矮小，体质量较轻，常合并脊柱侧弯和足外翻。

（十）对交感及副交感药物反应异常

注射组胺后常无疼痛及皮肤潮红。患者对醋甲胆碱和去甲肾上腺素过度反应。醋甲胆碱滴于球结膜后可引起瞳孔缩小。

（十一）实验室检查

尿中 HVA 和香草扁桃酸比例升高，尿中 VMA 和 HMPG（3-甲氧基-4 羟基苯乙二醇）减少，尿中和脑脊液中 HVA 增加，血清中多巴胺-B-羟化酶活性降低。

三、诊断

根据上述植物性神经功能紊乱的症状及体征，结合实验室检查可诊断。脑电图、骨关节 X 线检查等可能有助于诊断。

四、鉴别诊断

（一）急性自主神经病

急性起病，临床表现为视力模糊，瞳孔对光及调节反射异常，出汗少，无泪液，直立性低血压，尿潴留等。多数病例在数月或数周后自行恢复。2.5％醋甲胆碱滴液常引起瞳孔缩小，而皮内注射组胺后反应正常。

（二）Sjögren 综合征

主要特征为泪液、唾液分泌明显减少，表现为干燥性角膜炎，口腔干燥，黏膜干裂，腮腺肿大，伴有类风湿性关节炎，皮肤干燥无汗，胃酸缺乏，肝、脾肿大等。

五、治疗

该病无有效的治疗方法。主要为对症处理和预防感染，可行缝睑术，但应注意麻醉有高度危险。

六、预后

总体预后较差。因肺炎、呕吐发作、脱水、癫痫、小儿尿毒症、肺水肿等，患者多在儿童期死亡。若早期诊断，及时预防并发症，不少患者可以生存至成年期。

（王连玉）

第十节　肢端血管痉挛症

肢端血管痉挛症是一种少见的肢端小动脉痉挛或功能性闭塞引起的局部（指趾）缺血征象。

该病常因暴露于寒冷中或情绪激动而诱发,症状表现为肢端皮肤阵发性对称性苍白、发绀和潮红并伴疼痛。该病分为原发性和继发性两种,前者称雷诺病(Raynaud disease,RD),后者称雷诺综合征(Raynaud syndrome,RS)。雷诺综合征继发于各种系统疾病,如血栓闭塞性脉管炎、闭塞性动脉硬化、硬皮病、遗传性冷指病及冻疮等。

一、病因及发病机制

该病为肢端小动脉痉挛所致,引起肢端小动脉痉挛的原因可归纳如下。

(一)神经机制

中枢及周围交感神经机能紊乱。研究发现肢端小动脉壁上肾上腺素受体的密度和敏感性增加,血管壁上神经末梢的反应性升高,以上均提示周围交感神经功能亢进,对正常冷刺激反应过度。一只手震动引起另一只手血管收缩,这种现象可被远端周围神经阻滞;身体受冷而肢端不冷,可诱发肢端血管痉挛,这种现象提示中枢交感性血管收缩机制的作用。

(二)血管壁和血细胞的相互作用

正常的微循环血流有赖于正常的血细胞成分、血浆成分及完整的(未受损伤)内膜。激活的血小板聚集可以阻塞血流,同时释放出血管收缩物质,这些物质可进一步促使血小板聚集。研究发现 RD 患者血浆纤维蛋白原增加,球蛋白升高,血黏度升高,血流变慢,血小板聚集性升高,纤维蛋白降解降低。RD 患者血浆中前列环素(PG_{12})增加、血管收缩物质升高、一氧化氮减少以及血管性血友病因子含量升高。以上血液及内膜的异常改变是疾病的结果,亦是进一步引起疾病的原因。

(三)炎症及免疫反应

严重的 RS 患者常伴有免疫性疾病或炎症性疾病,如结缔组织病、硬皮病、系统性红斑狼疮、结节性多动脉炎、皮肌炎、肌炎、类风湿性关节炎、混合型结缔组织病、药物性血管炎、血栓栓塞性脉管炎、闭塞性动脉硬化症,因此推测 RS 可能存在免疫或炎症基础。

二、病理及病理生理

疾病早期指趾动脉壁中无病理改变。随着病程进展,动脉壁营养紊乱,动脉内膜增生,中层纤维化,小动脉管腔变小,血流减少;少数患者由于血栓形成及机化,管腔闭塞,局部组织出现营养障碍。严重者可发生指趾端溃疡,偶有坏死。

根据指动脉病变状况可分为梗阻型和痉挛型。梗阻型有明显的掌指动脉梗阻,多由免疫性疾病和动脉粥样硬化伴随的慢性动脉炎所致。由于存在严重的动脉梗阻,因此对寒冷的正常的血管收缩反应就足以引起症状发作。痉挛型无明显指动脉梗阻,低温刺激才引起发作。

三、临床表现

临床特征为间歇性肢端血管痉挛伴疼痛及感觉障碍,寒冷或情绪激动是主要诱因,每次发作可分为三个阶段。

(一)局部缺血期(苍白期)

指趾、鼻尖或外耳突然变白、僵冷,肢端温度降低,出冷汗,皮肤变白,常伴有麻木和疼痛感,为小动脉和毛细血管收缩所致,每次发作持续时间为数分钟至数小时。

（二）缺氧期

缺氧期即缺血期,此时皮温仍低,有疼痛,皮肤呈青紫色或蜡状,持续数小时或数天,然后消退或转入充血期。

（三）充血期

动脉充血,皮温上升,皮色潮红,继之恢复正常。有些患者可以无苍白期或由苍白期直接转入充血期,皮肤可在苍白、青紫后即恢复正常。少数病例多次发作后,指动脉闭塞,双侧指尖出现缺血、水泡、溃疡形成,甚至出现指尖坏疽。

四、实验室检查

（一）激发试验

(1)冷水试验:将指、趾浸于 4 ℃左右的冷水中 1 min,可诱发上述典型发作。

(2)握拳试验:两手握拳 1.5 min 后,松开手指,也可出现上述变化。

(3)将手浸泡在 10 ℃～13 ℃水中,全身暴露于寒冷的环境中更易激发发作。

（二）指动脉压力的测定

用光电容积描记法测定指动脉压力,如指动脉压力低于肱动脉压力且大于 5.3 kPa（40 mmHg）,则为梗阻。

（三）指温与指动脉压关系的测定

正常时,随着温度降低只有轻度指动脉压下降;痉挛型,当温度减低到触发温度时指动脉压突然下降;梗阻型,指动脉压也随着温度下降而逐渐降低,在常温时指动脉压也明显低于正常。

（四）指温恢复时间的测定

用光电容积描记法测定,浸冰水 20 s 后,指温恢复正常的平均时间为 5～10 min,而该病患者的指温恢复正常时间常延长至 20 min 以上。

（五）指动脉造影和低温（浸冰水后）

指动脉造影除能明确诊断外,还能鉴别肢端动脉是否存在器质性改变。

五、诊断及鉴别诊断

临床表现为间歇性指、趾局部麻痛,皮温降低,皮肤苍白及感觉障碍;寒冷或情绪激动诱发;冷水试验呈阳性,可以确诊。但应与雷诺综合征区别。

六、治疗

（一）一般治疗

避免或减少肢体暴露于寒冷中,保持肢端温暖,冬天戴手套,避免指、趾受外伤和溃疡。

（二）药物治疗

常用药物:盐酸妥拉苏林 25 mg,每天 3 次;双氢麦角碱 1 mg,每天 1～3 次;利血平0.25 mg,每天 2～4 次;氯丙嗪 25～50 mg,每天 3～4 次。上述药物的效果尚不肯定。

（三）手术治疗

交感神经切除和掌指动脉周围微交感神经切除均可选用。

（王连玉）

第六章

周围神经疾病

第一节 脑神经疾病

一、面神经炎

面神经炎也称特发性面神经麻痹或 Bell 麻痹,是最常见面神经疾病,可能由茎乳孔内面神经非特异性炎症导致周围性面瘫。年发病率 23/10 万,男、女发病率相近,任何年龄均可发病,无明显季节性。

(一)病因及病理

面神经炎的病因未完全阐明。骨性面神经管仅能容纳面神经通过,面神经一旦发生缺血、水肿,必然导致面神经受压。诱发因素可为风寒,病毒感染(单纯疱疹病毒、水痘带状疱疹病毒、巨细胞病毒、EB 病毒、腮腺炎病毒与人类疱疹病毒 6 型)及自主神经功能不稳。局部神经营养血管痉挛导致神经缺血水肿,可为吉兰-巴雷综合征的体征之一。单侧的、临床的、免疫学的、血清学的和组织病理学的发现通常提示在膝状神经节内的单纯疱疹病毒(herpes simplex virus,HSV)再活化是面神经炎的主要病因。Murakami 等在 14 例面神经炎患者的神经减压术中,抽取面神经的神经内膜液,用聚合酶链反应(PCR)扩增病毒基因组序列,在 11 例患者面神经及膝状神经节中鉴定出 HSV-I 抗原,并在小鼠耳和舌上接种 HSV 产生面瘫。因此,有的学者建议,特发性面神经麻痹应称为单纯疱疹性面神经麻痹或疱疹性面神经麻痹。

有学者发现女性妊娠 7~9 个月时易发面神经炎,特别是产前、产后 2 周发病率可增加 3 倍,有些面神经麻痹女性患者每次妊娠都可复发,但许多学者未发现妊娠对该病的影响。也有学者认为,糖尿病和高血压患者可能较正常人群易感。

目前资料显示,面神经炎早期病理改变为神经水肿和脱髓鞘,严重者可出现轴索变性。

(二)临床表现

(1)该病通常急性起病,约半数病例面神经麻痹在 48 h 内达到严重程度,所有病例 5 d 内达到高峰。部分患者麻痹前 1~2 d 患侧耳后持续疼痛,有乳突部压痛,主要表现患侧面部表情肌瘫痪,额纹消失,不能皱额蹙眉,眼裂不能闭合或闭合不全,闭眼时眼球向上外方转动,显露白色巩膜,称为 Bell 征;鼻唇沟变浅,口角下垂,露齿时口角偏向健侧,口轮匝肌瘫痪,鼓气或吹口哨时漏气,颊肌瘫痪,食物滞留于患侧齿颊间;少数患者出现三叉神经的 1~2 个分支感觉减退。该病多为单侧性,双侧性多见于吉兰-巴雷综合征。

(2)鼓索以上面神经病变,出现同侧舌前 2/3 味觉丧失;镫骨肌支以上受损时出现同侧舌前 2/3 味觉丧失和听觉过敏;膝状神经节病变除周围性面瘫、舌前 2/3 味觉障碍和听觉过敏,可有患侧乳突部疼痛、耳郭和外耳道感觉减退、外耳道或鼓膜疱疹等,称亨特综合征。

(三)诊断及鉴别诊断

1.诊断

根据急性起病周围性面瘫,伴舌前 2/3 味觉障碍、听觉过敏、耳郭及外耳道感觉减退、患侧乳突部疼痛等诊断。

2.鉴别诊断

须注意区别面神经炎与下列疾病。①吉兰-巴雷综合征:多为双侧性周围性面瘫,伴四肢对称性弛缓性瘫、蛋白-细胞分离等;②耳源性面神经麻痹:常继发于中耳炎、迷路炎及乳突炎等,或由腮腺炎、颌面部肿瘤、下颌化脓性淋巴结炎等引起,常有明确的原发病史及症状;③莱姆病:常见单侧或双侧面神经麻痹,但可累及其他脑神经;④颅后窝肿瘤或脑膜炎:周围性面瘫多起病缓慢,有原发病史及其他脑神经受损表现;⑤核上性面瘫:核上性面瘫患者的额肌和眼轮匝肌不受累或受累较轻,可有情感性和自主性面部运动分离,常伴肢体瘫或失语。

(四)辅助检查

脑脊液检查单核细胞(MNC)可轻度增加。Gd-DTPA 增强 MRI 可显示面神经炎患者的面神经。肌电图检查可有效鉴别暂时神经传导障碍与病理阻断,如 10 d 后出现去神经支配证据,可预测恢复过程时间较长(平均 3 个月)。神经恢复常需 2 年或更长时间,且常恢复不完全。

(五)治疗

治疗原则是改善局部血液循环,减轻面神经水肿,缓解神经受压,促进神经功能恢复。

(1)急性期尽早应用皮质类固醇,如地塞米松 10~20 mg/d,7~10 d 为 1 个疗程;或泼尼松 1 mg/(kg·d),1 次服或分 2 次口服,连续 5 d,之后 7~10 d 逐渐减量。

(2)亨特综合征患者可口服阿昔洛韦 5 mg/kg,每天 5~6 次,连服 7~10 d。

(3)B 族维生素可促进神经髓鞘恢复,维生素 B_1 100 mg、维生素 B_{12} 500 μg,肌内注射。

(4)巴氯芬可使肌张力减小,改善局部循环,从小剂量 5 mg 开始口服,每天 2~3 次,逐渐增量至 30~40 mg/d。个别患者不能耐受恶心、呕吐和嗜睡等不良反应。

(5)急性期在茎乳孔附近可行超短波透热疗法、红外线照射或局部热敷等,以改善局部循环,消除神经水肿。恢复期可用碘离子透入疗法、针刺或电针治疗等。

(6)患侧面肌稍能活动,应尽早开始功能训练和康复治疗患者可以对着镜子皱眉、闭眼、露齿、鼓腮和吹口哨等,每天数次,每次 10~15 min,辅以面肌按摩。

(7)手术疗法适于 2 年未恢复的面神经炎患者,可行面神经-副神经、面神经-舌下神经或面神经-膈神经吻合术,因尚难肯定疗效,故以上疗法只适宜严重病例。严重面瘫患者可做整容手术。

(8)患者不能闭眼、瞬目,使角膜长期暴露,易发生感染,可戴眼罩防护,用左氧氟沙星眼药水及重组牛碱性成纤维细胞生长因子(贝复舒)滴眼剂等预防感染和保护眼角膜。

(六)预后

约 80% 的该病患者可在 1~2 个月恢复,味觉常先于运动功能恢复,1 周内味觉恢复提示预后良好,表情肌运动功能恢复则预后很好。不完全性面瘫 1~2 个月可恢复或痊愈,年轻患者预后好。轻度面瘫无论治疗与否,痊愈率超过 92%。老年患者发病时伴乳突疼痛,合并糖尿病、高血压、动脉硬化、心绞痛或心肌梗死预后较差。水痘带状疱疹病毒感染再活化所致者或镫骨反射丧失的患者相对预后不良。病后 10 d 面神经出现失神经电位通常需 3 个月恢复。完全性面瘫病后 1 周检查面神经传导速度可判定预后,患侧诱发动作电位 M 波幅为健侧的 30% 或以上,可以在 2 个月内恢复;如为 10%~30%,需 2~8 个月恢复,可出现并发症;如为 10% 或以下,需 6~12 个月恢复,可伴面肌痉挛等并发症。

二、三叉神经痛

三叉神经痛是原因不明的三叉神经分布区短暂反复发作性剧痛,又称特发性三叉神经痛,Cushing 称其为痛性抽搐。根据病因可分为特发性和继发性,继发性病因包括桥小脑角肿瘤、胆脂瘤、听神经瘤、脑膜瘤和动脉瘤、三叉神经节肿瘤、脊索瘤、颅底恶性肿瘤、血管畸形、蛛网膜炎和多发性硬化等。该病的年发病率为 4.3/10 万,女性高于男性(3:2),该病在成年及老年人中多见,40 岁以上患病占 70%~80%;特发性发病年龄为 52~58 岁,症状性发病年龄为 30~35 岁。

(一)病因及发病机制

该病的病因和发病机制尚不清楚,研究人员根据临床观察及动物实验认为有两种病因。

1.中枢性病因

Penfield 等认为,三叉神经痛是周围性痫性放电,为一种感觉性癫痫样发作,发放部位可能在三叉神经脊束核。也有人认为病因可能在脑干,轻微刺激面部触发点,刺激可在脑干内迅速"叠加",引起一次疼痛发作。该病突然发作,持续时间短,有触发点。抗癫痫药治疗有效。疼痛发作时在中脑可记录到局灶性痫性放电等特征,均支持中枢性病因理论。但尚不能解释许多临床现象,例如,大多数患者仅单侧疼痛,疼痛发作仅局限于一支或两支,范围长期不发展,脑干病变(如肿瘤)并不产生三叉神经痛,长期发作而无神经体征。

2.周围性病因

周围性病因是半月神经节到脑桥间后根部分病变。1920 年 Cushing 发现肿瘤压迫后根产生三叉神经痛,后来许多神经外科医师手术时发现各种压迫性病因,胆脂瘤、脑膜瘤、听神经瘤、血管畸形、患侧岩嵴较高、蛛网膜炎等均可促发三叉神经痛。Jennetta 提出,90% 以上的该病患者在三叉神经脑桥入口处有扭曲血管压迫三叉神经根,引起局部脱髓鞘。85% 的压迫血管为动脉,如小脑上动脉、小脑前下动脉,少数为静脉,也有动脉与静脉共同受压。Gardner 等推测脱髓鞘局部可能产生异位冲动,相邻纤维间产生"短路"或伪突触形成和传递,轻微触觉刺激通过"短路"传入中枢,中枢传出冲动亦通过"短路"传入,如此很快叠加导致三叉神经痛发作。近年来三叉神经血管减压术获得良好效果,使人们普遍接受周围性病因理论。Kerr 认为,中枢性与周围性因素并存,病变在周围部,发病机制在中枢部。

(二)病理

以往研究人员认为特发性三叉神经痛无特殊病理改变,近年来开展三叉神经感觉根切断术,活检发现神经节细胞消失、炎性细胞浸润、神经纤维脱髓鞘或髓鞘增厚、轴突变细或消失等,发现部分患者的颅后窝小异常血管团压迫三叉神经根或延髓外侧面,手术解除压迫可缓解或治愈。病理变化表现节细胞轴突有不规则球状茎块,常沿神经束分布,发生在相邻束上。受损髓鞘明显增厚,失去原有层次结构。外层神经鞘膜破裂,髓鞘自破裂口挤出,有的碎裂成椭圆形颗粒,甚至呈粉末状。轴突扭曲不规则,节段性断裂或完全消失,轴浆改变可见 Ranvier 结附近集结大量线粒体。无髓鞘纤维也退行性病变,但神经鞘膜细胞外层保持正常,神经节细胞附近卫星细胞胞质内常有空泡出现。

（三）临床表现

1.一般表现

三叉神经痛在高龄患者中较为常见,女多于男,右多于左。

该病通常限于一或两支分布区。发作多为一侧性,仅少数(5％以下)为双侧性,先从一侧开始。疼痛多自上颌支或下颌支开始,以后可扩散为两支。眼支起病少见,两支同时发病时以第二、第三支常见,三支同时受累罕见。下颌支受累最多(约60％),多由下颌犬齿部开始,向后上放射至耳深部或下颌关节处,少数可呈相反方向放射,局限于下颌支范围内;上颌支次之(约30％),由鼻孔处开始,放射至眼眶内、外缘,有时扩散至眼支区产生眼部疼痛。

2.发作特点

发作特点包括:①常无预兆,骤然发生,突然停止,每次发作数秒或 1～2 min,面颊、上颌、下颌及舌部最明显,口角、鼻翼、颊部和舌部为敏感区,轻触可诱发。②患者常述剧烈电击样、针刺样、刀割样或撕裂样疼痛,发作时常以手掌或毛巾紧按患侧面部或用力擦面部减轻疼痛,极少数病例发作前或发作时伴咀嚼动作,严重者伴偏侧面肌痉挛。③通常早期发作次数较少,间歇期较长,可数天一次,以后发作逐渐频繁,甚至数分钟发作 1 次,终日不止。④病程可呈周期性,发作期可为数天、数周或数月;缓解期如常人,可达数年;少数有烧灼感,夜间发作较轻或停止,严重者昼夜发作,夜不成寐或睡后痛醒;病程愈长,通常发作愈频繁愈重,很少自愈;部分病例的发作周期似与气候有关,春、冬季易发病。⑤可有扳机点或触发点,唇、鼻翼、口角、门齿、犬齿、齿根、颊和舌等部位特别敏感,稍触及即可诱发疼痛,刺激上唇外 1/3、鼻翼、上门齿和颊部等扳机点可诱发上颌支发作,饮冷水或热水、擤鼻涕、刷牙、洗脸和剃须可诱发,严重影响患者的生活,患者常不敢进食、大声说话或洗脸;咀嚼、打呵欠、讲话、冷水或热水刺激下犬齿可诱发下颌支发作;可合并舌咽神经痛,发作时间为数秒或 1～2 min。⑥有时伴面部发红、皮温升高、结膜充血、流泪、唾液分泌增多、鼻黏膜充血及流涕等。

3.神经系统检查

一般无阳性体征,患者因恐惧疼痛发作而不敢洗脸、剃须、刷牙和进食,表现面部、口腔卫生很差,全身营养不良,面色憔悴,精神抑郁及情绪低落等。慢性患者可发生面部营养障碍,如局部皮肤粗糙、眉毛脱落、角膜水肿混浊、麻痹性角膜炎、虹膜脱出、白内障、咬肌萎缩等。局部触痛觉轻度减退。封闭治疗者面部感觉可减退。

4.前三叉神经痛

前三叉神经痛偶发,最终发展为三叉神经痛的患者可能有牙痛或鼻窦炎的前驱性疼痛,持续数小时。疼痛可被下颌运动、饮冷或热饮料所诱发,然后在数天甚至数年后在同一区域发生典型的三叉神经痛。

（四）诊断及鉴别诊断

1.诊断

典型特发性三叉神经痛诊断根据疼痛发作部位、性质、面部扳机点及神经系统无阳性体征等,多数病例以卡马西平或苯妥英钠治疗有效,有助于确诊。

2.鉴别诊断

须注意区别该病与以下疾病。

(1)继发性三叉神经痛:发作特点与特发性三叉神经痛相似,发病年龄较小,表现三叉神经麻痹,如面部感觉减退、角膜反射迟钝,伴持续性疼痛;常合并其他脑神经麻痹,可由多发性硬化、延髓空洞症、原发性或转移性颅底肿瘤所致。

(2)牙痛:牙痛一般呈持续钝痛,局限于牙龈部,进食冷、热食物时加剧。X线检查可发现龋齿等牙病、埋伏牙及肿瘤等,有的患者拔牙后仍然疼痛才确诊。

(3)舌咽神经痛:较少见,常见于年轻妇女,性质与三叉神经痛相似,每次持续数秒至 1 min,吞咽、讲话、打呵欠和咳嗽常可诱发。咽喉、舌根和扁桃体窝有触发点,用 4% 可卡因、1% 丁卡因喷涂,如能止痛可确诊。

(4)蝶腭神经痛:较少见,疼痛呈剧烈烧灼样、刀割样或钻样,疼痛处位于鼻根后方、颧部、上颌、上腭及牙龈部,常累及同侧眼眶,疼痛向额、颞、枕和耳部等处放射,可伴患侧鼻黏膜充血、鼻塞、流泪。每天发作数次至数十次,每次持续数分钟至数小时,无扳机点。蝶腭神经节封闭有效。

(5)三叉神经炎:可因流感、上颌窦炎、额窦炎、下颌骨髓炎、伤寒、疟疾、糖尿病、痛风、酒精中毒、铅中毒、食物中毒等引起,疼痛呈持续性,压迫时可加剧。三叉神经区可有感觉减退或过敏,可伴运动支功能障碍。

(6)鼻窦炎:局部持续钝痛,可有发热、流脓涕、白细胞计数升高和局部压痛等炎症表现。鼻腔检查及X线摄片可确诊。

(7)非典型性面痛:见于抑郁症、疑病及人格障碍患者,疼痛部位模糊不定,深在、弥散和不易定位,常为双侧痛,无触痛点。情绪是唯一加重疼痛的因素。

(8)颞下颌关节病:咀嚼时疼痛,颞下颌关节局部压痛明显。

(五)治疗

特发性三叉神经痛首选药物治疗,无效或失效时考虑其他疗法。继发性三叉神经痛应针对病因治疗。

1.药物治疗

(1)卡马西平:为首选药物,作用于网状结构-丘脑系统,抑制三叉神经脊束核-丘脑系统病理性多神经元反射,有效率为 70%～80%。首次剂量 0.1 g,每天 2 次,每天增加 0.1 g,至疼痛停止,最大剂量为 1.2 g/d;减轻后可试验逐渐减量,用最小有效维持量,通常为 0.6～0.8 g/d。妊娠妇女忌用。不良反应有头晕、嗜睡、口干、恶心、消化不良及步态不稳等,多可消失,偶有皮疹、血白细胞计数一过性减少,停药后可恢复。出现共济失调、复视、再生障碍性贫血、肝功能损害、心绞痛及精神症状等,须立即停药。用此药无效者将此药与苯妥英钠合用可能有效。

(2)苯妥英钠:显著抑制突触传导,可提高痛阈。每次口服 0.1 g,每天 3 次,无效时可每天加量0.05 g,数天后加至 0.6 g/d,疗效达 54%～70%。疗效不显著时可辅用氯普芬、苯巴比妥、氯氮䓬等。

(3)氯硝西泮:以上两种药无效时可试用氯硝西泮,6～8 mg/d,口服,40%～50% 的患者可完全控制发作,25% 患者的症状明显缓解。不良反应为嗜睡、步态不稳,老年患者偶见短暂精神错乱,停药后可消失。

(4)七叶莲:每次口服 0.4 g,每天 3 次,或肌内注射 2 mL,每天 1～2 次。可先用针剂,疼痛减轻后改口服。无严重不良反应,少数患者口干、腹部不适、食欲减退、轻微头昏等,停药可恢复。

与苯妥英钠、卡马西平合用可提高疗效。

(5)巴氯芬:可试用,有效率约70%,其余30%不能耐受不良反应。自每次5 mg开始,每天2次,用量达20～30 mg/d。不良反应有恶心、呕吐和嗜睡等。

(6)大剂量维生素B_{12}:1 000 μg,肌内注射,每周2～3次,4～8周为1个疗程,部分患者的症状可缓解,机制不清。无不良反应,偶有一过性头晕、全身瘙痒及复视等。患者复发时可给予其以前的疗效剂量。可试用三叉神经分支注射,注射前先行普鲁卡因局部麻醉,于眼支注射眶上神经,于上颌支注射眶下神经,于下颌支注射下颌神经,剂量为250 g。

(7)匹莫齐特:文献报道,48例药物治疗无效的难治性三叉神经痛患者,用匹莫齐特治疗有效。通常第1～4天剂量为4 mg/d,第5～9天剂量为6 mg/d,第10～14天剂量为8 mg/d,第14天后剂量为12 mg/d,均分2次口服。不良反应包括手颤、记忆力减退、睡眠中出现肢体不随意抖动等,多发生于治疗后4～6周。

2.无水乙醇或甘油封闭疗法

适于服药无效者,在神经分支或半月神经节注药阻断传导,无水乙醇注射疗效较短,甘油注射疗效较长。甘油是高黏度神经化学破坏剂,注射后逐渐破坏感觉神经细胞,数小时至数天方能止痛。不良反应为注射区感觉缺失。可采取以下方式。①周围支封闭:在眶下、眶上、上颌、下颌神经分支处局部麻醉,注入无水乙醇0.3～0.5 mL,疗效期短(一般为1～6个月),除眶上神经封闭现已少用;②半月神经节封闭:注射药物破坏节内感觉神经细胞,疗效较持久,但注射技术较难,CT监视下注射可提高成功率。

3.经皮半月神经节射频电凝疗法

在X线监视或CT导向将射频电极针经皮插入半月神经节,通电加热至65 ℃～75 ℃,维持1 min,选择性破坏半月节后无髓鞘痛觉、温度觉传导A"和C细纤维,保留有髓鞘触觉传导Aα、β粗纤维,疗效超过90%;适于年老患者及有系统疾病不能耐受手术患者;约20%的患者出现并发症,如面部感觉异常、角膜炎、咬肌无力、复视、带状疱疹等;长期随访复发率为21%～28%,重复应用有效。

4.手术治疗

手术治疗方法如下。①周围支切除术:疗效较短,仅限对第1支疼痛者有效,术后该病可因神经再生复发;②三叉神经感觉根部分切断术:为首选治疗方法。手术途径包括经颞、经枕下入路,经颞入路适于第2、3支疼痛,危险性小,死亡率为0.77%～2.3%,术后反应较小,缺点是不能保留面部感觉,可产生周围性面瘫或损伤运动根,使咀嚼无力,复发率约为7.5%;经枕下入路适于各种三叉神经痛(包括三支疼痛)病例,优点是可发现血管异常、移位等,保留运动支及面部、角膜和舌部的部分触觉;缺点是风险较大,可有面神经、听神经及小脑损伤并发症,可见角膜炎,死亡率达3.4%;③三叉神经脊束切断术:经颅后窝入路在延髓闩部平面离中线8～10 mm处切断三叉神经脊束,适于伴第1支疼痛或双侧三叉神经痛,一侧眼已失明,术后期望保留健侧角膜反射的患者,可防止角膜炎和失明,并发症为咽喉麻痹、上肢共济失调、呃逆等,为暂时性的,死亡率为2.4%,由于复发率可高达约30%,目前较少采用;④三叉神经显微血管减压术:Janneta提出,三叉神经感觉根在脑桥入处受异常走行血管压迫常是引起神经痛的病因,手术解压可以止痛,不产生感觉或运动障碍,术前面部感觉异常、麻木等亦可消失。三叉神经显微血管减压术是目前广泛应用的安全、有效的手术方法。将神经与血管分开,在两者间垫入不吸收的海绵片、涤纶片,或用涤纶、筋膜条吊开血管,解除血管对神经的压迫,近期疗效达80%～95%,疼痛显著减轻达

4%～15%,可辅以药物治疗,长期随访复发率小于5%;可合并听力减退,面部痛觉减退,气栓,带状疱疹,滑车神经、展神经及面神经暂时麻痹等。

三、面肌痉挛

（一）定义

面肌痉挛又称面肌抽搐,以一侧面肌阵发性、不自主抽动为表现。

（二）病因

病因未明,可能面神经通路的某个部位受到压迫而发生水肿、脱髓鞘等改变,病变处纤维"短路"形成异常兴奋,产生异常神经冲动而导致面肌痉挛。部分患者的面神经近脑干部分受邻近血管的压迫,以小脑后下动脉和小脑前下动脉最多见。该病还可因为邻近面神经的肿瘤、颅内感染、血管瘤等累及面神经而引起。少数病例是面神经炎的后遗症。

（三）临床表现

在中年以后发病,女性患者多于男性患者。痉挛多是先从一侧眼轮匝肌的阵发性抽搐开始,逐渐向口角、整个面肌扩展,重者眼轮匝肌抽动,使睁眼困难。每次抽动数秒至数分钟。随病程延长,抽搐持续的时间逐渐延长,间歇期缩短。说话、进食、精神紧张、情绪激动可诱发症状加剧,入睡后抽搐停止。不经治疗很少自发缓解。神经系统检查,原发性者无阳性体征。但继发于肿瘤、炎症、血管瘤的多伴有其他神经症状和体征。

（四）辅助检查

肌电图于受累侧面肌可记录到同步阵发性高频率发放的动作电位。伴有其他神经系统受累表现者应做头部X线摄片、CT或MRI检查,以明确病因。与局部性癫痫发作区别困难时应做脑电图检查。

（五）诊断与鉴别诊断

以单侧发作性面部表情的同步性痉挛为特点,神经系统检查无其他阳性体征,可诊断。但应排除以下疾病。

1.习惯性眼睑痉挛

其为习惯性面肌抽动的一种表现形式,多见于儿童及青壮年,为短暂的眼睑或面部肌肉收缩,常为双侧,可由意志暂时控制。其发病与精神因素有关。脑电图、肌电图均正常,抽动时肌电图的波形与正常的肌肉主动收缩的波形一致。

2.局限性运动性癫痫

面肌抽搐幅度较大,多同时伴有颈部肌肉、上肢或偏身的抽搐。脑电图可有癫痫波发放,CT或MRI检查可有阳性发现。

3.癔症性眼睑痉挛

该病常见于女性患者,多局限于双侧眼睑肌,下部面肌不受累。可伴有其他癔症症状,其发生、消失与暗示有关。

4.颅内肿瘤、炎症、血管瘤

伴有同侧面部感觉障碍、听力障碍、偏身或四肢肌力减小、锥体束征阳性等体征时,应考虑由颅内肿瘤、炎症、血管瘤所致。

（六）治疗

1.病因治疗

对病因明确者应针对病因积极治疗。

2.药物治疗

①可用抗癫痫药、镇静药,如卡马西平 0.1 g,每天 2 次,逐渐增量至 0.2 g,每天 3 次;苯妥英 0.1 g,每天 3 次;地西泮 2.5 mg,每天 3 次。也可口服巴氯芬和加巴喷丁。②A 型肉毒毒素(botulinum toxin type A,BTX)的作用机制是选择性作用于外周胆碱能神经末梢的突触前膜,抑制乙酰胆碱囊泡的量子性释放,使肌肉收缩力减弱,缓解肌肉痉挛,注射部位常为眼轮匝肌、颊肌、颧大小肌和颏肌。多数报道有效率在 90% 以上,并发症主要是面瘫和暴露性角膜炎,效果可维持 3～6 个月,可重复注射。

3.理疗

可选用直流电钙离子透入疗法、红外线疗法、平流电刺激等。

4.面神经干阻滞

以 50% 乙醇封闭面神经分支或茎乳孔内面神经主干。也有报道用地西泮在上述部位进行面神经封闭者。接受这种治疗后,患者均有不同程度的面瘫,需要 3～5 个月才恢复。

5.显微神经血管减压术

自乳突后开颅,在手术显微镜下将血管与神经分开并垫入涤纶片、吸收性明胶海绵或筋膜等,多能收到较好的疗效。少数患者可并发面瘫、听力下降及眩晕等。

四、多发性脑神经损害

多发性脑神经损害是指一侧或双侧多个脑神经同时受病变累及,出现功能障碍或结构破坏。单侧受累者的常见病因多为颅底特定部位的炎症,外伤,占位性病变(如肿瘤、血管畸形、动脉瘤)。双侧受累者可见于吉兰-巴雷综合征、肉毒中毒及重症肌无力等。颅底不同的病变部位可导致临床上形成特定的综合征。

（一）眶上裂综合征

眶上裂综合征主要损害第Ⅲ、Ⅳ、Ⅵ、Ⅴ对脑神经,临床表现包括:①第Ⅲ、Ⅳ、Ⅵ对脑神经麻痹引起全部眼肌麻痹,表现出上睑下垂,眼球固定于正中位,瞳孔散大,对光反射消失,伴调节反应丧失;②三叉神经眼支损害,眼裂以上面部皮肤感觉障碍,角膜反射迟钝或消失;③眼的交感神经与三叉神经眼支一同经眶上裂进入眶内,故表现为霍纳综合征。常见病因有眶上裂骨折、骨膜炎、鼻窦炎蔓延、蝶骨嵴脑膜瘤、垂体瘤、动脉瘤等。

（二）眶尖综合征

眶尖部病变损害第Ⅱ、Ⅲ、Ⅳ、Ⅵ、Ⅴ对脑神经,临床表现包括:①视神经损害可表现中心暗点与周边视野缺损;②急性或进行性全部眼肌麻痹;③三叉神经眼支受刺激而在其支配区出现自发疼痛伴痛觉减退,角膜反射减弱或丧失。简言之,眶上裂综合征的表现加上视力障碍即构成眶尖综合征。常见病因主要包括眶尖部位的外伤、炎症、肿瘤和血管病。

（三）海绵窦综合征

海绵窦综合征主要损害第Ⅲ、Ⅳ、Ⅵ、Ⅴ对脑神经,临床表现包括:①动眼神经、滑车神经、展神经麻痹而致眼球固定,眼睑下垂,瞳孔散大,光反射和调节反射消失;②三叉神经眼支受累而有同侧眼及额部疼痛、麻木,角膜反射减弱或消失;③眼部静脉回流障碍导致眼睑、结膜水肿及眼球突出。海绵窦综合征的病因多为继发于蝶窦或面部感染后的感染性海绵窦血栓形成,外伤性海绵窦动静脉瘘,邻近部位的肿瘤,如鼻咽癌、垂体瘤或颅咽管瘤。

（四）岩尖综合征

岩尖综合征主要损害第Ⅵ、Ⅴ对脑神经,临床表现:①病侧展神经麻痹,出现眼球内斜及复视;②三叉神经受损而出现三叉神经痛,部位常在眼球后部、额部及面颊中部,可有上述区域的感觉减退;③常有乳突炎、中耳炎病史,也可见于岩尖部肿瘤或外伤。

（五）脑桥小脑角综合征

临床表现以第Ⅴ、Ⅶ、Ⅷ对脑神经损害的症状、体征为主,有耳鸣、耳聋、眼震、眩晕与平衡障碍,有面部感觉障碍,角膜反射减弱或消失,出现周围性面瘫。病变范围更大时可累及脑干、小脑及舌咽神经、迷走神经、副神经及舌下神经。脑桥小脑角综合征的病因以听神经瘤最常见,也包括局部炎症、肿瘤及其他占位病变、动脉瘤与血管畸形等。

（六）后组脑神经的联合损害

后组脑神经即第Ⅸ、Ⅹ、Ⅺ、和Ⅻ对脑神经,无论在颅内还是颅外,部位邻近,易于合并损害。颈静脉孔有颈静脉、舌咽神经、迷走神经、副神经也由此通过。后颅窝底部颈静脉孔附近病变导致颈静脉孔综合征,出现同侧声带麻痹而声音嘶哑,咽部肌肉麻痹而咽下困难,同侧咽反射消失,向对侧转颈无力,同侧耸肩不能。如果病变进一步扩展,侵及舌下神经,则出现病侧舌肌瘫痪,伸舌偏向患侧及舌肌萎缩,为枕髁-颈静脉孔综合征(Collet-Sicard 综合征)。病因以局部肿瘤、炎症居多。

（邵明阳）

第二节　脊神经疾病

脊神经疾病是指各种原因引起的脊神经支配区的疾病。主要临床表现是按照受损神经支配区分布的运动、感觉和自主神经功能障碍。根据病因分为外伤、卡压、感染、中毒、营养障碍、遗传等;根据损伤范围分为单神经病、多发性神经病等。

一、单神经病

（一）定义

单神经病是单一神经受损产生与该神经分布一致的运动、感觉功能缺失症状和体征。

（二）病因和发病机制

单神经病可由局部性原因或全身性原因引起。局部性原因主要有急性创伤、缺血、机械性卡压、高温、电击和射线损伤等。全身性原因可为代谢性疾病和中毒,在这种情况下,神经对局部压迫更为敏感,受压后更易出现神经损害。

周围神经卡压综合征是指周围神经经过某些解剖上的特定部位受到卡压,如经过肌肉的腱性起点、穿过肌肉、绕过骨性隆起、经过骨纤维鞘管及异常纤维束带处,因这些部位较硬韧,神经在这些部位反复摩擦造成局部水肿等炎症反应,引起血液循环障碍,发生髓鞘脱失,造成不同程度的感觉及运动功能障碍。

（三）临床表现及治疗

1.正中神经麻痹

正中神经由来自 $C_5 \sim T_1$ 的纤维组成,沿肱二头肌内侧沟伴肱动脉下降至前臂之后分支,支配旋前圆肌、桡侧腕屈肌、各指屈肌、掌长肌、拇对掌肌及拇短展肌。

正中神经的常见损伤原因是肘前区静脉注射时,药物外渗引起软组织损伤。正中神经受损部位不同,表现不同:①正中神经受损部位在上臂时,前臂不能旋前,桡侧对应的 3 个手指屈曲功能丧失,握拳无力,拇指不能对掌、外展。鱼际肌出现萎缩后手掌平坦,拇指紧靠示指而状如猿手。掌心、鱼际、桡侧 3 个半手指掌面和示指、中指末节背面的皮肤感觉减退或丧失。由于正中神经富含自主神经纤维,损害后常出现灼性神经痛。②当损伤位于前臂中下部时,运动障碍仅有拇指的外展、屈曲与对指功能丧失。③腕管综合征是临床上最常见的正中神经损害。正中神经在腕部经由腕骨与腕横韧带围成的骨纤维通道——腕管,到达手部。手和腕长期过度使用引起腕横韧带及肌腱慢性损伤性炎症,使管腔狭窄,导致正中神经受压,产生桡侧手掌及桡侧 3 个半指的疼痛、麻木、感觉减退、手指运动无力、鱼际肌麻痹和萎缩。腕管掌侧卡压点有压痛及放射痛,疼痛可放射到前臂甚至肩部。甩手后疼痛减轻或消失是其特点,有鉴别诊断的价值。治疗轻症,用局部夹板固定制动,服用非甾体抗炎药,配合腕管内注射泼尼松龙;严重者需手术离断腕横韧带以解除正中神经受压。

2.尺神经麻痹

尺神经由 $C_7 \sim T_1$ 的纤维组成,初在肱动脉内侧下行,继而向后下进入尺神经沟,再沿前臂掌面尺侧下行,主要支配尺侧腕屈肌、指深屈肌尺侧半、小鱼际肌、拇收肌与骨间肌,还支配手掌面 1 个半指,背面 2 个半指的皮肤感觉。

尺神经损伤可由腕部外伤、肘部外伤、尺骨鹰嘴部骨折、肘部受压等所致。尺神经损伤的主要表现如下。①运动障碍,手部小肌肉的运动丧失,精细动作困难;屈腕能力减弱并向桡侧偏斜;拇指不能内收,其余各指不能内收和外展;多数手肌萎缩,小鱼际平坦,骨间肌萎缩,骨间隙加深;拇指以外和各掌指关节过伸,环指、小指的指间关节弯曲,形成"爪形手";②感觉障碍:小指的感觉减退或丧失明显。

尺神经在肘管内受压的临床表现称为肘管综合征。肘管是由肱骨内上髁、尺骨鹰嘴和肘内侧韧带构成的纤维-骨性管道,其管腔狭窄,屈肘时内容积更小,加之位置表浅,尺神经易于此处受到嵌压。主要表现为小指及环指尺侧感觉障碍、小肌肉萎缩、肘关节活动受限、肘部尺神经增粗以及肘内侧压痛等。

腕部尺管内有尺神经、尺动脉、尺静脉通过,尺神经在其内受压引起尺管综合征。病因以腱鞘囊肿最多见。该病常见于需要长期用手根部尺侧重压或叩击工具的职业人员和长时间手持鼠标操作者。尺神经浅支受累可引起尺神经支配区感觉障碍;深支卡压可致手的内侧肌萎缩、无力,手深部胀痛和灼痛,夜间痛显著,拇指内收及其他四指收展无力,环指、小指可表现为爪形畸形,夹纸试验呈阳性。以上症状极易与肘部尺管综合征相混淆,可检查小指掌背侧的感觉,如小指背侧的感觉正常,可以排除肘部尺神经压迫,因为手背皮支是在尺神经进入腕部尺管之前分出的。治疗主要包括关节制动、应用非甾体抗炎药及手术减压。

3.桡神经麻痹

桡神经源自 $C_5 \sim C_8$ 神经根,行于腋动脉后方,继而与肱深动脉伴行,入桡神经沟,转向外下至肱骨外上髁上方,于肱桡肌与肱肌间分为浅、深两终支而分布于前臂及手背。桡神经所支配各肌的主要功能是伸肘、伸腕及伸指。由于桡神经的位置表浅，它是臂丛神经中最易受损的神经。

桡神经损伤的常见病因是骨折、外伤、炎症、睡眠时以手代枕、手术中上肢长时间外展和受压、上肢被缚过紧等。近年来，醉酒深睡导致的桡神经受压损伤发病率有所增加。桡神经损伤的典型表现是腕下垂，但受损伤部位不同，症状亦有差异：①高位损伤时上肢所有伸肌瘫痪，肘关节、腕关节和掌指关节均不能伸直；上肢伸直的情况下前臂不能旋后，手呈旋前位，垂腕至腕关节不能固定，因而握力减弱；②在上臂的下 1/3 损伤时，伸肘功能保留；③在前臂上部损伤时伸肘、伸腕功能保留；④前臂的下 1/3 损伤时，仅出现伸指功能丧失而无垂腕；⑤腕关节部损伤时仅出现感觉障碍。桡神经损伤的感觉障碍一般轻微，多仅限于手的虎口区，其他部位因邻近神经的重叠支配而无明显症状。

4.腓总神经麻痹

腓总神经源自 $L_4 \sim S_3$ 神经根，在大腿下 1/3 从坐骨神经分出，是坐骨神经的两个主要分支之一。其下行至腓骨头处，转向前方，分出腓肠外侧皮神经（支配小腿外侧面感觉），在腓骨颈前分为腓深神经和腓浅神经，前者支配胫骨前肌、拇长伸肌、拇短伸肌和趾短伸肌，后者支配腓骨长肌和腓骨短肌及足 2～5 趾的背面皮肤。在腓骨颈外侧，腓总神经位置表浅，又贴近骨面，因而最易受损。

腓总神经麻痹的最常见原因为压迫，腓总神经麻痹可因腓骨头或腓骨颈部外伤、骨折等引起；糖尿病、感染、酒精中毒和铅中毒也是致病的原因。临床表现包括足与足趾不能背屈，足下垂并稍内翻，行走时为使下垂的足尖抬离地面而用力抬高患肢，并以足尖先着地，呈跨阈步态。不能用足跟站立和行走，感觉障碍在小腿前外侧和足背。

5.胫神经麻痹

胫神经由 $L_4 \sim S_3$ 神经根组成。在腘窝上角自坐骨神经分出，在小腿后方下行达内踝后方，在屈肌支持带深面踝管内，分为足底内、外侧两终末支，支配腓肠肌、比目鱼肌、腘窝、跖肌、趾长屈肌和拇长屈肌以及足底的所有短肌。其感觉分支分布于小腿下 1/3 后侧与足底皮肤。

胫神经麻痹多为药物、酒精中毒，糖尿病等引起，也见于局部囊肿压迫及小腿损伤。主要表现是足与足趾不能屈曲，不能用足尖站立和行走，感觉障碍主要在足底。胫神经及其终末支在踝管处受压可引起特征性表现——足与踝部疼痛及足底部感觉减退，称为踝管综合征。其病因包括穿鞋不当、石膏固定过紧、局部损伤后继发创伤性纤维化以及腱鞘囊肿等。

6.臂丛神经痛

臂丛由 $C_5 \sim T_1$ 脊神经的前支组成，包含运动、感觉和自主神经纤维，主要支配上肢的运动和感觉。臂丛神经痛是由多种病因引起的臂丛支配区的以疼痛、肌无力和肌萎缩为主要表现的综合征。常见的病因是臂丛神经炎、神经根型颈椎病、颈椎间盘突出、颈椎及椎管内肿瘤、胸廓出口综合征、肺尖部肿瘤以及臂丛神经外伤。

（1）臂丛神经炎：也称为原发性臂丛神经病或神经痛性肌萎缩，多见于成人，男性多于女性。约半数患者有前驱感染史（如上呼吸道感染、流感样症状），一些患者接受过免疫治疗或接受过外科手术。因而多数学者认为该病是一种变态反应性疾病。该病的少数患者有家族史。

起病呈急性或亚急性，主要是肩胛部和上肢剧烈疼痛，常持续数小时至 2 周，肩与上肢的活动可明显加重疼痛，而后逐渐减轻，但肌肉无力逐渐加重，在 2～3 周达高峰。肌无力多限于肩胛带区和上臂近端，臂丛完全损害者少见。数周后肌肉有不同程度的萎缩，有皮肤感觉障碍。部分患者双侧臂丛受累。急性期治疗可用糖皮质激素，如口服泼尼松 20～40 mg/d，连用 1～2 周，也可以静脉滴注地塞米松 5～10 mg/d,待病情好转后逐渐减量。可口服非甾体类解热止痛剂,也可应用物理疗法或局部封闭疗法止痛。恢复期注意对患肢的功能锻炼,给予促进神经细胞代谢药物以及针灸等。约 90% 患者在 3 年内康复。

(2)神经根型颈椎病:是继发性臂丛神经病最常见的病因,椎间盘退行性病变及椎体骨质增生性病变压迫颈神经根和(或)脊髓而导致临床综合征,表现出颈痛及强迫头位、臂丛神经痛及脊髓压迫症状,可单独或先后合并出现,其中臂丛神经痛最常见。

颈椎病多在 40～50 岁起病,男性较多见,病程缓慢,常反复发作。表现为 C_5～C_7 神经根受压,引起臂丛神经痛,压迫运动神经根产生肌痛性疼痛。根性痛表现发麻或触电样疼痛,位于上肢远端,与神经根支配节段分布一致,相应区域可有感觉减退。肌痛性疼痛常在上肢近端、肩部和(或)肩胛等区域,表现持续性钝痛和(或)短暂的深部钻刺样不适感,许多患者因疼痛引起肩部运动受限,病程较长,可导致凝肩,肩部附近常有肌腱压痛,肱二头肌、肱三头肌反射可减少。颈椎 X 线侧位片可见生理前凸消失,椎间隙变窄,斜位片可见椎间孔变小、狭窄。颈椎 CT 或 MR(磁共振成像)可较清晰地显示神经根与周围解剖结构的关系,可为诊断与鉴别诊断提供重要依据。肌电图检查有助于确定根性受损的诊断,同侧椎旁肌可出现失神经支配现象。根据以上临床表现和辅助检查,神经根型颈椎病不难诊断,但需注意与周围神经卡压综合征鉴别。

对于颈椎病引起的神经根损害,大多采用非手术综合治疗。患者须注意平卧时枕头不宜过高,避免颈部过伸过屈,不宜使头位固定在某一位置时间太久。局部理疗、针灸、颈椎牵引、用颈托支架或吊带牵引以减少颈部活动,均有助于减轻病情及促进功能恢复。药物治疗可以口服非甾体抗炎药。对疼痛较重者,可用局部麻醉剂,例如,醋酸泼尼松龙 25 mg,在压痛点局部注射。有以下情况可考虑手术治疗:①临床与放射学证据提示伴有脊髓病变;②经适当的综合治疗疼痛不缓解;③受损神经根支配的肌群呈进行性无力。

(3)胸廓出口综合征:是指一组臂丛和锁骨下血管在由第一肋骨所形成的胸腔出口处遭受压迫所致的综合征,是臂丛神经受卡压的常见原因。在此部位可能产生致压作用的既有骨性的,如颈肋、第 1 肋;也有软组织性的,如前斜角肌、中斜角肌、锁骨下肌以及联结颈肋和第 1 肋的纤维束带。主要表现为患侧颈肩部疼痛不适,由于臂丛下干受压,出现尺神经分布区麻木、疼痛,并向前臂及手部尺侧放射,小鱼际肌及骨间肌萎缩或瘫痪,有时累及正中神经,可致动作失调、持物易落等;当同时伴锁骨下动脉受压时,可出现肢体怕冷、发凉,上举时苍白,脉细而触摸不到等表现。检查发现患侧锁骨上区饱满,可触及前斜角肌紧张。存在颈肋时锁骨上窝可消失,触之有隆起感,并出现压痛及放射痛。过度外展试验呈阳性。必须注意将此征与颈椎疾病相区别。

7.肋间神经痛

肋间神经痛是肋间神经支配区的疼痛。原发性者罕见,继发性者可见于邻近组织感染(如胸椎结核、胸膜炎、肺炎),外伤,肿瘤(如肺癌、纵隔肿瘤、脊髓肿瘤),胸椎退行性病变,肋骨骨折等。带状疱疹病毒感染也是常见原因。临床特点:①有由后向前沿一个或多个肋间呈半环形的放射性疼痛;②呼吸、打咳嗽、打喷嚏、打哈欠或脊柱活动时疼痛加剧;③有相应肋骨边缘压痛;④局部皮肤感觉减退或过敏。带状疱疹病毒引起者发病数天内在患处出现带状疱疹。胸部与胸椎影像学检查、腰穿检查结果可提示继发性肋间神经痛的部分病因。

治疗原则如下。①病因治疗:对继发于带状疱疹者给予抗病毒治疗,例如,用阿昔洛韦 5～10 mg/kg,静脉滴注,8 h 1 次;对肿瘤、骨折等病因者按其治疗原则行手术、化学药物治疗及放射治疗;②镇静止痛:可用地西泮类药物、布洛芬、双氯芬酸、曲马朵等;③用 B 族维生素与血管扩张药物治疗,如用维生素 B_1、维生素 B_{12}、烟酸、地巴唑;④理疗:可改善局部血液循环,促进病变组织恢复,但结核和肿瘤患者不宜使用理疗;⑤用局部麻醉药行相应神经的封闭治疗。

8.股外侧皮神经病

股外侧皮神经病也称为感觉异常性股痛,是临床最常见的皮神经炎。股外侧皮神经由 L_2~L_3 脊神经后根组成,是纯感觉神经,分布于股前外侧皮肤。

股外侧皮神经病的主要病因是受压与外伤,长期系硬质腰带、盆腔肿瘤等是可能的因素。感染、糖尿病、酒精及药物中毒以及动脉硬化等也是常见病因。临床表现:患该病的男性多于女性,起病可急可缓,多为单侧;大腿前外侧面皮肤感觉异常,包括麻木、针刺样疼痛、烧灼感,可有局部感觉过敏。行走、站立时症状加重。查体可有髂前上棘内侧或其下方的压痛点,股外侧皮肤可有局限性感觉减退或缺失。对症状持续者应结合专业的检查及盆腔 X 线检查,以明确病因。

治疗除针对病因外,可给予口服 B 族维生素,也可给予止痛药物。局部理疗、封闭也有疗效。对疼痛严重者可手术,切开压迫神经的阔筋膜或腹股沟韧带。

9.坐骨神经痛

坐骨神经痛是沿着坐骨神经通路及其分布区域内以疼痛为主的综合征。坐骨神经是人体中最长的神经,由 L_4~S_3 的脊神经前支组成,在腘窝上角附近分为胫神经和腓总神经,支配大腿后侧和小腿肌群,并传递小腿与足部的皮肤感觉。

坐骨神经痛有原发性和继发性两类,原发性坐骨神经痛也称为坐骨神经炎,为感染或中毒等原因损害坐骨神经引起的。继发性者在临床上更为多见,是由坐骨神经通路受病变的压迫或刺激所致。根据发病部位可分为根性、丛性和干性。根性坐骨神经痛的病变主要在椎管内以及脊椎,病变如腰椎间盘突出、椎管内肿瘤、脊椎骨结核、骨肿瘤,腰椎黄韧带肥厚、粘连性脊髓蛛网膜炎;丛性、干性坐骨神经痛的病变主要在椎管外,常为腰骶神经丛及神经干邻近组织病变,如骶髂关节炎、盆腔疾病、妊娠子宫压迫、梨状肌病变造成的坐骨神经卡压等。

临床表现:①青壮年男性多见,急性或亚急性起病。②沿坐骨神经走行区的疼痛,自腰部、臀部向大腿后侧、小腿后外侧和足部放射,呈持续性钝痛并阵发性加剧,也有呈刀割样或烧灼样疼痛者,夜间疼痛加剧。③患者为减轻疼痛,常采取特殊姿势:卧位时卧向健侧,患侧下肢屈曲;从平卧位欲坐起时先使患侧下肢屈曲;坐下时以健侧臀部着力;站立时腰部屈曲,患侧屈髋、屈膝,足尖着地;俯身拾物时,先屈患肢膝关节。以上动作均是为避免坐骨神经受牵拉而诱发疼痛加重所采取的强迫姿势。④直腿抬高试验呈阳性。⑤根性坐骨神经痛以腰骶部疼痛明显,在咳嗽、打喷嚏和排便用力时疼痛加重。在 L_4、L_5 棘突旁有明显的压痛,于坐骨神经干走行区的臀点、股后点、腓点及踝点可有轻压痛。丛性坐骨神经痛的骶部疼痛明显,疼痛除沿坐骨神经放射,还可放射至股前及会阴部,坐骨神经干走行区各点压痛明显。干性坐骨神经痛以臀部以下疼痛为特点,沿坐骨神经干走行区各点压痛明显。⑥神经系统检查可有轻微体征,如患侧臀肌松弛、小腿轻度肌萎缩,踝反射减弱或消失。小腿外侧与足背外侧可有轻微感觉减退。辅助检查的主要目的是寻找病因。辅助检查包括腰骶部 X 线片、腰部脊柱 CT、MRI、脑脊液常规、生化及动力学检查、肌电图与神经传导速度测定等。

坐骨神经痛的诊断根据疼痛的分布区域、加重的诱因、减痛的姿势、压痛部位、直腿抬高试验呈阳性及踝反射改变,同时应注意区分是神经根还是神经干受损。诊断中的重点是明确病因,应详细询问病史,全面进行体格检查,注意体内是否存在感染病灶,重点检查脊柱、骶髂关节、髋关节及盆腔内组织的情况,有针对性地进行有关辅助检查。鉴别诊断主要区别局部软组织病变引起的腰、臀及下肢疼痛,如腰肌劳损、急性肌纤维组织炎、髋关节病变引起的局部疼痛。

治疗首先应针对病因。对局部占位病变者,应尽早手术治疗。结核感染者需抗结核治疗,大多数腰椎间盘突出引起者的症状经非手术治疗可缓解。对症处理包括:①卧硬板床休息;②应用消炎止痛药物,如布洛芬;③服用 B 族维生素;④局部封闭;⑤局部理疗,可用于肺结核、肿瘤患者;⑥在无禁忌的前提下可短期口服或静脉应用糖皮质激素治疗。

二、多发性神经病

(一)定义

多发性神经病曾称作末梢神经炎,是由不同病因引起的,以四肢末端对称性感觉、运动和自主神经功能障碍为主要表现的临床综合征。

(二)病因及病理

引起该病的病因都是全身性的。

1.代谢障碍与营养缺乏

糖尿病、尿毒症、血卟啉病、淀粉样变性等疾病由于代谢产物在体内的异常蓄积或神经滋养血管受损,引起神经功能障碍;妊娠期妇女,慢性胃肠道疾病患者,胃肠切除术后、长期酗酒、营养不良者可因维持神经功能所需的营养物质缺乏而致病。

2.各类毒物中毒

毒物如下:①药物,包括呋喃唑酮、呋喃西林、异烟肼、乙胺丁醇、甲硝唑、氯霉素、链霉素、胺碘酮、甲巯咪唑、丙米嗪、长春新碱、顺铂等;②工业毒物,包括丙烯酰胺、四氯化碳、三氯乙烯、二硫化碳、正己烷、有机磷农药、有机氯农药、砷制剂、菊酯类农药等;③重金属,包括铅、汞、铊、铂、锑等;④生物毒素。

3.遗传性疾病

遗传性运动感觉性神经病(hereditary motor sensory neuropathy,HMSN)、遗传性共济失调性多发性神经病(Refsum 病)、遗传性淀粉样变性神经病、异染色性脑白质营养不良等。

4.结缔组织病

在系统性红斑狼疮、结节性多动脉炎、类风湿性关节炎、硬皮病和结节病中,多发性神经病是疾病表现的一部分,多因血管炎而致病。

5.其他

恶性肿瘤、麻风病、莱姆病与克罗-深濑综合征等出现多发性神经病的机制与致病因子引起自身免疫反应有关。

病理改变无病因特异性,主要为轴突变性与节段性脱髓鞘,以轴突变性更为多见。通常轴突变性从远端开始,向近端发展。

(三)临床表现

多发性神经病可发生于任何年龄。由于病因不同,起病可表现为急性和慢性过程,部分患者呈复发-缓解的病程。常在数周至数月达高峰。主要症状、体征如下。

1.感觉障碍

感觉障碍为肢体远端对称性感觉异常和深浅感觉缺失,呈手套、袜子样分布。感觉异常可表现为刺痛、灼痛、蚁走感、麻木感等,常有感觉过敏。

2.运动障碍

肢体远端有不同程度的肌力减弱,呈对称性分布,肌张力减小。病程长者可有肌肉萎缩,常发生于骨间肌、蚓状肌、鱼际肌、小鱼际肌、胫前肌和腓骨肌。可有垂腕、垂足和跨阈步态。

3.腱反射减弱或消失

踝反射明显且较膝反射减弱出现得更早。上肢的桡骨膜、肱二头肌、肱三头肌反射也可减弱或消失。

4.自主神经功能障碍

肢体远端皮肤变薄、干燥、苍白或青紫,皮温低。

由于病因不同,临床表现也略有不同,后面将分述部分常见的多发性神经病。

(四)辅助检查

1.电生理检查

肌电图与神经传导速度测定可鉴别神经源性损害与肌源性损害,鉴别轴突病变与节段性脱髓鞘,也可用于疗效观察及随访。轴突变性主要表现为运动诱发波幅的降低。脱髓鞘则主要表现为神经传导速度减慢。

2.血生化检测

注意重点检查血糖、尿素氮、肌酐、维生素 B_{12} 及激素水平。对可疑毒物中毒者需做相应的毒理学测定。

3.免疫检查

对疑有自身免疫病者可做自身抗体系列检查,对疑有生物性致病因子感染者,应做病原体或相应抗体测定。

4.脑脊液常规与生化检查

大多正常,偶有蛋白增多。

5.神经活组织检查

疑为遗传性疾病者可行周围神经活组织检查,其结果可提供重要的诊断证据。

(五)诊断与鉴别诊断

根据四肢远端对称性运动障碍、感觉障碍和自主神经功能障碍可诊断。但应进一步寻找病因,这主要依靠详细的病史、病程特点、伴随症状和辅助检查结果。亚急性联合变性的发病早期表现该病相似,应注意鉴别。该病的早期症状为四肢末端对称性感觉异常,感觉减退呈手套、袜子样分布,随病情进展逐渐出现双下肢软弱无力,步态不稳,双手动作笨拙等。早期巴宾斯基征可为阴性,随病情进展转为阳性。深感觉性共济失调是其临床特点之一。肌张力增大、腱反射亢进、锥体束征呈阳性及深感觉性共济失调是区别于其他疾病的主要的点。

(六)治疗

1.病因治疗

(1)中毒性多发性神经病治疗原则:应尽快停止与毒物的接触,补液,应用解毒剂,促进体内毒物的清除;药物引起者应停药,异烟肼引起者如神经病变不重,可在应用大量维生素 B_6 治疗时继续使用异烟肼。对砷中毒者可应用二巯丙醇 3 mg/kg,肌内注射,4～6 h 1 次,2～3 d 后改为2 次/天,连用 10 d;对铅中毒者用二巯丁二钠 1 g/d,加入 500 mL 5％的葡萄糖注射液静脉滴注,5～7 d 为 1 个疗程,可重复 2～3 个疗程。

(2)营养缺乏与代谢性多发性神经病治疗原则:积极治疗原发病。对糖尿病患者应严格控制血糖,对尿毒症患者做血液透析或肾移植,对黏液性水肿者用甲状腺素,对肿瘤所致者可用手术、化学药物治疗、放射治疗等手段治疗,对麻风性神经病患者可用砜类药物治疗,对与自身免疫病相关者需采用激素、免疫球蛋白治疗或血浆置换疗法。

2.药物治疗

(1)糖皮质激素:泼尼松 10 mg,3 次/天,口服;地塞米松 0.75 mg,3 次/天,口服,7～14 d 逐渐减量,1 个月为 1 个疗程。对重症病例也可用地塞米松 10～20 mg/d,静脉滴注,连续 2～3 周后,改为口服。

(2)B 族维生素药物及其他营养神经药物:补充水溶性维生素,如维生素 B_1、甲钴胺或氰钴胺、维生素 B_6,适用于 B 族维生素缺乏及大部分原因引起的周围神经病,对重症病例可合用辅酶 A、ATP 及神经生长因子等。

3.一般治疗

患者处于急性期,应卧床休息,加强营养,调节饮食,多摄入富含维生素的蔬菜、水果、奶类、豆制品等。疼痛明显者可用止痛剂,严重者可用卡马西平或苯妥英钠。对重症患者须加强护理。四肢瘫痪的患者应定期翻身,维持肢体的功能,预防瘫痪肢体挛缩和畸形。患者在恢复期可增加理疗、康复训练及针灸等综合治疗手段。

(七)几种常见多发性神经病的临床表现

1.糖尿病性周围神经病

糖尿病性周围神经病是糖尿病的代谢障碍导致的周围神经病,此组病变是糖尿病最常见和最复杂的并发症。超过 50% 的糖尿病患者有糖尿病神经病变,最常见的是慢性感觉运动性的对称性糖尿病性周围神经病和糖尿病自主神经病变。本部分主要介绍慢性感觉运动性的对称性糖尿病周围神经病变。

(1)临床分类:美国糖尿病学会(ADA)推荐将糖尿病神经病变分为以下几类。

全身对称性多发神经病变。①急性感觉性神经病变:少见,主要见于急性并发症(如酮症酸中毒)或血糖急剧波动,在胰岛素治疗时因血糖变化过大引起的特殊情况称为胰岛素性神经病变。急性感觉性神经病变的特点是症状严重,但往往无阳性的客观检查指标和体征。②慢性感觉运动性糖尿病性周围神经病:是糖尿病神经病变的最常见类型。常见症状有烧灼样疼痛、电击痛、刀刺痛、麻木、感觉过敏和深部肌肉痛等,以下肢多见,夜间加剧。

局灶或多局灶神经病变:或称为单神经病变,主要累及正中神经、尺神经、桡神经和第Ⅲ、Ⅳ、Ⅵ和Ⅶ对脑神经。病因为微小血管梗死,大多数会在数月后自愈。

糖尿病自主神经病变:常见症状有静息时心动过速、运动耐受降低、直立性低血压、勃起功能障碍、低血糖时缺乏自主神经反应等,有较高的致死率。

(2)病因及发病机制如下。

微血管病变学说:血糖过高及代谢障碍可能导致神经小动脉内膜及毛细血管基底膜增厚,血管内皮细胞增生。管壁内脂肪和多糖类沉积使管腔狭窄,血液黏滞度升高使血管易被纤维蛋白与血小板聚集堵塞,引起神经纤维缺血、营养障碍及神经变性等。

生化和代谢异常学说:①糖尿病患者体内持续高血糖抑制钠依赖性肌醇转运,使神经组织磷脂酰肌醇和神经磷酸肌醇代谢紊乱,磷酸肌醇减少,Na^+、K^+-ATP 酶活性降低,引起轴索变性、运动神经传导速度减慢;②在胰岛素不足的情况下,葡萄糖在醛糖还原酶的作用下转化为山梨醇和果糖,神经组织内山梨醇、果糖含量升高,二者大量沉积,使细胞内渗透压升高,导致神经节段性脱髓鞘；③髓鞘蛋白合成障碍，轴索内逆向转运的减少导致周围神经远端轴索变性。

（3）临床表现：该病表现为感觉、运动、自主神经功能障碍，通常感觉障碍较突出，出现四肢末端自发性疼痛，呈隐痛、刺痛、灼痛，可伴有麻木、蚁走感，夜间症状更重，影响睡眠。下肢的症状更多见。也可出现肢体远端对称性感觉消失、营养不良性足跖溃疡、夏科关节病。肢体无力通常较轻。查体可有手套、袜子样痛觉障碍，部分患者振动觉与关节位置觉消失。瞳孔和泪腺功能异常、瞳孔缩小及光反射减弱、瞳孔光反射潜伏期延长可作为糖尿病性自主神经病的早期诊断指标。发汗和血管反射异常，常见腰部以下少汗或无汗，足底皮肤干燥无汗，头部、躯干上部大汗淋漓，可出现胃肠蠕动减慢、恶心、呕吐、尿失禁、大便失禁、勃起功能障碍、弛缓性膀胱。逼尿肌无力和残余尿增多易导致尿路感染。50%慢性患者无症状，10%～20%的患者存在轻微的症状。诊断该病不能单凭一个简单的症状、体征，至少需要两项不正常表现（症状、体征、神经传导异常，感觉和自主神经的定量检查异常）。

（4）治疗方法如下。

控制血糖：用胰岛素严格控制血糖可以延迟发生糖尿病神经病变，但过量应用胰岛素可引起反复低血糖及痛性神经病。近年来研究发现，长期慢性高血糖的患者，当血糖急剧下降且伴有糖化血红蛋白突然降低时，患者会出现糖尿病神经病变，或原有症状加重，应该寻找最佳的血糖控制速度，在合理的时间窗内以适当的速度降低糖化血红蛋白。

病因治疗。①营养神经药物：甲钴胺是蛋氨酸合成酶辅酶，促进细胞内核酸、蛋白质和脂质的合成，从而修复受损的神经组织，并促进髓鞘形成和轴突再生，临床证实可改善该病的症状。轻者可口服，每次 500 mg，3 次/天；对重者肌内注射，500 μg/d，2 周为 1 个疗程。神经节苷脂是神经细胞膜的正常组分，每天肌内注射 40 mg，每周注射 5 d，共 6 周。②改善神经血液微循环药物：前列腺素 E_1 及其类似物可增加神经内膜的血流，例如，前列地尔 10 μg，静脉注射，2 次/天，10 d 为 1 个疗程。血管紧张素转化酶抑制剂和钙通道阻滞剂可增加神经血流量及神经内毛细血管密度，改善神经缺血、缺氧。阿司匹林、噻氯匹定具有抗血小板聚集及血管扩张作用。③抗氧化药物：α-硫辛酸可增加周围神经的血流量，改善血供；清除自由基，减少自由基对神经的损伤；减少山梨醇，避免神经纤维水肿、坏死；促进神经元生长，减少神经功能病变。④中药：有很多具有抗凝、扩血管、降低血小板黏附性作用的活血化瘀类中药，如川芎嗪、复方丹参、葛根素、刺五加。

疼痛治疗：①抗惊厥药物主要有苯妥英和卡马西平，但疗效不理想。目前广泛应用的是加巴喷丁，需注意不良反应的发生。拉莫三嗪是谷氨酸受体阻滞剂，起始剂量为 25 mg/d，逐渐加至最大维持剂量 400 mg/d，可有效改善该病的症状，且不良反应少，安全性好。②三环类抗抑郁药，如丙米嗪、阿米替林通常有效，常规剂量为 50～150 mg/d，但可加重直立性低血压；5-羟色胺再摄取抑制剂舍曲林、氟西汀等耐受性较好。

预防糖尿病性神经病并发症——糖尿病足要给予足部护理，对感觉缺失的患者应注意保护，以防发生足部无痛性溃疡。

2.尿毒症性多发性神经病

尿毒症性多发性神经病是慢性肾衰竭常见的并发症。其病因尚不清楚，可能与甲基胍嘧啶、肌醇等毒素聚集有关。表现为无痛性、进展性和对称性感觉运动麻痹，通常先累及下肢，然后累及上肢。有些患者最初出现足部烧灼样感觉障碍或下肢蚁走感、瘙痒感，症状在夜间加重，活动时减轻，颇似不安腿综合征。病情继续进展，则出现双下肢麻木、感觉缺失、肌力减弱，严重者可有四肢远端肌肉萎缩。神经病变通常在数月内缓慢进展,偶可为亚急性。经长期血液透析后,神经病变的症状和体征可趋于稳定,但仍有少数患者病情进展。患者成功接受肾脏移植后,通常经6～12个月周围神经功能可望得到完全恢复。

3.营养缺乏性多发性神经病

患者可因消化系统疾病引起的吸收功能障碍、长期酗酒、剧烈的妊娠呕吐、慢性消耗性疾病、甲状腺功能亢进症而营养缺乏,主要是维生素 B_1 的缺乏。表现为两腿沉重感、腓肠肌压痛或痛性痉挛。可有双足踝部刺痛、灼痛及蚁走感,呈袜套样改变。病情进展可出现小腿肌肉无力,表现垂足,行走时呈跨阈步态。腱反射早期亢进,后期减弱或消失。

乙醇营养障碍性神经病是长期大量酗酒导致营养障碍,引起的慢性对称性感觉运动性多发性神经病,与 B 族维生素,尤其是维生素 B_1 的缺乏有关。慢性酒精中毒患者起病缓慢,下肢的症状及体征较上肢重,以感觉障碍为主,深感觉常常受累,表现为双足踝部灼痛、刺痛及蚁走感,呈袜套样改变,部分病例腓肠肌压痛较明显,下肢位置觉、振动觉减退或消失,出现走路踩棉花感和共济失调等。传导深感觉的神经纤维对慢性酒精毒性较敏感,其受累引起的振动觉的改变可出现在没有临床症状的长期饮酒的人群中。运动神经受累较晚,表现为下肢末端无力,腱反射减弱或消失,跟腱反射改变比膝反射改变早,病变严重者可有肌萎缩。偶有患者出现脑神经受损,如动眼神经、外展神经及前庭神经损害,也可有自主神经调节功能异常。该病患者应在戒酒的同时补充大剂量 B 族维生素,可缓解症状、体征。

4.呋喃类药物中毒

常见的呋喃类药物有呋喃唑酮(痢特灵)、呋喃妥因等。肾功能障碍者可因血药浓度升高而发病。症状常在用药后5～14 d出现,首先表现为肢体远端感觉异常、感觉减退和肢端疼痛。肢端皮肤多汗,可有色素沉着。肌肉无力与肌萎缩相对轻微。应用此类药物时应密切观察周围神经症状。尤应注意不可超过正常剂量及长时间使用此类药物。

5.异烟肼中毒

异烟肼中毒多发生于长期服用异烟肼的患者。临床表现以双下肢远端感觉异常和感觉缺失为主,可有肌力减弱与腱反射消失。其发病机制与异烟肼干扰维生素 B_6 的正常代谢有关。病情严重应停药,服用维生素 B_6。异烟肼引起者如神经病变不重,可在应用维生素 B_6 治疗时继续用异烟肼治疗。

6.正己烷中毒性周围神经病

正己烷是一种常用工业有机溶剂,用于工业黏胶配制、油脂萃取、制鞋等多个行业。作业人员长期接触低浓度正己烷且缺乏有效的防护可诱发正己烷中毒性周围神经病。其发病机制可能与能量代谢障碍以及神经生长因子信号转导通路等有关。

潜伏期约 8 个月,与正乙烷接触程度高时潜伏期较短。前驱症状有头痛、头昏、食欲缺乏、体质量减轻等,然后四肢远端缓慢出现上行性的感觉障碍和运动障碍,表现为四肢末端麻木、蚁走感"胀大变厚"感觉,肢体远端痛觉、触觉减弱或消失、振动觉减弱或消失。多数患者出现肌腱反射减弱或消失,跟腱反射异常出现最早。肌力减退多见于下肢,患者行走呈跨阈步态。可以出现肌萎缩,以鱼际肌和掌骨间肌萎缩常见,部分患者伴小腿及前臂肌群萎缩。可伴有自主神经功能障碍,如心率加快和手足湿冷。偶有患者出现眼底异常和视力障碍。神经肌电图检查可显示神经源性损害,波幅下降、运动及感觉传导速度减慢,可呈典型失神经支配现象,表明损伤主要在轴索。病理检查也发现损害以轴索肿胀和轴索变性为特征。

正己烷在体内的主要代谢产物之一为 2,5-己二酮,其尿中浓度只反映人体近期接触正己烷的程度,不能作为慢性正己烷中毒的诊断依据。慢性正己烷中毒的诊断应结合接触史、临床表现和神经肌电图的结果。治疗应用 B 族维生素、神经生长因子,辅以理疗和四肢运动功能锻炼等,多数患者可以痊愈。部分患者脱离接触后 3~4 个月病情仍继续恶化,然后进入恢复期。该病病程长达数月或超过 1 年。

7.POEMS 综合征

POEMS 综合征是一组以多发性周围神经病和单克隆浆细胞增生为主要表现的临床综合征。病名由 5 种常见临床表现的英文单词或词组的首字母组成,5 种临床表现为多发性神经病(polyneuropathy)、脏器肿大(organmegaly)、内分泌病(endocrinopathy)、M 蛋白(M-protein)和皮肤损害(skin changes)。多中年以后起病,男性较多见。起病隐袭、进展慢。该病可有下列表现。①慢性进行性感觉运动性多神经病,脑脊液蛋白含量升高;②皮肤改变:因色素沉着而变黑,并有皮肤增厚与多毛;③内分泌改变:男性出现勃起功能障碍、女性化乳房,女性出现闭经、痛性乳房增大和溢乳,可合并糖尿病;④内脏肿大:肝、脾肿大,周围淋巴结肿大;⑤水肿:视盘水肿,有胸腔积液、腹水、下肢指凹性水肿;⑥异常球蛋白血症:血清蛋白电泳出现 M 蛋白,尿检可有本-周蛋白;⑦骨骼改变:可在脊柱、骨盆、肋骨及肢体近端发现骨硬化性改变,为该病的影像学特征,也可有溶骨性病变,骨髓检查可见浆细胞增多或骨髓瘤;⑧出现低热、多汗、杵状指。治疗用皮质激素、免疫抑制剂,对水肿、内脏肿大、内分泌改变等效果较好,但周围神经损害改善不明显。对骨髓瘤进行化疗＋放疗、手术切除,各症状可有所改善。

三、吉兰-巴雷综合征

(一)定义

吉兰-巴雷综合征(Guillain-Barré syndrome,GBS),是一组急性或亚急性发病,以四肢对称性、弛缓性瘫痪为主要临床特征的自身免疫病,以往多译为格林-巴利综合征。目前临床上将 GBS 分为以下几个类型。①急性炎症性脱髓鞘性多发性神经病(acute inflammatory demyelinating polyneuropathy,AIDP):即经典的 GBS;②急性运动性轴突性神经病(acute motor axonal neuropathy,AMAN):为纯运动型 GBS,病情较严重;③急性运动感觉轴突性神经病(acute motor sensory axonal neuropathy,AMSAN):与 AMAN 相似,病情严重,预后差;④ Miller-Fisher 综合征(MFS):表现为眼外肌麻痹,共济失调和腱反射减弱或消失的三联征,可有轻度四肢肌力减弱;⑤不能分类的 GBS:包括自主神经功能不全、复发型 GBS 等亚型。

(二)流行病学

GBS 的年发病率为(0.6~2.4)/10 万,男性略多于女性,各年龄组均可发病。欧美的发病年龄在 16~25 岁和 45~60 岁出现两个高峰,我国尚缺乏系统的流行病学资料,但对住院患者的年龄资料分析显示,GBS 以儿童和青壮年多见。在北美与欧洲发病无明显的季节倾向,但亚洲及墨西哥以夏、秋季节发病较多。丛集性发病的现象在国内外均有报道,国外的研究表明丛集性发病的可能诱发因素包括注射流感疫苗、腹泻、肝炎和伤寒等。

(三)病因及发病机制

虽然 GBS 的病因尚未确定,但大多认为是多因素的。可从机体内、外两个方面探讨。

1.外在致病因素

超过 2/3 的患者发病前 4 周内有呼吸道或胃肠道感染症状。曾发现的前驱感染病原体包括空肠弯曲菌(*Campylobacter jejuni*)、巨细胞病毒、EB 病毒、肺炎支原体、乙型肝炎病毒和人类免疫缺陷病毒等。研究发现在许多国家和地区空肠弯曲菌感染是最常见的 GBS 发病前驱因素，特别是以腹泻症状为前驱感染的 GBS 患者有空肠弯曲菌感染证据者高达 85%，从 AMAN 型 GBS 患者肠道分离出空肠弯曲菌的更多见。我国以 19 型空肠弯曲菌最常见，研究发现其与人类神经组织中富含的神经节苷脂(GM_1、GD_{1a}、GT_{1a} 和 GD_3)有相同的抗原决定簇，这为以分子模拟学说解释 GBS 的发病机制奠定了重要的实验基础。分子模拟学说认为外来致病因子因具有与机体某组织结构相同或相似的抗原决定簇，在刺激机体免疫系统产生抗体后，这种抗体既与外来抗原物质结合，又可发生错误识别，与体内具有相同抗原决定簇的自身组织发生免疫反应，从而导致自身组织的免疫损伤。

2.机体因素

目前尚无公认的 GBS 易感基因被发现。虽然 GBS 的确切发病机制仍不明确，但 GBS 是由细胞免疫和体液免疫共同介导的自身免疫病这一观点已得到公认。证据如下。

(1)AIDP 的典型病变中存在大量淋巴细胞浸润，巨噬细胞也参与了病变的形成。

(2)电子显微镜观察 AMAN 患者的周围神经，可见巨噬细胞自郎飞结处攻击裸露的轴突，进而继续移行至相对完整的髓鞘内，直接破坏轴突。

(3)早在光学显微镜下没有可见的病理改变时，免疫电镜即可发现 AMAN 患者周围神经的郎飞结部位出现抗原抗体复合物及补体的沉积。

(4)GBS 患者的血中存在特异的循环抗体，部分患者的循环抗体与 GM_1 等神经节苷脂产生抗原抗体结合反应或与空肠弯曲菌的抗原成分有交叉反应；Fisher 综合征常有 GQ_{1b} 抗体存在并与空肠弯曲菌感染关系密切。

(5)将患者或动物模型的血清被动转移至健康动物的周围神经可引起与患者或动物模型相似的病变，而将上述血清用空肠弯曲菌的抗原吸附后再转移至健康动物则不再产生病变。

(四)病理

AIDP 的主要病理改变是周围神经组织中小血管周围淋巴细胞与巨噬细胞浸润以及神经纤维的节段性脱髓鞘，严重病例出现继发轴突变性。施万细胞于病后 1～2 周开始增殖以修复受损的髓鞘，此时致病因素对髓鞘的破坏可能尚未停止。

AMAN 型 GBS 的主要病变是脊神经前根和周围神经运动纤维的轴突变性及继发的髓鞘崩解，崩解的髓鞘形成圆形、卵圆形小体，病变区内少见淋巴细胞浸润。对早期病变组织的电子显微镜观察可见巨噬细胞自郎飞结处移行至相对完整的髓鞘内而破坏轴突。

AMSAN 的病理特点与 AMAN 相似，但脊神经前后根及周围神经纤维的轴突均可受累。

(五)临床表现

多数患者起病前 4 周内有胃肠道或呼吸道感染症状，少数有疫苗接种史。患者呈急性或亚急性起病。首发症状为始于下肢、上肢或四肢同时出现的瘫痪，两侧相对对称。瘫痪可自肢体远端向近端发展或相反，瘫痪呈弛缓性，腱反射减弱或消失。约 25% 的病情严重者出现呼吸肌麻痹，需要辅助呼吸。发病时多有肢体远端感觉异常如刺痛、麻木、烧灼感等，呈手套、袜子样分布的感觉缺失较少见，振动觉和关节运动觉障碍更少见。约 1/3 患者出现颈后部或四肢肌肉疼痛，有的出现脑膜刺激征。儿童患者的肌肉疼痛更为常见，并且常为儿童患者的首发症状。成人脑神经损害可为首发症状，以双侧周围性面瘫最常见，其次为咽喉部肌肉瘫痪。眼球运动、舌肌及咬肌的瘫痪少见。偶有视盘水肿。自主神经症状可有多汗、皮肤潮红，严重病例出现心动过速、期前收缩等心律失常,高血压或直立性低血压,一过性尿潴留。

起病后症状迅速进展,半数患者在 2 周内达高峰,约 90% 的患者病后 4 周症状不再进展。患者多在症状稳定 1～4 周后开始恢复,肢体无力一般从近端向远端恢复,往往需要数周到数月的时间。该病的主要危险是呼吸肌麻痹。肺部感染、严重心律失常及心力衰竭等并发症也是致死的重要因素。

为评估 GBS 患者的临床状况,GBS 肢体残疾量表评分(Hughes 评分)将 GBS 分为 7 级。0 级:正常;1 级:有轻微神经系统症状,但能从事日常工作;2 级:不能从事日常工作,但能自己行走;3 级:需要人搀扶或拄拐才能行走;4 级:不能行走,卧床或坐在轮椅上;5 级:呼吸肌麻痹,需要辅助呼吸;6 级:死亡。

(六)辅助检查

(1)脑脊液改变常在发病 1 周后出现,典型的表现是蛋白-细胞分离现象,即蛋白含量升高而白细胞计数正常。蛋白含量升高常在起病后第 3 周末达高峰。

(2)神经传导速度(nerve conduction velocity,NCV)和肌电图检查对 GBS 的诊断很有价值。早期可能仅有 F 波或 H 反射的延迟或消失。F 波的改变代表神经近端或神经根损害,对诊断有重要意义。AIDP 的电生理特征是 NCV 减慢、末端运动潜伏期延长,继发轴索损害时则有波幅的降低;AMAN 和 AMSAN 表现 NCV 正常或仅轻度减慢,达不到脱髓鞘病变的电生理标准,而波幅有明显减小。

(3)严重病例:可有心电图改变,以窦性心动过速和 ST-T 改变最常见。

(七)诊断

1.GBS 诊断

可根据病前 4 周内的感染史、急性或亚急性起病、四肢对称性弛缓性瘫痪,可伴感觉异常和末梢型感觉障碍,可有脑神经损害,有脑脊液蛋白-细胞分离现象,神经电生理异常表现等诊断。

2.国际上广泛采用的阿斯伯里(Asbury)修订诊断标准

(1)GBS 必备诊断标准:①肢体出现进行性肌无力,从轻度下肢力弱,伴或不伴共济失调,到四肢及躯干完全性瘫痪、假性延髓性麻痹、面肌无力和眼外肌麻痹等;②腱反射完全消失,如具备其他特征,例如,远端腱反射丧失,肱二头肌反射及膝腱反射减弱,诊断也可成立。

(2)高度支持诊断标准:按重要性排序的临床特征如下。①症状和体征迅速出现,至 4 周时停止进展,约 50% 的病例在 2 周、80% 在 3 周、90% 在 4 周时达到高峰;②肢体瘫痪较对称,但并非绝对,常见双侧肢体受累;③感觉症状、体征轻微;④脑神经受累,50% 的病例出现面神经麻痹,常为双侧性,可出现延髓性麻痹及眼外肌麻痹;约 5% 的病例最早表现眼外肌麻痹或其他脑神经损害;⑤通常在病程进展停止后 2～4 周开始恢复,也有经过数月后开始恢复的,大部分患者可恢复正常;⑥可出现自主神经功能紊乱,如心动过速、心律失常、直立性低血压、高血压及血管运动障碍等,症状可为波动性,应排除肺栓塞等可能性;⑦发生神经症状时无发热。

变异表现(不按重要性排序):①发生神经症状时伴发热;②有伴疼痛的严重感觉障碍;③进展超过 4 周,个别患者可有轻微反复;④进展停止但未恢复或遗留永久性功能缺损;⑤括约肌通常不受累,但疾病开始时可有一过性膀胱括约肌障碍;⑥偶有中枢神经系统受累,包括不能用感觉障碍解释的严重共济失调、构音障碍、病理反射、不确切的感觉平面等,但其他症状符合 GBS,不能否定 GBS 诊断。

(3)高度支持诊断的脑脊液特征:①主要表现为脑脊液蛋白含量在发病第 1 周升高,以后连续测定均升高,脑脊液单核细胞数小于 $10\times10^6/L$;②变异表现为发病后 1～10 周蛋白含量不升高,单核细胞数为 $(11\sim50)\times10^6/L$。

(4)高度支持诊断的电生理特征:约 80% 的患者显示 NCV 减慢或神经传导阻滞,通常 NCV 低于正常的 60%,但因斑片样受累,并非所有神经均受累;远端潜伏期延长可达正常的 3 倍,F 波是神经干近端和神经根传导减慢的良好指标;约 20% 的患者传导正常,有时发病后数周才出现传导异常。

(5)怀疑诊断的特征:①明显的持续不对称性力弱;②严重的膀胱或直肠功能障碍;③发病时就有膀胱或直肠功能障碍;④单核细胞数超过 $50\times10^6/L$;⑤脑脊液出现多形核白细胞;⑥出现明显感觉平面。

(6)排除诊断的特征:①患者有有机物接触史;②有急性发作性卟啉病;③有近期白喉感染史或证据,伴或不伴心肌损害;④临床上符合铅中毒或有铅中毒证据;⑤表现单纯感觉症状;⑥有肯定的脊髓灰质炎、肉毒中毒、癔症性瘫痪或中毒性神经病诊断依据。

由上述标准可见,GBS 诊断仍以临床为主,有了支持 GBS 诊断的实验室证据,还需具备必要的临床特征才能诊断。变异表现是在符合临床标准的 GBS 中偶尔出现特殊症状,如出现两个以上变异表现应高度怀疑 GBS 诊断。HIV 感染患者单核细胞平均数为 $23\times10^6/L$,多于 $50\times10^6/L$ 才视为升高,临床疑诊 GBS 患者的单核细胞数升高时检测 HIV 十分必要。

(八)鉴别诊断

1.低钾血症性周期性瘫痪

该病为急性起病的两侧对称性肢体瘫痪,病前常有过饱、饮酒或过度劳累病史,常有既往发作史,无感觉障碍及脑神经损害,发作时血钾低,心电图呈低钾样改变,脑脊液正常。补钾治疗有效,症状可迅速缓解。

2.重症肌无力全身型

该病可表现两侧对称性四肢弛缓性瘫痪,但多有症状波动,如休息后减轻,劳累后加重即所谓"晨轻暮重"现象,疲劳试验及新斯的明试验呈阳性,脑脊液正常。重复电刺激低频时呈递减反应,高频时正常或呈递减反应,血清抗乙酰胆碱受体抗体呈阳性。

3.脊髓灰质炎

起病时常有发热,肌力减弱常不对称,多仅累及一个侧下肢的一个或数个肌群,呈节段性分布,无感觉障碍,肌萎缩出现早。脑脊液蛋白与细胞数在发病早期均可升高,细胞数较早恢复正常,病后 3 周左右也可呈蛋白-细胞分离现象。确诊常需病毒学证据。

4.急性脊髓炎

病变部位在颈髓时可表现四肢瘫痪,早期肌张力减弱,呈弛缓性,但有水平面型深、浅感觉消失,伴大小便潴留。脊髓休克期过后四肢肌张力增强,腱反射亢进,病理反射呈阳性。

(九)治疗

1.病因治疗

病因治疗以抑制免疫反应、清除致病因子、阻止病情发展为目标。

(1)静脉注射免疫球蛋白(intravenous immunoglobulin,IVIG):适用于病情进展,有出现呼吸肌麻痹可能的病例,应尽早使用。成人常用量为 0.4 mL/(kg・d),静脉滴注连用 5 d。治疗作用的机制包括中和致病性自身抗体、抑制炎性细胞因子(如白细胞介素-1 和肿瘤坏死因子-α)、抑制补体结合、干扰和下调 T 细胞功能等。该疗法的有效率为 50%～70%。不良反应轻微且发生率低,包括发热、面红等,可通过减慢滴速来预防与消除。个别患者发生无菌性脑膜炎、急性肾小管坏死和脑梗死。

(2)血浆交换(plasma exchange,PE):适用于体质情况较好的成年人及大龄儿童,血浆交换量每次30～40 mL/kg,3～5次为1个疗程。治疗作用机制主要是清除血液循环中的致病性抗体。有效率与IVIG相当,二者同时使用疗效并不增加,故应选择单一方法治疗。可能出现的不良反应有枸橼酸盐中毒、一过性低血压、心律失常等。

(3)糖皮质激素:曾经是治疗GBS的主要药物,近10多年来存在争议。国外的研究结论多认为激素治疗无效,但也有人认为就目前证据下结论为时尚早。

2.对呼吸肌麻痹的处理

呼吸肌麻痹是该病最主要的危险,当患者表现呼吸浅快、心动过速、出汗以及口唇由红润转为苍白或发绀时,经鼻导管给氧及清理呼吸道后,短时间内仍无改善,提示呼吸功能已不能满足机体需要,可行气管插管或气管切开术,给予机械通气;肺活量降低至20 mL/kg体质量以下,血气分析动脉氧分压低于9.3 kPa(70 mmHg)也是施行机械通气的指征。如果患者合并第Ⅸ、Ⅹ对脑神经麻痹,表现吞咽困难或呛咳,会有发生窒息或吸入性肺炎的危险,应尽早考虑行气管插管或气管切开术。

气管切开术后护理的关键是维持气道的通畅,措施包括为患者定时翻身拍背,及时吸除气管内分泌物,定期清洗套管内管,保持适宜的室温及空气湿度,定时在套管内滴入含抗生素及 α-糜蛋白酶的生理盐水,保持颈部切口清洁。此外,还应经常检查套管缚带的松紧程度并及时调整,防止套管意外脱出。

3.辅助治疗

主要注意维持患者水、电解质与酸碱平衡,常规使用水溶性维生素并着重增加维生素 B_1、维生素 B_{12}。可应用神经生长因子等促进神经修复。

4.预防与治疗并发症

预防与治疗并发症的措施如下:①对重症患者应进行连续心电监护直至恢复期开始。窦性心动过速一般不需治疗,如症状明显或心率过快,可用小量速效洋地黄制剂适当控制,心动过缓可由吸痰操作引起,可用山莨菪碱、阿托品治疗。严重心律失常少见,可会同心血管专业医师解决。②可用小剂量 β 受体阻滞剂治疗高血压,对低血压者可补充胶体液或置头低体位。③对坠积性肺炎与吸入性肺炎及由此引发的败血症、脓毒血症应早使用广谱抗生素治疗,可根据痰病原体培养与药敏试验结果调整抗生素。④为预防下肢深静脉血栓形成及由此引发的肺栓塞,应让患者经常被动活动双下肢或穿弹力长袜,对有高凝倾向的病例可给予低分子肝素5 000 U腹部皮下注射,每天1～2次。⑤对不能吞咽者应尽早鼻饲以维持肠道营养供给,但若有麻痹性肠梗阻迹象,则应停止鼻饲,给予胃肠动力药物来促进肠蠕动恢复。⑥许多患者出现四肢或全身肌肉疼痛与皮肤痛觉过敏,可适当应用止痛镇痛药物。⑦应用润肠药与缓泻药以保持大便通畅。⑧保持床面清洁、平整,定期为患者翻身以防止生压疮,也可使用电动防压疮气垫。⑨对有尿潴留者可做下腹部按摩来促进排尿,无效时应留置尿管导尿。⑩重视患者的焦虑与抑郁状态,做好心理疏导工作,保持对患者鼓励的态度,经常安慰患者,告知虽然恢复较慢,但最后多可完全恢复。症状严重者也可配合抗焦虑与抗抑郁药物治疗。

5.康复治疗

患者瘫痪严重时应注意肢体功能位摆放并经常被动活动肢体,肌力开始恢复时应将主动与被动活动相结合,可进行按摩、理疗等配合治疗。

（十）预后

85％的患者在1～3年完全恢复,约10％的患者留有长期后遗症。死亡率约为5％,常见死因为严重全身性感染、肺栓塞、心肌梗死、心力衰竭、心律失常、成人呼吸窘迫综合征等。老年患者、有严重神经轴突变性者、辅助呼吸时间超过1个月或进展快且伴有严重自主神经功能障碍者预后不良。约3％的患者可能出现1次以上的复发。复发间隔可为数月至数十年。

四、慢性炎症性脱髓鞘性多发性神经病

（一）定义

慢性炎症性脱髓鞘性多发性神经病(chronic inflammatory demyelinating polyneuropathy,CIDP),是一种慢性复发性炎性周围神经病,曾被称为慢性吉兰-巴雷综合征。虽然CIDP在病理上与AIDP有相似之处,但二者的临床表现及对治疗的反应截然不同,目前认为它们是两组不同的疾病。

（二）病因与病理

CIDP的病因不明,研究人员多认为免疫机制参与了发病。病理改变主要是脊神经根与周围神经节段性脱髓鞘和髓鞘再生并存,呈"洋葱头样"改变。少有炎性细胞浸润,浸润的细胞主要是单核细胞。在少数患者中可见神经轴突变性。

（三）临床表现

CIDP可发生于任何年龄,男女均可发病。起病隐袭,多无前驱因素。根据病程特点,可分稳定进展型、阶梯式进展型和复发-缓解型,未经治疗的病例神经功能缺损进行加重常超过8周。各种类型共同的临床表现如下。

1.运动障碍

出现对称性肢体无力,主要为肢体近端(如肩胛、上臂、大腿及骨盆带)的肌肉无力。某些患者肢体远端亦出现无力。肌张力低,腱反射减弱或消失。肌肉萎缩相对较轻,无肌肉自发性疼痛或痛性痉挛。躯干肌及呼吸肌很少受累。

2.感觉障碍

感觉障碍呈对称性,表现为肢体远端的针刺样疼痛、麻木、烧灼感,检查可见深、浅感觉均减退或丧失,可出现感觉性共济失调。

3.脑神经障碍

表现面肌无力、复视及吞咽困难,偶见视盘水肿。

4.自主神经功能障碍

主要是肢体皮肤营养改变,如变薄、少汗,霍纳征及括约肌功能障碍少见。

（四）辅助检查

1.脑脊液检查

呈蛋白-细胞分离,在复发期蛋白升高较明显。鞘内IgG合成率升高,部分患者寡克隆带呈阳性。

2.电生理检查

肌电图可有纤颤、正锐波,NCV、末端潜伏期、F波等神经传导指标的减慢较AIDP严重。

3.病理检查

腓肠神经活检可见炎症性节段性脱髓鞘及髓鞘再生,形成"洋葱头样"改变等典型表现,但也有以轴突变性为主的病例。

（五）诊断

包括以下几点：①病程至少 2 个月；②有进展或反复发作的对称性肢体运动感觉障碍，可有脑神经受累，单纯运动或感觉受累为少见情况；③反射减弱或消失；④神经电生理检查表现 NCV 减慢、末端潜伏期和 F 波延长；⑤脑脊液蛋白-细胞分离；⑥诊断困难时可行神经活检，表现出明确的脱髓鞘和髓鞘再生、"洋葱头"样肥大神经形成等；⑦糖皮质激素治疗有效。

（六）鉴别诊断

1. AIDP

AIDP 急性起病，多在 1 个月内进展至高峰，而后逐渐恢复，常有脑神经和呼吸肌受累。CIDP 则病情持续进展超过 2 个月，甚至达数年，恢复常不完全，激素治疗的效果明显。

2. 中毒与代谢性疾病引起的神经病

患者有应用异烟肼、呋喃类等药物的历史或毒物接触史，或可明确诊断糖尿病、尿毒症、肢端肥大症、甲状腺功能减退等疾病。

3. 副肿瘤性神经病

感觉损害的症状较明显，表现出肢体远端向近端发展的疼痛，深、浅感觉减退或消失，可出现感觉性共济失调，少数患者有脑脊液蛋白-细胞分离。血清可检出与肿瘤有关的自身抗体（Hu 抗体），部分患者经肿瘤治疗好转后，其神经病也出现好转，也可因抗肿瘤药物的毒性作用无好转或恶化。对中年以上多发性神经病患者需详细检查，排除肿瘤。

4. 多灶性运动神经病（multifocal motor neuropathy，MMN）

多灶性运动神经病也称为伴有多灶传导阻滞的运动神经病（motor neuropathy with multifocal conduction block），是一种仅累及运动神经的不对称性脱髓鞘性神经病，表现不对称性分布的肌无力、肌萎缩，反射减弱或消失，少数患者有脑神经受累、电生理有传导阻滞和 F 波异常。发病机制与自身免疫有关，激素治疗无效，环磷酰胺或 IVIG 治疗有效。

5. 结缔组织病引起的多发性神经病

该病表现四肢运动、感觉障碍，尚伴有原发病表现：发热、面部蝶形红斑、关节疼痛。辅助检查提示脏器损害，血中自身抗体阳性。

（七）治疗

（1）皮质激素：泼尼松最为常用，每次 100 mg，每天早晨服用 1 次，3～4 周视病情改为隔天用药并逐渐减量维持，如果症状恶化，可以重复应用大剂量。缓解期也应低剂量维持。

（2）免疫抑制剂：激素治疗失败者可用环磷酰胺，每天 2 mg/kg，或用硫唑嘌呤 3 mg/kg，对部分患者有效，需注意对骨髓造血功能的影响。

（3）IVIG 0.4 mg/(kg·d)，连用 5 d。与小剂量激素合用可维持更长时间的疗效。

（4）PE 为 CIDP 的首选治疗，疗程为 6 周，前 3 周每周 2 次，后 3 周每周 1～2 次，之后可定期进行 PE 治疗。

（八）预后

有关该病的死亡率文献报道不一，Dyck 等对 53 例 CIDP 的长期随访研究显示，患者发病后 2～19 年有 6 例（11％）因并发症死亡，3 例死于其他疾病。截至研究的最后观察日期，将已死亡病例按死前神经功能状态计算，完全恢复的占 4％，可行走、能工作但留有轻至中度神经损害的占 60％，可行走但不能工作的占 8％，困于轮椅及长期卧床的占 28％。

（李秀敏）

第七章

脱髓鞘性疾病

第一节 多发性硬化

多发性硬化(multiple sclerosis,MS)是以中枢神经系统白质脱髓鞘病变为特点,遗传易感个体与环境因素共同作用发生的自身免疫病。多种免疫细胞、细胞因子、抗体和补体参与此过程,引起神经轴突髓磷脂及少突胶质细胞破坏和脱髓鞘反应。MS 的在英国曾被称为播散性硬化。MS 发病率较高,呈慢性病程和倾向于年轻人罹患,估计目前世界范围内年轻的 MS 患者约有100 万人。

散在分布的多数病灶与病程中的缓解与复发,症状、体征的空间多发性与病程的时间多发性构成了 MS 的主要临床特点。该病可从早期未引起注意的轻微症状进展为特征性症状和体征。潜伏期通常为 1~10 年。MS 起病时或疾病早期,临床症状、体征常提示病灶位于中枢神经系统的一个部位,难以确诊,随着疾病复发和病灶沿脑-脊髓轴播散,确诊率可近于 100%。

一、研究史

荷兰伯爵 Jan Van Beieren(1421 年)最早记述了一例可能的 MS 病例,Saint Lidwina Van Schiedam(1380—1433 年)15 岁时摔伤导致右肋骨骨折,引起感染发热,难以行走,伴面部撕裂样疼痛,曾有轻度缓解,之后再次出现行走困难、右臂麻痹、视力减退及可能的面神经麻痹,病情持续进展,直至不能行走,感觉减退,吞咽困难及失明,去世时 53 岁。

18 世纪曾有 2 例很可能的复发-缓解型 MS 患者的详细记录。一例描述见于 Augustus D'Este 公爵(1794—1848 年)的日记,他是英国维多利亚女王的表弟和英王乔治三世的孙子,发病时 28 岁。1822 年,他乘车去外地探访一位挚友,不幸的是他的朋友在他到达前不久去世,他万分悲痛。葬礼过后他阅读许多刚送来的信函,突然感觉视物不清,难以分辨细小的物体,然后他去爱尔兰休养,视力很快恢复,症状颇似球后视神经炎,与旅途劳顿和精神过度悲伤有关,后来自发缓解,符合 MS 的典型临床特点。后来视力症状又有两次相似的复发,他在凸凹不平的石子路上行走不便,下楼梯不自如,肢体发硬,颇似痉挛性截瘫,以后相继出现感觉异常和尿潴留。1843 年,他必须靠手杖保持身体平衡,至 1848 年 12 月去世前的最后几年他都在轮椅上度过。这位公爵曾遍访西欧各国求医,1844 年,曾经有一位医师给他诊断为"双下肢截瘫,功能性或器质性",应该说,这是一个很高明的诊断,因当时医师常把这组症状误诊为神经梅毒。这位公爵的日记提供了当时医师对这类疾病的病因认识和治疗方法。1827年他出现复视时,Kissock医师认为是脾气暴躁、胆汁淤滞所致,曾两次用水蛭在他的太阳穴吸血治疗。各种方式的沐浴也是当时流行的疗法。医师常用各种乙醇饮料、用手拍背、按摩和草药治疗,也曾用理疗、直流电疗法、以温水冲洗腰和骶骨等方法,但均无效。D'Este公爵的日记翔实、生动地记录了他长达26年的病史和症状,颇令人信服,使人们有信心做出MS的身后诊断。另一例是诗人和作家Heime(1797—1856年),他35岁时出现手一过性无力,40岁时突然双眼失明,46岁时出现左睑下垂和左面部感觉过敏,49岁时出现吞咽困难和构音障碍。病程中先后出现无力、疲劳和复视等症状,他曾用硫黄浴、水蛭、碘混合物和缓泻剂治疗,应用多种饮食及皮肤软膏治疗,都无效果,最后进展为严重共济失调性截瘫,于59岁时逝世。

1824年医学文献首次报道MS病例,有学者发表了关于脊髓疾病的专著,报道一例20岁男性患者一过性手部无力,继而出现双腿无力、腿部感觉缺失,伴麻木、笨拙和尿潴留,功能障碍进行性加重,最终进展为严重功能障碍,Ollivier认为该病例可能继发于感染后脊髓炎。伦敦大学医学院病理解剖学教授Carswell(1838年)出版了一本病理学图谱,首次描述MS的病理,绘制神经疾病患者脑和脊髓的图谱,描绘一例瘫痪患者脊髓内新鲜软化灶与陈旧硬化斑两种类型病变,遗憾的是未详细记述患者的临床症状。有人认为法国病理解剖学教授Cruveilhier(1791—1874年)是提出MS病理解剖学报告的第一人,他出版了一本脊髓疾病的书,同时记录了患者的病理与临床资料,详细描述了一例患者的中枢神经系统斑块状变性,该患者临床表现为失明、瘫痪、严重感觉减退、颤抖、说话含糊、肢体痉挛、协调障碍、走路困难及强哭强笑等。1849年,德国诊断了第一例脊髓硬化,德国病理学家Valentiner(1856年)发表了若干MS病例的临床及病理解剖资料,首次指出病情自然缓解是MS重要的临床特点,把眼球震颤列为MS的重要体征。

法国著名的神经病学家Charcot(1825—1893年)细致地观察他家里的年轻女佣人的全部病程,她表现出眼震、意向性震颤和吟诗样语言等。Charcot曾认为她患的是当时较流行的神经梅毒脊髓痨,死后尸体解剖发现脑和脊髓多数硬化斑,于是Charcot认为上述体征可作为MS的临床诊断标准,但后来临床观察发现,Charcot提出的三大主征并非MS的特有症状,仅见于部分MS的晚期患者。Charcot一生收集了34例MS病例,提出MS的临床诊断标准,首次清晰地描述了MS的病理组织学特点,如髓磷脂缺失、轴突保存、神经胶质纤维增生、脂肪吞噬细胞聚集和小血管壁增厚,指出先期急性疾病(如伤寒、霍乱、天花及精神紧张)与该病有关。

19世纪后叶,有关MS的病例记载很少,Seguin等(1878年)发表了美国第一份MS的报告,其后Osler报告了3例加拿大蒙特利尔的病例,其中一例患者是曾在巴黎受过训练的内科医师,1843年他开始出现左腿麻木,随后行走困难,尿潴留,并进行性加重,直至1867年死后,医师对其尸体解剖,发现脊髓白质内硬化斑,认为患者的疾病属于MS脊髓型。Marie(1884年)出版了专著《播散性硬化与感染性疾病》,第一次提出播散性硬化与感染有关。爱丁堡大学的James Dawson(1916年)首次详细描述光镜下MS的中枢神经系统病理变化,如髓鞘脱失及小静脉周围炎性细胞浸润。

1930—1939年Rivers、Sprunt和Berry等发现用中枢神经系统组织分离的狂犬病疫苗免疫实验动物可出现与急性MS病理改变相近的疾病,从而建立MS的实验动物模型——实验性变态反应性脑脊髓炎(EAE)。纽约Rockefeller研究所Rivers(1935年)指出,多次注射无病毒的全髓鞘提取物可引起EAE,这导致MS的自身免疫概念的形成。1943年,髓鞘的化学成分首次被阐明。

1946 年由 Lawry(1915—2001 年)倡议建立国际多发性硬化组织(NMSS),该组织目的是促进研究 MS 的神经病学家交流,募集资金,为 MS 患者提供教育和服务。1947 年第一个由 NMSS 授权的 MS 研究机构建立,由哥伦比亚大学 Elvin Kabat 教授领导,他的研究证明 MS 患者的脑脊液中 γ-球蛋白增多,后来,脑脊液免疫球蛋白检查结果成为 MS 的诊断指标。1950—1959 年研究人员逐渐识别中枢神经系统髓鞘成分,包括髓鞘碱性蛋白(MBP)。研究人员发现单独用 MBP 免疫即可导致 EAE,进一步强调感染后自身免疫对 MS 发病的作用。Kurtzke (1960 年)提出把残疾状态量表作为 MS 患者功能障碍的测量指标。Schumacher(1965 年)提出 MS 临床诊断标准。1970—1979 年研究人员发现免疫抑制疗法,成功实现器官移植,肾上腺皮质激素作为治疗 MS 复发的药物已被接受。Rose 等(1970 年)公布了第一个成功的 MS 临床对照试验,用肌内注射促肾上腺皮质激素或安慰剂的方法治疗 MS 复发患者,治疗组疗效较好,复发持续的时间较短,是 MS 治疗学研究的里程碑。

1978 年 CT 用于临床,1979 年视觉、脑干听觉及体感诱发电位开始应用,1981 年 MRI 应用于临床,都为 MS 的临床诊断提供了依据。Paty 等用 MRI 连续追踪观察患者,揭示 MS 患者的神经影像学动态变化。1990—1999 年采取改变 MS 自然病程的试验治疗及疗效评价,成功地进行了随机、双盲临床试验,改进了临床评估方法,例如,Avonex(干扰素-β-1a)被美国食品药品监督管理局(FDA,1996 年)建议用于复发 MS 的治疗,可减慢功能障碍的进展;FDA(1998 年)批准 Betaseron(干扰素-β-1b)用于复发-缓解型 MS(RR-MS)患者,减少复发率和疾病的严重程度;1997 年 FDA 建议 Copaxone 用于 RR-MS 治疗,可降低复发率。欧洲和加拿大建议 Rebif 用于 RR-MS,可降低复发率,减慢病程进展。欧洲多中心试验(1998 年)显示 Betaseron 可减慢继发进展型 MS(SP-MS)功能障碍进展。2000 年米托蒽醌(Novantrone)被证明可有效地减慢 SP-MS 功能障碍进展,被 FDA 批准用于 MS 的治疗。

在过去的一个多世纪中,许多研究人员在 MS 研究领域做出了巨大贡献,近 30 年来我们对 MS 的理解更加丰富、深入,治疗取得了长足进步,但仍有许多问题有待回答。MS 早期研究史提出了非常有趣的问题:MS 是久已存在,直至 19 世纪 30 年代才被人们认识的疾病,还是当时出现的一种新的疾病? 前一种观点的证据是 MS 可追溯到 14 世纪,史料中记载生活在当时所谓低地国家的 Lidwina(1380—1433 年)的病情与 MS 的临床表现很相似,但后来数百年的文献和史籍中竟没有类似疾病的记录。持后一种观点的人认为,从 18 世纪末至 19 世纪前 10 年西方资本主义进入加速发展期,当时 MS 潜在易感人群与其他人群有密切接触的机会。19 世纪中叶 MS 传播到北美可能是由于当时大量的欧洲人移居北美,随后 19 世纪末西方国家推行殖民化又将该病传播到其他国家。

二、病因及发病机制

MS 的病因及发病机制迄今不明,目前认为与以下因素有关。

(一)病毒感染与自身免疫反应

流行病学资料提示,MS 与儿童期接触的某种环境因素有关,经过若干年潜伏期后发病,推测这种因素可能是病毒感染。已有大量间接证据支持这一观点,例如,MS 患者的血清和(或)脑脊液中多种病毒抗体滴度升高。20 世纪 60 年代,有学者发现许多 MS 患者的血清麻疹病毒抗体水平升高。麻疹病毒是一种嗜神经病毒,麻疹病毒感染可引起致命的亚急性硬化性全脑炎(SSPE)。有人认为 MS 是儿童期常见的麻疹病毒感染引起遗传易感个体免疫异常而导致的少见后果,但 MS 的地区性分布与麻疹病毒世界性分布大相径庭。注射含神经组织的狂犬病疫苗可诱发 MS,在 2～4 周亚急性进展,可见血管周围融合性脱髓鞘病变,提示与自身免疫反应有关。

Koprowski 等(1985 年)报告 MS 患者脑脊液和血清中的逆转录病毒,即人类嗜 T-淋巴细胞病毒Ⅰ型(human T-lymphotropic virus type Ⅰ,HTLV-Ⅰ)抗体升高,其后发现人类慢性神经疾病——热带痉挛性截瘫(tropical spastic paraplegia,TSP)是 HTLV-Ⅰ感染的少见后果。TSP 与 MS 有许多相似之处,组织病理学显示 TSP 患者的脊髓白质炎症脱髓鞘病变,颇似 MS 脊髓型,但许多实验室均未证实 MS 患者有 HTLV-Ⅰ病毒或抗体存在。

如病毒感染是引起 MS 发病的最初事件,自身免疫反应可能作为继发机制起作用。支持这一论点的是,MS 与急性播散性脑脊髓炎极相似,后者无疑是一种迟发性自身免疫性疾病。用髓鞘素抗原,如髓鞘素碱性蛋白(MBP)、含脂质蛋白(PLP)免疫 Lewis 大鼠,可造成 MS 实验动物模型 EAE;EAE 可通过 MBP 致敏的细胞系被动转移,将患有 EAE 的大鼠识别 MBP 多肽片段的激活 T 细胞传输给正常大鼠也可引起 EAE。EAE 的病理改变与 MS 相似,提示二者可能存在相同的免疫病理机制,证明 MS 是 T 细胞介导的自身免疫病。

人类主要组织相容性复合体(major histocompatibility complex,MHC)基因编码的蛋白产物 HLA-Ⅱ类分子参与自身识别过程,如白种人 MS 患者患病与 HLA-DW2 和 HLA-DR2 有关。遗传易感个体被特异的未知环境因素触发时,休眠的自身反应性 T 细胞被激活,通过血-脑屏障在中枢神经系统寻找靶抗原,抗原呈递细胞(antigen presenting cells,APC)结合靶抗原,引起炎症反应。巨噬细胞吞噬的髓磷脂由细胞内酶分解,髓磷脂与小神经胶质细胞/类巨噬细胞表达的 HLA-Ⅱ类分子共同作用,将抗原呈递给特异性活化的 αβT 细胞。αβT 细胞具有 MBP、PLP 特异性,在脑脊液中的出现率是在血液中的出现率的 30～70 倍,激活的 αβT 细胞释放 γ-干扰素(IFN-γ),IFN-γ 进一步吸引淋巴细胞和激活巨噬细胞,刺激巨噬细胞产生肿瘤坏死因子-α(TNF-α)、白介素-1(IL-1)、IL-6、白三烯、氧自由基和蛋白溶解酶等,直接或通过损伤少突胶质细胞间接破坏髓磷脂。TNF-α 水平与 MS 患者血-脑屏障的破坏程度成正比,TNF-α 协同 IFN-γ 诱导表达 HLA-Ⅱ类分子,为 APC 呈递更多的抗原,启动炎症反应过程。少突胶质细胞应激和表达热休克蛋白(heat shock protein,HSP),多种不同的淋巴细胞克隆活化,产生肿瘤坏死因子-β(TNF-β),TNF-β 是一种毒性细胞因子,化学作用近似于 TNF-α。T 淋巴细胞和巨噬细胞有相似的细胞因子介导的细胞毒作用。γβT 细胞是一种细胞毒性 T 细胞,以克隆方式增殖,通过识别表达少突胶质细胞表面 HSP,溶解、破坏少突胶质细胞。

在 T 细胞和巨噬细胞分泌的细胞因子中,IFN-γ 通过吸引其他 T 细胞进入 MS 斑块,激活及强化免疫反应,通过激活巨噬细胞加强免疫反应,诱导巨噬细胞表达 HLA-Ⅱ类分子,巨噬细胞呈递髓磷脂抗原激活 T 细胞;IFN-γ 可刺激巨噬细胞产生 IFN-α,加重髓磷脂的损害;IFN-γ 也能加强抗体介导的脱髓鞘作用,应用 IFN-γ 治疗 MS 患者可使病情恶化。MS 患者病毒感染时,机体抗病毒产生的 IFN-γ 也可使 MS 病情恶化。临床应用重组 IFNβ-1b 能抑制复发-缓解型 MS 患者的病情恶化。IFN-β 通过下调 IFN-γ 产生、减少 T 细胞释放细胞因子、抵抗 IFN-γ 的 MHC 源蛋白扩增、抑制 T 细胞增殖和提高抑制性 T 细胞功能发挥作用。IFN-γ 和 IFN-β 起相互拮抗作用。

MS 的炎症反应直接损害体磷脂和少突胶质细胞,并引起血-脑屏障损害。70% 以上的 MS 患者脑脊液 IgG 指数升高,95% 的 MS 患者脑脊液电泳出现 IgG 寡克隆带,表明出现抗特异性抗体。脑脊液中 MBP、PLP 和 MOG(髓鞘及少突胶质细胞糖蛋白)抗体(升高,还可检出少突胶质细胞抗体及半乳糖脑苷脂抗体;MBP、PLP、MAG(髓鞘相关糖蛋白)、MOG 特异性抗体分泌细胞也增多。

近年来采用酶联免疫斑点试验(enzyme linked immunodspot assay,ELISPOT assay)可从细胞水平检测各类细胞因子分泌细胞,采用原位杂交技术(in situ hybridization,ISH)从分子水平检测各种细胞因子的 mRNA 表达。辅助性 T 细胞包括 Th_1 及 Th_2 两类亚群,前者产生 IL-2、IFN-γ 和淋巴毒素,后者产生 IL-4、IL-5、IL-6 和 IL-10 等。有证据表明,严重致残患者的 IFN-γ 表达细胞数显著增多,Th_1 可使病变加重,显示疾病上调作用;原位杂交研究显示,轻度残疾者的 TGF-β 表达细胞显著增多,TGF-β 和 IL-10 可使疾病下调,抑制疾病进展,显示细胞因子具有免疫调节效应,影响 MS 的病情进展及预后。

淋巴细胞间、抗体与补体及巨噬细胞间在 MS 发病中有相互协同作用。T 细胞可直接或通过释放细胞因子间接调节多克隆 B 细胞反应,B 细胞通过表达 HLA-Ⅱ类分子和向 T 细胞呈递抗原影响 T 细胞,自身抗体和补体作为调理素可增强巨噬细胞破坏髓鞘和吞噬髓鞘的作用,髓鞘反复破坏与恢复,最终可形成陈旧的脱髓鞘斑块。

分子模拟学说认为,MS 患者感染的病毒与中枢神经系统髓鞘蛋白或少突胶质细胞间可能存在共同抗原。病毒氨基酸序列与髓鞘蛋白组分的某段氨基酸序列相同或非常相近,使免疫系统发生错误识别,导致对自身抗原的免疫攻击。已发现二者存在较短的同源性多肽,是支持分子模拟学说的重要证据。

MS 为自身免疫性疾病的特征:①外周血、脑脊液和脑组织中出现数种激活的髓磷脂反应性 T 细胞、B 细胞及自身抗体,选择性破坏髓鞘;②EAE 实验动物模型可重复 MS 的临床特征、免疫病理及免疫化学特征;③具有自身免疫性疾病 HLA-Ⅱ类分子相关性;④遗传易感个体发生 MS 的病因是儿童晚期短暂易感窗内接触特殊外源性因子;⑤MS 患者中,女性较男性常见,复发-缓解型是典型自身免疫性疾病的特征。

(二)遗传因素

MS 有明显家族倾向,可发生在同一家中庭中,两个同胞可同时罹患,约 15% 的 MS 患者有一位患 MS 的亲属。McAlpine 等研究认为,MS 患者一级亲属的患病危险较一般人群高 12～15 倍。患者血亲中发生 MS 风险高的是兄弟姐妹,发病率最高可达 5%,其次为双亲。双胞胎的患病一致率在异卵双生者中为 5%～15%,在同卵双生者中可高达 25%～50%,均提示遗传素质在 MS 发病中起重要作用。寻找易感基因始终是研究的热点,先集中研究影响免疫功能及编码髓鞘蛋白的候选基因,然后进行整个基因组易感基因的筛选。

1.人类白细胞抗原(human leucocyte antigen,HLA)基因

HLA 基因在自身识别和免疫反应中起重要作用,是唯一公认与 MS 易感性相关的基因,位于 6 号染色体短臂上,分为三类,具有高度多态性。早在 1972 年,Jersild 等报道 MS 与 HLA-Ⅱ类抗原 A3、B7 有关联,随后报道与 HLA-Ⅱ类抗原 DW2、DR2 有关。因此,很可能存在 MS 易感基因,位于或靠近 DR2 基因,易感基因可能是几个世纪前由某一北欧人基因突变而来。目前公认 MS 与易感基因组成的 HLA-DR-DQ 单倍体型有关。该单倍体属细胞分型的 HLA-DW2,血清型为 DR2、DR15,基因型为 $DRB1*1501,DQA1*0102,DQB1*0602$。这种易感基因关联现象在欧洲、北美表现较强,在美国黑人、南非有色人种、希腊人、伊朗人中可观察到,阿拉伯国家、撒丁岛的 MS 与 DR4 有关联,日本、墨西哥的 MS 与 DR6 相关联。个体携带基

因不仅影响 MS 的易感性,还可影响疾病性质,如携带 HLA-DR2 的白种人可患严重进展型 MS。中国、日本和菲律宾等亚洲国家人的 MS 易侵犯视神经和脊髓,大脑常可幸免,表现急性型,病情较重。

2.T 细胞受体(T cell receptor,TCR)基因

T 细胞受体(T cell receptor,TCR)基因是研究得较多与 MS 有关的基因。作为接受 MHC 提呈抗原的配对物,TCR 基因自然也应是自身免疫易感基因。TCR 基因包括成对的 α、β 链和 γ、δ 链基因。γ、δ 链基因位于 14 号染色体上,β、γ 链位于 7 号染色体上。Martell 等(1987 年)首先报道了 MS 与 TCR 基因相关联,但许多研究显示 TCR 基因的多态性与 MS 形成无关。

3.免疫球蛋白(immunoglobulin,Ig)基因

MS 患者鞘内异常 Ig 很常见。Ig 重链基因簇位于 14 号染色体长臂,研究人员应用分子生物学方法对 Ig 重链不同区域进行研究,Walter 发现 MS 与重链可变区的多态性相关联,但未发现这一位点的连锁关系,认为 Ig 可变区基因在 MS 中有作用,但非常微弱,以至于不能用连锁方法检测出来。Hillert 关于 Ig 稳定区、连接区的研究未发现任何连锁关系。

4.髓鞘碱性蛋白(myelin basic protein,MBP)基因

人类 MBP 基因位于 18 号染色体,含 7 个外显子,距 MBP5 起始部位 1 kb 处存在三核苷酸重复序列。Boylan 等(1990 年)报道 MS 与这一重复序列的长度有关,芬兰的一个研究组(1992 年)也有类似发现。

5.其他候选基因

细胞因子是免疫调节中的多功能蛋白,在 MS 患者脑部病灶可见 IFN-γ、IL-2 和 TNF-α 等的表达。在对编码 IL-2、IL-4、IL-10、IFN-γ、TNF-α、TGF-β_2、IL4-R 等细胞因子基因及其受体多态性的研究中,多数细胞因子基因与 MS 无连锁和关联,其他候选基因(如 *TAP*、*TAP*$_2$、*LMP*$_2$、*LMP*$_7$、*MAG*、*MOG*、*PLP*)的基因多态性也未见阳性结果。

6.基因组筛选

上述研究的目标均为候选基因,但选择与免疫系统相关基因研究,可能漏掉 MS 易感基因。应用高度多态性微卫星标志对整个基因组进行易感基因筛选,迄今为止已有英国、加拿大、美国和芬兰的研究的小组分别完成 4 篇报告,这些研究的比较见表 7-1。遗憾的是四个小组的筛选结果仅在 HLA 及 5p12-14 区有共同发现,其他结果不完全一致,说明 MS 有异质性。目前研究显示,可能多数弱作用基因相互作用决定 MS 的发病风险。

表 7-1　基因组筛选研究之比较

项目	英国	加拿大	美国	芬兰
家系数	227	175	75	21
研究人数	769	825	643	191
初选同胞对数	143	100	81	35
基因组标志数	311	257	443	328
统计学方法	连锁分析	连锁分析	连锁分析	连锁分析

续表

项目	英国	加拿大	美国	芬兰
值得深入研究的染色体区域	1p/cen、2ce、3p/cen、4q、5cen、6p/q、7p、11p、12p、14q、17p/q、19q、20p、21p、22q、Xcen	1p、2p/q、3p/q、4p/q、5p/q、6q、7p/q、10q、11q、14q、15q、16q、18p/q、9q、Xp/q	2p、3q、4q、5q、6p、6q、7q、9p、9q、10q、11p、12q、13q、16p、18p、19q	2q、3q、4cen、5p、6p、10q、11tel、17q、18tel、19tel

（三）环境因素

高纬度寒冷地区 MS 的发病率高,生活环境、生活方式、食物和毒素等对 MS 的发病及复发起作用。北欧和加拿大的研究表明,乡村居民患 MS 的风险高于城市居民;英国调查显示,MS 在社会经济地位高的群体中比地位低的群体更为常见。外科手术、麻醉、接触宠物、牙齿填充物银汞合金中的汞等可能与 MS 有关,但无可靠证据。

三、流行病学

MS 呈全球性分布,各地发病率不同,估计目前全球 MS 年轻患者约有 100 万人。

（1）MS 的发病率与纬度有密切关系,根据 20 个国家 40 多份流行病学报告,MS 的患病率随纬度增加,南、北半球皆如此。离赤道愈远,发病率愈高。Kurtzke 按发病率将全球划分为高发区、中等发病区和低发区。高发区(患病率为 30/10 万或更高)包括美国北部、加拿大、冰岛、英国、北欧、西欧、以色列、俄罗斯东部,澳洲南部、塔斯马尼亚岛和南新西兰南部。美国北部、加拿大和北欧的患病率为(30～80)/10 万,奥克尼岛和苏格兰北部是异常高发区,患病率达 300/10 万,斯堪的纳维亚半岛和瑞士也有这样的高发,高于该纬度预期患病率的 2～3 倍;中等发病区[患病率为(6～29)/10 万]纬度多低于 40°,包括美国南部、南欧、南非、澳大利亚北部、地中海盆地南部、俄罗斯西伯利亚以西部分、乌克兰、南美洲及部分拉丁美洲;低发区(患病率 5/10 万或更低)包括亚洲和非洲大多数国家及南美洲北部,赤道地区发病率小于 1/10 万。1988 年 Poser 根据 MS 与 HLA 相关研究及地理分布特点,提出 MS 可能起源于北欧 Viking 人种。

（2）移民流行病学资料表明,15 岁以后从 MS 高发病区移民至低发病区的人群发病率仍高,15 岁以前移民发病率降低,说明从 MS 高发区到低发区移民部分携带移除地区的发病风险。Dean 测定南非本地白种人发病率为(3～11)/10 万,从北欧移民至南非者发病率约为 50/10 万,仅略低于北欧本地居民。Alter 等发现,在以色列出生的欧洲移民后裔发生 MS 风险很低,与本地出生的以色列人相似,近期移民者中,每一个国家移民群体的发病率均接近于出生地的发病率。因此,普遍认为移民关键年龄约为 15 岁,15 岁以前从北欧移居南非的移民较成年以后移居者 MS 患病率低,也就是说,15 岁以前移民,要承担移入地区的发病风险,15 岁以后移出流行地区或高危地区,仍保持出生地风险。这一结果有力地提示,15 岁以前与一个环境因素接触可能在 MS 发病中起重要作用,然而此阶段并未发病,经较长潜伏期后才显示临床症状。

Kurtzke 和 Hyllested(1986 年)报告了位于北大西洋的法罗(Faroe)岛 MS 的发病率和流行病学调查结果。1940 年前该岛无 MS 病例,1946 年、1957 年和 1969 年出现三次 MS 发病高峰。调查显示,第二次世界大战期间数千名英国士兵上岛可能是该事件的原因,可能某种感染因子或潜伏病毒传入该岛的青春期人群,毒力较低,使疾病传播较慢。

夫妻罹患 MS 的很少,可能因夫妻早年并未共同暴露于 MS 的风险因素之中。为验证这一假说,Schapira 等在有 2 个以上患者的家庭的成员中确定共同暴露或共同居住的时间,计算出共同暴露的平均年龄为 14 岁,潜伏期约 21 年,与移民研究数据基本相同。

总之,流行病学研究显示,作为患病危险因素,出生地较以后居住地更重要。环境因素对发病有重要性,也提示 MS 的直接病因可能在环境因素中被发现。

(3)MS 的发病期为 10～60 岁,约 2/3 的病例发病于 20～40 岁,高峰年龄 22 岁,少数为60 岁前后发病,但 15 岁前和 55 岁后发病的较少。女性患 MS 较男性高多。女性的平均起病年龄小于 30 岁,男性略晚,原因不清。儿童发病率很低,10 岁前发病仅占所有病例的 0.3%～0.4%,但也有 2 岁典型 MS 病例报道。Hausers 等分析3 例儿童期病例发现,儿童与成人病例表现型并无差异,发病风险随年龄增长,约 30 岁达到高峰,40 岁前居高不下,约 50 岁的降低。有人指出,MS 具有单峰型年龄发作曲线,与许多传染性疾病的年龄特异性发作曲线相似。

(4)MS 与不同种族基因的易感性有关,MS 主要发生于白种人。流行病学资料显示,因纽特人、西伯利亚的雅库特人、非洲的班图人及吉卜赛人根本不患 MS。生活在北美和南美的日本人、中国人、马耳他人和未混血印度人 MS 的患病率很低,约少于当地白种人群的 1/10。生活在夏威夷和美国大陆的第一代日本和中国移民仍表现如他们出生国的低 MS 的发病率,美国黑人与白人的混血儿呈现介于二者间的发病率。

目前,我国尚无完备的 MS 流行病学资料,1949 年前国内无 MS 病例报告,尽管后来在北京协和医院 1926 年病案中发现有典型 MS 临床经过及症状体征的描述。20 世纪 60 年代中期前医师普遍认为 MS 在我国罕见,20 世纪 70 年代后期,随着医师对 MS 的认识逐渐提高,病例报道愈见增多,MS 在我国并非少见疾病,估计我国与日本相似,属低发病区。

四、病理

尸检可见 MS 患者的脑和脊髓萎缩,脑沟增宽,脑室扩大,脑和脊髓的冠状切面可见较分散的脱髓鞘病灶,呈粉灰色,轻微凹陷,大小不一,直径为 1～20 mm,最大可达整个脑叶白质、形态各异。多数斑块发生在脑室旁白质或灰白质交界处,约 40% 出现于脑室周围白质、中脑、脑桥和延髓等处,在小脑齿状核周围、脊髓、视神经和胼胝体中常见。小静脉周围常有大量炎症细胞,如T 细胞、浆细胞、大单核细胞和巨噬细胞。急性期可见软脑膜轻度充血和脑水肿,弥漫性炎症反应累及脑脊膜,蛛网膜下腔可见巨噬细胞、淋巴细胞和浆细胞等。长期病程的严重病例可见软脑膜增厚、局限性或广泛性脑萎缩等。急性期脊髓病变可见节段性肿胀、脱髓鞘,长期病程慢性期可见脊髓节段性萎缩、变细。视神经、视交叉和视束切面可见局灶性肿胀或萎缩硬化斑,切面可见灰白质病灶境界不清。

颈髓斑块数是颈体以下斑块数的 2 倍。典型斑块呈扇形,位于脊髓侧索,可引起下肢无力,可能是 MS 患者出现疲乏症状的原因。锥体束损害引起痉挛,后索和脊髓丘脑束斑块引起针刺样感觉异常和麻木。Lhermitte 征是颈体斑块脱髓鞘纤维机械变形的结果。我国 MS 病例中病理表现坏死灶较多见,仅少数病例表现如欧美病例的典型硬化斑。同一患者脑组织斑块的外观、大小及新旧程度不同。急性期新鲜斑块境界不清,呈暗灰色或粉色,质软。斑块生长方式是自斑块边缘指样延伸生长或相邻损害融合,可见局限性轻度肿胀。长期病程陈旧性斑块境界清楚,呈浅灰色、半透明,较坚硬,可见局限性脑萎缩和脑室扩张。

髓磷脂和少突胶质细胞破坏后遗留完整而裸露的轴突,脱髓鞘早期形成髓磷脂间囊泡,使髓磷脂分为层状结构。斑块外围异常薄的髓质称为影斑,为髓鞘再生区,是 MS 的特征性表现。影斑含形态一致的薄髓磷脂,郎飞结结间长度较正常髓鞘短。髓鞘再生是早期活动性 MS 病灶的显著标志,可能由于少突胶质细胞不是损害的最初靶子,甚至在高度破坏性损害的急性 MS 中仍保存许多可快速诱导髓鞘再生的少突胶质细胞。MS 晚期少突胶质细胞广泛破坏,故影斑少见。任何新出现的少突胶质细胞都来源于干细胞库,是造血干细胞移植治疗 MS 的理论基础。同一区域复发性脱髓鞘和少突胶质细胞破坏最终不仅耗竭了发病前存在的少突胶质细胞,还耗竭了干细胞库,这可能是疾病晚期无髓鞘再生的原因。星形胶质细胞填充于脱髓鞘缺损部位,出现胶质增生和硬化。

MS 斑块分为炎症(活动)性斑块和休眠(静止)性斑块。前者表现脱髓鞘及少突胶质细胞丧失,静脉周围炎性巨噬细胞和 T 细胞浸润,血-脑屏障破坏加重;后者表现脱髓鞘而无降解产物,不同程度的炎性细胞浸润,轻到中度血-脑屏障破坏,斑块胶质形成。施万细胞形成周围神经髓鞘,少突胶质细胞形成中枢神经系统髓鞘,但 MS 脊髓型常含施万细胞形成的髓鞘,导致中枢神经系统出现周围型髓磷脂。

综上所述,早期、晚期和急性(Marburg 型)MS 的病理学区别如下。①早期 MS:广泛脱髓鞘及髓鞘再生(影斑),轴索大多保留,少突胶质细胞数相对正常,有血管周围炎,浆细胞较少;②晚期 MS:脱髓鞘,少突胶质细胞显著减少,髓鞘再生稀疏,轴索密度减小,炎症反应不明显,浆细胞较多,形成神经胶质瘢痕;③急性 MS:斑块呈强炎性反应,有广泛髓鞘破坏和轴索丧失,浆细胞较少,少突胶质细胞、星形胶质细胞变性。

MS 可见无症状性斑块,MRI 追踪扫描发现,数月后无症状性斑块体积大,而后减小,大脑半球斑块常见;神经系统有可塑性,当一种神经通道被破坏时,另一种神经通道表现出相同的功能;慢性斑块出现有效的冲动传导。

总之,中枢神经系统炎症性脱髓鞘是 MS 临床表现的病理基础。MS 早期髓鞘再生明显,但并不意味功能改善,因新生髓鞘存在生理学异常;尽管如此,髓鞘再生仍是临床症状缓解的一个原因,髓鞘再生不会导致进展型 MS。抑制炎症反应及增加少突胶质细胞的髓鞘再生能力是治疗的基本原则。

五、临床表现

(一)病程

MS 多为慢性病程,半数以上的病例在病程中有复发-缓解。我国 MS 患者多为急性或亚急性起病,复发时也可为急性或亚急性,可复发数次或 10 余次,缓解期可长可短,最长可达 20 年,每次复发通常残留部分症状和体征,逐渐积累,使病情加重;少数病例呈阶梯式进展,无缓解而逐渐加重。McAlpine 等(1972 年)分析 219 例 MS 患者的起病方式,约 20% 的患者在数分钟发病,20% 的患者在数小时发病,30% 的患者在一至数天发病,20% 的患者在数周至数月内完全形成疾病,其余 10% 的患者在数月或数年内症状隐袭出现,呈较长稳定期或间断性进展。传统观点认为,MS 多在年轻、健康状态极佳时发病。实际上从病史中常可追溯到患者在发生神经症状前数周或数月已有疲劳、精力缺乏,体质量减轻、肌肉和关节隐痛等。感冒、发热、感染、败血症、外伤、外科手术、拔牙、妊娠、分娩、过劳、精神紧张、药物过敏和寒冷等可诱发 MS 或引起复发,但最新研究认为,妊娠期病情通常不恶化,反而减轻,产后 3 个月病情恶化。

（二）神经系统受累

约半数患者以肢体无力、麻木或二者并存为首发症状起病，可表现一侧或双侧下肢拖曳或控制不良，以致痉挛性或共济失调性轻截瘫、腱反射呈亢进、腹壁反射消失及病理反射呈阳性。可有不同程度的深、浅感觉缺失，肢端针刺感及围绕躯干或肢体的束带感，可能为脊髓后索受累。可出现 Lhermitte 征，患者背部有钝痛，与 MS 病灶的关系不确定；定位不明确的烧灼痛及一个肢体或躯干某部位的根性撕裂痛不常见，可能是脱髓鞘病侵及神经根所致，可为首发症状或见于任何时期。球后视神经炎及横贯性脊髓炎为 MS 的典型发作症状，是确诊病例的特征性表现，但也可见于其他疾病。我国统计 MS 的首发症状多为肢体力弱、单眼或双眼视力减退或失明、感觉异常、肢体疼痛或麻木、复视、共济失调、智能或情绪改变等。国外 MS 的首发症状为走路不稳、复视、眩晕、难以排尿障碍、偏瘫、面瘫、耳聋及三叉神经痛及其他发作性症状仅见于少数病例。缓慢进展的颈脊髓病常见于老年妇女，早期表现下肢无力和共济失调，难以与颈椎病区别；MS 以眼球震颤和共济失调起病的并不少见，可伴肢体无力和强直，提示小脑和皮质脊髓束受累。

（三）症状体征

MS 患者主诉一侧下肢无力、共济失调、麻木和针刺感，但查体可能发现双侧皮质脊髓束病损或巴宾斯基征以及双侧后索病损。约半数患者表现视神经、脑干、小脑和脊髓受累，为混合型；30%～40%的患者表现脊髓型，出现不同程度的痉挛性共济失调和肢体远端深感觉障碍；混合型加脊髓型至少占 80%。不论哪种类型，不对称性痉挛性轻截瘫都是进行性 MS 最常见的表现。病变主要累及小脑或脑桥。MS 的典型症状、体征如下。

1. 肢体瘫痪

肢体瘫痪最多见，国外发生率为 83%。开始多为下肢无力、疲劳、有沉重感，继而变为痉挛性截瘫、四肢瘫，亦有偏瘫、单瘫，伴腹壁反射消失、腱反射亢进和病理反射。

2. 视力障碍

视力障碍约占 46%，多从一侧开始，隔一段时间侵犯另一侧，亦可在短时间内两眼先后受累，常伴眼球疼痛。多数患者发生较急，有复发-缓解过程。早期眼底无改变，后期可见视神经萎缩和球后视神经炎。视神经炎引起视敏度损害和眼球疼痛，可出现双颞侧偏盲、同向性偏盲等。多数患者的视力可于数周后开始改善，约 50%的患者可遗留颞侧视盘苍白，但患者可不觉察有视力障碍。

3. 眼球震颤及眼肌麻痹

约半数患者可出现眼球震颤，水平性眼球震颤多见，可有水平性眼球震颤加垂直性眼球震颤、水平性眼球震颤加旋转性眼球震颤、垂直性眼球震颤加旋转性眼球震颤。病变位于脑桥前庭神经核、小脑及联系纤维。约 1/3 的患者出现眼肌麻痹及复视，多因侵及内侧纵束，导致核间性眼肌麻痹，眼球同向运动联系纤维内侧纵束病损可引起凝视麻痹。特征是侧视时对侧眼球内收不全，同侧眼球外展伴粗大震颤。MS 多表现双侧病损，年轻患者出现双侧核间性眼肌麻痹应高度怀疑 MS。皮质下中枢受损造成向病灶侧凝视麻痹，使同侧眼球不能外展，对侧眼球不能内收，若病变同时累及对侧已交叉过来的支配同侧动眼神经核的内侧纵束，则同侧眼球也不能内收，仅对侧眼球可以外展。眼球震颤和核间性眼肌麻痹是高度提示 MS 的两个体征，若二者并存可指示脑干病灶，需高度怀疑 MS。核上性联系中断也可引起凝视麻痹，动眼神经、展神经的髓内路径受累可出现个别眼肌麻痹。

4.其他脑神经受损

面神经瘫多为中枢性,病灶在大脑半球白质或皮质的脑干束;少数为周围性,病灶在脑干。脑桥病变可出现耳聋、耳鸣、简单幻听(因迷路联系受累)、眩晕和呕吐(前庭联系受累)、咬肌力弱;延髓病变或小脑病变引起咽部肌肉共济失调,可出现构音障碍、吞咽困难;舌肌瘫痪而无舌肌萎缩和纤颤为大脑或皮质脑干束病变所致。严重病例可见上述脑干症状的集合,并伴四肢轻瘫及小脑性共济失调等。

5.感觉障碍

感觉障碍见于半数以上病例,可有疼痛、感觉异常等主观症状,痛觉、温度觉减退或缺失,有深感觉障碍及闭目难立征(Romberg 征),有节段性及传导束性感觉障碍。

6.共济失调

共济失调的出现率约50%。表现断续性言语、意向性震颤、共济失调步态及躯干节律性不稳等,病变位于小脑及其联系纤维;严重者轻微移动躯干或肢体可引发强烈的不能控制的共济失调性震颤,病灶可能位于中脑被盖,并侵及齿状核-红核-丘脑束及邻近结构。Charcot 三主征(眼球震颤、意向震颤、吟诗样或断续样语言)只见于部分 MS 晚期患者。小脑性共济失调可与感觉性共济失调并发,或以小脑受累为主,或以深感觉障碍为主,后者为累及脊髓后索或脑干内侧丘系。

7.发作性神经症状

发作性神经症状是 MS 较少见的特征性表现,疾病复发和缓解期均可出现,极少为首发症状。卡马西平通常对控制症状十分有效。①最常见的发作性神经症状是构音障碍、共济失调、单肢痛性发作、感觉迟钝、多发性面肌痉挛、阵发性瘙痒和强直性发作等,持续数秒或数分钟,有时一天之内可反复发作;可表现手、腕和肘部屈曲性肌张力障碍性痉挛,伴下肢伸直、感觉刺激等,过度换气可以诱发;②Lhermitter 征:部分患者表现颈部过度前屈时自颈部出现一种异常针刺样、串电样不适感,并沿肩背部或脊柱向下放散,可传导至大腿前侧或直达足部和小腿,是颈髓受累征象;Lhermitte 征更像是一个症状,而不是体征,仅在少数 MS 患者中出现,并非 MS 特有,也见于其他颈髓病变;③痛性强直性痉挛发作是发生于四肢的放射性异常疼痛及强直性痉挛,可因手指运动或刺激诱发,数十秒消失,在 MS 患者体内常可与 Lhermitte 征并存;④发生于年轻人的短暂性面部感觉缺失或三叉神经痛常提示 MS,归因于病灶内相邻脱髓鞘轴突间神经元接触传递或"对话";⑤2%～3%的 MS 患者在病程中有一次或反复癫痫发作,是邻近皮质的白质病灶所致;⑥严重而短暂的疲劳是 MS 的另一特殊症状,发烧或疾病活动时更易发生。这些短暂性症状可突然出现,数天、数周或更长时间内再发,然后可完全缓解,体现了复发的短暂性表现,很难确定是否代表一次恶化或出现一个新病灶;Thygessen 对 60 例 MS 患者 105 次恶化的分析提示,新症状仅占 19%,其余仅是旧症状的再现。

8.精神障碍

MS 患者可面对自己明显的神经功能缺陷而表现欣快、兴奋的不适当反应,Charcot 称之为"愚蠢的漠然",Vulpian 称为"病态的乐观"。患者常可伴脑损害多数患者表现抑郁、易怒和脾气暴躁,或淡漠、嗜睡、反应迟钝、重复语言、猜疑和迫害妄想等。在疾病晚期患者也可规律地发生精神错乱,复发期的情感障碍发生率明显升高。

9.认知功能障碍

约半数 MS 患者可出现认知功能障碍,通常表现为保持性记忆丧失、近记忆障碍、持久注意力损害和智能低下等,实际上是完全性痴呆的表现。认知损伤与皮质下痴呆表现一致,晚期常以有明显意志缺失的额叶综合征为特征。

10.自主神经功能障碍

如出现尿流不畅、尿急、尿频和尿失禁,提示为脊髓受累。侵及骶髓而发生尿潴留者较少见。男性患者常可合并勃起功能障碍,如不特殊问及,患者可能不主动叙述。MS 患者也可发生半身多汗和流涎等。

由于 MS 的病灶散在多发,中枢神经系统不同部位的病变组合构成 MS 的临床症状谱。某些症状、体征在 MS 中罕见,如失语症、偏盲、锥体外系运动障碍、严重肌萎缩和肌束颤动,出现这些症状、体征常提示疾病可能不是 MS。

(四)罕见症状

有些患者以罕见症状及非常规方式起病,导致诊断困难,具体如下。

(1)年轻患者出现典型三叉神经痛,可为双侧性,其后出现面部感觉缺失或其他体征而确诊 MS。

(2)有些患者出现臂痛、胸痛或腰骶部疼痛,是痛觉传导路病变刺激所致,常使诊断困难,直至发现新病灶才确诊。

(3)起病较急的右侧偏瘫和失语,易误诊为脑卒中,当出现脑和脊髓的其他症状和体征才得以确诊。

(4)有些患者表现缓慢进展的偏瘫,颇似脑胶质瘤。

(5)MS 患者可于复发期发生昏迷,最后常导致死亡。

(6)患者可在长期病程中仅表现反复非致残性脊髓型发作。

(7)有的患者以精神错乱伴嗜睡为首发症状,其后病情复发,出现小脑和脊髓症状。

(8)患者可表现缓慢智力减退伴缓慢进展的轻度小脑性共济失调。

(9)患者可以迅速进展的上行性下肢瘫痪起病,伴大小便功能障碍和骶部剧痛,反射消失,颇似脊髓病变,2 年后症状缓解,可重新行走。

(10)晚发型于 50~60 岁起病,症状和体征完全符合 MS 临床诊断标准,一些病例表现如缓慢进展的颈椎病。

MS 的临床症状、体征的多样性取决于不同部位脱髓鞘病灶及病变程度,临床常见下肢轻截瘫、感觉异常、视力障碍、复视、眼球震颤、构音障碍、意向性震颤、共济失调、深感觉障碍、膀胱功能障碍和情感反应异常等。MS 病变的空间多发性(散在分布于中枢神经系统的多数病灶)及时间多发性(病程中复发-缓解)构成其症状、体征及临床经过的主要特点。

六、MS 变异型

MS 变异型包括急性 MS、MS 合并周围神经病、视神经脊髓炎和 Schilder 弥漫性硬化等。

(一)急性 MS

急性 MS 是针对慢性复发-缓解型 MS 而言的。Marburg(1906 年)报告了一例急性 MS,故该型也称 Marburg 变异型。曾有人认为急性 MS 短暂的病程与急性播散性脑脊髓炎(acute disseminated encephalomyelitis,ADEM)迁延型一致,后者是一种急性单相性疾病,可持续 4~8 周,但目前多认为二者并不完全相同。急性 MS 可见 MS 典型斑块,组织学显示许多同期斑块,静脉周围脱髓鞘区融合较明显,少数病灶形成空洞,较典型 MS 和 ADEM 的病损严重。

临床表现:①极少数急性 MS 患者表现高度恶化型,突然起病,表现大脑、脑干和脊髓症状,数周内患者呈现昏睡、昏迷及去大脑状态，伴脑神经受损，通常为无任何缓解的单向进行性病程，发病后数月内死亡；国外学者曾描述急性致死型 MS 病例，可在发病数周至 2 个月死亡，病前未患过疹病，无预防接种史，通常脑脊液细胞反应明显，有些儿童及青少年急性 MS 病例是非致命的，也有些患者数月后意外痊愈。②有些患者复发，其后呈典型 MS 的临床过程，但可有急性恶化的相似发作。诊断根据患者的临床表现。脑和脊髓 MRI 显示多发的 T_2WI 高信号，有增强效应，脑脊液的寡克隆带通常缺如，淋巴细胞中度增多。多数急性 MS 患者对静脉注射大剂量皮质类固醇反应良好，但有些患者反应不良，甚至病情恶化。Kanter 等报道血浆交换可使病情迅速改善，ADEM 也有同样的疗效。

（二）MS 合并周围神经病

MS 患者可合并多发性神经病或多发性单神经病，可由脊髓及周围神经同时发生自身免疫性脱髓鞘病变所致。多发性单神经病可表现为慢性炎症性多发性神经病。

七、临床分型

（一）按病程分型

MS 可分为以下五型，该分型与 MS 治疗决策有关（表 7-2）。

表 7-2　MS 与治疗决策有关的临床病程分型

病程分型	临床表现
复发-缓解型 MS	临床最常见，约占 85%，疾病早期出现多次复发和缓解，可急性发病或病情恶化，之后可恢复，两次复发间病情无进展
继发进展型 MS	复发-缓解型患者经过一段时间可转为此型，患病 25 年后 80% 的患者转为此型，病情进行性加重不再缓解，伴或不伴急性复发
原发进展型 MS	约占 10%，起病年龄偏大（40～60 岁），发病后轻偏瘫或轻截瘫在相当长时间内缓慢进展，发病后神经功能障碍逐渐进展，出现小脑或脑干症状，MRI 显示造影剂钆增强病灶较继发进展型少，脑脊液炎性改变较少
进展复发型 MS	临床罕见，在原发进展型病程的基础上同时伴急性复发
良性型 MS	约占 10%，病程呈现自发缓解

（二）按临床表现分型

1.急性型

该型患者起病急，发热。组织病理学显示多数同期斑块和小静脉周围脱髓鞘区融合。少数重症患者出现昏睡、昏迷或去大脑状态，伴脑神经和皮质脊髓束受损，常在数周至数月内死亡；部分患者可恢复，转变为缓解-复发型。

2.发作型

该型常见共济失调和构音障碍，还可见肢体强直、感觉异常、运动障碍和复视等，有时每天可发作数次。

3.肿瘤型

该型较少见，常见于儿童及年轻人。患者表现头痛、癫痫发作、失语、局灶性运动和感觉障碍以及颅内压升高。最初 MRI 结果支持原发性脑瘤，MRI 典型表现为单发的中至大的 T_2WI 高信号脱髓鞘病灶，急性期显示环状增强，通常需立体定向或开颅活检才能确诊。

4.良性型

该型隐袭起病或短暂发作后永久缓解,无神经系统体征,仅于 MRI 检查或尸检时发现。

(三)按病变部位分型

1.脊髓型

该型在亚洲多见,急性、慢性或暴发性起病,表现中枢性截瘫、四肢瘫或脊髓半离断,呈横贯性或节段性感觉障碍、疼痛、麻木及束带感,可有 Lhermitte 征、痛性强直性痉挛发作、性功能障碍等。

2.脑干或脑干小脑型

该型表现周围性或中枢性面瘫、三叉神经痛、眩晕、耳聋及眼球震颤,少数患者出现复视、眼外肌麻痹、核间性眼肌麻痹和吞咽困难等;可有小脑性共济失调、Charcot 三主征。

3.大脑半球型

该型较少见,表现精神症状或智能障碍,如欣快、抑郁、人格改变、精神错乱和强哭强笑。少数患者出现癫痫发作、单瘫、偏瘫、失语和皮质盲等。

八、辅助检查

(一)脑脊液检查

尽管近年来神经影像学技术取得长足的进步,为 MS 的临床诊断提供了有力手段,但脑脊液检查在 MS 的临床及研究方面的重要性仍是其他方法无法取代的。

1.脑脊液单核细胞计数

患者单核细胞数正常或轻度升高,一般不超过 $15×10^6/L$。约 1/3 的 MS 患者,尤其是急性起病或恶化患者可有轻到中度单核细胞增多,通常不超过 $50×10^6/L$,超过此值应考虑其他疾病。脑干严重脱髓鞘时可达到或超过 $100×10^6/L$。暴发型患者多形核白细胞比例较大,脑脊液细胞增多是衡量疾病活动的唯一指标。

2.检测 IgG 鞘内合成

(1)脑脊液 IgG 指数:约 40% 的 MS 患者的脑脊液总蛋白含量轻度升高,超过 1.0 g/L 者罕见,可考虑其他疾病。约 2/3 的 MS 患者的 IgG 比例升高,超过总蛋白的 12%;70% 以上患者脑脊液 IgG 指数升高。脑脊液 IgG 指数表示为:(脑脊液 IgG/S-IgG)/(脑脊液 Alb/S-Alb)[S 代表血清,Alb 代表清蛋白]。该指数为 0.7 提示中枢神经系统内 IgG 合成。测定这组指标也可计算中枢神经系统 24 h IgG 合成率,其意义与该指数相似。IgM 的测定也有一定意义,但因含量微、检测困难及阳性率低,诊断价值有限。

(2)寡克隆区带(oligoclonal bands,OB):在琼脂糖凝胶电泳中表现异常分离的区带——寡克隆 IgG 区带,是 MS 患者的重要免疫学指标。通过琼脂糖等电聚焦和免疫印迹技术,双抗体过氧化物酶标记及亲和素-生物素放大系统,可使 OB 阳性检出率达到 95% 以上。

脑脊液和血清同时出现类似区带并不提示鞘内 IgG 合成,只有在脑脊液中存在而在血浆中缺如才是寡克隆区带。需强调的是脑脊液 OB 区带并非 MS 特异性改变,在莱姆病、神经梅毒、亚急性硬化性全脑炎(SSPE)、HIV 感染和多种结缔组织病患者的脑脊液中也可检出,因此,诊断需密切结合临床,对结果解释也须慎重。检出脑脊液 OB 对诊断早期或非典型 MS 更有帮助,Moulin 等认为,MS 首次发作即出现脑脊液 OB 可能预示慢性复发性 MS。目前,脑脊液 IgG 指数和脑脊液 OB 测定是 MS 可靠的实验诊断方法。

3.放射免疫分析(radioimmunoassay,RIA)

放射免疫分析(RIA)证明,许多急性期 MS 患者的脑脊液含高水平 MBP,慢性进行性 MS 患者的 MBP 水平较低或正常,缓解期也正常。因为 MBP 水平增加也见于脑梗死等髓鞘破坏病变,检测又需特殊设备和试剂,所以它在诊断性试验中应用不广。已经证明 MS 患者的脑脊液中髓鞘素组分(MBP、PLP、MAC 和 MOG 等抗体)生成细胞数明显增多,脑脊液中 MBP、PLP 多肽片段的自身应答性 T 细胞数也增加。MS 是一种器官特异性炎症性疾病,脑脊液又紧邻炎症攻击的中枢神经系统靶器官,并易于获得,故检测脑脊液免疫细胞及免疫分子成为研究 MS 免疫发病机制的最佳途径。

(二)诱发电位检查

对于 MS 早期或 MS 脊髓型,当临床资料提示中枢神经系统仅有一个病灶时,视觉诱发电位(VEP)、脑干听觉诱发电位(BAEP)和体感诱发电位(SEP)检查,视觉刺激知觉延迟、眼电图、眨眼反射及视觉图像闪光融合等可确定无症状病灶存在。国外报道,VFP 异常见于约 80% 的临床确诊 MS 患者和约 60% 的临床可能或可疑 MS 患者。SEP 的相应数值为 69% 和 51%,BAEP(通常为波内潜伏期延长或第 5 波幅降低)分别为 47% 和 20%。在 Halliday 和 McDonald 的系列研究中,50%~90% 的 MS 患者有一项或多项试验异常。

(三)CT 扫描和 MRI

1.CT 扫描

CT 扫描偶可意外显示脑部病损。用双倍剂量对比剂和注药后 1 h 延迟 CT 扫描可提高 MS 病情恶化时病灶显示率。应注意两点:①急性斑块可显示强化的环状病灶,类似脓肿或肿瘤;②类固醇治疗后脑室旁病灶可变得不明显,颇似中枢神经系统淋巴瘤。

2.MRI

MRI 是检出 MS 病变高敏感性的方法,可发现小脑、脑干、视神经和脊髓的无症状性 MS 斑块;不仅可进行 MS 定位及定性诊断,连续 MRI 检查还可动态观察病灶进展、消退及转归,还可用于药物疗效评价。MS 的 MRI 表现如下。

(1)侧脑室周围、半卵圆中心、胼胝体、胼胝体与脑室间可见类圆形或融合性斑块,有 T_1WI 低信号、T_2WI 高信号,大小不一,常见于侧脑室前角和后角周围(图 7-1)。大融合性斑块多累及侧脑室体部。脑干、小脑、脊髓可见不规则斑块。

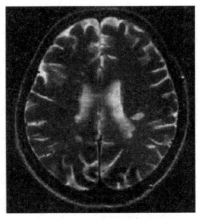

图 7-1 多发性硬化

注:MRI 显示 T_2WI 侧脑室周围白质多发性斑块多发性硬化。

（2）病程较长，伴脑室系统扩张、脑沟增宽等脑白质萎缩征象。

（3）T$_2$WI 显示大脑白质 MS 斑块较好，质子密度加权像显示脑干和小脑斑块较清晰，T$_1$WI 可鉴别 MS 的陈旧与新鲜斑块，前者 T$_1$WI 呈明显低信号，注射 Gd-DTPA 后不强化，后者呈模糊等信号，有显著强化效应。Stewart 等（1987 年）发现 80% 确诊的 MS 患者的 MRI 显示多灶病损；在 Ormerod 等报道的 114 例临床确诊 MS 患者中，除 2 例外均发现脑室旁的 T$_2$WI 异常信号，除 12 例外均发现大脑白质分散病灶。脑室旁 T$_2$WI 高信号可见于多种病理过程，甚至正常老年人的 MRI。T$_2$WI 显示数个不对称的界限清楚、紧邻脑室表面的病灶常提示 MS，与纤维束走行一致的放射性分布脱髓鞘区更有诊断意义。

总之，MS 的诊断需要有时间上和空间上离散性病灶的证据。单核细胞数、脑脊液 IgG 指数和脑脊液 OB 的检测可提供 MS 的免疫学证据，诱发电位、CT 和 MRI 检查可发现 MS 的亚临床病灶，但没有任何一项实验室、电生理及神经影像学检查可以单独作为完全可靠的 MS 诊断依据。

九、诊断及鉴别诊断

（一）诊断

复发-缓解的病史、症状、体征提示中枢神经系统有一个以上的分离病灶，是长期以来指导临床医师诊断 MS 的准则。然而，近年来磁共振成像和诱发电位等可以识别临床不明显的病损，使 MS 诊断不再只依靠于临床标准。目前国内尚无 MS 的诊断标准，长期以来沿用国外标准，如 Schumacher、McDonald 和 Poser 诊断标准。

1.Schumacher 诊断标准

Schumacher（1965 年）临床确诊 MS 的标准：①病程中有 2 次或 2 次以上复发-缓解，间隔 1 个月，或呈进展型，病程 6 个月；②有 2 个或以上病变体征；③病变主要在神经系统白质；④发病年龄为 10～50 岁；⑤排除其他病因。

2.McDonald（1977 年）诊断标准

（1）确诊的 MS：经尸体解剖确定。

（2）临床确诊 MS：①病史中有 2 次或 2 次以上复发-缓解；②中枢神经系统有 2 个或 2 个以上分离性病灶的体征；③病变主要在中枢神经系统的白质；④发病年龄为 10～50 岁；⑤体征或症状存在的时间超过 1 年；⑥排除其他病因。

（3）早期可能或潜伏期 MS：①提示 MS 的 1 次发作，中枢神经系统有 2 个或 2 个以上分离性病灶体征；②呈复发-缓解病程，仅有 1 个与 MS 有关的病灶体征。

（4）进展性可能 MS：①有进行性截瘫病史；②中枢神经系统有 2 个或 2 个以上分离性病灶的体征；③排除其他病因。

（5）进展性可疑 MS：①有进行性截瘫病史；②仅有 1 个病灶体征；③排除其他病因。

（6）推测的 MS：提示 MS 的 1 次发作，无病灶体征或仅有 1 个病灶体征；或有单侧或双侧复发性视神经炎，伴视神经以外的另 1 次发作，但无视神经以外的病灶体征。

3.Poser（1983 年）诊断标准（表 7-3）

（1）临床确诊的 MS：①病程中有 2 次发作和 2 个分离病灶的临床证据；②病程中有 2 次发作，有 1 处病变的临床证据和另 1 不同部位病变的亚临床证据。

表 7-3　Poser(1983 年)MS 诊断标准

诊断分类	诊断的标准(符合其中 1 条)
1.临床确诊的 MS	①病程中有 2 次发作和 2 个分离病灶的临床证据
	②病程中有 2 次发作,有 1 处病变的临床证据和另 1 个部位病变的亚临床证据
2.实验室检查支持确诊的 MS	①病程中有 2 次发作,有 1 个临床或亚临床病变证据,脑脊液 OB/IgG
	②病程中有 1 次发作,有 2 个分离病灶的临床证据,脑脊液 OB/IgG
	③病程中有 1 发作,有 1 处病变的临床证据和另 1 个病变的亚临床证据,脑脊液 OB/IgG
3.临床可能的 MS	①病程中有 2 次发作,有 1 处病变的临床证据
	②病程中有 1 发作,有 2 个不同部位病变的临床证据
	③病程中有 1 发作,有 1 处病变的临床证据和另 1 个部位病变的亚临床证据
4.实验室检查支持可能的 MS	病程中有 2 次发作,脑脊液 OB/IgG,2 次发作累及中枢神经系统的不同部位,间隔至少 1 个月,每次发作持续 24 h

注:脑脊液 OB/IgG 表示脑脊液寡克隆带呈阳性或中枢神经系统内 IgG 合成增加(即脑脊液 IgG 指数升高)。

应注意 2 次发作必须涉及中枢神经系统的不同部位,至少间隔 1 个月,每次发作须至少持续 24 h。某些病史资料也可作为病变的临床证据,例如,50 岁以下患者出现 Lhermitte 征,放射线检查已排除颈椎病;因严重位置觉、实体觉缺失,手的运用不灵;50 岁之前发生典型视神经炎,视力丧失并伴眼球运动疼痛,或视力未完全丧失,但有视野缺损和辨色力障碍;有复视而无甲状腺疾病及先期眼眶外伤,当物体靠近任何一只眼睛时复视消失;40 岁以前发生三叉神经痛。以病史材料作为病变临床诊断证据必须慎重,如医师未亲自观察到上述发作,需有患者亲友加以证实。高温诱导试验、诱发电位、脑部 CT 和 MRI 检查也是获取中枢神经系统病变的亚临床证据的方法,神经心理学鉴定发现 50 岁以下患者有肯定的认知缺陷对诊断该病也有帮助。对表现复发-缓解病程的典型病例诊断可能很少有疑义,但应注意其非典型临床经过及症状特点,如急性型、隐匿起病、缓慢进展病例以及缺乏视神经炎等典型症状的患者。

(2)实验室检查支持确诊的 MS(laboratory-supported definite MS,LSDMS):指脑脊液 OB 呈阳性或脑脊液 IgG 合成增加,患者的血清无寡克隆带,血清 IgG 水平在正常范围内,需排除梅毒、亚急性硬化性全脑炎、类肉瘤病和胶原血管病等。

诊断标准:①病程中有 2 次发作,有 1 个临床或亚临床病变的证据,脑脊液 OB 呈阳性或中枢神经系统内 IgG 合成增加(表示为脑脊液 OB/IgG);②病程中有 1 次发作、2 个分离病灶的临床证据,并有脑脊液 OB/IgG;③病程中有 1 次发作,有 1 处病变的临床证据和另 1 个不同部位病变的亚临床证据,并有脑脊液 OB/IgG。

应注意病史资料不能作为临床或亚临床证据。第一次检查时的 2 处病变必须是不同时间存在的,至少间隔 1 个月,这种时间间隔的要求旨在尽量不把急性播散性脑脊髓炎包括在内。进展型患者最初出现轻截瘫时,不应同时存在视神经受累的临床或亚临床证据,若二者同时存在,且病情稳定进展至少 6 个月,应诊断为 MS。

(3)临床可能的 MS(clinical probable MS,CPMS):①病程中有 2 次发作和 1 处病变的临床证据,这 2 次发作必须涉及中枢神经系统的不同部位,病史材料不能作为病灶的临床证据;②病程中有 1 次发作和 2 个不同部位病变的临床证据;③病程中有 1 次发作和 1 处病变的临床证据和另 1 个不同部位病变的亚临床证据。

（4）实验室检查支持可能的 MS（laboratory-supported probable MS，LSPMS）：病程中有 2 次发作和脑脊液 OB/IgG，2 次发作须累及中枢神经系统的不同部位，间隔至少 1 个月，每次发作持续 24 h。

4.关于我国 MS 临床诊断标准的建议

从上述 Schumacher、McDonald 和 Poser 诊断标准，可一窥 MS 临床诊断的发展沿革，随着检测手段进步，诊断的可靠性提高。目前，Poser 诊断标准被国际上广泛采用，实验室指标具有较好的预见性，VEP、BAEP、脑脊液 IgG 指数和脑脊液 OB 可使 90％临床可能的 MS 病例上升为实验室检查支持确诊的 MS。然而，无论从临床应用还是从研究角度，都应尽量减少分类层次，便于临床及实验研究，尽量多地纳入临床确诊病例；McDonald 和 Poser 标准都显得烦琐。1982 年华盛顿 MS 诊断专题会议决定的诊断标准方案，将脑脊液 OB 和脑脊液 IgG 指数或 24 h 鞘内 IgG 合成率定为实验室指标，将诱发电位、CT 或 MRI 定为亚临床隐匿性病灶证据。鉴于此，建议简化 MS 诊断标准，除病理确诊外，将临床诊断标准划分为两类（表 7-4）。

表 7-4　建议的 MS 分类标准

诊断分类	诊断标准
1.临床确诊的 MS（clinical definite MS，CDMS）	病程中有 1 次发作，中枢神经系统有 2 个分离病灶的临床证据，脑脊液 OB/IgG（＋）
2.临床可能的 MS（clinical probable MS，CPMS）	①病程中有 2 次发作（不需是中枢神经系统不同部位），有 1 处病变的临床证据 ②病程中有 1 次发作，有 2 个不同部位病变的临床证据 ③病程中有 1 次发作，有 1 处病变的临床证据、另 1 处病变的亚临床证据，脑脊液 OB/IgG 均为（＋）或（－）。符合其中 1 条即可

注：病变亚临床证据系经 CT、MRI、VEP 和 BAEP 证实者。

多数 MS 患者年轻，生活中正面临许多重要抉择，如受教育、结婚和生子等，所以诊断须周密、慎重。主要依据临床表现，结合必要的实验室、电生理及 MRI 检查，切忌轻率地把 MS 标签贴在患者身上，可导致医师注意力转移，将以后出现的任何神经事件都用 MS 解释，不考虑其他可能治愈的疾病。

（二）鉴别诊断

（1）急性播散性脑脊髓炎（acute disseminated encephalomyelitis，ADEM）：是急性炎症性脱髓鞘性或坏死性病变。ADEM 患者相对年轻，发病快，多有前驱病毒感染或疫苗接种史。该病表现广泛的中枢神经系统病变，出现多灶性神经功能障碍，呈自限性和单相性病程。可有发热、脑膜炎、意识障碍、昏迷等，在 MS 中罕见。血-脑屏障明显受损，幕下病变多见。98％的患者 MRI 显示脑室周围白质受累，40％的患者有丘脑病变，MS 很少累及丘脑和胼胝体。

（2）某些 MS 患者首发症状类似急性迷路性眩晕或三叉神经痛，细致的神经系统检查可发现脑干受损体征，脑脊液检查可能有帮助。亚急性进展病例累及传导束和脑神经，可误为诊脑干神经胶质瘤，病情缓解或 MRI 追踪可确诊。

（3）系统性红斑狼疮（systemic lupus erythematosus，SLE）、Sjögren 综合征、硬皮病、混合型结缔组织病和原发性胆管硬化等在中枢神经系统白质可出现多发病灶。5％～10％的 MS 患者可检出抗核抗体或抗双链 DNA 抗体，MS 可与 SLE 并发。MRI 中狼疮病灶与 MS 斑块类似，视神经和脊髓反复受累,临床连续发作类似 MS,狼疮的病理损害为小梗死灶,少数病例可见炎性脱髓鞘。神经白塞病表现多灶性脑病症状,临床特征是反复发作的虹膜睫状体炎、脑膜炎,还有口腔及生殖器黏膜溃疡,关节、肾和肺部症状等;单纯以神经症状发病者较难确诊。临床已注意到虹膜睫状体炎与 MS 有联系,但有些病例后来被证明为脑淋巴瘤。

(4)多发性脑海绵状血管畸形及小的脑干动静脉畸形伴多次出血发作、脑膜血管梅毒、某些少见的脑动脉炎可类似 MS 发作,血管造影可呈阴性,MRI 见小血管病变周围血液产物,可证实诊断。神经系统以外结节性动脉周围炎或血管炎可产生类似 MS 的多灶损害。有些少见病例表现复发性神经症状或类固醇反应性脊髓炎,鉴别困难,单核细胞可达 $100×10^6/L$ 或更多。

(5)地中海地区慢性型布鲁氏菌病、莱姆病均可导致脊髓病或脑病,影像学可见多发性白质病变。莱姆病有特征性慢性游走性红斑,30%~50%病例在出现红斑后 2~6 周出现脑膜炎、脑炎、脑神经炎、运动和感觉神经炎等神经症状。急性传染病史和流行病史是重要鉴别点。

(6)MS 脊髓型表现进行性痉挛性截瘫伴不同程度的后索损害,易与颈椎病脊髓型混淆,但颈椎病患者常可见到由脊神经根受累所致的颈部根性痛、颈椎固定和肌萎缩,在 MS 中少见。腹壁反射消失、勃起功能障碍、膀胱功能障碍常见于脱髓鞘脊髓病早期,在颈椎病中不发生或晚期发生。颈椎病患者的脑脊液蛋白明显升高,MS 主要是 IgG 指数升高和出现脑脊液寡克隆带。判定是 MS 脊髓型还是颈椎病所致的脊髓压迫靠 MRI 和 CT 脊髓造影。应注意急性脊髓炎的 MRI 结果可见脊髓局部肿胀,有的患者因此做了毫无意义的椎板切除术。

(7)热带痉挛性截瘫(tropical spastic paraplegia,TSP)或人类嗜 T-淋巴细胞病毒-Ⅰ型(HTLV-Ⅰ)相关脊髓病(HAM),是 HTLV-Ⅰ 感染后的自身免疫反应。临床及检查颇似 MS,如 35~45 岁发病,女性稍多,脑脊液中细胞数可增多,以淋巴细胞为主,多数患者的脑脊液可见寡克隆带,VEP 多表现单侧或双侧 P100 潜伏期延长或伴波幅降低,BAEP 表现波间潜伏期轻至中度延长,偶见单个波幅消失或降低,SEP 提示脊髓内传导阻滞。与 MS 的区点:①隐袭发病后病情进行性加重;②突出特点是痉挛性截瘫,双下肢疲乏、沉重,伴腰骶部疼痛,为针刺样或烧灼样,向足部放射,多双侧受累,可先累及上肢;③部分患者首发症状是尿急、尿频和勃起功能障碍,下肢感觉异常,数月或数年后下肢力弱加重,呈痉挛步态,无明显肌萎缩,感觉异常逐渐减轻,括约肌障碍日趋明显;④肌电图和神经传导速度多正常,可有轻度神经源性损害;⑤放射免疫法或 ELISA 可检出血清和脑脊液中的 HTLV-Ⅰ 抗体。

(8)肌萎缩侧索硬化(amyotrophic lateral sclerosis,ALS)表现肌萎缩、肌束震颤及四肢锥体束征,无感觉障碍,发病年龄较晚,呈慢性进行性病程,易于鉴别。

(9)脊髓亚急联合变性先出现对称性后束受累,再出现侧束受累,血清的维生素 B_{12} 水平降低,胃酸缺乏,有巨细胞性贫血,Schilling 试验可确定维生素 B_{12} 吸收障碍。

(10)扁平颅底与颅底凹陷症常合并发生,特点:①多在成年后起病,缓慢进行性加重;②患者常有短颈、后发际低、颈部活动稍受限、声音嘶哑、吞咽困难、构音障碍和舌肌萎缩等后组脑神经症状,枕项部疼痛、颈强直、上肢麻木、肌萎缩和腱反射减弱等颈神经根症状,四肢无力、瘫痪、锥体束征、吞咽及呼吸困难等上颈髓及延髓症状,眼球震颤和小脑性共济失调等小脑症状,少数患者有椎基底动脉供血不足、颅高压症状;③可合并小脑扁桃体下疝畸形、导水管狭窄和脊髓空洞症等;④X 线摄片测量枢椎齿状突位置是确诊的重要依据。

(11)Arnold-Chiari 畸形(不伴脊髓脊膜突出)可误诊为 MS。该病的临床特点:①有延髓和上颈髓受压症状,如偏瘫或四肢瘫、腱反射亢进、锥体束征阳性、感觉障碍、呼吸困难;②有脑神经和颈神经根症状,如面部麻木、复视、耳鸣、听力障碍,构音障碍、吞咽困难和枕下部疼痛;③有眼球震颤及步态不稳等小脑症状;④有头痛和视盘水肿等颅高压症状;⑤脑干及上段颈髓受压,周围蛛网膜粘连、增厚,形成囊肿,延髓和颈髓可因受压缺血及脑脊液压力影响而形成继发性脊髓空洞症,出现相应症状;⑥头部 MRI 矢状位可清晰地显示小脑扁桃体下疝及继发囊肿、脊髓空洞症等,是诊断的重要依据。还应注意区别 MS 与枕大孔、桥小脑角、斜坡和后颅窝肿瘤导致的神经综合征。应掌握的准则是,当患者的所有症状和体征能被脑-脊髓轴一个区域的病损解释时,则不应做出 MS 诊断。

(12)遗传性共济失调常可通过家族发病,隐匿起病,缓慢进展,有固定临床表现。腹壁反射和括约肌功能可不受损。患者通常有弓形足、脊柱后侧凸和心脏疾病等,支持遗传病的诊断。

(13)大脑淋巴瘤包括较常见的血管中心淋巴瘤,其脑室旁病损在 MRI 中与 MS 斑块极类似,并导致中枢神经系统多灶性、复发性和类固醇反应性疾病,但脑脊液中寡克隆带缺如。

十、治疗

多年来许多 MS 的治疗方法被认为是成功的,但必须注意到该病自然缓解的特性。目前多数治疗方法都基于 MS 是器官特异性自身免疫病的假说,由于尚未找到 MS 特有的免疫异常证据,目前治疗的主旨在于抑制炎症性脱髓鞘病变进程,防止急性期病变进展恶化及缓解期复发,晚期采取对症及支持疗法,减轻神经功能障碍。治疗方法的选择主要依据病程。

(一)复发-缓解型 MS 治疗

1.促肾上腺皮质激素及皮质类固醇

这两类药物主要治疗 MS 急性发作及复发,有抗炎、免疫调节、恢复血-脑屏障功能、减轻水肿及改善轴索传导等作用,缩短急性期和复发期病程;已证明对临床症状、体征和 MRI 显示的病损有作用。主张大剂量短程疗法,近期有效率达 74.8%,远期疗效尚不确定。临床常用药物如下。

(1)甲泼尼龙:显效较快,作用持久,不良反应较小,对中度至严重复发病例可用1 000 mg/d,加于 500 mL 5%的葡萄糖注射液中,静脉滴注,3~4 h 滴完,连用 3~5 d 为 1 个疗程。继以泼尼松 60 mg/d,口服,12 d 后逐渐减量至停药。

(2)促肾上腺皮质激素:20 世纪 70 至 80 年代很流行,可促进复发的恢复。80 U/d,静脉滴注或肌内注射 1 周;减量为 40 U/d,持续用 4 d;20 U/d,4 d;10 U/d,持续 3 d。

(3)泼尼松:80 mg/d,口服 1 周;减量为 60 mg/d,口服 5 d;40 mg/d,口服 5 d;以后每 5 d 减10 mg,4~6 周为 1 个疗程。

(4)地塞米松:30~40 mg,加入 50 mL 生理盐水,静脉缓慢推注,5 min 内推注完,短时间使血药浓度达到高水平,迅速、有效地抑制免疫活性细胞,缓解临床症状,1~2 次可望完全控制急性发作。此药不良反应较大,半衰期较长,对水电解质代谢的影响较大。为避免复发可在第 1、3、5、8 和 15 天各注射 1 次。也可用地塞米松 20 mg 加甲氨蝶呤 10 mg,肌内注射,对急性发作及重症者效果好,可 1 周后再行第 2 次注射。

应用大剂量皮质类固醇很重要,如大剂量甲泼尼龙冲击疗法对终止或缩短急性或亚急性MS 有效,也可口服泼尼松 60~80 mg/d,优点是不需要住院。临床经验提示,严重发作的 MS 对大剂量静脉给药反应迅速,但急性恶化 MS 可无反应。有些患者在疗程结束后 1 个月或更长时间疗效不明显,无明显可影响病程或预防复发的证据。皮质类固醇的用药时间通常限制在 3 周内,如症状反复可延长用药时间。短期用药很少产生不良反应,可有失眠、抑郁、急躁等,超过数周易出现肾上腺皮质功能亢进,如有高血压、高血糖、糖尿病失控、骨质疏松、髋臼无菌性坏死、白内障、较少见的胃肠道出血和结核病活动。适量补钾是必要的。经验表明,隔天用皮质类固醇几乎无效,连续口服易耐受,每月静脉滴注一次大剂量皮质类固醇,用药物冲击疗法可使某些患者免于复发。

2.β-干扰素疗法

三种类型的干扰素(interferon,IFN)即 IFN-α、-β 和-γ 均曾用于 MS 治疗。IFN-α 和 IFN-β 称为Ⅰ型干扰素,分别由白细胞和成纤维细胞产生,有较强的抗病毒作用;IFN-γ 为Ⅱ型干扰素,由 T 细胞产生,有较强的免疫调节作用。MS 患者的非特异性抑制细胞效应明显降低,IFN-α 及 IFN-β 可增强抑制功能;IFN-γ 可增强 MS 病灶中活性小胶质细胞和血管周围浸润细胞表达 MHC-Ⅱ,使病情加重。IFN-β 有免疫调节作用,IFN-β1a 和 IFN-β1b 两类重组制剂已作为治疗复发-缓解型 MS 推荐用药在美国和欧洲被批准上市。IFN-β1a 是糖基化重组哺乳动物细胞产物,氨基酸序列与天然 IFN-β 相同,IFN-β1b 是非糖基化重组细菌细胞产物,17 位上丝氨酸为半胱氨酸所取代。

IFN-β1a 治疗首次发作的 MS 的可用 22 μg 或 44 μg,皮下注射,1～2 次/周;治疗确诊的复发-缓解型,用 22 μg,2～3 次/周。耐受性较好,发生的残疾较轻。IFN-β1b 的用法为 250 μg,隔天皮下注射。IFN-β1a 和 IFN-β1b 均需持续用药 2 年以上,通常用药 3 年疗效下降。IFN-β1a 可引起注射部位红肿及疼痛、肝功能损害及严重变态反应(如呼吸困难)。IFN-β1b 可引起注射部位红肿、触痛,偶引起局部坏死、血清转氨酶轻度升高,白细胞减少或贫血。妊娠时应立即停药。

IFN-β 主要用于 MS 缓解期治疗,剂量应个体化。两类 IFN-β 均可减少 MS 临床复发率和 MRI 显示的疾病活动,耐受性均较好,患者对 IFN-β1a 的耐受似乎更好。38% 的患者用药 3 年后疗效下降,治疗 1 和 2 年后分别有 14% 和 22% 的患者血清 IFN-β1a 中的和活力降低。IFN-β 疗法理想的治疗时机、持续时间、长期疗效等有待研究,长期用药风险未确定,对轻症患者慎用,对每例患者应行药物风险及疗效评估。重组 IFN-α2a 治疗复发-缓解型,停药 6 个月复发,说明疗程应更长。对 IFN-β1b 的研究提示患者的治疗反应可持续 5 年。6 个月内病情持续进展和血清出现 IFN-β 中和抗体为停药指征。

3.醋酸格拉太咪尔

用量为每次 20 mg,1 次/天,皮下注射。该药是人工合成的亲和力高于天然 MBP 的无毒类似物,是 L-丙氨酸、乙谷氨酸、L-赖氨酸和 L-酪氨酸以浓度比(mol/L)6.0∶1.9∶4.7∶1.0 偶然合成的多肽混合物,免疫化学特性模拟抗原 MBP,作为"分子诱饵"进行免疫耐受治疗,可作为 IFN-β 治疗复发-缓解型 MS 的替代疗法。国际 MS 协会推荐该药和 IFN-β 作为 MS 复发期的首选治疗药。该药的耐受性较好,但注射部位可产生红斑,约 15% 的患者注射后出现暂时性面红、呼吸困难、胸闷、心悸和焦虑等。

4.硫唑嘌呤

用法为 2～3 mg/(kg·d),口服。可抑制细胞和体液免疫,降低 MS 的复发率,但不能影响残疾进展。可试用于 IFN-β 和醋酸格拉太咪尔治疗无效的复发-缓解型患者,对复发性脊髓炎也可能有效。使用硫唑嘌呤的长期疗法是否增加非霍奇金淋巴瘤或皮肤癌的危险尚未确定。

5.大剂量免疫球蛋白静脉注射

免疫球蛋白 0.4 g/(kg·d),连续静脉注射 5 d。对降低复发-缓解型患者的复发率有肯定疗

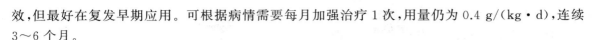

效,但最好在复发早期应用。可根据病情需要每月加强治疗 1 次,用量仍为 0.4 g/(kg·d),连续 3～6 个月。

(二)进展型 MS 治疗

与复发-缓解型患者比较,进展型 MS 患者治疗反应较差,皮质类固醇无效,可采用非特异性免疫抑制疗法。临床的常用药物有以下几种。

(1)甲氨蝶呤(methotrexate,MTX):抑制二氢叶酸还原酶,可抑制细胞及体液免疫,并有抗炎作用。65 例非卧床慢性进展型并有中-重度残疾的 MS 患者,每周用 MTX7.5 mg,治疗 2 年,与用安慰剂组比较,病情持续恶化显著减轻。MTX 可用于进展性恶化患者,临床取得中等疗效时毒性很小。

(2)环磷酰胺:是一种强细胞毒及免疫抑制药,最适合治疗快速进展型 MS,特别是甲氨蝶呤治疗无效者。在大剂量静脉给药单盲对照试验中,不论是否追加注射环磷酰胺,对慢性进展型均有效;每月给予冲击量也可降低复发-缓解型 MS 的恶化率。毒副反应有脱发、恶心、呕吐、出血性膀胱炎、白细胞减少、心肌炎、不孕症和肺间质纤维化等。其他抗肿瘤药如硫唑嘌呤、克拉屈滨和米托蒽醌可能有助于终止继发进展型 MS 的病情进展,但尚无定论。

(3)环孢素 A(cyclosporine A,CsA):是强力 T 细胞激活免疫抑制药,间接影响抗体生成。用药 2 年可延迟完全致残时间。剂量应不超过 2.5 mg/(kg·d),超过 5 mg/(kg·d)易发生肾中毒,需监测血清肌酐水平(小于 13 mg/L),为减少毒性,可分 2～3 次口服。84% 的患者出现肾脏毒性,高血压常见。

(4)最近临床及 MRI 研究提示,IFN-β1b 可降低继发进展型 MS 的病情进展速度。确诊的继发进展型 MS 可用 IFN-β1a 治疗,每次 44 μg,2～3 次/周,皮下注射。

(三)对症治疗

病变原发性症状、并发症及功能障碍导致精神和躯体症状,可使患者陷入极端痛苦,影响正常休息和恢复。处理 MS 这种慢性致残性疾病时,医师对患者的同情心非常重要,要耐心向患者提供有关日常生活、婚姻、妊娠、用药和预防接种等方面的建议,解释他们所患疾病的性质和症状,应始终强调疾病的乐观方面。患者期望医师对病情和预后有坦诚的评价,许多患者认为预后不确定要比实际上病残还糟糕。

(1)规定足够的卧床休息期和康复期,保证病情最大限度地恢复,防止过度疲劳和感染,采用康复措施,如用牵拉带、在坡路上行走、用升降器、手控电瓶车来推迟疾病的卧床期。卧床患者可使用压力转换床垫、硅树脂凝胶垫等预防压疮。

(2)疲劳在 MS 患者中常见,常与急性发作有关,盐酸金刚烷胺(早晨和中午各 100 mg)或匹莫林(早晨 25～75 mg)可在一定程度上缓解症状。

(3)膀胱直肠功能障碍是治疗中的严重问题,氯化氨基甲酰甲基胆碱有助于缓解尿潴留。监测残余尿量可预防感染,尿量达 100 mL 通常可被较好耐受。尿急或尿频较常见,溴丙胺太林(普鲁本辛)或盐酸奥昔布宁可使逼尿肌松弛,最好间断用药。尿潴留患者宜采取间断插导尿管方法,患者自行插管,可减少尿路感染的危险性。严重便秘者可间断灌肠,肠管训练法可能有效。

(4)对严重痉挛性截瘫和大腿痛性屈肌痉挛,鞘内注射巴氯芬可能有效,可安置微型泵及内置导管;痉挛程度较轻的患者口服巴氯芬即可有效。背侧脊神经前根切断术、脊髓切开术和闭孔神经碾压术等外科方法可使症状长期缓解。

(5)由肢体轻微运动引发的单侧性严重震颤,可采用丘脑腹外侧核切开术治疗。Hallett 等报道该型严重姿势性震颤可用异烟肼治疗,300 mg/d,口服,每周增加 300 mg,直至 1 200 mg/d。每天并用吡哆醇 100 mg。少数患者用卡马西平或氯硝西泮有效。

(四)治疗前景

口服及鼻黏膜免疫耐受治疗显示了临床应用前景,但仍需改进。Weiner 在 30 例早期复发-缓解型 MS 患者(入院前 24 个月至少经历 2 次确定临床发作)进行口服耐受临床试验,随机双盲分为 2 组,每组 15 例,治疗组每天口服牛髓鞘素 300 mg,对照组服安慰剂,时间为 1 年。发现治疗组反应因 HLA-DR2 表型不同而异,6 例 HLA-DR2 阴性治疗组患者无一例发作,较安慰剂组有显著改善,9 例 HLA-DR2 阳性患者中有 6 例仍有临床发作。

特异性阻断 T 细胞受体与髓鞘素肽段结合可有效抑制 EAE 发病,该途径因免疫反应异质性和髓鞘素决定簇的复杂性而受到限制,分子内及分子间决定簇扩散更使其受到限制。可溶性受体细胞因子、转移生长因子-β(TGF-β)和 IL-10 等抗炎细胞因子的应用均在试验之中。

近年研究发现,趋化因子可能与炎性细胞进入中枢神经系统有关,其中调节活化因子和巨噬细胞炎症蛋白(macrophage inflammatory protein,MIP)与 MS 的复发-缓解有关。Karpus 等人报道抗 MIP-1α 抗体可阻止被动转移的 EAE 发展,这种保护作用可能对 EAE 有治疗价值。

动物实验显示 T 细胞受体疫苗对预防和治疗 EAE 有效,临床试验用射线灭活的自体 MBP 反应性 T 细胞克隆,可诱发 $CD8^+$ T 细胞的溶细胞反应,特异性识别、溶解及清除患者体内 MBP 反应性 T 细胞。树突状细胞(dendritic cells,DC)是抗原呈递细胞,发挥重要的免疫调节作用。近年来发现在 MS 中有致病性和促进恢复的作用,不同的 DC 可诱导不同的 Th_1/Th_2 反应,部分 DC 起修饰 T 细胞、启动免疫作用,部分诱导 T 细胞耐受,DC 有可能成为治疗 MS 的突破口。病理性抗体也是潜在的治疗靶目标,胶质细胞移植或基因重组生长因子刺激髓鞘再生,目前还处于实验阶段。

十一、预后

(一)MS 病程特点及影响因素

患者初次发作后可完全缓解,较少数出现一系列恶化情况,严重时导致四肢瘫和假性延髓性麻痹,每次均完全缓解。McAlpine 和 Compston 计算,MS 的复发率为 0.3～0.4 次/年。McAlpine 研究的病例中,1 年内复发占 30%,2 年内复发约占 20%,5～9 年复发约占 20%,10～30 年复发约占 10%。约 10% 的病例开始即呈进展性病程,多为表现痉挛性截瘫的脊髓型。妊娠对 MS 无不利影响,但产后数月病情恶化风险可提高。

(二)MS 临床类型与病程及预后

MS 的临床类型不同,病程差异颇大,预后迥异。绝大多数患者预后较乐观,病后存活期长达 20～30 年。极少数急性型患者病情进展迅猛,可于发病后数周内死亡,少数患者病后数月或数年死亡。

(三)预后分型

与病程分类相似,按疾病进展和预后分四型。

(1)良性型:急性起病,复发次数少,可完全或基本缓解,病程 10 年以上,仍正常或有轻度残疾,约占 10%。

(2)复发-缓解型:急性起病,反复发作,可部分缓解或有数月至数年缓解期,每次发作均使症状加重,占 50%～60%。

（3）缓解进展型：发病初期同复发-缓解型，多急性起病、反复发作，其后缓解愈来愈少，病情进行性加重，占 20%～30%。

（4）慢性进展型：慢性隐匿起病，逐渐加重或呈阶梯式进展，无明显缓解，病残发生早且重，占 10%～20%。

预后类型常与发病年龄有关，良性型、复发-缓解型和缓解进展型发病年龄为 27～30 岁，急性、亚急性起病，进展慢，预后较好。慢性进展型平均发病年龄为 43 岁，单一症状较多，发症状易缓解，单发症状中，复视、球后视神经炎和眩晕较痉挛性瘫、共济失调等预后好。文献报告 MS 第 1 年最可能复发，前 5 年内复发和严重残疾的可能性最大。

（四）病变迅速恶化及预后不良指征

（1）发病后呈进展性病程。

（2）出现运动及小脑体征。

（3）前两次复发间隔期短，复发后恢复较差。

（4）发病时 MRI 的 T_2WI 可见多发病灶。

（于薇薇）

第二节　弥漫性硬化

弥漫性硬化（diffuse sclerosis）又称弥漫性轴周性脑炎。1921 年，席尔德（Schilder）首先以弥漫性轴周脑炎报告该病，故该病又称为席尔德病。该病是一种发生于广泛脑白质的亚急性或慢性脱髓鞘疾病，好发于儿童。脱髓鞘病变虽弥漫，但常不对称。多认为该病是发生于幼年期的多发性硬化变异型。

一、病理

脑白质病变可累及大脑白质的任何部位，大脑半球两侧病变常不对称，大多以一侧枕叶为主，其次为顶颞叶，病灶之间界限分明。在视神经、脑干和脊髓中也可发现与 MS 相似的病灶。早期可见病灶内血管周围淋巴细胞浸润和巨噬细胞反应，晚期胶质细胞增生、囊变，也可见组织坏死和空洞形成，可累及胼胝体，呈明显融合倾向。

二、临床表现

弥漫性硬化多在幼儿或青少年期呈慢性或亚急性起病，男性患者多于女性患者。临床表现为亚急性重型脑病，病程呈进行性发展，停顿或改善极为罕见，无缓解的倾向。常以视力障碍为首发症状，早期可出现视野缺损、同向性偏盲及皮质盲等表现。继而出现精神、智力障碍和癫痫发作，晚期可出现四肢瘫、假性延髓性麻痹、共济失调、锥体束征、眼肌麻痹或核间性眼肌麻痹、眼球震颤、面瘫、视盘水肿、失语和大小便障碍等。该病的平均病程为 6.2 年，病程 1 年以内者占 40%，死因多为肺部感染。

三、辅助检查

脑脊液检查细胞数正常或轻度升高,可达 $50×10^6/L$,蛋白正常或轻度升高。$50\%～60\%$ 的患者 IgG 含量升高,一般不出现寡克隆带。

脑电图可见高波幅慢波占优势的非特异性改变。可见枕区、颞区慢波、棘波及棘慢复合波。VEP 多有异常,且与患者的视野及主观视敏度缺陷一致,提示视神经受损。

CT 可显示脑白质大片状低密度区,以枕区、顶区和颞区为主,累及一侧或两侧半球,但常不对称,以一侧为主,MRI 可见脑白质区域长 T_1 低信号、长 T_2 高信号的弥漫性病灶。

四、诊断

诊断应根据病史、病程及特征性临床表现,例如,有儿童期起病的进行性视力障碍、智力和精神衰退伴锥体束症状,神经影像学上以单侧枕叶为主,同时累及大脑半球其他部位的广泛脱髓鞘病变,结合脑脊液、脑电图等辅助检查综合判定,应考虑该病。

五、鉴别诊断

应注意区别该病与肾上腺脑白质营养不良(ALD)。ALD 为性连锁遗传,仅累及男性,可根据肾上腺萎缩,伴周围神经受累及神经传导速度异常、皮肤黝黑、血中极长链脂肪酸(VLCFA)含量升高、MRI 提示病变对称加以区分。亚急性硬化型全脑炎亦好发于 12 岁以下儿童,表现为进行性发展的全脑受损的症状,但病情更凶险,进展更快,血清和脑脊液中麻疹病毒抗体升高,脑电图上呈周期性 $4～20\ s$ 暴发-抑制性高波幅慢波和尖慢复合波。CT 和 MRI 可见以皮质萎缩为主伴有局灶性白质的病灶,凭借这些特点可以鉴别。

六、治疗

该病目前尚无有效的治疗方法,主要采取对症及支持疗法,加强护理。有资料显示应用肾上腺皮质激素和免疫抑制剂(如环磷酰胺)对病情的改善作用不大。

七、预后

该病预后不良。发病后呈进行性恶化,多数患者在数月至数年内死亡,平均病程为 6.2 年,但也有存活十余年的病例。患者多因合并感染死亡。

(于薇薇)

第三节　同心圆性硬化

同心圆性硬化(concentric sclerosis)又称巴洛病(Balo disease),具有大脑白质特异性环状脱髓鞘病变,病理改变与 MRI 改变均与 MS 相似,Marbury(1906 年)描述了 1 例 30 岁急性 MS 女性患者的大理石样病理改变,Barre(1926 年)报道了 1 例 23 岁男性患者的病理学特征,发病后 3 个半月死亡,并以同心圆性轴周性脑炎命名。Hallervorden(1931 年)和 Spatz(1933 年)相继报告 2 例类似病例,并称其为同心圆性硬化。流行病学研究显示,该病在全球较少见,我国报告的病例相对较多。林世和(1980 年)报告2 例,郭玉璞等(1982 年)报告 1 例,饶明俐等(1983 年)报告 10 例。

一、病理

Balo 描述该病的病理特点是病灶区脑白质内脱髓鞘带与正常髓鞘保留区形成整齐相间的同心圆形,状如树木的年轮。除脱髓鞘和胶质增生,还可见血管周围,特别是小静脉周围淋巴细胞"套袖"样浸润。

该病是否为一个独立疾病,长期以来存有争议。由于该病的病理改变、病变分布及临床特点均与 MS 和弥漫性硬化相似,Balo 曾认为该病为急性 MS 或弥漫性硬化的变异型。Itoyama 的研究发现,在 1 例急性进展性 MS 患者的病理标本中可见典型 MS 均质性脱髓鞘与同心圆性病灶并存。

二、临床表现

(1)该病多发病于青壮年期(20～50 岁),无明显性别差异,临床病程无特异性,典型临床表现是亚急性(数周至数月)进行性起病的脑病,出现脑干、运动、感觉、膀胱、直肠功能障碍,临床病程可为单相病程,病程较短,进展迅速,但也可发展成临床典型的 MS。

(2)多数患者以明显的精神障碍为首发症状,如沉默寡言、淡漠、反应迟钝、发呆、无故发笑、言语错乱和重复语言;以后相继出现大脑弥漫性多灶性损害症状和体征,如头痛、偏瘫、失语、眼外肌麻痹、眼球浮动和假性延髓性麻痹。神经系统检查可见轻偏瘫、肌张力升高、腱反射亢进和病理反射等。

三、辅助检查

(一)脑脊液检查

脑脊液压力多正常,脑脊液细胞数正常或轻度升高,蛋白含量可升高。部分病例出现脑脊液寡克隆区带,IgG 指数升高。

(二)神经影像学检查

1.CT 检查

CT 检查可见双侧半球多发局限性低密度病灶,无明显占位效应,无增强效应。

2.MRI 检查

MRI 检查可显示同心圆性病变,与病理所见非常相似。特征性表现是 T_1WI 显示额叶、顶叶、枕叶、颞叶白质区洋葱头样或树木年轮样黑白相间的病灶,直径为1.5～3 cm。髓鞘脱失区为低信号环,大致正常的髓鞘区为高信号环。有的病例在大脑白质的其他区域和脑桥基底部也可见数个小类圆形 T_1WI 低信号病灶,与 MS 相似。T_2WI 显示高信号的大的类圆形病灶,直径较 T_1WI 略大,分不清黑白相间环带,大脑白质或脑桥可见数个小类圆形 T_2WI 高信号灶,颇似 MS 硬化斑,直径为 3～10 mm,数目多于 T_1WI,注射 Gd-DTPA 后洋葱头样结构可更加分明。

(三)脑立体定向活组织检查

该检查可为该病的诊断提供重要的病理学证据。

四、诊断及鉴别诊断

（一）诊断

同心圆性硬化的临床确诊需依靠活检或尸检，多数病例生前难以确诊。我国1990年以前诊断该病均根据尸检病理资料，1990年后多根据MRI的典型表现。Sekijima（1994年）提出了该病的诊断标准。

（1）必备标准：①急性起病的进行性大脑严重病损症状；②MRI显示大脑白质急性期煎蛋样病变以及亚急性期同心圆层状病变。

（2）参考标准：①青年期（20～40岁）发病；②脑脊液压力升高；③CT及MRI显示大脑白质局限性病灶。

近年来医师认为，该病临床症状的严重程度并非诊断关键，MRI显示典型改变才是重要的诊断标准。

（二）鉴别诊断

临床多易将该病误诊为各类脑肿瘤，鉴别主要依靠MRI检查。

（1）转移瘤：易发生于皮质与白质的交界处，一般两侧对称，大小相似，生长迅速，脑组织水肿明显，颅内压升高显著，CT多有强化效应。

（2）颅内淋巴瘤：患者常在出现头痛和颅内压升高等症状前，先有人格、行为和智力等的改变。可为单发或多发，侵犯脑深部白质，如基底节、脑室周围、小脑和脑干，通常颅内压升高症状较显著，可资鉴别。

（3）脱髓鞘性假瘤：多见于中年患者，亚急性起病，进展较快，有明显颅内压升高表现。病变以皮质损害为主，病前有疫苗接种史。影像学检查可显示明显的脑水肿和占位效应，脑脊液寡克隆区带可为阳性。

（4）该病还须与病毒性脑炎和其他脑病区别。

五、治疗

基本原则与多发性硬化或弥漫性硬化相同。主要应用肾上腺皮质激素治疗，通常数月后病情可获缓解，此时不仅T_1WI和质子密度加权像显示典型的洋葱头样明暗相间环，T_2WI也可显示同心圆样条纹，说明炎性水肿已经消退，血-脑屏障功能已经恢复。

也有学者报道甲泼尼龙冲击疗法治疗该病具有见效较快、疗程短、并发症较少等优点。

六、预后

以往认为该病的病程为急性进展性致死性经过，多数病例存活时间仅为数周至数月，只有个别病例存活到2年。近年来国内外报道多个病例者均为非致死性的，有的患者在诊断后数年仍可存活，可能由于许多良性经过的病例在MRI应用之前未能被临床所认识。

（于薇薇）

第四节　视神经脊髓炎

视神经脊髓炎(optic neuromyelitis,ON)也称德维克病(Devic disease),是一种主要累及视神经和脊髓的原发性中枢神经系统炎性脱髓鞘性疾病,很少累及大脑。临床以急性或亚急性视神经炎或球后视神经炎与脊髓横贯性损害为表现。既往认为该病是多发性硬化的一个变异型,但近年来研究表明该病可能是一种独立的疾病,这对该病的治疗及预后有重要意义。

一、发病机制及病理

该病的病因不明,可能与病毒感染或毒素作用有关。病理特点为常选择性地累及视神经和脊髓,出现脊髓炎和(或)视神经炎的症状。脊髓病灶可累及多个节段,一般3个以上。脊髓节段的灰质及白质均可受累。受累脊髓肿胀、软化,出现广泛的脱髓鞘病变,典型的病灶位于脊髓中央,病灶周围是髓鞘保留区。视神经损害多位于视神经及视交叉部位,偶尔可有视束受累。

二、临床表现

(一)年龄与性别
该病多见于20~40岁青壮年,小儿视神经脊髓炎较少见,男、女均可发病。

(二)起病情况
大多数呈急性或亚急性起病,少数呈慢性起病。病程中常有缓解和复发。急性者表现突然起病,几天内症状达高峰。亚急性者起病缓慢,1~2个月内症状加重。少数起病缓慢,症状逐渐进展,数月后症状达高峰。首发症状以视神经受累多见,脊髓受累次之,视神经和脊髓同时受累者较少见。视神经炎和脊髓病变发生时间的间隔可为数天至数年。

(三)眼部症状
眼部的主要症状有双侧或单侧眼球转动疼痛、视物模糊、视力下降,可有不同形式的视野缺损,甚至完全失明。视神经受损分为视盘炎和球后视神经炎,视盘炎早期眼底改变为视盘水肿,后期可继发视盘萎缩;球后视神经炎早期眼底正常,后期出现原发性视盘萎缩。

(四)脊髓症状
脊髓损害多为脊髓横贯受累。完全横贯型脊髓炎表现为病变水平以下运动、感觉功能完全消失,大小便潴留;而患有不完全横贯型脊髓炎时,感觉功能不完全缺失,多为温度觉、痛觉减退,而深感觉、触觉无明显障碍,肌力可维持Ⅱ~Ⅳ级,可不对称,排尿障碍较轻,常不出现脊髓休克或出现时间很短。膀胱直肠括约肌障碍在急性期以尿潴留为主,恢复期以尿失禁为主。颈髓受累可能合并霍纳征。按肢体运动功能,轻度是指肢体无力程度轻,且可自由活动;中度是指患者需借助单拐或双拐才能行走;重度是指严重瘫痪需坐轮椅或卧床。

三、辅助检查

(一)脑脊液
视神经脊髓炎病理表现为脱髓鞘改变,故常规脑脊液检查显示蛋白-细胞分离,但由于病变可波及脑膜或脊膜,故脑脊液白细胞数量可轻度升高。蛋白含量正常或轻度升高,糖和氯化物含量正常,寡克隆抗体可为阳性。

（二）视觉诱发电位

视觉诱发电位能早期发现亚临床视力损害,表现为 P_{100} 潜伏期延长,可有波幅下降或消失。

（三）脊髓 MRI 检查

该检查对脊髓病变的范围、程度、性质提供确切的资料,MRI 所见的损害往往早于临床症状出现,且较临床损害病灶更加广泛。可显示脊髓内纵行斑片长 T_1、T_2 信号,T_2 加权高信号显示得清楚。病变多发生在颈段、胸段。

（四）抗体

Lennon 等在该病患者的血清中发现了一种含 IgG 的自身抗体,可作为该病的特异性标志。此检查方法具有高敏感性和高特异性,今后可能作为发病初期一个强有力的诊断依据。

四、诊断与鉴别诊断

对典型病例诊断不难。据文献报道,诊断标准如下:①有轻、重程度不等的横贯性脊髓炎;②有急性对称性或非对称性视神经炎;③一般无视神经和脊髓以外的临床征象;④病程多呈单相性。由于视神经和脊髓受累间隔的时间不定,因此对不明原因的急性视神经炎或急性脊髓炎应定期随访,把视力、眼底检查列为常规检查,注意有无演变成视神经脊髓炎。该病患儿可有缓解与复发,在一种症状反复后出现另一种症状。应区别该病与急性散播性脑脊髓炎、多发性硬化、系统性红斑狼疮伴神经系统损害。

五、治疗

该病的治疗与多发性硬化的治疗基本相同。主要是肾上腺皮质激素治疗,甲泼尼龙 15～30 mg/(kg·d),共用 3～5 d,之后给予泼尼松 1.5～2 mg/(kg·d),口服以维持,2～4 个月内酌情减量。每周减 2.5 mg,减完后停用,总疗程为 4～6 个月。使用大剂量丙种球蛋白,400 mg/(kg·d),共治疗 5 d。这是新近明确的对于视神经脊髓炎治疗有效的一种手段,如果急性期不能排除感染,可先选择大剂量丙种球蛋白,继之以激素治疗,亦可迅速、有效地控制症状,并可防止激素治疗的不良反应(如感染扩散)。同时给予抗炎药,注意保护视力、营养神经,用 B 族维生素及神经生长因子等综合治疗。

（于薇薇）

第五节　急性播散性脑脊髓炎

急性播散性脑脊髓炎(acute disseminated encephalomyelitis,ADEM)是以中枢神经系统急性炎症脱髓鞘为特征,细胞免疫介导的自身免疫性疾病。该病通常发生于急性感染或疫苗接种后,故又称感染后脑脊髓炎或疫苗后脑脊髓炎。病前无接种史或感染史。

一、流行病学

ADEM 主要发生于热带地区,在温带地区罕见,其准确发病率还不清楚。过去,ADEM 常继发于小儿传染病,如麻疹、天花、水痘,其发病率及病死率均很高。随着感染性疾病控制能力的显著提高,目前在发达国家,ADEM 最常见于非特异性上呼吸道感染后,其病原学还不清楚。在一些发展中国家,由于免疫接种工作实施不佳,麻疹及其他病毒感染仍很流行,成为感染后脱髓鞘病变的主要原因。据报道,ADEM 继发于麻疹后的发病率为 0.1%,继发于水痘后的发病率较低,约为 0.01%,而继发于风疹后的发病率为 0.2%。

另一种 ADEM 继发于免疫接种,其临床表现与感染后 ADEM 难以区别,不同之处在于,前者更易于累及周围神经系统。目前,该类 ADEM 多见于麻疹、流行性腮腺炎及狂犬病疫苗接种后。与麻疹本身所继发的 ADEM 相比,接种后而致 ADEM 的发生率要低得多,约为前者的5%。神经系统后遗症的发生率要低得多。

二、发病机制

现有证据表明,ADEM 是针对髓鞘或其他自身抗原而发生的一过性自身免疫反应,具体是通过分子模拟或自身反应性 T 细胞克隆的非特异性反应而发生的。微生物蛋白质的肽类与宿主本身的肽类在结构上可能很相似,并足以诱导自身反应性 T 细胞,该机制称为分子模拟。非特异性病毒感染或疫苗接种后,分子模拟机制导致中枢神经系统小静脉旁炎性反应,即病毒蛋白上的某些肽段与髓鞘蛋白的结构相似,它们的致敏 T 细胞通过血液循环,在黏附因子的作用下黏附于中枢神经系统血管内皮细胞,同时释放炎性细胞因子,使血-脑屏障的通透性发生改变,致敏细胞更易通过,继而趋化因子募集多种淋巴细胞到中枢内,导致免疫损害。单核-巨噬细胞作为抗原呈递细胞摄取抗原并处理成肽段,与细胞表面的主要组织相容性复合物 II 类分子(MHC-II)形成复合物,同时分泌 IL-1 等细胞因子,诱导 T 细胞产生其他细胞因子。一些细胞因子可使星形胶质细胞和内皮细胞表达 MHC-II 分子而成为呈递细胞。抗原/MHC-II 分子复合物与辅助性 T 细胞受体结合,在协同刺激因子的作用下激活辅助性 T 细胞并使之增殖,释放细胞因子。这些细胞因子进一步激活 B 细胞和细胞毒性 T 细胞而导致病理损害。

三、病理

该病最显著的病理特点是在中枢神经系统的白质,血管周围,尤其小静脉周围可见髓鞘脱失。疾病早期,可见无数直径约 1 mm 的脱髓鞘病灶,广泛分布于脑和脊髓的白质。轴索相对完整。血管周围水肿且有明显的炎性细胞浸润。疾病晚期,病变周围胶质细胞增生,瘢痕形成。一般来说该病所有病灶的病理改变是相同的,反映了该病属于临床单时相疾病。该病主要累及脑白质,但也可累及脑灰质,累及脑灰质的情况主要见于基底节、丘脑,甚至皮层灰质。

四、临床表现

该病可发生于任何年龄,但以儿童多见,性别无差异。急性起病,病前 1 个月以内常有前驱感染或疫苗接种史,数天后出现神经系统症状。一般前驱感染与疫苗接种的时间距神经系统症状出现的时间间隔为 1~3 周。根据临床特征可分为脑脊髓型(即脑与脊髓均受累)、脑型(即脑症状突出)、脊髓型(即脊髓受累突出)。起病时发热可有可无,而且发热和神经系统表现不一定同步,中枢神经系统的症状通常在几天内即达高峰,表现多样,以脑症状为主,常有头痛、头晕、呕吐、惊厥、精神症状、脑膜刺激征、偏侧肢体麻木、颅神经麻痹及轻度瘫痪。脑干症状可有颅神经受累,小脑受损可有共济失调、眼震等。脊髓受累部位不同,可有截瘫或四肢瘫、感觉障碍平面及尿潴留。病情通常在几天内开始好转,并于数周或数月内痊愈,个别病例几天内即痊愈。病死率为10%~30%,而痊愈率为50%。继发于麻疹的ADEM较继发于疫苗接种的ADEM预后要差。少数ADEM有反复,有人称之为多相播散性脑脊髓炎或复发性感染后脑脊髓炎。ADEM很少有2次以上发作。

五、实验室检查

(一)脑脊液

脑脊液的检查结果所见是非特异的。脑脊液可表现有压力升高、中度淋巴细胞增多、蛋白轻至中度增加(一般小于1 g/L)。有时可发现髓鞘碱性蛋白升高。寡克隆带多为阳性,IgG指数常升高。坏死型患者的脑脊液可能以中性多核白细胞为主,偶可见到红细胞。但也有约1/3的患者的脑脊液完全正常。

(二)脑电图

脑电图多有弥漫性慢波活动变化。

(三)影像学检查

1.脑CT检查

影像学改变在ADEM的诊断中极具价值。典型的CT所见为双侧额叶、顶叶脑室旁的低密度灶,偶尔低密度改变也可见于基底节及丘脑。增强CT可出现环形或结节状增强,也可表现为混杂信号,有时还会出现脑室周围和脑回的增强。个别患者的CT也可能未能发现异常。神经病学检查体征与CT所见不一定完全相符,CT异常可以出现得晚些,一般发病后5~14 d才有改变。

2.脑MRI

MRI对发现病灶要更为敏感些,在T_2加权像上,在幕上或幕下的脑白质常可以发现多发的高密度病灶,一般不太对称,无出血或团块效应。T_1加权像没有T_2加权像敏感,但有时也可见到低信号灶。在MRI上病灶也可见于间脑、脑干及后颅窝。儿童的小脑及脑干病灶多见。偶尔病灶比较大,并出现团块效应,类似肿瘤。临床与MRI的相符性是多变的,患者神经病学体征较少或较轻,但MRI可见到多发病灶。但临床的改善一般都伴随有MRI病灶的缩小或消失。有文献报道临床恢复后MRI异常可持续3年。脊髓病变仅能由MRI显示,呈现脱髓鞘改变,T_1改变可能不明显,有T_2高信号,局部脊髓增粗或正常,可有强化。

六、诊断与鉴别诊断

该病诊断主要依据典型病史、病程、神经系统受累及脑MRI特征,但需排除其他脑脊髓疾病。诊断标准:①急性或亚急性起病;②病前多有前驱感染症状;③有脑实质损害的症状和体征,常伴有不同程度的精神症状和意识障碍;④脑脊液正常或轻度异常;⑤脑电图显示不同程度的弥漫性或局限性慢波;⑥头部CT、MRI检查提示有脑白质弥漫性病灶;⑦激素治疗效果较明显;⑧排除其他原因所致的脑部损害。脑和脊髓损害的症状、体征常重叠出现,其间没有明显界限,因此我们认为在脑实质受累基础上出现脊髓损害症状、体征,包括呼吸衰竭、二便潴留、明显的四肢瘫痪等,应及时考虑ADEM。在诊断上应注意急性散播性脑脊髓炎的一种特殊类型——急性出血性白质脑炎。有人认为它是急性播散性脑脊髓炎的爆发型。急剧起病,年龄介于2.5~60岁。病理特点是单侧或双侧不对称顶叶、额叶后部广泛出血、水肿、坏死,脑干和脊髓也可受累。血管周围髓鞘脱失,淋巴细胞浸润。病前患儿常有病毒感染,几天后出现精神系统症状,如发热、偏瘫、失语、抽搐等。可早期出现昏迷,几天之内即死亡。病死率高,预后不好。

该病应与急性病毒性脑炎、多发性硬化、散播性坏死性脑白质病等相区别。

(一)与多发性硬化(MS)的区别

ADEM 与多发性硬化(MS)的区别如下:①MS 多发于青壮年,女性患者稍多于男性患者,ADEM 多发于儿童,无性别差异;②ADEM 常有明确的前驱感染或疫苗接种史,MS 一般不明确;③MS 反复发作,ADEM 很少反复发作;④MRI 表现为 ADEM 的病灶以皮层下白质为著,而MS 以中央区白质为著,胼胝体受累多见于 MS,深部灰质受累多见于 ADEM。

(二)与病毒性脑炎的区别

ADEM 与病毒性脑炎的区别如下:①ADEM 患者的前驱感染及疫苗接种史较为明确,且前驱感染与症状出现的时间有一定间隔,而病毒性脑炎患者一般无疫苗接种史,且前驱感染症状迅速进展;②ADEM 的临床表现更加多样化,但以肢体障碍多见,且发热与神经系统的表现可能不一致,而病毒性脑炎的临床表现以惊厥和意识障碍多见,且发热与之相平行;③头颅 MRI 在区别中很重要,ADEM 主要表现为白质区多病灶,病毒性脑炎主要以灰质病灶为主;④脑脊液检查中,ADEM 患者的白细胞数及蛋白量可以轻度升高,而病毒性脑炎患者的白细胞数及蛋白量既有轻度升高,也有较多升高,ADEM 患者的脑脊液病毒抗体一般为阴性,而病毒性脑炎患者的脑脊液病毒抗体可为阳性;⑤ADEM 需要早期使用类固醇皮质激素治疗,而病毒性脑炎一般不适合用激素治疗。

七、治疗

(一)糖皮质激素

根据该病的病理改变,其临床治疗首选免疫抑制剂糖皮质激素,激素能促进脑脊髓炎的神经功能恢复,而且早期足量激素能抑制免疫功能,稳定溶酶体膜,减轻脑和脊髓的充血水肿,抑制脱髓鞘过程。常用剂量:地塞米松 0.5 mg/(kg·d),7~14 d 为 1 个疗程。现在认为甲泼尼龙对脱髓鞘疾病的疗效优于地塞米松,静脉给予大剂量的甲泼尼龙 3~5 d,然后继以口服泼尼松,并逐渐减量,5 周后逐渐减量停用。

(二)免疫球蛋白

免疫球蛋白有免疫调节作用。可静脉滴注人血丙种球蛋白,400 mg/(kg·d),连用 5 d。该药目前亦用于许多自身免疫性疾病。

(三)血浆置换

有数篇血浆置换对重症患者有益的报道,有一定的说服力。对重症 ADEM 患者应用血浆置换是合理的。

(四)支持治疗

除上述治疗外,支持治疗非常重要。例如控制体温、抽搐和颅高压,辅助呼吸,保护皮肤,注意水电解质平衡,避免合并感染的发生,这些治疗方法都非常重要,以给患者的恢复创造良好的条件。

八、病程和预后

因感染的种类不同,个体存在差异,病情的轻重和病程不尽相同。一般常在感染或疫苗接种后,经过一段潜伏期(1~3 周)出现临床症状,病情逐渐加重,多数患者在数天内达到高峰。如果患者不死亡,则2周内一般转为稳定。好转后常遗留一定的后遗症,也有少数患者虽然昏迷时间很长,但经过积极的支持治疗可以恢复得很好,可以没有后遗症,或仅遗留轻微的后遗症。

ADEM的病死率因诱发因素的不同而有相当的差异。据统计,继发于麻疹的ADEM的病死率为20%,后遗症也较重。而继发于疫苗接种的ADEM病死率约为10%。如ADEM发生于非特异性呼吸道感染后,则预后良好,虽然恢复得比较慢,但是后遗症一般很少。

(于薇薇)

第六节　脑白质营养不良

脑白质营养不良属于继发性脱髓鞘疾病,病因已明确,常见的有异染性脑白质营养不良、肾上腺脑白质营养不良。

一、异染性脑白质营养不良

异染性脑白质营养不良(metachromatic leukodystrophy,MLD)是一种神经鞘脂沉积病,又称硫脂沉积病。

(一)病因和病理

异染性脑白质营养不良属于遗传性疾病,呈常染色体隐性遗传。第22号染色体上芳基硫酸酯酶A基因异常,造成芳基硫酸酯酶A不足,其底物硫酸酯不能被转化成脑苷脂而沉积下来,同时髓鞘的主要组分脑苷脂缺乏导致髓鞘形成障碍,引起神经症状和体征。"O"形突变导致芳基硫酸酯酶A缺失,"R"型突变导致酶水平低下。

患者的大脑半球、小脑、脊髓和周围神经存在着较为广泛的髓鞘脱失,胶质细胞及巨噬细胞内有具有特征性的异染颗粒,主要成分为沉积的硫酸酯,苯胺染色时呈棕黄色。

(二)临床表现

该病常于幼儿期发病(1~4岁最多见),少数发生于青少年及成人。典型的临床表现为进行性运动障碍(步态异常、痉挛),伴语言障碍及智能减退。病初,腱反射活跃,以后随周围神经累及,腱反射逐渐降低直至消失。有的患者病初就有肌张力低、腱反射消失。智能减退可在起病时出现或发生在运动障碍后。另外,在疾病不同时期可有视力减退、斜视、眼球震颤、视神经萎缩、上肢意向性震颤及吞咽困难等。

该病预后差,幼儿或青少年患者发病后1~3年常因四肢瘫而卧床不起,同时伴严重的语言障碍和认知障碍。成年人进展相对较慢。

(三)辅助检查

脑脊液检查可有脑脊液蛋白含量升高(0.75~2.5 g/L)。白细胞、血清、体外成纤维细胞、羊膜细胞和尿液中,芳基硫酸酯酶A均有明显缺乏。周围神经受累时,神经传导速度减慢。

头颅CT显示脑白质内广泛的对称性形态不规则的低密度区,无占位效应,不强化。头颅MRI的敏感性更高。

(四)诊断

婴幼儿出现白质损害症状及体征,并有CT和MRI证实两侧大脑半球有对称性白质病灶,即应考虑该病的可能。脑脊液蛋白含量升高和尿中芳基硫酸酯酶 A 的活性消失有助于诊断。若有周围神经受累,可行周围神经活检,特殊染色后可发现在周围神经中有颗粒状异染性棕黄色物质。若发现 1 岁以上的幼儿尿中的硫酸酯明显增多,有助于异染性脑白质营养不良的诊断。该病需与晚发的克拉伯病(Krabbe disease)、儿童期的戈谢病(Gaucher disease)病和尼曼-皮克病(Niemann-Pick disease)等相区别。

(五)治疗

酶替代疗法和骨髓移植在试验中,骨髓移植对于早期患者可能有效。由于维生素 A 是合成硫酸酯的辅酶,患儿应尽量避免摄入富含维生素 A 的食物。

二、肾上腺脑白质营养不良

肾上腺脑白质营养不良是一种脂质代谢障碍病,呈性连锁隐性遗传。

(一)病因和病理

由于体内缺乏过氧化物酶而致长链脂肪酸($C_{23}\sim C_{30}$)代谢障碍,使脂肪酸在体内沉积,尤其是在脑和肾上腺皮质中沉积,造成脑白质破坏、肾上腺皮质损毁。尸检可发现患者脑内和肾上腺中含大量长链脂肪酸。皮肤活检和培养的成纤维细胞中亦有大量的异常长链脂肪酸。

病理改变主要为顶叶、枕叶、颞叶白质较为对称的大片髓鞘脱失,并可累及脑干、视神经,偶尔累及脊髓。在新鲜病灶内的巨噬细胞中可发现髓鞘崩解产物。轴索受影响较轻。肾上腺皮质萎缩,肾上腺细胞及浸润的组织细胞中含异常脂肪物质(主要为长链脂肪酸)。睾丸间质纤维化,输精管萎缩。电镜下,脑、肾上腺及睾丸间质细胞(Leydig cell)内含特征性板层状胞质包涵体。

(二)临床表现

该病在儿童中多见,发病年龄通常为 4～8 岁,部分患儿稍晚一些。一般患儿为男孩。中枢神经损害症状或肾上腺皮质功能不全症状均可为首发症状,部分患儿无肾上腺损害表现。对于学龄儿童,早期表现为学习成绩退步、个性改变、不合时宜地哭笑等,随后出现较严重的呕吐、步态不稳、上肢共济失调、动作性及意向性震颤、皮质盲。疾病晚期有偏瘫、四肢瘫、假性延髓性麻痹、皮质聋、皮质盲及高级神经功能障碍等。肾上腺皮质功能不足主要表现为肤色变黑,色素沉着以口腔黏膜、乳晕、肘关节、膝关节及阴囊处尤为明显。

(三)辅助检查

实验室检查有电解质异常及皮质激素水平降低。ACTH 兴奋试验呈阴性。脑脊液蛋白含量正常或升高。

神经影像学检查具有一定的特征性,CT 或 MRI 表现为两侧脑室三角区周围白质内大片对称性低密度区或信号异常区,胼胝体压部病灶呈横带状,横跨中线,将两侧病灶连接起来,病灶可向额部伸展。

(四)诊断

男童有行为异常、步态不稳、皮质盲、偏瘫等症状和体征时,应考虑该病的可能。如伴有肤色改变,实验室检查发现肾上腺皮质功能减退,更应想到该病。血浆或皮肤成纤维细胞中发现长链脂肪酸具有诊断价值。

(五)治疗

肾上腺皮质激素替代治疗可能延长生命,偶尔可部分缓解神经症状。食用富含不饱和脂肪酸的食物,避免食用含长链脂肪酸的食物。

（六）预后

该病预后差，一般在出现神经症状后 1～3 年死亡。

（于薇薇）

第七节　脑桥中央髓鞘溶解症

一、定义

脑桥中央髓鞘溶解症（central pontine myelinolysis，CPM）是一种较少见的脱髓鞘性疾病，主要表现为四肢瘫、假性延髓性麻痹和特殊的意识状态。

二、病因及发病机制

该病的病因及发病机制不明。酗酒、慢性酒精中毒、高钠血症、低钠血症、高血糖症、氮质血症、慢性肝脏疾病、慢性肾病及肾衰、血液透析、肾上腺皮质激素缺乏、严重创伤、胰腺炎等均可引起脑桥中央髓鞘溶解症。其发病机制有以下几点。

（一）脑内渗透压平衡失调

常见于高钠血症、低钠血症。大量研究报道在有低钠血症及其纠正过快可引发该病。

（二）细胞凋亡假说

CPM 的发生与营养不良有关，其中最主要的为维生素 B_1、维生素 B_{12} 缺乏。维生素 B_1 缺乏时能量不足以及核酸合成有障碍，影响神经细胞膜髓鞘磷脂合成；维生素 B_{12} 缺乏时，脂肪酸合成异常，影响髓鞘的转换，结果使髓鞘变性、退化。

（三）多因素的联合作用

多种因素如慢性酒精中毒、严重营养不良伴严重低钠血症纠正过快、低钾血症、高镁血症及低血糖，在这些因素的联合作用下，血渗透压骤变更易导致发病。

三、病理

特征性病理特点是脑桥基底部神经纤维脱髓鞘呈对称分布，病灶边界清楚，直径可为数毫米或占据整个脑桥基底部，也可累及被盖部。神经细胞和轴索相对完好，可见吞噬细胞和星形细胞反应。少数 CPM 可出现脑桥外脱髓鞘损害，包括丘脑、内囊、小脑、皮质下白质、杏仁核、屏状核、外侧膝状体和内侧纵束的损害，其损害多为对称性的。

四、临床表现

（1）该病为散发性，任何年龄均可发生，以 30～50 岁为多，也见于儿童，男性患者多于女性患者。

（2）病前常有基础疾病或诱发因素。该病常伴发于严重的疾病（如肝衰竭、癌症晚期）。

（3）起病急，进展快，多在原发病的基础上以突然发生四肢瘫痪和假性延髓性麻痹为特征，但因病变累及部位及范围不同，临床症状表现复杂。①脑桥基底皮质脊髓束和皮质延髓束受损——闭锁综合征:假性延髓性麻痹及其他脑神经损害,四肢痉挛性瘫或偏瘫。②脑桥基底病变延伸到被盖,累及上升性网状激活系统或由于双侧丘脑受损——昏迷。③小脑、脑桥或小脑脚受损——共济失调。④基底节受损——肌张力障碍。⑤皮质下受损——癫痫发作,兴奋,多语。在临床上脑桥外症状常被锥体束和脑干症状掩盖,常在昏迷和四肢瘫恢复后出现迟发性肌张力障碍,这些症状常在脑桥中央髓鞘溶解症发生后 3 周至 5 个月出现。

(4)该病的临床症状常表现为双相:首先是低钠血症引起的全脑症状(低钠性脑病),在血钠纠正后症状改善;2~3 d 再次出现典型神经症状。

五、辅助检查

(一)腰椎穿刺检查

腰椎穿刺检查结果无特异性,脑脊液压力升高者约占 30%,约 5% 的患者白细胞升高,偶有脑脊液黄变,髓鞘碱性蛋白含量常升高。

(二)脑电图检查

脑电图也无特异性,可有广泛的慢波,且与意识状态有关。

(三)脑干听觉诱发电位

脑干听觉诱发电位有助于确定脑桥病变,但不能确定病灶范围。

(四)影像学检查

影像学检查最具诊断价值。

(1)头部 CT:常在起病后数天,平扫可见脑桥基底部低密度区,造影后无增强,无占位效应。

(2)MRI 对该病的诊断价值较大,影像表现具有一定特异性。

脑桥病变:位于脑桥中央;病灶形态轴位为圆形、三角形或蝶形,矢状面为卵圆形,冠状面为蝙蝠翼状;病灶范围上可延及中脑下缘,下可延及脑桥下部,少数可累及脑桥被盖,脑桥周边部一般不受侵犯。增强扫描有 3 种强化表现:①病灶中央显著增强;②病灶周边强化;③病灶无强化,可能与病变处于不同时期及胶质增生情况等有关(图 7-2)。

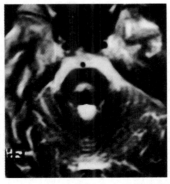

图 7-2　MRI 显示的脑桥中央髓鞘溶解症病灶

脑桥外病变(约占 10%):可分布在丘脑、下丘脑核、纹状体、内囊、杏仁核、外侧膝状体、小脑脚、穹隆、小脑白质、脑皮质深部及皮质下。病灶一般为双侧对称分布。

所有病变均呈长 T_1、T_2 信号,FLAI R 为明显高信号。DWI 上早期病灶表现为明显高信号,ADC 图为低信号,ADC 值明显减小,说明急性期确实存在细胞毒性水肿。

所有病变均无占位效应,脑桥不增粗。

影像学改变与临床表现并不具有相关性,有些病例在临床症状发生数周后才出现影像改变;有些病例的影像改变早于典型临床改变半年。大的病灶可以完全或相对无症状。

病灶可随时间延长而改变,MRI 可通过 T_1、T_2 值的减少反映急性水肿的减轻。急性期过后病灶开始变小,更加清楚,准确地反映脱髓鞘的范围。有的症状已基本恢复,但病灶不消失,遗留的病灶可为瘢痕,成为永久性脱髓鞘病灶,并伴脑桥萎缩。开始病灶较小经治疗可消失,有的在 $6\sim7$ 周即恢复正常。

病灶不显示不能排除该病:病灶太小且呈散在分布时不能显示,病灶也可能仅出现在脑桥外。

六、诊断

慢性酒精中毒、有严重全身性疾病和低钠血症纠正过快的患者突然出现皮质脊髓束和皮质脑干束受损的症状,如突发四肢弛缓性瘫、假性延髓性麻痹,数天内迅速进展为完全性或不完全性闭锁综合征,应高度怀疑 CPM 的可能。以往 CPM 的确诊主要依靠尸检,随着 MRI 的广泛应用,生前诊断成为可能,早期诊断率也显著提高。大多数 CPM 患者的脑桥病变很小,不超过 2 mm,位于中线一侧,仅累及部分皮质脊髓束或皮质脑干束,临床上也可完全无症状和体征。有些 CPM 患者的临床表现可能被代谢性疾病出现的昏迷所掩盖。

七、鉴别诊断

该病的 MRI 表现并非特异性,临床上应与脑桥基底部梗死、脑干脑炎、多发性硬化和脑桥肿瘤等鉴别。

(1)CPM 病灶较对称,不符合血管走行与分布的特点,可与脑干梗死相鉴别。然而,基底动脉闭塞引起的脑干梗死有时与 CPM 颇为相似。CPM 突然起病或临床上呈阶梯样进展,长束体征的不对称性,脑桥背盖部结构以及中脑和丘脑较广泛的受累是 CPM 椎-基底动脉血栓或栓塞区别的特征。

(2)CPM 病程无复发-缓解的多次发作,病灶仅局限于脑桥,病理上无显著的胶质纤维增生,可与 MS 区别。急性或慢性复发性 MS 的广泛性脑桥脱髓鞘极少会产生纯脑桥综合征,患者的临床表现和发病背景也会提供正确的诊断线索。

(3)CPM 与脑干脑炎的区别主要依据明确的感染史,脑炎并不局限于脑干,可波及整个中枢神经系统,MRI 检查可见脑弥漫性水肿及脱髓鞘病变,经抗感染、免疫治疗及支持治疗后症状有可能完全恢复。

(4)CPM 病灶无占位效应,可以与脑干肿瘤区别。

八、治疗

(1)积极处理原发病,纠正低钠血症应缓慢,慎用高渗盐水,限制液体入量,急性期可用甘露醇、呋塞米等治疗脑水肿。同时使用维生素、微量元素及对症处理。

(2)除常规治疗外,可能有效的治疗包括用促甲状腺素释放激素治疗、血浆置换、单用糖皮质激素或联用血浆置换、静脉应用免疫球蛋白。已有报道使用促甲状腺素释放激素治疗有效,可能促甲状腺素释放激素可以增强左旋多巴的作用和增加局部血液供应。早期用大剂量激素冲击或免疫球蛋白治疗[静脉注射免疫球蛋白 0.4 g/(kg·d),5 d]有效,机制在于清除髓鞘毒性物质、抗磷脂抗体和促使髓鞘再生。使用血浆置换以清除髓鞘毒性物质。

（3）用纳洛酮治疗：中枢神经系统脱髓鞘时，患者血浆内 β-内啡肽含量增加，体内最强的缩血管肽——内皮素和氧自由基过量合成及释放，体内最强的舒血管肽——降钙素基因相关肽含量降低，这是脑组织继发性损害的重要因素。纳洛酮可拮抗 β-内啡肽的毒性作用，降低内皮素及氧自由基含量，还可改善意识、维持脑灌注及减轻脑水肿。

（4）苯哌啶醋酸甲酯可以治疗 CPM 患者的精神症状。

九、预后

尚不能判定预后。一般认为预后与急性期神经功能的缺损程度、影像学关系不大。多数患者的病情不断发展，患者可于数天或数周内死亡，有报道称 1/3 的病例于 2 周内死亡，1 个月内病死率为 75%，2 个月内病死率为 90%。部分患者预后较好，经治疗很少或没有后遗症。部分患者可遗留严重后遗症，如四肢强直、共济失调、记忆障碍。

（于薇薇）

第八章

运动障碍性疾病

第一节 帕金森病

一、定义

帕金森病（Parkinson's disease，PD），又名震颤麻痹，是一种常见的进展性神经系统变性疾病。主要临床特征为静止性震颤、肌强直、运动迟缓和姿势平衡障碍，伴嗅觉减退、便秘、睡眠行为异常和抑郁等非运动症状。由英国医师詹姆士·帕金森（James Parkinson）于1817年首先报道及系统描述。

二、概述

PD多见于中老年人，我国65岁人群的患病率为1 700/10万，与欧美国家相似，随年龄增加而升高，男性患者略多于女性患者。病因和发病机制尚未明了，可能存在基因易感性的基础，在环境因素、神经系统老化等因素的共同作用下，氧化应激、线粒体功能紊乱、蛋白酶体功能障碍、炎性/免疫反应、钙稳态失衡、兴奋性毒性、细胞凋亡等机制使黑质多巴胺能神经元大量变性、丢失，多因素的交互作用导致发病。其主要病理改变为在黑质部位的多巴胺能神经元的进行性变性、丢失以及残存神经元内路易小体的形成。纹状体区多巴胺递质显著降低、乙酰胆碱系统（Ach）功能相对亢进，造成多巴胺与乙酰胆碱递质失衡的生化改变。递质失衡导致皮质-基底节-丘脑-皮质环路活动紊乱，临床上产生肌张力升高、动作减少等运动症状；中脑-边缘系统和中脑-皮质系统的多巴胺水平显著降低，乙酰胆碱、去甲肾上腺素、5-羟色胺等神经递质紊乱与智能减退、情感障碍等高级神经活动异常相关。多巴胺递质降低的程度与患者的症状严重程度呈正相关。

三、临床表现

发病年龄平均为55岁，多数于60岁以后发病，男性患者略多于女性患者。隐匿起病，缓慢发展。可以先后或同时表现运动症状和非运动症状。

（一）运动症状

运动症状常始于一侧肢体，逐渐波及其他肢体。

1.静止性震颤

该症状常为首发症状,多始于一侧上肢远端,逐渐波及其他肢体及下颌,典型表现是拇指与屈曲的示指间呈"搓丸样"动作,频率为4~6 Hz。该症状在静止位时出现或明显,随意运动时减轻或停止,紧张或激动时加剧,入睡后消失。令患者一侧肢体运动,如握拳或松拳,可使另一侧肢体震颤更明显,该试验有助于发现早期轻微震颤。少数患者可不出现震颤,尤其是高龄老人,部分患者可合并轻度姿势性震颤,在疾病晚期随意运动无法减轻或停止震颤。

2.肌强直

患者在被动运动时关节的伸肌和屈肌张力同时升高,类似弯曲软铅管的感觉,故称"铅管样强直";如伴有静止性震颤,感到在均匀的阻力中出现停顿,如同转动齿轮感,称为"齿轮样强直"。四肢、躯干、颈部肌强直可使患者出现特殊的屈曲体姿,表现为头部前倾、躯干俯屈、肘关节屈曲、腕关节伸直、前臂内收、髋关节及膝关节略为弯曲,随着病情的进展,这种屈曲体姿逐渐加重。

3.运动迟缓

患者的随意运动减少,始动困难、动作缓慢、笨拙。早期手指的精细动作缓慢,例如,解或扣纽扣、系鞋带缓慢,逐渐发展成全面性随意运动减少、迟钝,动作变慢、幅度变小,重复动作易疲劳,书写时字越来越小,呈现"小字症";面容呆板,双眼凝视,瞬目减少,酷似"面具脸";口肌、咽肌、腭肌运动徐缓时,表现语速变慢,语音低调;做序列性动作困难,不能同时做多个动作,晚期因合并肌张力升高而起立、起床、翻身困难。

4.姿势障碍

在疾病早期,表现为行走时患侧上肢摆臂幅度减小或消失,下肢拖曳。随病情进展,因平衡障碍而出现姿势步态不稳,步伐逐渐变小变慢,启动、转弯困难,遇到障碍物不敢跨越,甚至行走中全身僵住,不能动弹,称为"冻结"现象。有时迈步后,以极小的步伐越走越快,不能及时止步,称为前冲步态或慌张步态。

(二)非运动症状

非运动症状也是常见和重要的临床征象,可先于运动症状前发生,贯穿PD的整个病程。

1.感觉障碍

疾病早期,患者于运动症状出现前可出现嗅觉减退。患者在中晚期常有肢体麻木、痉挛、疼痛,多位于颈部、脊柱旁、腓肠肌,有关节痛、全身痛,可以是由疾病本身引起的,见于剂末现象、异动症、痛性肌张力障碍;也可以继发于骨关节病变。

2.睡眠障碍

该症状主要包括入睡困难、维持困难(睡眠片段化)、早醒等失眠症状、快速眼动睡眠行为障碍(rapid eye movement sleep behavior disorder,RBD)、白天过度嗜睡(excessive daytime sleepiness,EDS)。有些患者因伴有不安腿综合征(restless leg syndrome,RLS)而影响睡眠。

3.精神症状

精神症状较常见,近半数患者伴有抑郁、焦虑,有些是PD本身的一种伴随表现,少部分可在PD运动症状之前出现;精神病性症状主要表现为幻觉、错觉、妄想和存在错误观念,其中视幻觉多见,药物使用不当可使其加重,部分患者的精神症状常随运动症状的波动而波动,多见于合用其他抗PD药物(如抗胆碱药、金刚烷胺、多巴胺受体激动剂),减少剂量即可缓解症状,少见于使用左旋多巴时,一般不需停用左旋多巴;15%~30%的患者在疾病晚期发生认知障碍乃至痴呆。

4.自主神经功能障碍

该症状在临床常见。吞咽活动减少可导致流涎。后期也可出现性功能减退、排尿障碍或直立性低血压。

临床上根据 Hoehn-Yahr 分级以评定症状的严重程度,将 Hoehn-Yahr 1～2.5 级定义为早期 PD,Hoehn-Yahr 3 级定义为中期 PD,Hoehn-Yahr 4～5 级定义为晚期 PD。

四、诊断

依据中老年发病,缓慢进展性病程,必备运动迟缓及至少具备静止性震颤、肌强直或姿势平衡障碍中的一项,单侧起病,对左旋多巴治疗敏感,无其他神经系统症状和体征,早期有严重的自主神经受累,早期即有严重的痴呆伴有记忆力、言语和执行功能障碍等可做出临床诊断。原发性 PD 的脑 CT、MRI 检查无特征性改变,主要用于排除其他原因引起的帕金森症状;嗅觉测试可发现早期患者的嗅觉减退;以^{18}F-多巴作示踪剂行多巴摄取 PET 显像可显示多巴胺递质合成减少;用^{125}I-β-CIT、^{99m}Tc-TRODAT-1 作示踪剂行多巴胺转运体(DAT)显像可显示 DAT 显著降低,有助于疾病早期甚至亚临床期的诊断;以^{123}I-IBZM 作示踪剂行多巴胺 D_2 受体功能显像可显示其活性在早期呈失神经超敏,后期呈低敏,也有诊断价值。

要区别 PD 与其他原因引起的帕金森综合征。例如,感染、药物、中毒、脑动脉硬化、外伤等引起的继发性帕金森综合征;伴发于其他神经变性疾病的帕金森综合征:不少神经变性疾病具有帕金森综合征表现,常以强直、少动为主,静止性震颤很少见,对左旋多巴治疗不敏感,这些神经变性疾病有不自主运动、垂直性眼球凝视障碍(见于进行性核上性麻痹)、直立性低血压、小脑性共济失调(橄榄脑桥小脑萎缩)、早且严重的痴呆(路易体痴呆)、皮质复合感觉缺失和锥体束征(皮质基底节变性)等。早期 PD 患者的临床症状不典型,需将 PD 与原发性震颤、抑郁症、颈椎病、腰椎病、脑血管病区别。

五、治疗

目前没有根治 PD 的手段,治疗 PD 以有效改善症状、提高工作能力、改善生活质量、延缓疾病进展为目标。治疗方法包括药物治疗、手术治疗、运动疗法、心理疏导及照料护理等。药物治疗是整个治疗过程中的主要手段,作为首选;手术治疗则是药物治疗的一种有效补充手段。对 PD 的运动症状和非运动症状均应采取全面综合治疗。由于无法治愈该病,早期诊断、早期治疗尤为重要,这不仅可以更好地改善症状,还可能延缓疾病的进展。

（一）药物治疗

它包括疾病修饰治疗和症状性治疗。疾病修饰治疗的目的是延缓疾病的进展。原则上,PD一旦被诊断就应及早予以疾病修饰治疗。目前临床上可能有疾病修饰作用的药物主要包括单胺氧化酶 B 型(MAO-B)抑制剂和多巴胺受体(DR)激动剂。MAO-B 抑制剂中的司来吉兰＋维生素 E 和雷沙吉兰可能具有延缓疾病进展的作用。雷沙吉兰为新一代 MAO-B 抑制剂,其推迟疾病进展的证据可能强于司来吉兰。症状性治疗的药物对原发性 PD 有效,但对帕金森综合征的疗效不佳或完全无效。

1.治疗药物

（1）抗胆碱药:一般认为可部分阻滞中枢(纹状体)的胆碱受体,使黑质纹状体部位的胆碱神经与多巴胺神经的功能获得平衡。其主要适用于震颤明显且年轻的患者,对无震颤或已知有认知功能障碍的患者不推荐应用;对 60 岁以下的患者,要告知长期应用可能会导致认知功能下降,要定期复查认知功能,一旦发现认知功能下降则应停用;对 60 岁以上的患者最好不用或慎用,闭角型青光眼及前列腺肥大患者禁用。目前国内治疗 PD 的该类药主要有苯海索,用法为每次 1～2 mg,每天 2～3 次,早期可单独应用,也可和其他抗 PD 药物联合应用以提高疗效。此外有丙环定(开马君)、苯扎托品、东莨菪碱、环戊丙醇和比哌立登(安克痉)。该类药的主要不良反应有口干、便秘、排尿困难、视物模糊、头晕、恶心、呕吐、失眠、记忆力减退,严重者有幻觉、妄想。

(2)金刚烷胺:作用机制可能是促进多巴胺能神经元释放多巴胺,抑制突触前膜对多巴胺的摄取,从而增强多巴胺的效应,此外尚有抗乙酰胆碱的作用,与左旋多巴合用可提高疗效。金刚烷胺可能是一种谷氨酸拮抗剂,可抑制谷氨酸诱发的神经毒作用,因而可能也有疾病修饰作用。用法为每次 50～100 mg,每天 2～3 次,末次应在下午 4 时前服用。能改善少动、强直等症状,对缓解震颤作用较弱,对伴异动症患者可能有帮助(C 级证据)。早期可单独应用,也可和其他抗 PD 药物联合应用。不良反应有注意力不能集中、神志模糊、失眠、做噩梦、视力模糊、便秘、皮肤出现紫红色网状斑点或网状青斑等,长期使用可能有踝部水肿。肾功能不全、癫痫、严重胃溃疡患者慎用,哺乳期妇女禁用。

(3)复方左旋多巴:左旋多巴(L-dopa)是体内合成多巴胺的前体,可通过血-脑屏障。在脑内,左旋多巴被纹状体部位的多巴胺能神经元摄取,在多巴脱羧酶作用下脱羧生成多巴胺,储存于囊泡中,当神经冲动来时,囊泡中的多巴胺可释放到突触间隙,从而激动突触后膜上的多巴胺受体,产生抗 PD 作用而改善 PD 患者的症状。该药至今仍是治疗 PD 最基本、最有效的药物,对震颤、强直、运动迟缓等均有良好疗效。初始用量为每次 62.5～125 mg,每天 2～3 次,根据病情而逐渐增加剂量至疗效满意,维持治疗,维持量应是使疗效满意而不良反应最小的适宜剂量。应在餐前 1 h 或餐后 1.5 h 服药。复方左旋多巴有常释剂、控释剂、水溶剂等不同剂型。复方左旋多巴常释剂:有多巴丝肼和卡左双多巴控释片,具有起效快的特点。复方左旋多巴控释剂:有多巴丝肼液体动力平衡系统和卡左双多巴控释片,特点是血药浓度比较稳定,且作用时间较长,有利于控制症状波动,减少每天的服药次数,但生物利用度较低,起效缓慢,故将常释剂转换为控释剂时,需注意每天首剂需提前服用,剂量应相应增加。弥散型多巴丝肼,特点是易在水中溶解,便于口服,吸收和起效快,且作用时间与常释剂相仿,适用于晨僵、餐后有"关闭"状态、吞咽困难的患者。不良反应有周围性和中枢性两类,周围性不良反应为恶心、呕吐、便秘、低血压、偶见的心律失常。恶心、呕吐与初期服药增量过快或过大有关,餐后 1.5 h 口服或缓慢增量,或加用多潘立酮片可缓解胃肠道反应;治疗初期可出现轻度直立性低血压,随着剂量逐渐缓慢递增和药物耐受性逐渐增加,直立性低血压可逐渐减轻或消失。极少数患者有心悸、心律失常,一般不需抗心律失常治疗,很少需停左旋多巴,必要时可加用 β 受体阻滞剂。中枢性不良反应为症状波动、异动症和精神症状等,主要调整抗 PD 药物以控制症状(见本节运动并发症的治疗和非运动症状的治疗)。以往认为早期应用左旋多巴会诱发异动症,主张尽可能推迟应用,现有证据提示早期小剂量(400 mg/d 以内)应用并不增加异动症产生的风险。对于有活动性消化道溃疡、严重的心血管疾病、肝及肾功能障碍的患者应慎用,伴有闭角型青光眼、精神病患者禁用。

(4)DR 激动剂:直接刺激多巴胺受体,绕过受损的黑质纹状体神经元,不需要将左旋多巴转换成多巴胺发挥作用,在纹状体的半衰期比左旋多巴长,这类长半衰期制剂能避免对纹状体突触后膜 DR 产生"脉冲"样刺激,以预防或减少运动并发症的发生,此外可能也有疾病修饰作用。DR 激动剂有麦角类和非麦角类两种类型,麦角类包括溴隐亭、培高利特、α-二氢麦角隐亭、卡麦角林和麦角乙脲;非麦角类包括普拉克索、罗匹尼罗、吡贝地尔、罗替戈汀和阿扑吗啡。麦角类DR激动剂会导致心脏瓣膜病变和肺胸膜纤维化,现已不主张使用,其中培高利特国内已停用。目前大多以非麦角类 DR 激动剂为首选药物,该类药尤其适用于早发型及轻症患者,在疾病早期单独应用,可改善 PD 运动症状,以推迟使用复方左旋多巴的时间,如联合复方左旋多巴治疗,可减少复方左旋多巴的治疗剂量。使用 DR 激动剂均应从小剂量开始,渐增剂量至获得满意疗效而不出现不良反应为止。其不良反应与复方左旋多巴的不良反应相似,不同之处是症状波动和异动症发生率低,而直立性低血压、足踝水肿、冲动控制障碍、幻觉等精神症状发生率较高。①吡贝地尔缓释片:对黑质纹状体多巴胺的 D_1 和 D_2 受体有激动作用,对中脑-皮质和边缘叶通路的 D_3 受体也有激动作用,另外具有降低谷氨酰胺和自由基含量的作用。对震颤作用强,对强直和少动的作用较弱。初始剂量为每次 50 mg,每天 1 次,易产生不良反应的患者可改为每次服25 mg,每天 2 次,第 2 周增至每次 50 mg,每天 2 次,有效剂量为150 mg/d,分 3 次口服,最大剂量不超过 250 mg/d。②普拉克索:激动 D_2 和 D_3 受体,有常释剂和缓释剂两种剂型。常释剂的用法:初始剂量为每次 0.125 mg,每天 3 次(个别易产生不良反应的患者每天用 1~2 次),每周增加 0.125 mg,每天 3 次,一般有效剂量为每次 0.5~0.75 mg,每天 3 次,最大不超过 4.5 mg/d。缓释剂的用法:每天的剂量与常释剂相同,但为每天服用 1 次。③罗匹尼罗:激动 D_2 和 D_3 受体,初始剂量为每次 0.25 mg,每天 3 次,每周增加 0.75 mg 至每天 3 mg,一般有效剂量为 3~9 mg/d,分 3 次服用,最大剂量为 24 mg/d。④罗替戈汀:初始剂量为每次 2 mg,每天 1 次,每周增加2 mg,一般对早期患者的有效剂量为 6~8 mg/d,中晚期患者为 8~16 mg/d。⑤溴隐亭:具有强D_2 受体激动作用和弱 D_1 受体拮抗作用,初始剂量为每次 0.625 mg,每天 1 次,每隔 5 d 增加每次0.625 mg,有效剂量为 3.75~15 mg/d,分 3 次口服。⑥α-二氢麦角隐亭:主要激动 D_2 受体,部分激动 D_1 受体,初始剂量为每次 2.5 mg,每天 2 次,每隔 5 d 增加 2.5 mg,有效剂量为 30~50 mg/d,分 3 次口服。不同 DR 激动剂之间的剂量转换为:吡贝地尔:普拉克索:罗匹尼罗:溴隐亭:α-二氢麦角隐亭=100:1:5:10:60,因有个体差异,该换算剂量仅作参考。

(5)MAO-B 抑制剂:阻止脑内多巴胺降解,增加多巴胺的浓度。与复方左旋多巴合用可增强疗效,改善症状波动,单用有轻度的症状改善作用。目前国内有司来吉兰和雷沙吉兰,司来吉兰有常释剂和口腔黏膜崩解剂。司来吉兰常释剂的用法为 2.5~5 mg,每天 2 次,有效治疗剂量为10 mg/d,应在早上、中午服用,勿在傍晚或晚上应用,以免引起失眠,或与维生素 E 2 000 U 合用(DATATOP 方案);其口腔黏膜崩解剂的吸收、作用、安全性均好于常释剂,用法为 1.25~2.5 mg/d。雷沙吉兰的用法为每次 1 mg,每天 1 次,早晨服用。常见不良反应为失眠、多梦,少见的不良反应有头昏、腹痛或胃痛、直立性低血压、心律失常、氨基转移酶升高、记忆障碍(多见于每天剂量超过 10 mg 者)、肌肉痉挛或指趾麻木、口周或喉头有烧灼感、皮肤与眼睛对日光过敏、疲乏、出汗过多等,通过减少剂量或减少合用的左旋多巴用量可获得缓解;司来吉兰过量后可能发生高血压危象,如同时服用含有酪胺的食物或饮料(如干酪、酵母/蛋白提取物、熏肉、家禽、鱼、酸泡菜、太熟的水果、啤酒、红酒、白酒),可引起突然及严重的高血压反应。胃溃疡者慎用,禁与5-羟色胺再摄取抑制剂(SSRI)合用,合用有可能引起 5-羟色胺综合征或其他不良反应,如自主神经功能紊乱、严重焦虑、谵妄、意识障碍、高热、癫痫发作、肌强直、震颤,如需应用三环类抗抑郁剂或 SSRIs 药物,一般在停用司来吉兰后至少 14 d 才可使用。

(6)儿茶酚-O-甲基转移酶(COMT)抑制剂:恩他卡朋和托卡朋通过抑制左旋多巴在外周的代谢,使血浆左旋多巴的浓度保持稳定,并使左旋多巴加速通过血-脑屏障以增加脑内多巴胺含量。托卡朋还能阻止脑内多巴胺降解,使脑内多巴胺浓度增加。COMT 抑制剂与复方左旋多巴合用,可提高后者的生物利用度,增强疗效,改善症状波动。恩托卡朋每次 100～200 mg,须与复方左旋多巴同服,单用无效,服用次数等于或小于复方左旋多巴的服用次数。Stalevo 是由恩他卡朋/左旋多巴/卡比多巴组合成的一种制剂,应用便利,疾病早期首选该制剂治疗可能预防或延迟运动并发症的发生,但存有争议。托卡朋每次 100 mg,每天 3 次,第一剂与复方左旋多巴同服,此后间隔 6 h 服用,可以单用,每天最大剂量为 600 mg。不良反应短暂而轻微,最常见为异动症,其次为恶心、呕吐、眩晕、头痛、疲乏、多汗、口干、食欲减退、上腹部不适等,可通过减少同用的左旋多巴剂量而得到改善,胃肠道反应明显者可加用多潘立酮片治疗,尿色变黄与恩托卡朋及其代谢产物本身呈黄色有关,无须减药或停药,如果转氨酶升高则停用。托卡朋有可能导致肝功能损害,用药期间须严密监测肝功能,尤其在用药前 3 个月。

2.用药原则

PD 的运动症状和非运动症状都会影响患者的工作和日常生活能力,药物治疗应兼顾两大症状,以达到有效改善症状,提高生活质量的目标。应坚持"剂量滴定"以避免产生药物急性不良反应,力求实现以小剂量达到满意临床效果的目的,可避免或降低运动并发症尤其是异动症的发生率。治疗应遵循循证医学证据及指南,又体现个体化原则,对不同患者的用药选择需要综合考虑患者的疾病特点(是以震颤为主,还是以强直少动为主),疾病的严重程度,有无认知障碍,发病年龄,就业状况,有无共病,合并用药情况,可能的药物不良反应,患者的意愿,经济承受能力等因素。尽可能避免、推迟或减少药物的不良反应和运动并发症。治疗期间不能突然停药,尤其是左旋多巴,以免发生撤药恶性综合征。对 PD 的治疗为长程治疗,因此,药物治疗不仅要立足当前,还需长期管理,以期达到长久获益。

3.选择药物原则

(1)针对早发型患者:若患者不伴智能减退,可有如下选择。①非麦角类 DR 激动剂;②MAO-B 抑制剂,或加用维生素 E;③金刚烷胺;④复方左旋多巴;⑤恩他卡朋双多巴片(达灵复,stalevo)。首选药物并非按照以上顺序,需根据不同患者的具体情况,选择不同方案。若顺应美国、欧洲治疗指南应首选①方案,也可首选②方案,或首选⑤方案;若由于经济原因不能承受高价格的药物,则可首选③方案;若因特殊工作之需,力求显著改善运动症状,或出现认知功能减退,则可首选④或⑤方案;也可小剂量应用①、②或③方案时,同时小剂量合用④方案。对于震颤明显而其他抗 PD 药物疗效欠佳时可选用抗胆碱药,如苯海索。

(2)针对晚发型患者或伴智能减退患者:一般首选复方左旋多巴治疗。随着症状加重、疗效减退,可添加 DR 激动剂、MAO-B 抑制剂或 COMT 抑制剂。尽可能不用抗胆碱药(如苯海索),尤其是对老年男性患者,因该类药有较多不良反应,除非患者有严重震颤,并明显影响患者的日常生活能力。

(3)早期 PD 的治疗(Hoehn-Yahr 1～2.5 级):现在的观点是一旦早期诊断,即开始早期治疗。早期治疗可以分为非药物治疗(包括让患者认识和了解疾病、补充营养、加强锻炼、坚定战胜疾病的信心,社会和家人对患者的理解、关心与支持)和药物治疗。药物治疗多选用可能具有疾病修饰作用的药物,开始多以单药治疗,但也可采用两种优化的小剂量药物(体现多靶点)的联合应用,力求疗效较好,维持时间更长,而运动并发症发生率最低。

(4)中晚期 PD 的治疗(Hoehn-Yahr 3～5 级):中晚期 PD,尤其是晚期 PD 的临床表现极其复杂,其中有疾病本身的进展,也有药物不良反应或运动并发症的因素参与。对中晚期 PD 的治疗,一方面继续力求改善运动症状,另一方面妥善处理一些运动并发症和非运动症状。

4.运动并发症的治疗

运动并发症包括症状波动和异动症(abnormal involuntary movements,AIMs),是晚期患者在治疗中棘手的不良反应,治疗方案包括调整药物剂量及服药次数,可能改善症状,手术治疗(主要是深部脑刺激术)也有效。

(1)症状波动的治疗:症状波动主要有疗效减退或剂末现象和开-关现象两种形式。

疗效减退或剂末现象:指每次用药的有效作用时间缩短,症状随血液药物浓度发生规律性波动。可通过以下方案调整改善症状。①不增加每天服用复方左旋多巴的总剂量,而适当增加每天服药次数,减少每次服药的剂量(以仍能有效改善运动症状为前提),或适当增加每天的总剂量(在原先剂量不大的情况下),每次服药剂量不变,而增加服药次数;②由常释剂换用控释剂以延长左旋多巴的作用时间,更适宜在早期出现剂末恶化时换用,剂量需增加20%～30%;③加用长半衰期的 DR 激动剂,若已用 DR 激动剂而疗效减退可试换用另一种 DR 激动剂;④加用对纹状体产生持续性多巴胺能刺激的 COMT 抑制剂;⑤加用 MAO-B 抑制剂;⑥避免饮食(含蛋白质)对左旋多巴吸收及通过血-脑屏障的影响,宜在餐前1 h 或餐后1.5 h 服药;⑦手术治疗主要是丘脑底核脑深部刺激术可获益。

开-关现象指症状在突然缓解("开期")与加重("关期")之间波动,"开期"常伴异动症。多见于晚期患者,处理较为困难,可应用长效 DR 激动剂,或采用微泵持续输注左旋多巴甲酯、左旋多巴乙酯或 DR 激动剂(如麦角乙脲)。

(2)异动症的治疗:异动症又称为运动障碍,常表现为不自主的舞蹈样、肌张力障碍样动作,可累及头面部、四肢、躯干,包括剂峰异动症、双相异动症和肌张力障碍三种形式。

剂峰异动症常出现在血液药物浓度高峰期(用药1～2 h),与用药过量或多巴胺受体超敏有关。调整方案:①减少每次复方左旋多巴的剂量;②若患者单用复方左旋多巴,可适当减少剂量,同时加用 DR 激动剂,或加用 COMT 抑制剂;③加用金刚烷胺(为 C 级证据);④加用非典型抗精神病药,如氯氮平;⑤若在使用复方左旋多巴控释剂,则应换用常释剂,避免控释剂的累积效应。

双相异动症包括剂初异动症和剂末异动症,机制未详,治疗较困难,处理方法如下:①若在使用复方左旋多巴控释剂,应换用常释剂,最好换用水溶剂,可以有效地缓解剂初异动症;②加用长半衰期的 DR 激动剂或加用延长左旋多巴血浆清除半衰期、增加曲线下面积(area under the curve,AUC)的 COMT 抑制剂,可以缓解剂末异动症,也可能有助于改善剂初异动症。用微泵持续输注 DR 激动剂或左旋多巴甲酯或左旋多巴乙酯可以同时改善异动症和症状波动,现正在试验口服制剂是否能达到同样效果。其他治疗异动症的药物正在进行临床试验。

肌张力障碍表现为足或小腿痛性肌痉挛,多发生于清晨服药之前,可在睡前服用复方左旋多巴控释剂或长效 DR 激动剂,或在起床前服用弥散型多巴丝肼或常释剂;发生于"关"期或"开"期的肌张力障碍可适当增加或减少复方左旋多巴用量。部分或者也可通过 DBS 改善症状。

5.非运动症状的治疗

非运动症状包括感觉障碍、自主神经功能障碍、精神障碍和睡眠障碍等。对这些症状的治疗也应遵循一定的原则。

(1)感觉障碍包括肢体麻木、疼痛、痉挛、嗅觉障碍等。嗅觉减退在 PD 患者中相当常见,且多发生在运动症状出现之前多年,但是目前尚无措施能够改善嗅觉障碍。疼痛、麻木在中晚期

PD 患者中比较常见,例如,疼痛或麻木在"关期"明显,经抗 PD 药物治疗减轻或消失,则提示疼痛或麻木由 PD 所致,抗 PD 药物治疗较单纯地镇痛处理更有效,可以调整治疗以延长"开期",缓解症状。

(2)自主神经功能障碍中便秘最常见,其次有泌尿障碍和直立性低血压等。①便秘:最常见,减少或停用抗胆碱药,增加运动量,摄入足够的液体和进食高纤维食物(如水果、蔬菜)对大部分轻症患者有效。必要时应用软便剂、缓泻药等助便药,如乳果糖(10~20 g/d)、龙荟丸、大黄片、番泻叶;也可加用胃蠕动药,如多潘立酮、莫沙必利。②泌尿障碍:逼尿肌活性升高,出现尿频、尿急和急迫性尿失禁等,除睡前限制水分摄入外,可采用外周抗胆碱药,如奥昔布宁、溴丙胺太林、托特罗定和莨菪碱;而对逼尿肌活性降低者(如有排尿困难、膀胱排空障碍、漏尿症)则给予 α 受体阻滞剂,如特拉唑嗪,睡前服;若出现尿潴留,应采取间歇性清洁导尿,若尿潴留由前列腺增生肥大引起,对严重者必要时可行手术治疗。③直立性低血压:首选 α 肾上腺素受体激动剂米多君治疗,米多君最有效,起始剂量为 2.5 mg/d;氟氢可的松,起始剂量为 0.1 mg/d,易增加水、钠潴留,用药期间应监测血压,防止出现卧位高血压。也可使用选择性外周多巴胺受体阻滞剂多潘立酮。非药物治疗包括适当增加盐和水的摄入量,睡眠时抬高头位 10°~30°,穿弹力裤,不要快速地从卧位或坐位起立。仅餐后血压降低者应少食多餐。避免饱餐、饮酒、高温等加重因素。

(3)最常见的精神障碍包括抑郁或(和)焦虑、幻觉等精神症状、认知障碍等。①精神症状:首先需要甄别精神症状是由抗 PD 药物诱发,还是由疾病本身所致,若是与抗 PD 药物相关,则需根据最易诱发的概率而依次将抗胆碱药、金刚烷胺、MAO-B 抑制剂、DR 激动剂、复方左旋多巴等抗 PD 药物减量或停用;如果药物调整效果不理想,或由疾病本身所致,考虑对症用药,多推荐选用小剂量氯氮平、喹硫平、奥氮平。氯氮平的作用稍强,但可能会有 1%~2% 的概率导致粒细胞缺乏症,故须监测血细胞计数。②抑郁或(和)焦虑:如情感障碍随运动症状的波动而波动,在"关期"表现为抑郁、焦虑,在"开期"好转,则调整抗 PD 药物。运动症状得到控制后伴随的情绪障碍也可缓解。如果药物调整改善的效果不理想,可应用选择性 5-羟色胺再摄取抑制剂(SSRI)类和 5-羟色胺与去甲肾上腺素再摄取抑制剂(SNRI)类药物,如舍曲林 50~100 mg、帕罗西汀 20~40 mg、西酞普兰 20~40 mg、文拉法辛 75~150 mg,每天早餐后一次服用,建议从小剂量开始渐增,以减少消化道不良反应;也可应用 DR 激动剂,尤其是普拉克索,既可改善运动症状,又可同时改善抑郁。③认知障碍和痴呆:在治疗期间如发现认知功能有下降,应停用苯海索、金刚烷胺,可应用胆碱酯酶抑制剂,如利凡斯的明 1.5~4.5 mg,早、晚服用;多奈哌齐 5~10 mg 一次服用;美金刚 10~20 mg,早、晚服用。

(4)睡眠障碍的治疗:睡眠障碍很常见,主要有失眠,不安腿综合征(restless legs syndrome,RLS),快速眼动期睡眠行为障碍(REM sleep behavior disorder,RBD),白天过度嗜睡等。①失眠:失眠中最常见问题是睡眠维持困难。如果与夜间的 PD 症状相关,例如,由于白天服用的多巴胺药物在夜间已耗尽,患者夜间震颤加重,或运动不能而导致翻身困难,或者夜尿增多,则睡前需加用左旋多巴控释剂、DR 激动剂或 COMT 抑制剂;如夜间因异动症状明显而影响睡眠,应减少睡前服用的抗 PD 药物;司来吉兰、金刚烷胺可影响睡眠,如果正在服用,应调整服药时间,在下午 4 点前服用,仍无改善,则需减量甚至停药,或选用短效的镇静安眠药。②RLS:对伴有 RLS 的 PD 患者,在入睡前 2 h 内选用 DR 激动剂(如普拉克索)治疗十分有效,或用复方左旋多巴也可奏效。③EDS:与 PD 的严重程度和认知功能减退有关,可能与 DR 激动剂或左旋多巴的应用有关,也可能与夜间失眠导致白天补偿有关。如果患者在每次服药后出现嗜睡,提示药物过量,药物减量有助于改善 EDS;也可用左旋多巴控释剂代替常释剂,可能有助于避免或减轻服药后嗜睡。如由夜间失眠引起,应停用对睡眠有影响的药物,鼓励患者增加活动,养成良好的睡眠卫生习惯。④RBD:睡前服氯硝西泮,一般 0.5 mg 就能奏效。

（二）姿势平衡障碍的治疗

姿势平衡障碍是 PD 患者跌倒致残的最常见原因,易在变换体位(如开步、转身、起身和弯腰)时发生,目前缺乏有效的治疗措施,调整药物剂量或添加药物偶尔奏效。踏步走、大步走、听口令、听着音乐或拍着拍子行走、跨越物体(真实的或假想的)等可能有益。必要时使用助行器甚至轮椅,做好防护。

（三）手术治疗

早期药物治疗显效,而长期治疗,疗效明显减退。不能耐受药物不良反应,或出现严重的运动波动或异动症者可考虑手术治疗。需强调的是手术仅能改善症状,而不能根治疾病,术后仍需应用药物治疗,但可减少剂量。手术须严格掌握适应证,非原发性 PD 的继发性帕金森综合征和帕金森叠加综合征是手术的禁忌证,对处于早期 PD、药物治疗显效的患者,不推荐手术治疗。手术对肢体震颤和(或)肌强直有较好的疗效,但对躯体性中轴症状(如姿势步态障碍)无明显疗效。手术方法主要有神经核毁损术和脑深部刺激疗法(deep brain stimulation,DBS),DBS 因其相对无创、安全和可调控而作为主要选择。手术靶点包括苍白球内侧部(GPi)、丘脑腹中间核(VIM)和丘脑底核(STN),其中 STN-DBS 对震颤、强直、运动迟缓和异动症的疗效最为显著。术前对左旋多巴敏感可作为 STN-DBS 治疗估计预后的指标,年龄和病程可作为 STN-DBS 估计预后的指标,病程短的年轻患者的术后改善可能较年长且病程长的患者的术后改善更为显著,然而尚无足够证据就 GPi 和 VIM DBS 的预后因素作出任何建议。

（四）其他治疗方法的探索

将异体胚胎中脑黑质细胞移植到患者的纹状体,可纠正多巴胺递质缺乏,改善 PD 的运动症状,但此项技术存在供体来源有限及伦理问题,且远期疗效不肯定,可能有免疫排斥反应。正在兴起的干细胞(包括诱导型多能干细胞、胚胎干细胞、神经干细胞、骨髓基质干细胞)移植结合神经营养因子基因治疗等有望克服这一障碍,是正在探索中的一种较有前景的新疗法,但对临床疗效及安全性仍需进一步研究和证实。

（五）康复与运动疗法

康复与运动疗法作为 PD 治疗的辅助手段对 PD 症状的改善乃至对延缓病程的进展可能都有一定的帮助。PD 患者多存在步态障碍、姿势平衡障碍、语言或(和)吞咽障碍等,可以根据不同的功能障碍进行相应的康复或运动训练,如做健身操,打太极拳,慢跑,进行语音语调训练、面部肌肉训练、步态训练、姿势平衡训练、各种日常生活训练,若能每天坚持,则有助于提高患者的生活自理能力,改善运动功能,并能延长药物的有效期。

（六）心理疏导

PD 患者除有运动功能障碍外,多存在不同程度的抑郁、焦虑等心理障碍,抑郁、焦虑可以发生在 PD 运动症状出现之前和之后的整个病程中,不仅影响患者的生活质量,增加照料者的负担,还会影响抗 PD 药物治疗的有效性。因此,对 PD 的治疗不但需改善患者的运动症状,而且要重视改善抑郁、焦虑等心理障碍,在进行抗 PD 治疗和抗抑郁药物治疗的同时,辅以有效的心理疏导,以达到更满意的治疗效果。

（七）照料护理

对 PD 患者除了专业性治疗以外,科学的护理往往对有效控制病情、改善症状,能够起到一定的辅助治疗作用,如在房间和卫生间安置扶手、防滑橡胶桌垫,对日常生活的帮助不仅可改善患者的生活质量,还能够有效地防止误吸或跌倒等意外事件的发生。

（八）总结

PD 的治疗没有绝对的固定模式,在临床实际应用时,需注意详细了解患者的病情（疾病严重度、症状类型等）,对治疗的反应（是否有效、起效时间、作用维持时间、"开期"延长和"关期"缩短的时间、有无不良反应或并发症）,患者对治疗的需求等,再结合自己的治疗经验,制定治疗方案,既遵循指南,又体现个体化原则,以期达到更为理想的治疗效果。

六、预后

该病是一种慢性进展性疾病,无法治愈。多数患者的症状在疾病的前几年控制得较好,可继续工作,但数年后疾病加重,影响日常生活,患者逐渐丧失工作能力,至疾病晚期,由于全身僵硬、活动困难,卧床不起。目前认为 PD 本身不会缩短寿命,但晚期生活质量差,患者最终常死于肺炎、骨折、营养不良、误吸等并发症。

（陈华妹）

第二节 亨廷顿病

亨廷顿病（Huntington disease,HD）又称亨廷顿舞蹈病、慢性进行性舞蹈病、遗传性舞蹈病,于 1842 年由 Waters 首先报道,1872 年由美国医师 George Huntington 系统描述而得名,是一种常染色体显性遗传的基底节和大脑皮质变性疾病,临床上以隐匿起病、缓慢进展的舞蹈症、精神异常和痴呆为特征。该病呈完全外显率,受累个体的后代 50% 发病,可发生于所有人种,在白种人中发病率最高,在我国较少见。

一、病因及发病机制

该病的致病基因 IT15 位于 4p16.3,基因的表达产物为约含 3 144 个氨基酸的多肽,命名为 Huntingtin,在 IT15 基因 5'端编码区内的三核苷酸（CAG）重复序列拷贝数异常增多。拷贝数越多,发病年龄越早,临床症状越重。在 Huntingtin 内,（CAG）n 重复编码一段长的多聚谷氨酰胺功能区,故认为该病可能由获得的一种毒性功能所致。

二、病理及生化改变

（一）病理改变

病理改变主要位于纹状体和大脑皮质,黑质、视丘、视丘下核、齿状核可轻度受累。大脑皮质突出的变化为皮质萎缩,特别是第 3、5、6 层神经节细胞丧失,合并胶质细胞增生。尾状核、壳核神经元大量变性、丢失。投射至外侧苍白球的纹状体传出神经元（含 γ-氨基丁酸与脑啡肽,参与间接通路）较早受累,是引起 HD 的基础;随疾病进展,投射至内侧苍白球的纹状体传出神经元

（含 γ-氨基丁酸与 P 物质,参与直接通路）也被累及,是导致肌强直及肌张力障碍的原因。

（二）生化改变

纹状体传出神经元中的 γ-氨基丁酸、乙酰胆碱及其合成酶明显减少,多巴胺浓度正常或略增加,与 γ-氨基丁酸共存的神经调质脑啡肽、P 物质亦减少,生长抑素和神经肽 Y 增加。

三、临床表现

该病好发于 30～50 岁,5％～10％的患者于儿童和青少年期发病,10％于老年发病。患者的连续后代中有发病提前的倾向,即早发现象,父系遗传的早发现象更明显。绝大多数患者有阳性家族史。该病起病隐匿,缓慢进展,无性别差异。

（一）锥体外系症状

以舞蹈样不自主运动最常见、最具特征性,通常为全身性,程度轻重不一,典型表现为手指弹钢琴样动作和面部呈现怪异表情,累及躯干可产生舞蹈样步态,可合并手足徐动及投掷症。随着病情进展,舞蹈样不自主运动可逐渐减轻,而肌张力障碍及动作迟缓、肌强直、姿势不稳等帕金森综合征的症状渐趋明显。

（二）精神障碍及痴呆

精神障碍可表现为情感、性格、人格改变及行为异常,如抑郁、妄想、暴躁、冲动、出现反社会行为。患者常表现出注意力减退、记忆力降低、认知障碍及智能减退,呈进展性加重。

（三）其他

快速眼球运动（扫视）常受损。可伴癫痫发作,舞蹈样不自主运动大量消耗能量,可使体质量明显下降,常见睡眠和（或）性功能障碍。晚期出现构音障碍和吞咽困难。

四、辅助检查

（一）基因检测

CAG 重复序列拷贝数增加,大于 40 具有诊断价值。该检测若结合临床特异性高、价值大,几乎所有的病例可通过该方法确诊。

（二）电生理及影像学检查

脑电图呈弥漫性异常,无特异性。CT 及 MRI 扫描显示大脑皮质和尾状核萎缩,脑室扩大。MRI 的 T2 加权像显示壳核信号增强。MR 波谱（MRS）显示大脑皮质及基底节乳酸水平升高。[18]F-脱氧葡萄糖 PET 检测显示尾状核、壳核代谢明显降低。

五、诊断及鉴别诊断

（一）诊断

根据发病年龄、慢性进行性舞蹈样动作、精神症状和痴呆,结合家族史可诊断该病,基因检测可确诊,还可发现临床前期病例。

（二）鉴别诊断

应区别该病与小舞蹈病、良性遗传性舞蹈病、发作性舞蹈手足徐动症、老年性舞蹈病、肝豆状核变性、迟发性运动障碍及棘状红细胞增多症并发舞蹈症。

六、治疗

目前尚无有效治疗措施,对舞蹈症状可选用以下药物。①多巴胺受体阻滞剂:氟哌啶醇每次

1~4 mg,每天 3 次;氯丙嗪每次 12.5~50 mg,每天 3 次;奋乃静每次 2~4 mg,每天 3 次;硫必利每次 0.1~0.2 g,每天 3 次。均应从小剂量开始,逐渐增加剂量,用药过程中应注意锥体外系不良反应。②中枢多巴胺耗竭剂:丁苯那嗪每次 25 mg,每天 3 次。

七、预后

该病尚无法治愈,病程为 10~20 年,平均为 15 年。

(陈华妹)

第三节 小舞蹈病

一、定义

小舞蹈病又称 Sydenham 舞蹈病、风湿性舞蹈病,1686 年由 Thomas Sydenham 首先描述。该病与 A 族 β 溶血性链球菌感染有关,是风湿热在神经系统的常见表现,以出现不自主舞蹈样动作、自主运动障碍和(或)精神症状,肌张力降低,肌力减退为临床特征。该病主要发生于儿童和青少年,多见于女性。

二、概述

该病与风湿病密切相关,神经系统症状见于 1/3 以上的风湿热患者,且随风湿热的治疗而减轻或消失。已证实该病是由 A 族 β 溶血性链球菌感染引起的自身免疫反应所致,可能是患者感染 A 族 β 溶血性链球菌后产生相应抗体,抗体通过受损的血-脑屏障,与尾状核、丘脑底核及其他部位神经元上的抗原结合。部分患儿咽拭子培养 A 族溶血性链球菌呈阳性,血液和脑脊液中可查到抗神经元抗体,血清中的抗神经元抗体滴度随着舞蹈症的好转而降低,随着病情加重而升高。

病理改变主要为黑质、纹状体、丘脑底核、小脑齿状核及大脑皮质等散在的可逆性炎症改变,如充血、水肿、炎性细胞浸润及神经细胞弥漫性变性,有的病例出现散在动脉炎、点状出血,有时脑组织可呈现栓塞性小梗死,软脑膜可有轻度炎性改变,血管周围有少量淋巴细胞浸润。尸解病例中 90% 发现有风湿性心脏病。

三、临床表现

该病多见于 5~15 岁,男女之比约为 1:3,3 岁以前或 18 岁以后起病者少见,无季节、种族差异。病前常有上呼吸道感染、发热、关节痛、扁桃体肿大等 A 族 β 溶血性链球菌感染史。大多数为亚急性起病,少数因精神刺激可急性起病。舞蹈样动作常在发病 2~4 周加重,3~6 个月自行缓解。

(一)舞蹈样动作

该病表现为快速、不规则、无目的的不自主舞蹈样动作,可以是全身性的,也可以是一侧较重,累及面部表现为挤眉弄眼、噘嘴、吐舌、扮鬼脸、摇动下颌;肢体受累以远端为重,上肢各关节交替伸屈、内收,下肢步态颠簸;影响躯干表现为身体扭转和不规则的呼吸动作;软腭和咽肌不自主运动,可致爆发性言语。舞蹈样动作在精神紧张、做技巧活动、讲话时加重,安静时减轻,睡眠时消失。患儿可能会用有意识的主动运动动作去掩盖不自主运动。不自主舞蹈样动作可干扰随意运动,导致举止笨拙、持物脱落、动作不稳。

(二)肌张力低下和肌无力

因肌张力低下,有各关节过伸现象,肌张力降低明显时可有特征性的体征。当患儿举臂过头时,手掌旋前,为旋前肌征;手臂前伸时因张力过低而腕部屈曲,掌指关节过伸,是舞蹈病手姿;检查者请患儿紧握检查者的示指、中指时能感到患儿手的紧握程度不恒定,时紧时松,称挤奶妇手法或盈亏征。有时肌无力可以是该病的突出征象,患儿易疲劳,甚至瘫痪,以致患儿在急性期不得不卧床。

(三)精神症状

患儿常伴某些精神症状,如失眠、心神不宁、焦虑、抑郁、情绪不稳、激惹、注意力缺陷多动障碍、偏执-强迫行为,少数严重者可出现躁狂,甚至谵妄状态。有时精神症状先于舞蹈症出现。

(四)其他

约1/3的患儿可伴其他急性风湿热表现,如低热、关节炎、心瓣膜炎、风湿结节。

四、诊断及鉴别诊断

依据在儿童或青少年期亚急性或急性起病,特征性舞蹈样症状,伴肌张力低下、随意动作不协调、肌无力、旋前肌征、握拳盈亏征以及可能伴随的精神症状可考虑该病。患儿病前有风湿热或链球菌感染史、合并其他风湿热表现及自限性病程,可进一步支持诊断。外周血清学检查白细胞增多,红细胞沉降率加快,C反应蛋白效价升高,抗链球菌溶血素"O"滴度增加,喉拭培养可检见 A 族溶血型链球菌,有助于临床诊断。脑电图为轻度弥漫性慢活动,无特异性。头颅 CT 检查可见尾状核区低密度灶及水肿;MRI 显示尾状核、壳核、苍白球增大,T_2加权像信号增强;单电子发射计算机断层成像术(SPECT)可显示尾状核头部和底节其他部位,尤其是壳核处脑血流灌注下降;正电子发射型计算机断层显像(PET)扫描显示纹状体糖代谢升高,这些影像学改变随临床症状好转而恢复正常,这些改变有别于其他舞蹈病。由于该病多发生在链球菌感染后2~3个月,甚至 6~8 个月,因此,链球菌检查为阴性的患儿,不能排除该病。

由于该病的临床表现多样化,容易被临床医师忽视与误诊,对无风湿热或链球菌感染史、单独出现的小舞蹈病须与其他原因引起的舞蹈症区别,如少年型亨廷顿病、神经棘红细胞增多症、肝豆状核变性、抽动秽语综合征、扭转痉挛、习惯性痉挛、各种原因引起的症状性舞蹈病。

五、治疗

该病具有自限性,即使不经治疗,3 个月后也可自行缓解,但及时成功的治疗可缩短病程。药物治疗主要以应用抗链球菌病因治疗和控制舞蹈样不自主动作为主,其他症状包括精神症状会随舞蹈症状的缓解而减少。经药物治疗控制症状后,需维持治疗几周再缓慢停药,如有复发,就重新治疗。

(一)一般治疗

患儿在急性期要卧床休息,尽量避免声、光刺激。对舞蹈样动作频繁者,在床边加护栏和软垫以防碰伤和外伤。

（二）对症治疗

一般采用多巴胺受体阻滞剂和多巴胺耗竭剂，症状控制不佳者可适当加用苯二氮䓬类药。

1.多巴胺受体阻滞剂

该类药是第一代抗精神病药。可用氯丙嗪每次 12.5～25 mg，氟哌啶醇每次 0.5～1 mg，或硫必利每次 50～100 mg，每天 3 次，口服。这些药物易诱发锥体外系不良反应，治疗期间需注意观察，一旦发生锥体外系不良反应，减少药物剂量或改用第二代抗精神病药，如氯氮平每次6.25～25 mg、奥氮平每次 2.5～5 mg、利培酮每次 0.5～2 mg、喹硫平每次 25～100 mg，一般每天 2 次。初次应用抗精神病药物可能会出现消化道反应、头晕、乏力、嗜睡等不良反应，个别患者可出现兴奋，一般减量或停药后可以消失。为减少不良反应，不管选用何类药物，宜从小剂量开始滴定，逐渐增量，尽量避免合用同类药物。肝及肾功能不全、有严重心血管疾病、造血功能不全、粒细胞计数减少、有嗜铬细胞瘤的患者慎用，孕妇、婴儿慎用。

2.中枢多巴胺耗竭剂

该类药通过抑制中枢性囊泡单胺转运蛋白 2 耗竭突触前多巴胺的储存而改善运动障碍。丁苯那嗪是选择性多巴胺清除剂，并能少量清除神经末端的去甲肾上腺素和 5-羟色胺，具有较好的控制舞蹈样症状并改善运动的能力，2008 年经美国食品药品监督管理局批准用于亨廷顿病相关的舞蹈病治疗，是目前治疗舞蹈病较有效的药物，近年来备受推崇。初次剂量为每天清晨1 次，每次 12.5 mg，1 周后增至每天 2 次，每次 12.5 mg，治疗剂量为 25 mg，每天 2～3 次，口服。其不良反应比抗精神病药的不良反应轻，与剂量相关。

3.苯二氮䓬类药

应用上述药物治疗，症状控制不佳时，可适当加用苯二氮䓬类药物，地西泮每次 2.5～5 mg、硝西泮每次 2.5 mg 或氯硝西泮每次 0.5～1 mg，每天 2～3 次，口服，可更有效地控制舞蹈样症状。

（三）对因治疗

在确诊该病后，无论病症轻重，均需应用抗链球菌治疗，目的在于最大限度地防止或减少小舞蹈病复发及避免心肌炎、心瓣膜病的发生。一般应用青霉素 80×10⁴ U，肌内注射，每天 2 次，10～14 d 为 1 个疗程。以后可给予长效青霉素 120×10⁴ U，肌内注射，每月 1 次。有学者认为青霉素治疗应维持至少 5 年。对不能使用青霉素者，可改用其他链球菌敏感的抗生素，如头孢类。

（四）免疫疗法

鉴于患儿患病期间体内有抗神经元抗体，故理论上免疫治疗可能有效。可应用糖皮质激素，泼尼松 30～60 mg/d，治疗 10～14 d，也有报道用血浆置换、免疫球蛋白静脉注射治疗该病，可缩短病程及减轻症状。

六、预后

该病的预后良好，患儿多在 2～3 个月完全恢复；即使不经治疗，3～6 个月也可自行缓解；约1/4 的患儿常在 2 年内复发，极少在初次发病 10 年后再次出现轻微的舞蹈样动作。少数患者可遗留一些轻微的神经体征，如突发的随意动作、动作不协调。预后主要取决于心脏并发症的转归。

（陈华妹）

第四节　特发性震颤

特发性震颤(essential tremor,ET)亦称原发性震颤,是以震颤为唯一表现的常见运动障碍疾病,普通人群的患病率为 0.3%～1.7%,大于 40 岁的人的患病率为 5.5%,70～79 岁的人的患病率为 12.6%。1/3 以上患者有阳性家族史,该病呈常染色体显性遗传。

一、诊断要点

(一)核心诊断标准

双手及前臂呈明显且持续的姿势性和(或)动作性震颤;不伴有其他神经系统体征(齿轮现象和 Froment 征除外);可仅有头部震颤,但不伴有肌张力障碍。

(二)支持诊断标准

患者病程超过 3 年,有阳性家族史,饮酒后震颤减轻。

(三)排除标准

存在引起生理亢进性震颤的因素,正在或近期使用过致震颤药物或处于撤药期,起病前 3 个月内有神经系统外伤史,有精神性(心理性)震颤的病史或临床证据,突然起病或病情呈阶梯式进展恶化。

二、鉴别诊断

要区别该病与下列疾病:精神性震颤、帕金森病震颤、小脑性震颤、肌张力障碍性震颤、红核性震颤、原发性直立性震颤、肝豆状核变性震颤、内科系统疾病(如肝性脑病)引起的震颤。

三、常用治疗策略

特发性震颤的治疗分为药物(口服药物及 A 型肉毒毒素)和手术治疗。

(一)药物治疗

1.一线推荐用药

(1)普萘洛尔是非选择性 β 肾上腺素受体阻滞剂,为经典的一线治疗药物。用法:从小剂量开始(每次 10 mg,每天 2 次),逐渐加量(每次 5 mg)至 30～60 mg/d 即可改善症状,一般不超过 90 mg/d;标准片,每天 3 次;控释片每天 1 次,早晨服药。不稳定性心功能不全、高度房室传导阻滞、哮喘、胰岛素依赖性糖尿病等禁忌使用。

(2)扑米酮:若特发性患者同时存在慢性阻塞性气道疾病、心功能不全或周围血管病,禁用普萘洛尔,可首选扑米酮治疗。该药是常用的抗癫痫药物。ET 患者对该药常很敏感,不可按治疗癫痫用药,自小剂量 50 mg/d 开始,每 2 周增加用量 50 mg/d,直至有效或出现不良反应。

(3)阿罗洛尔具有 α 及 β 受体阻断作用。用法:口服剂量从 10 mg,每天 1 次开始,如疗效不充分,可加量至每天 2 次,每次 10 mg,最高剂量不超过 30 mg/d。

2.二线推荐用药

(1)加巴喷丁是 γ-氨基丁酸的衍生物,属于新型的抗癫痫及抗神经痛药物。用法:起始剂量为 300 mg/d,有效剂量为 1 200～3 600 mg/d,分 3 次服用。

(2)托吡酯是新型抗癫痫药物,具有阻滞钠通道、增强 γ-氨基丁酸活性的作用。用法:起始剂量为 25 mg/d,分 2 次口服,以每周 25 mg 的递增速度缓慢加量,常规治疗剂量为 100～400 mg/d。

(3)阿普唑仑是短效的苯二氮䓬类制剂。用法:起始剂量为 0.6 mg/d,每天 3 次,有效治疗剂量为 0.6～2.4 mg/d。

(4)阿替洛尔是选择性 β$_1$ 受体阻滞剂。用法:50～150 mg/d 可以缓解症状。该药适用于不能使用 β$_2$ 受体阻滞剂及非选择性受体阻滞剂的哮喘患者。

(5)索他洛尔是非选择性 β 受体阻滞剂。用法:80～240 mg/d 可以缓解症状。

(6)氯硝西泮是苯二氮䓬类制剂。用法:起始剂量为 0.5 mg/d,有效治疗剂量为 1～6 mg/d。

3.三线推荐用药

(1)非选择性 β 受体阻滞剂纳多洛尔(120～240 mg/d)或钙通道阻滞剂尼莫地平(120 mg/d),或非经典抗精神病药物氯氮平(25～75 mg/d),对改善肢体震颤可能有效。氯氮平有致粒细胞减少和心律失常的不良反应,仅在其他药物治疗无效的情况下才考虑应用,而且使用期间要监测血常规和心电图。

(2)A 型肉毒毒素:在治疗头部、声音震颤方面更具优势,同样可用于肢体震颤的治疗。通常 1 次注射的疗效持续 3～6 个月,需重复注射以维持疗效。

(二)用药指导

1.视病情用药

(1)轻度震颤无须治疗。

(2)轻度到中度患者由于工作或社交需要,可选择事前半小时服药以间歇性减轻症状。

(3)影响日常生活和工作的中度到重度震颤,需要药物治疗。

(4)药物难治性重症患者可考虑手术治疗。

(5)头部或声音震颤患者可选择 A 型肉毒毒素注射治疗。

2.普萘洛尔(心得安)

该药可通过阻断外周 β$_2$ 受体起作用,能减轻震颤幅度,对震颤频率无影响,需长期服用。在特定情境下震颤明显者可预先临时应用,每天 30～90 mg,分 3 次服;或用阿罗洛尔每次 10 mg,每天 3 次。

3.扑米酮(扑痫酮)

对于幅度大的震颤,扑米酮比普萘洛尔更有效,甚至可以把震颤降至无症状的幅度范围。扑米酮治疗特发性震颤可每次用 125 mg,每周 2 次,最多可每次用 250 mg,每周 3 次。为提高用药顺应性,减少嗜睡不良反应,建议晚上睡前服药。扑米酮治疗中 1/5 的患者即使服用极小的剂量也可能出现急性毒性反应,如头昏、恶心、呕吐。故须从小剂量开始,逐渐缓慢增加药量,直至治疗效果好而又无不良反应。

如果单一用药效果不理想,可以尝试普萘洛尔和扑米酮联合治疗。

4.加巴喷丁

对该药用于特发性震颤治疗仍有争议。虽然数项开放研究提示该药能有效地减轻震颤,但一项双盲对照研究未发现它的疗效比安慰剂的疗效好。

（三）主要药物注意事项

1.普萘洛尔（心得安）

相对禁忌证包括未得到控制的心功能衰竭，Ⅱ～Ⅲ度房室传导阻滞，哮喘等支气管痉挛疾病，胰岛素依赖性糖尿病患者（普萘洛尔可阻断其低血糖时正常肾上腺素能反应而掩盖低血糖症状）。少见的不良反应包括疲乏、恶心、腹泻、皮疹、阳痿及抑郁等，多数患者对普萘洛尔能较好地耐受，建议用药期间监测脉搏和血压，脉搏保持每分钟 60 次以上通常是安全的。

2.扑米酮

20%～30%的患者服用扑米酮后出现眩晕、恶心和姿势不稳等急性不良反应，可逐步缓解，不影响继续用药。

（四）手术治疗

手术治疗主要包括立体定向丘脑毁损术和深部丘脑刺激术（DBS），两者都能较好地改善震颤。

（邵明阳）

第五节　不宁腿综合征

不宁腿综合征（restless legs syndrome，RLS）又称为 Ekbom 综合征。患病率为 0.1%～11.5%，在西方人中多发，亚洲人中发病少见，国内尚无相关流行病学资料。RLS 可分为原发性和继发性两种。前者原因不明，部分具有家族遗传性。后者可见于尿毒症、缺铁性贫血、叶酸和维生素 B_{12} 缺乏、妊娠、干燥综合征、帕金森病、小纤维神经病、多灶性神经病、腓骨肌萎缩症、代谢病。

一、诊断要点

不宁腿综合征的诊断必须具备以下 4 个临床特点。

（1）腿部不适引发腿部活动。患者的腿部常有难以描述的不适感，如蚁走感、烧灼感、触电感；感觉异常位于肢体深部，多数以累及下肢为主，单侧或双侧，半数患者也可累及上肢。活动后上述症状可以缓解。

（2）静息后（坐和躺）症状出现或加重。

（3）持续活动可使症状部分或全部缓解。轻症者在床上和椅子上伸展肢体即可缓解症状；重症者需来回踱步、搓揉下肢、伸屈肢体才能减轻症状。重新平躺或坐下后数分钟至 1 h，上述症状常常再次出现。

（4）夜间症状加重。典型者在 23 点至次日凌晨 4 点最为严重，故经常严重影响患者的睡眠。早晨 6 点至中午 12 点症状最轻。

二、支持诊断证据

（1）65%的患者有家族史，多为常染色体显性遗传。

（2）周期性肢体运动（periodic limb movement，PLM）多发生在快动眼相睡眠期，表现为单侧或双侧腿部刻板、重复地快速屈曲或伸展运动。

（3）多巴胺能药物治疗有效。

三、常用治疗策略

（一）非药物治疗

去除各种继发性 RLS 的病因，停用可诱发 RLS 的药物或食物，培养健康的睡眠作息，睡前洗热水澡及按摩肢体，适度活动。

（二）药物治疗

1.复方左旋多巴制剂（多巴丝肼、卡左双多巴控释片）

复方左旋多巴制剂适用于轻症 RLS 患者。该类药物的优点是出现多巴胺能不良反应（恶心、头昏、头痛、嗜睡等）较少，缺点是长期使用容易出现 RLS 症状恶化，故一般不适用于每天都出现症状的患者。

2.多巴胺能受体激动剂

普拉克索和罗匹尼罗都被美国和欧洲批准用于治疗 RLS，剂量显著低于帕金森病所需要的剂量。加量应尽可能缓慢滴定，一般每几天或 1 周增加 1 次剂量。

3.加巴喷丁

在治疗 RLS 的各个方面显示了很好的疗效，其疗效与罗匹尼罗相当。患者服用加巴喷丁的耐受性通常较好，但在高龄患者中要注意镇静、共济失调等不良反应。

4.镇静安定剂

氯硝西泮尚无循证医学的证据，但在部分患者中显示有良好的疗效。

5.阿片类药物

该类药相对于多巴胺能药物证据较少。但多数专家认为阿片类药物治疗 RLS 有效，且成瘾的风险小。该类药物包括羟考酮（5～20 mg/d），氢可酮（5～20 mg/d），可待因（30～90 mg/d），丙氧酚（每次口服盐酸盐 65 mg 或萘磺酸盐 100 mg，4～6 h 可重复给药）以及曲马朵（100～400 mg/d）。

（三）药物选择

1.间歇性 RLS

该类型患者可以在症状预计出现之前临时服用治疗药物。可选用的药物有多巴丝肼或卡左双多巴控释片，轻中度阿片类药物，镇静安定剂，小剂量多巴胺受体激动剂。

2.频发性（每天都出现）RLS

该类型患者需要每天用药。多巴胺受体激动剂是目前治疗这种类型 RLS 的首选，其次为加巴喷丁、轻中度阿片类药物、镇静安眠药。

3.顽固性 RLS

该类型患者可换用另一种多巴胺能受体激动剂（普拉克索）、阿片类药物或加巴喷丁，也可考虑"假日疗法"以及使用高效阿片类药物，如美沙酮 5～40 mg/d。

（四）用药指导

（1）首选多巴胺能药物（如复方多巴制剂）或多巴受体激动剂（如普拉克索、罗匹尼罗）。准备乘飞机或开车长途旅行的患者适合使用复方多巴制剂。多巴胺受体激动剂对 70%～90%的患者疗效良好，因此常常是首选药，尤其是对那些发作频率较高的患者。罗替戈汀贴剂具有缓释作用,对白天也有症状的患者或凌晨反跳的患者有一定疗效,尤其是在多巴胺能药物疗效不佳、无效或者不能耐受时可以选用或合用。

(2)对继发性 RLS 患者,首先要治疗原发疾病。随着病因的消除,患者的症状可能也会随之消失。例如,对尿毒症患者进行肾移植,对缺铁性贫血患者进行铁剂治疗,对叶酸缺乏患者补充叶酸。

(五)主要的用药注意事项

(1)受体激动剂可能会有恶心、嗜睡、头痛、头晕、低血压、外在水肿等不良反应。部分患者可能会有病理性赌博、过度购物、性欲亢进等冲动控制障碍(impulse control disorders,ICD)症状。

(2)对部分严重的难治性患者,可以用阿片类药物,如可卡因、氢可酮、美沙酮、羟考酮、曲马朵,这对多巴受体激动剂无效的患者有较好的疗效。部分患者可能会引起便秘、尿潴留、瞌睡、认知改变。少数情况下可以引起呼吸抑制。大剂量半衰期短的阿片类药物可能导致药物依赖。

(3)患者应少喝咖啡及含咖啡的饮料,戒烟,少饮酒,如缺铁,需要给予补充。应该注意睡眠卫生以及规律作息,避免睡前洗热水澡。避免服用加重症状的药物,如抗组胺药物、甲氧氯普胺、氯丙嗪、曲马朵、对乙酰氨基酚、抗精神病药物。

(邵明阳)

第六节　图雷特综合征

该病旧称抽动秽语综合征,是由 Itard 和 Gilies de la Tourette 首次描述的抽动障碍,是一组由遗传缺陷和不良环境因素导致的儿童期多发的神经精神疾病。

一、诊断要点

(1)有不自主重复、快速、无目的的动作,涉及多组肌肉,抽动在 1 d 内发作多次(或间歇性发作),可受意志控制达数分钟至数小时。

(2)病程中同时或先后出现 2 个或以上运动性抽动,加上 1 个或以上发声性抽动。

(3)数周至数月内症状可有波动,间歇期连续少于 2 个月,总病程超过 1 年。

(4)多数患者 18 岁前起病(2～21 岁)。

(5)临床表现不能用其他直接的生理效应(如服用兴奋剂)或其他疾病(亨廷顿舞蹈病、病毒感染后脑炎等)解释。

二、常用治疗策略

治疗原则:明确治疗目标,选择正确的用药时机,综合治疗。

(一)对抽动症状的控制

1.典型抗精神病药

典型抗精神病药主要是多巴胺 D_2 受体阻滞剂,如氟哌啶醇、匹莫齐特,是 FDA 批准用于治疗抽动症的药物,也是有效的,两者的疗效相当,但不良反应较多。氟奋乃静也有较好的疗效,不良反应较氟哌啶醇轻。具体用量如下。

(1)氟哌啶醇:有效,起始剂量为 0.25～0.50 mg/d,渐加至 1～4 mg/d,1 次服用或分 2 次服用;儿童从每次 0.25 mg 起,渐加至 0.5～2.0 mg/d,1 次服用或分 2 次服用,加服等量苯海索(后者的不良反应较多)。

(2)匹莫齐特:有效,起始剂量为 0.5～1.0 mg,每天 1 次,渐加至 2～8 mg,每天 1 次;不良反应为可引起心电图改变,尤其是 Q-T 间期延长,使用前后查心电图,锥体外系反应较强。

(3)氟奋乃静:疗效较好,起始剂量为 0.5～1.0 mg/d,渐加至 1.5～10.0 mg/d,分 3～4 次服用;不良反应较多(锥体外系反应、白细胞减少),但也较轻。

2.非典型抗精神病药

非典型抗精神病药即多巴胺 D_2 受体和 5-HT_2 受体双重抑制剂,包括利培酮、奥氮平、齐拉西酮、喹硫平、氯氮平等。

(1)利培酮:疗效与匹莫齐特、可乐定效果相当(A 类证据),剂量为每次 0.25～0.50 mg,每天 1 次,渐加至 1.0～3.0 mg/d(儿童 0.5～2.0 mg/d),1 次服用或分 2 次服用;不良反应包括嗜睡、激动、焦虑、失眠、头痛等,大剂量时常出现锥体外系反应。

(2)齐拉西酮:有较好的效果,剂量为每次 10～20 mg,每天 2 次,渐加至每次 20～80 mg,每天 2 次。目前尚缺乏儿童用量的资料;不良反应为 Q-T 间期延长,禁用于 Q-T 间期延长的患者,禁与其他延长 Q-T 间期的药物合用。

(3)奥氮平:推荐用于抽动症的二线治疗,起始剂量 2.5～5.0 mg/d。1 周后增至每次 5 mg,每天 2 次,目前尚缺乏儿童用量的资料;不良反应为嗜睡、体质量增加。

3.中枢性拟肾上腺素能受体激动剂

中枢性拟肾上腺素能受体激动剂是治疗轻度至中度抽动的一线用药。主要药物有可乐定、可乐定透皮贴剂、胍法辛等,具体用法及药物的不良反应如下。

(1)可乐定:疗效好,推荐为首选药;开始剂量为每次 0.025～0.050 mg,睡前服,每天 1 次,每 3 天增加 0.05 mg,至 0.2～0.3 mg/d,分 2～3 次服用;不良反应为镇静、口干、头痛、失眠,有降压作用并可引起心律失常,用药时监测血压及心电图。

(2)可乐定透皮贴剂、可乐定控释贴:疗效约为口服可乐定的 70%,口服制剂耐受差者可用。剂量:可乐定透皮贴剂每片含可乐定 2 mg,隔 6 天换 1 次;可乐定控释贴每片含可乐定 2.5 mg(小于 6 岁贴片量减半),隔 7 天换 1 次,一般贴在两侧耳后,不良反应与可乐定相同,较轻。

(3)胍法辛:作用与可乐定相似,轻度至中度抽动的一线用药,半衰期较长;剂量为每次 0.5～1.0 mg 口服,每天 1 次,可加至每次 0.5～1.0 mg,每天 3 次;不良反应与可乐定相似,较轻。

4.硫必利

起始量为每次 50 mg,每天 2 次或 3 次,口服,治疗量为 150～500 mg/d,分 2 或 3 次服用。不良反应是头晕、嗜睡、胃肠道不适,均较轻。

5.丁苯那嗪

其疗效与氟哌啶醇的疗效相当,但不引起迟发性运动障碍。用量及用法为每次 25 mg,每天 1 次,可加至 37.5～150.0 mg/d,分 2～3 次口服。主要不良反应是昏睡、有锥体外系反应、抑郁、有自杀观念及行为异常等。

6.作用于 γ-氨基丁酸(γ-aminobutyric acid,GABA)系统的药物

作用于 GABA 系统的药物有氯硝西泮、巴氯芬、托吡酯和左乙拉西坦等。

7.尼古丁贴片

治疗初步结果令人受到鼓舞,目前限于数量较少的开放性研究,其有效性尚不能确定。

(二)对强迫症状的治疗

SSRIs抗抑郁药:氟西汀、氟伏沙明、舍曲林等对成人及儿童的强迫症状均有效。这些药物的疗效相当(A类证据),应从小剂量起,缓慢增量。

(三)对注意力缺陷多动障碍的治疗

1.中枢兴奋剂

哌甲酯和苯丙胺为一线用药,但可引起或恶化抽动症状,不推荐单独使用。可乐定和胍法辛的疗效较好,不良反应少,为单独用药时的首选。联合应用哌甲酯和可乐定的效果比单独使用的效果更好。

2.非中枢兴奋药

托莫西汀是选择性去甲肾上腺素再摄取抑制剂,FDA批准用于治疗注意力缺陷多动障碍(attention deficit hyperactivity disorder,ADHD)的非中枢兴奋药。该药不增加纹状体部位的多巴胺水平,不诱发抽动,适合ADHD共患抽动者,国外应用效果较好(A类证据)。用量为 $0.5\sim1.5\ mg/(kg \cdot d)$,早上服1次,或早、晚各1次服用。此药较安全,常见的不良反应是食欲减退、嗜睡、疲乏。

(四)心理治疗

心理调节和疏导包括对患儿和家长进行心理咨询,鼓励患儿建立良好的心理状态,消除自卑心理。

(五)手术治疗

经多种药物治疗无效的难治性病例(经上述药物治疗效果不好、病程迁延不愈者),可针对额叶、边缘系统、丘脑和小脑等部位进行手术治疗,但效果多不满意,一般不主张使用。脑深部电刺激具有安全、微创、可调试的特点,逐渐受到重视。

三、用药指导

(一)正确选择用药时机

轻症患者不必用药,只需心理治疗。医师应告诫家长不要过分注意患儿的抽动症状,并多与老师和同学沟通;重症患者需用药物治疗。

(二)根据目标症状选择治疗药物

抽动:选择中枢性 α_2 肾上腺素能受体激动剂和多巴胺 D_2 受体阻滞剂;强迫症(obsessive-compulsive disorder,OCD):选择5-羟色胺再摄取抑制剂;ADHD:选择 α_2 肾上腺素能受体激动剂、中枢兴奋剂、选择性去甲肾上腺再摄取抑制剂,抽动合并ADHD时首选 α_2 肾上腺素能受体激动剂。

(三)主要药物注意事项

1.氟哌啶醇

该药虽然有效,但有不良反应,如强直、体质量增加、视物模糊、嗜睡、反应迟钝及思维迟缓。

2.匹莫齐特

该药可引起心电图改变,尤其是Q-T间期延长,使用前后查心电图,锥体外系反应较强。

3.氟奋乃静

该药不良反应(如锥体外系反应、白细胞减少)较多,较轻。

4.利培酮

该药可使患者出现嗜睡、激动、焦虑、失眠、头痛等,大剂量时常出现锥体外系反应。

5.齐拉西酮

目前尚缺乏儿童用量的资料,不良反应为主要引起 Q-T 间期延长,禁用于 Q-T 间期延长的患者,禁与其他延长 Q-T 间期的药物合用。

6.奥氮平

对于该药目前尚缺乏儿童用量的资料。该药的不良反应为嗜睡、体质量增加。

7.可乐定

该药为首选药,其不良反应为镇静、口干、头痛、失眠,有降压作用并可引起心律失常,用药时要监测血压及心电图。

8.胍法辛

该药的半衰期较长。其不良反应与可乐定相似,较轻。

9.硫必利

该药也称泰必利。患者服用该药后常见头晕、嗜睡、胃肠道不适,均较轻。

10.丁苯那嗪

该药的疗效与氟哌啶醇相当,但不引起迟发性运动障碍。主要不良反应是昏睡、锥体外系反应、抑郁、出现自杀的想法及行为等。

（邵明阳）

第九章

感染性疾病

第一节 结核性脑膜炎

结核性脑膜炎(tuberculous meningitis,TBM)是由结核分枝杆菌侵入蛛网膜下腔引起的软脑膜、蛛网膜非化脓性慢性炎症病变。在肺外结核中有 5%～15% 的患者累及神经系统,其中又以结核性脑膜炎最为常见,约占神经系统结核的 70%。TBM 的临床表现主要有低热、头痛、呕吐、脑膜刺激征。TBM 在任何年龄均可发病,多见于青少年。艾滋病患者、营养不良者、接触结核传染源者、精神病患者、酒精中毒者是患病的高危人群。自 20 世纪 60 年代推广卡介苗接种后,该病的发病率显著降低。近年来,因结核杆菌的基因突变、抗结核药物研制相对滞后等,结核病的发病率及死亡率逐渐升高。

一、病因与发病机制

TBM 是由结核分枝杆菌感染所致。结核分枝杆菌可分为4型:人型、牛型、鸟型、鼠型。前两型对人类有致病能力,其他两型致病者甚少。结核菌的 90% 的原发感染灶发生于肺部。当机体防御功能发生障碍时,或结核菌数量多,毒力大,不能被机体控制其生长繁殖时,则可通过淋巴系统、血流播散进入脑膜、脑实质等部位。

TBM 的发病通常有以下两个途径。

(一)原发性扩散

结核菌由肺部、泌尿生殖系、消化道等原发结核灶随血流播散到脑膜及软脑膜下,形成结核结节。在机体免疫力降低等因素诱发下,病灶破裂,蔓延到软脑膜、蛛网膜及脑室,形成粟粒性结核或结核瘤病灶,最终导致 TBM。

(二)继发性扩散

结核菌从颅骨或脊椎骨的结核病灶直接进入颅内或椎管内。

TBM 的早期引起脑室管膜炎、脉络丛炎,导致脑脊液分泌增多,可并发交通性脑积水;结核性动脉内膜炎或全动脉炎可发展成类纤维性坏死或完全干酪样化,导致血栓形成,发生脑梗死而偏瘫。

二、临床表现

该病可发生于任何年龄，约 80％ 的病例在 40 岁以前发病，儿童约占全部病例的 20％。TBM 的临床表现与年龄有关，年龄越小者早期症状越不典型。儿童可以呈急性发病，发热、头痛、呕吐明显，酷似化脓性脑膜炎；艾滋病患者或特发性 CD4$^+$ 细胞减少者合并 TBM 时无反应或呈低反应的改变，临床症状很不典型；老年 TBM 患者的头痛及呕吐症状、颅内高压征和脑脊液改变不典型，但结核性动脉内膜炎引起脑梗死的较多。一般起病隐匿，症状轻重不一，早期表现多为所谓的"结核中毒症状"，随病情进展，脑膜刺激征及脑实质受损症状明显。

（一）症状与体征

1.结核中毒症状

患者出现低热或高热，头痛，盗汗，食欲缺乏，全身倦怠无力，精神萎靡不振，情绪淡漠或激动不安等。

2.颅内高压征和脑膜刺激征

发热、头痛、呕吐及脑膜刺激征是 TBM 早期常见的临床表现，常持续 1～2 周。早期由于脑膜、脉络丛和室管膜炎症反应，脑脊液生成增多，蛛网膜颗粒吸收下降，形成交通性脑积水，颅内压轻度至中度升高；晚期蛛网膜、脉络丛和室管膜粘连，脑脊液循环不畅，形成完全或不完全梗阻性脑积水，颅内压明显升高，出现头痛、呕吐、视盘水肿，脉搏和呼吸减慢，血压升高。神经系统检查有颈强直，克尼格征呈阳性、布鲁津斯基征呈阳性，但婴儿和老人的脑膜刺激征可不明显；颅内压明显升高者可出现视盘水肿、意识障碍，甚至发生脑疝。

3.脑实质损害症状

该症状常在发病 4～8 周出现，脑实质炎症或血管炎可引起脑梗死；结核瘤、结核结节等可致抽搐、瘫痪、精神障碍及意识障碍等。偏瘫多为结核性动脉炎使动脉管腔狭窄、闭塞而引起的脑梗死所致；四肢瘫可能由基底部浓稠的渗出物广泛地浸润了中脑的动脉，引起缺血、双侧大脑中动脉或双侧颈内动脉梗死所致。不自主运动常由丘脑下部或纹状体血管炎症所致，但较少见。急性期可表现出轻度谵妄状态，定向力减退，甚至出现妄想、幻觉、焦虑、木僵状态，严重者可能深昏迷。晚期可有智力减退、行为异常。部分患者临床好转后，尚可遗留情感不稳、发作性抑郁等。

4.脑神经损害症状

20％～31.3％的 TBM 患者因渗出物刺激、挤压、粘连等而有脑神经损害，在单侧或双侧视神经、动眼神经、展神经多见，引起复视、斜视、眼睑下垂、眼外肌麻痹、一侧瞳孔散大、视力障碍等；也可引起面神经瘫痪、吞咽及构音障碍等。

（二）临床分期

1.前驱期

多在发病后 1～2 周。患者开始常有低热、盗汗、头痛、恶心、呕吐、情绪不稳、便秘、体质量下降等。儿童患者常有性格的改变，例如，以往活泼愉快的儿童，变得精神萎靡、易怒、好哭、睡眠不安。

2.脑膜炎期

多在发病后 2～4 周。颅内压升高使头痛加重，呕吐变为喷射状，部分患者有恶寒、高热、严重头痛，意识障碍轻，可见脑神经麻痹，脑膜刺激征与颈项强直明显，深反射活跃。克尼格征与布鲁津斯基征呈阳性，嗜睡与烦躁不安相交替，可有癫痫发作。婴儿可能前囟饱满或膨隆，眼底检查可发现脉络膜上的血管附近有圆形或长圆形灰白色、外围黄色的结核结节及视盘水肿。随病程进展,颅内压升高日渐严重,脑脊液循环、吸收有障碍而发生脑积水。脑血管炎症所致的脑梗死累及大脑动脉,导致偏瘫及失语等。

3.晚期

多在发病后 4 周以上。以上症状加重,脑功能障碍日渐严重,昏迷加重,可有较频繁的去大脑强直或去皮质强直性发作,大小便失禁,常有弛张高热,呼吸不规则或潮式呼吸,血压下降,四肢肌肉松弛,反射消失,严重者可因呼吸中枢及血管运动中枢麻痹而死亡。

(三)临床分型

1.浆液型

该类型即浆液型结核性脑膜炎,是由邻近结核病灶引起的,但未发展成具有明显症状的原发性自限性脑膜反应。主要病变是脑白质水肿。可出现轻度头痛、嗜睡和脑膜刺激征,脑脊液淋巴细胞数轻度升高,蛋白含量正常或稍高,糖含量正常。有时脑脊液完全正常。呈自限性病程,一般 1 个月左右即自然恢复。该型只见于儿童。

2.颅底脑膜炎型

该类型局限于颅底,常有脑神经损害,部分病例呈慢性硬脑膜炎表现。

3.脑膜脑炎型

早期未及时抗结核治疗,患者出现脑实质损害,出现精神症状、意识障碍、颅压升高、肢体瘫痪等。

三、辅助检查

(一)血液检查

1.血常规

血常规检查大多正常,部分病例在发病初期白细胞轻度至中度增加,中性粒细胞增多,血沉加快。

2.血液电解质

部分患者伴有血管升压素异常分泌综合征,可出现低钠血症和低氯血症。

(二)免疫检查

约半数患者的皮肤结核菌素试验结果为阳性。小儿患者的阳性率可达 93%,但小儿 TBM 晚期、使用激素后则多数呈阴性;晚期病例往往揭示病情严重,机体免疫反应受到抑制,预后不良。该试验呈阴性不能排除结核。为 TBM 患者做卡介苗皮肤试验(皮内注射 0.1 mL 冻干的卡介苗新鲜液),24~48 h 出现的硬丘疹直径超过 5 mm 为阳性,其阳性率可达 85%。

(三)脑脊液检查

1.常规检查

(1)性状:疾病早期脑脊液不一定有明显改变,当病程进展时脑脊液压力升高,可达 3.92 kPa (400 mmH$_2$O)以上,晚期可因炎症粘连、椎管梗阻而压力偏低,甚至出现"干性穿刺";脑脊液外观为无色、透明,或呈毛玻璃样的混浊,静置 24 h 后约 65% 出现白色网状薄膜。后期有的脑脊液可呈黄变,偶有因渗血或出血而呈橙黄色。

(2)细胞数:脑脊液的白细胞数呈轻度到中度升高[(50~500)×10^6/L],以淋巴细胞为主。

2.生化检查

(1)蛋白质:脑脊液蛋白含量中度升高,通常达 1～5 g/L,晚期患者有椎管阻塞,脑脊液蛋白含量可高达 10～15 g/L,脑脊液呈黄色,一般病情越重,脑脊液蛋白含量越高。

(2)葡萄糖:脑脊液中葡萄糖含量多明显降低,常在 1.65 mmol/L 以下。在抽取脑脊液前 1 h,采血的同时测定血糖,脑脊液中的葡萄糖含量为血糖含量的 1/2～2/3(脑脊液中葡萄糖含量正常值为 45～60 mmol/dL),如果 TBM 患者经过治疗后脑脊液糖含量仍低于 1.1 mmol/L,提示预后不良。

(3)氯化物:正常脑脊液中的氯化物含量 120～130 mmol/L,较血氯水平高,为血中的 1.2～1.3 倍。脑脊液中的氯化物容易受到血氯含量波动的影响,氯化物含量降低常见于结核性脑膜炎、细菌性脑膜炎等,在 TBM 患者的脑脊液中最为明显。

值得注意的是,TBM 患者的脑脊液的常规和生化改变与机体的免疫反应性有关,对机体无免疫反应或低反应者,往往 TBM 的病理改变明显,而脑脊液的改变并不明显,例如,艾滋病患者伴 TBM 时即可如此。

3.脑脊液涂片检查细菌

常用脑脊液 5 mL 以 3 000 转/分钟离心 30 min,沉淀,涂片,找结核杆菌。方法简便、可靠,但敏感性较差,镜检阳性率较低(20%～30%),薄膜涂片反复检查阳性率稍高(57.9%～64.6%)。

4.脑脊液结核菌培养

脑脊液结核菌培养是诊断结核感染的金标准,但耗时长且阳性率低(10%左右)。结核菌涂片加培养阳性率可达 80%,但需2～5 周;涂片加培养,再加豚鼠接种的阳性率可达80%～90%。

5.脑脊液酶联免疫吸附试验

可检测脑脊液中的结核菌可溶性抗原和抗体,敏感性和特异性较强,但病程早期阳性率仅为16.7%;酶联免疫吸附试验(enzyme linked immunosorbent assay,ELISA)测定中性粒细胞集落因子的阳性率可达 90% 左右;如用抗生物素蛋白-生物素复合 ELISA(avidin-biotin complex-ELISA,ABC-ELISA)测定脑脊液的抗结核抗体,阳性率可达 70%～80%。随着病程延长,阳性率增加,也存在假阳性的可能。

6.脑脊液聚合酶链反应(PCR)检查

早期诊断率高达 80%,应用针对结核菌 DNA 的特异性探针可检测出痰和脑脊液中的小量结核菌,用分子探针可在 1 h 查出结核菌。该法操作方便,敏感性高,但特异性不强,假阳性率高。

7.脑脊液腺苷脱氨酶的检测

TBM 患者脑脊液中的脑脊液腺苷脱氨酶显著增加,一般超过 10 U/L,提示细胞介导的免疫反应升高,区别于其他性质的感染。

8.脑脊液中的免疫球蛋白测定

TBM 患者脑脊液中的免疫球蛋白含量多升高,一般以 IgG、IgA 含量升高为主,IgM 含量也可升高。病毒性脑膜炎患者的脑脊液中仅 IgG 含量升高,化脓性脑膜炎患者的脑脊液中 IgG 及 IgM 含量升高,故有助于与其他几种脑膜炎区别。

9.脑脊液淋巴细胞转化试验

该方法即 [3]H 标记胸腺嘧啶放射自显影法。在结核菌素精制蛋白衍化物的刺激下,淋巴细胞的转化率明显升高,具有特异性,有早期诊断意义。

10.脑脊液乳酸测定

正常人脑脊液乳酸的浓度为 $10\sim20$ mg/dL,TBM 患者的正常人脑脊液乳酸明显升高,抗结核治疗数周后才降至正常值。此项测定有助于 TBM 的鉴别诊断。

11.脑脊液色氨酸试验

阳性率可达 $95\%\sim100\%$。方法:取脑脊液 $2\sim3$ mL,加 5 mL 浓盐酸及 2 滴 2% 的甲醛溶液,混匀后静置 $4\sim5$ min,再慢慢沿管壁加入 1 mL 0.06% 的亚硝酸钠溶液 1 mL,静置 $2\sim3$ min,如两液接触面出现紫色环则为阳性。

12.脑脊液溴化试验

该试验即测定血清与脑脊液中溴化物的比值。正常比值为 3:1,患者患有结核性脑膜炎时该比值明显下降,接近 1:1。

13.脑脊液荧光素钠试验

用 10% 荧光素钠溶液以 0.3 mL/kg 肌内注射,2 h 后采集脑脊液标本,在自然光线下与标准液比色,如含量 $>0.000\ 03\%$ 为阳性,阳性率较高。

(四)影像学检查

1.X 线检查

胸部 X 线检查如发现肺活动性结核病灶,有助于该病的诊断。头颅 X 线片可见颅内高压的现象,有时可见蝶鞍附近的基底部和侧裂处有细小的散在性钙化灶。

2.脑血管造影

其特征性改变为脑底部中小动脉狭窄或闭塞。血管狭窄与闭塞的好发部位为颈内动脉虹吸部和大脑前动脉、大脑中动脉的近端,还可出现继发性侧支循环建立。脑血管造影的异常率占半数以上。

3.CT 检查

CT 检查可发现脑膜钙化、脑膜强化、脑梗死、脑积水、软化灶、脑实质粟粒性结节和结核瘤、脑室扩大、脑池改变及脑脓肿等改变。

4.MRI 检查

MRI 检查可显示脑膜强化,有结节状强化物,脑室扩大、积水,视交叉池及环池信号异常;脑梗死主要发生在大脑中动脉皮质区与基底节;结核瘤呈大小不等的圆形信号,T_2WI 上中心部钙化,呈低信号,中心部为干酪样改变,呈较低信号,其包膜呈低信号,周围水肿呈高信号,T_1WI 显示低信号或略低信号。

(五)脑电图检查

TBM 患者的脑电图异常率为 $11\%\sim73\%$。成人 TBM 患者早期的脑电图多为轻度慢波化,小儿 TMB 患者的脑电图可显示高波幅慢波,严重者显示特异性、广泛性的 $0.5\sim3$ c/s 的慢波。治疗后症状好转,脑电图亦有改善,且脑电图一般先于临床症状改善。

四、诊断与鉴别诊断

(一)诊断

根据结核病史或接触史,呈亚急性或慢性起病,常有发热、头痛、呕吐、颈项强直和脑膜刺激征,脑脊液的淋巴细胞数增多,糖含量降低;颅脑 CT 或 MRI 有脑膜强化,就要考虑到 TBM 的可能性。脑脊液的抗酸杆菌涂片、结核杆菌培养和 PCR 检测有助于 TBM 的诊断。

（二）鉴别诊断

需要区别 TBM 与下列疾病。

1.新型隐球菌性脑膜炎

该病呈亚急性或慢性起病，脑脊液改变与 TBM 类似。该病患者的颅内高压特别明显，脑神经损害出现比 TBM 晚，脑脊液糖含量降低特别明显。临床表现及脑脊液改变酷似 TBM，但该病起病更缓，病程长，精神症状比结核性脑膜炎重，尤其是视力下降最为常见。该病多无结核中毒症状，脑脊液涂片墨汁染色可找到隐球菌。临床上可与 TBM 并存，应予注意。

2.化脓性脑膜炎

重症 TBM 的临床表现与化脓性脑膜炎相似，脑脊液细胞数＞$1\,000\times10^6$/L，需要与化脓性脑膜炎区别。脑脊液乳酸含量＞300 mg/L，有助于化脓性脑膜炎的诊断；反复腰椎穿刺、细菌培养、治疗试验可进一步明确诊断。

3.病毒性脑膜炎

该病发病急，早期脑膜刺激征明显，高热者可伴意识障碍，1/3 的患者首发症状为精神症状。脑脊液无色透明，无薄膜形成，糖及氯化物含量正常。虽然 TBM 早期或轻型病例脑脊液改变与病毒性脑膜炎相似，但病毒性脑膜炎患者 4 周左右明显好转或痊愈，病程较 TBM 短，可资鉴别。

4.脑膜癌

该病患者的脑脊液可以出现细胞数及蛋白含量升高、糖含量降低，因此该病容易与 TBM 混淆。但多数患者颅内高压的症状明显，以头痛、呕吐、视盘水肿为主要表现，病程进行性加重，脑脊液细胞检查可发现肿瘤细胞，颅脑 CT/MRI 检查或脑膜活检有助于明确诊断。

五、治疗

TBM 的抗结核治疗应遵循早期、适量、联合、全程和规范治疗的原则，并积极处理颅内高压、脑水肿、脑积水等并发症。

（一）一般对症处理

患者应严格卧床休息。对患者要精心护理，加强营养支持疗法，注意水电解质平衡；意识障碍或瘫痪患者注意变换体位，防止肺部感染及压疮的发生。

（二）抗结核治疗

治疗原则是早期、适量、联合、全程和规范用药。遵循治疗原则进行治疗是提高疗效、防止复发和减少后遗症的关键。只要患者的临床症状、体征及辅助检查高度提示 TBM，即使抗酸染色结果为阴性也应立即开始抗结核治疗。选择容易通过血-脑屏障、血-脑脊液屏障的药物以及杀菌作用强、毒性低的药物联合应用。在症状、体征消失后，仍应维持用药 1.5～2 年。

常用抗结核药物：主要的一线抗结核药物的用量、用药途径及用药时间见表 9-1。

表 9-1 主要的一线抗结核药物的用法

药物	儿童日用量	成人日用量	用药途径	用药时间
异烟肼	10～20 mg/kg	600 mg，1 次	静脉注射或口服	1～2 年
利福平	10～20 mg/kg	450～600 mg，1 次	口服	6～12 个月
吡嗪酰胺	20～30 mg/kg	500 mg，3 次	口服	2～3 个月
乙胺丁醇	15～20 mg/kg	750 mg，1 次	口服	2～3 个月
链霉素	20～30 mg/kg	750 mg，1 次	肌内注射	3～6 个月

1.异烟肼

异烟肼可抑制结核杆菌 DNA 合成,破坏菌体内酶活性,干扰分枝菌酸的合成,对细胞内、外的结核杆菌均有杀灭作用,易通过血-脑屏障,为首选药。主要不良反应有周围神经病、肝损害、精神异常和癫痫发作。为了预防发生周围神经病,用药期间加用维生素 B_6。

2.利福平

其杀菌作用与异烟肼相似,较链霉素强。该药主要在肝脏代谢,经胆汁排泄。该药与细菌的 RNA 聚合酶结合,干扰 mRNA 的合成,对细胞内、外的结核菌均有杀灭作用,其不能透过正常的脑膜,只部分通过炎症性脑膜,是治疗结核性脑膜炎的常用药物。该药的药效维持 6~12 个月。该药与异烟肼合用时,对肝脏有较大的毒性作用,故在服药期间要注意肝功能,有损害迹象应减少剂量。利福喷汀是一种长效的利福平衍生物,不良反应较利福平少,成人每次口服 600 mg,每天 1 次。

3.吡嗪酰胺

该药为烟酰胺的衍生物,具有抑菌和杀菌作用,对吞噬细胞内的结核菌杀灭作用较强,作用机制是干扰细菌内的脱氢酶,使细菌利用氧有障碍。酸性环境有利于该药发挥杀菌作用,pH5.5 时,该药的杀菌作用最强。该药与异烟肼或利福平合用,可防止耐药性的产生,并可增强疗效。该药能够自由通过正常和炎症性脑膜,是治疗 TBM 的重要抗结核药物,与其他抗结核药无交叉耐药性,主要用于对其他抗结核药产生耐药的病例。常见不良反应有肝损害,关节炎(高尿酸所致,表现为肿胀、强直、活动受限),眼和皮肤黄染等。

4.乙胺丁醇

乙胺丁醇是一种有效的口服抗结核药,通过与结核菌内的二价锌离子络合,干扰多胺和金属离子的功能,影响戊糖代谢和脱氧核糖核酸、核苷酸的合成,抑制结核杆菌的生长,经肾脏排泄,杀菌作用较吡嗪酰胺强。该药对生长繁殖状态的结核杆菌有杀灭作用,对静止状态的细菌几乎无影响。其在治疗中的主要作用是防止结核杆菌产生抗药性。该药不宜单独使用,应与其他抗结核药合用。主要不良反应有视神经损害、末梢神经炎、变态反应等。

5.链霉素

链霉素为氨基糖苷类抗生素,仅对吞噬细胞外的结核菌有杀灭作用,为半效杀菌药。该药主要通过干扰氨酰基-tRNA 和核蛋白体 30S 亚单位结合,抑制 70S 复合物的形成,抑制肽链延长、蛋白质合成,致细菌死亡。该药虽不易透过血-脑屏障,但易透过炎症性脑膜,故适用于 TBM 的急性炎症反应时期。用药期间密切观察链霉素的毒性反应(第Ⅷ对脑神经损害如耳聋、眩晕、共济失调,肾脏损害),一旦发现,及时停药。

抗结核治疗选用药物的注意事项包括以下几项:①药物的抗结核作用是杀菌还是抑菌作用;②作用于细胞内还是细胞外;③能否通过血-脑屏障;④对神经系统及肝肾的毒性反应;⑤治疗 TBM 的配伍。

药物配伍常用方案:以往的标准结核化学治疗方案是在 12~18 个月的疗程中每天用药。而目前多主张采用两阶段疗法(强化阶段和巩固阶段)和短程疗法(6~9 个月)。

WHO 建议应至少选择 3 种抗结核药物联合治疗,常用异烟肼、利福平和吡嗪酰胺,对耐药菌株需加用第 4 种药,如链霉素或乙胺丁醇。对利福平不耐药菌株,总疗程 9 个月已足够;对利福平耐药菌株需连续治疗 18~24 个月。目前常选用的方案有 4HRZS/14HRE(即在强化阶段 4 个月联用异烟肼、利福平、吡嗪酰胺及链霉素,在巩固阶段 14 个月联用异烟肼、利福平及乙胺丁醇),病情严重尤其是伴有全身血行结核时可选用 6HRZS/18HRE(即在强化阶段 6 个月联用异烟肼、利福平、吡嗪酰胺及链霉素,在巩固阶段18 个月联用异烟肼、利福平及乙胺丁醇)进行化学治疗。异烟肼快速代谢型的成年患者 1 d 剂量可加至 900～1 200 mg,但应注意保肝治疗,防止肝损害,并同时给予维生素 B_6 以预防该药导致的周围神经病。因为乙胺丁醇有对视神经的毒性作用,所以对儿童患者尽量不用乙胺丁醇。因为链霉素对听神经有影响,对孕妇应尽量不选用链霉素。因抗结核药物常有肝、肾功能损害,用药期间应定期复查肝、肾功能。

近年来,国内外关于耐药结核菌的报道逐年增加,贫困、健康水平低下、不合理的抗结核治疗、疾病监测和公共卫生监督力度的削弱是导致结核菌耐药产生的主要原因。目前全世界有2/3的结核病患者处于发生耐多药结核病的危险之中。如病程提示有原发耐药或通过治疗发生继发耐药时,应及时改用其他抗结核药物。WHO 耐多药结核病治疗指南规定:根据既往用药史及耐药性测定结果,最好选用 4～5 种药物,至少选用 3 种从未用过的药物,如卷曲霉素、氟喹诺酮类药(如左氧氟沙星)、帕司烟肼、利福喷汀、卡那霉素。可在有效的抗结核治疗基础上,加用各种免疫抑制剂(如干扰素、白介素-2)进行治疗,以提高疗效。

(三)辅助治疗

1.糖皮质激素

在有效的抗结核治疗中,肾上腺皮质激素具有抗炎、抗中毒、抗纤维化、抗过敏及减轻脑水肿的作用,与抗结核药物合用可提高对 TBM 的疗效和改善预后。对于脑水肿引起颅内压升高、伴局灶性神经体征和蛛网膜下腔阻塞的重症 TBM 患者,随机双盲临床试验的结果显示,诊断明确的 TBM 患者,在抗结核药物联合应用的治疗过程中宜早期合用肾上腺皮质激素药物,以小剂量、短疗程、递减的方法使用。静脉滴注地塞米松,成人剂量为 10～20 mg/d,情况好转后改为口服泼尼松,30～60 mg/d,临床症状和脑脊液检查明显好转,病情稳定时开始减量,一般每周减量 1 次,每次减量2.5～5 mg,治疗 6～8 周,总疗程不宜超过 3 个月。

2.维生素 B_6

为减轻异烟肼的毒性反应,一般加用维生素 B_6,30～90 mg/d,口服,或 100～200 mg/d,静脉滴注。

3.降低脑水肿和控制抽搐

颅内压升高者应及早应用甘露醇、呋塞米或甘油果糖治疗,以免发生脑疝;抽搐者,可用地西泮、苯妥英钠等抗癫痫药。

4.鞘内注射

重症患者在全身用药时可加用鞘内注射以提高疗效。多采用小剂量的异烟肼与地塞米松联合应用。药物鞘内注射的方法:50～100 mg 异烟肼,5～10 mg 地塞米松,1 次注入,2～3 次/周。待病情好转,脑脊液正常,则逐渐停。为减少蛛网膜粘连,可用 4 000 U 糜蛋白酶、1 500 U 透明质酸酶鞘内注射。但脑脊液压力较高者慎用。抗结核药物的鞘内注射有加重脑和脊髓的蛛网膜炎的可能性,不宜常规应用,应从严掌握。

(四)后遗症的治疗

蛛网膜粘连可导致脑积水,可行脑脊液分流术。脑神经麻痹、肢体瘫痪者,可针灸、理疗,加强肢体功能锻炼。

(邵明阳)

第二节　急性细菌性脑膜炎

急性细菌性脑膜炎引起脑膜、脊髓膜和脑脊液化脓性炎性改变,又称急性化脓性脑膜炎。流感嗜血杆菌、肺炎链球菌、脑膜炎双球菌、脑膜炎奈瑟菌为常见的引起急性细菌性脑膜炎的细菌。

一、临床表现

(一)一般症状和体征

该病呈急性或暴发性发病,病前常有上呼吸道感染、肺炎和中耳炎等其他系统感染。患者的症状、体征可因具体情况表现不同,成人多见发热、剧烈头痛、恶心、呕吐、畏光、颈强直、克尼格征和布鲁津斯基征等,严重时出现不同程度的意识障碍,如嗜睡、精神错乱、昏迷。患者出现脑膜炎症状前,如患有其他较严重的感染性疾病,并已使用抗生素,但所用抗生素剂量不足或对抗生素不敏感,患者可能只以亚急性起病的意识水平下降为脑膜炎的唯一症状。

婴幼儿和老年人患细菌性脑膜炎时脑膜刺激征可表现不明显或完全缺如。婴幼儿临床只表现发热、易激惹、昏睡和喂养不良等非特异性感染症状,老年人可因其他系统疾病掩盖脑膜炎的临床表现,须高度警惕,需腰椎穿刺方可确诊。

脑膜炎双球菌感染可出现暴发型脑膜脑炎,脑部微血管先痉挛后扩张,大量血液积聚,炎性细胞渗出,导致严重的脑水肿和颅内压升高。暴发型脑膜炎的病情进展极为迅速,患者于发病数小时内死亡。华-佛综合征发生于 $10\%\sim20\%$ 的患者,表现为融合成片的皮肤瘀斑、休克及肾上腺皮质出血,多合并弥散性血管内凝血(disseminated intravascular coagulation,DIC)。皮肤瘀斑首先见于手掌和脚掌,可能是免疫复合体沉积的结果。

(二)非脑膜炎体征

紫癜和瘀斑被认为是脑膜炎双球菌感染疾病的典型体征。发现心脏杂音,应考虑心内膜炎的可能,应进一步检查。非脑膜炎体征还有面部感染。

(三)神经系统并发症

细菌性脑膜炎病程中可出现局限性神经系统症状和体征。

1.神经麻痹

炎性渗出物在颅底积聚和药物毒性反应可造成多数颅神经麻痹,造成前庭耳蜗损害,多见于展神经和面神经。

2.脑皮质血管炎性改变和闭塞

该症状表现为轻偏瘫、失语和偏盲,可于病程早期或晚期脑膜炎性病变过程结束时发生。

3.癫痫发作

局限和全身性发作皆可见。局限性脑损伤、发热、低血糖、电解质紊乱、脑水肿和药物的神经毒性,均可能为其原因。癫痫发作在疾病后期脑膜炎已被控制的情况下出现,则意味着患者存有继发性并发症。

4.急性脑水肿

细菌性脑膜炎可出现脑水肿和颅内压升高,严重时可导致脑疝。对颅内压升高必须积极处理,如给予高渗脱水剂、抬高头部、过度换气,必要时脑室外引流。

5.其他

脑血栓形成和颅内静脉窦血栓形成,硬膜下积脓和硬膜下积液,脑脓肿形成甚至破裂。长期的后遗症除神经系统功能异常外,10%～20%的患者还可出现精神和行为障碍以及认知功能障碍。少数儿童患者有发育障碍。

二、诊断要点

(一)诊断

根据患者呈急性或暴发性发病,表现出高热、寒战、头痛、呕吐、皮肤出现瘀点或瘀斑等全身性感染中毒症状,颈强直,出现克尼格征,可伴动眼神经、展神经和面神经麻痹,严重病例出现嗜睡、昏迷等不同程度的意识障碍,脑脊液培养发现致病菌方能确诊。

(二)辅助检查

1.外周血常规

白细胞增多和核左移,红细胞沉降率升高。

2.血培养

血培养应作为常规检查,常见病原菌感染阳性率可达 75%,若在使用抗生素 2 h 内腰椎穿刺,脑脊液培养不受影响。

3.腰椎穿刺和脑脊液检查

这两项检查可判断严重程度、预后及观察疗效。腰椎穿刺对细菌性脑膜炎几乎无禁忌证,相对禁忌证包括严重颅内压升高、意识障碍等。典型脑脊液为脓性或浑浊外观,细胞数为 $(1\,000～10\,000)×10^6/L$,早期中性粒细胞占 85%～95%,后期以淋巴细胞及浆细胞为主;蛋白含量升高,可达1～5 g/L,糖含量降低,氯化物亦常降低,致病菌培养呈阳性,革兰氏染色阳性率达 60%～90%,有些病例早期脑脊液的离心沉淀物可发现大量细菌,特别是流感杆菌和肺炎链球菌。

4.头颅 CT 或 MRI 等影像学检查

早期可与其他疾病区别,后期可发现脑积水(多为交通性)、静脉窦血栓形成、硬膜下积液或积脓、脑脓肿等。

三、治疗方案及原则

(一)一般处理

一般处理包括降温、控制癫痫发作、维持水及电解质平衡等。低钠可加重脑水肿。出现 DIC 应及时给予肝素化治疗。采取血化验和培养,保留输液通路,头颅 CT 检查排除颅内占位病变,立即行诊断性腰椎穿刺。当脑脊液检查的结果支持化脓性脑膜炎的诊断时,应立即转入感染科或内科,并立即开始适当的抗生素治疗,等待血培养化验结果才开始治疗是不恰当的。

(二)抗生素选择

表 9-2 中的治疗方案可供临床医师选择,具体方案应由感染科医师决定。

(三)脑室内用药

脑室内使用抗生素的利弊尚未肯定,一般情况下不推荐使用。某些特殊情况下,如脑室外引流或脑积水时,药代动力学及药物分布改变,可考虑脑室内给药。表 9-3 供参考。

表 9-2　细菌性脑膜炎治疗的抗生素选择

人群	常见致病菌	首选方案	备选方案
新生儿(<1个月)	B或D组链球菌、肠杆菌科、李斯特菌	氨苄西林+庆大霉素	氨苄西林+头孢噻肟或头孢曲松
婴儿(1～3个月)	肺炎链球菌、脑膜炎球菌、流感杆菌	氨苄西林+头孢噻肟或头孢曲松+地塞米松	氯霉素+庆大霉素
婴儿(>3个月)，儿童(<7岁)	肺炎链球菌、脑膜炎球菌、流感杆菌	头孢噻肟或头孢曲松+地塞米松+万古霉素	氯霉素+万古霉素或用头孢吡肟替代头孢噻肟
儿童(7～17岁)和成人	肺炎链球菌、脑膜炎球菌、李斯特菌、肠杆菌科	头孢噻肟或头孢曲松+氨苄西林+万古霉素	青霉素过敏者用氯霉素+复方新诺明
儿童(7～17岁)和成人	肺炎链球菌(抗药发生率高)	万古霉素+第三代头孢菌素+利福平	氯霉素
HIV感染者	梅毒、李斯特菌、隐球菌、结核杆菌	病原不清时进行抗隐球菌治疗	
有外伤或做过神经外科手术者	金黄色葡萄球菌、革兰氏阴性菌、肺炎链球菌	万古霉素+头孢他啶(对假单胞菌属细菌加用鞘内庆大霉素)，甲硝唑	万古霉素+美罗培南

表 9-3　脑室内应用抗生素的剂量

抗生素	指征	每天剂量
万古霉素	对苯甲异噁唑青霉素抗药	5～20 mg
庆大霉素	革兰氏阴性菌严重感染	2～8 mg(典型剂量为 8 mg/d)
氨基丁卡霉素	对庆大霉素抗药	5～50 mg(典型剂量为 12 mg/d)

(四)类固醇皮质激素的应用

为预防神经系统后遗症，可在应用抗生素前或同时应用类固醇激素治疗。在小儿流感杆菌脑膜炎治疗前可给予地塞米松，0.15 mg/kg，1 次/6 小时，共 4 d，或 0.4 mg/kg，1 次/12 小时，共 2 d。

(邵明阳)

第三节　新型隐球菌性脑膜炎

一、概述

新型隐球菌性脑膜炎是由新型隐球菌感染所致，是中枢神经系统最常见的真菌感染。该病的发病率虽很低,但病情重,病死率高,且临床表现与结核性脑膜炎颇为相似,常易误诊。

隐球菌是条件致病菌,接触鸽子排泄物是发生新型隐球菌病的主要原因,但只有当宿主免疫力低下时才会致病。该病常见于全身性免疫缺陷性疾病、慢性衰竭性疾病,如获得性免疫缺陷综合征(AIDS)、淋巴肉瘤、网状细胞肉瘤、白血病、霍奇金淋巴瘤、多发性骨髓瘤、结节病、结核病、糖尿病、肾病及红斑狼疮。

二、临床表现

该病通常起病隐袭,多呈亚急性或慢性起病,急性起病仅占10%,进展缓慢,多见于30～60岁的人,男性患者较多。鸽子饲养者的患病率较一般人群高数倍。5%～10%的AIDS患者可发生隐球菌性脑膜炎。几乎所有的该病患者均有肺部感染,但由于症状短暂、轻微,临床易被忽略。

该病典型的表现为间歇性头痛、呕吐及不规则低热,常见脑膜刺激征,如颈强直及克尼格征,可见意识障碍、癫痫发作及精神障碍等。发热仅见于半数病例,头痛可为持续性或进行性加重,大多数患者可出现颅内压升高、视盘水肿和小脑受累的症状及体征。由于脑底部蛛网膜下腔渗出明显,蛛网膜粘连常引起多数颅神经受损,可因脑室系统梗阻而出现脑积水。少数患者以精神症状(如烦躁不安、人格改变、记忆减退及意识模糊)为主,大脑、小脑或脑干的较大肉芽肿偶尔引起偏瘫、失语和共济失调等局灶性神经体征,少见的症状有视力模糊、眼球后疼痛、复视和畏光等。约15%的患者无脑膜炎症状、体征。

新型隐球菌感染也可引起遍及全脑的隐球菌结节,大至肉眼可见,小至显微镜下方可查见,炎性反应较轻。隐球菌结节聚积于视神经,可引起视神经萎缩,较大的隐球菌结节可出现颅内占位病变症状,隐球菌结节偶见于脑室内、脊髓、脊髓硬膜外或硬膜下等。

该病通常呈进行性加重,平均病程为6个月,偶见几年内病情反复缓解和加重者。该病预后不良,无并发症的新型隐球菌性脑膜炎病死率为40%,未经抗真菌治疗的患者病死率高达87%,但极个别患者也可自愈。

三、诊断要点

(一)诊断

根据患者隐袭起病,呈慢性病程,具有真菌感染的条件;以间歇性头痛、呕吐及不规则低热等发病,出现脑膜刺激征,颅内压升高,出现精神障碍、意识障碍、癫痫发作、脑神经损害和局灶性神经体征;脑脊液的压力升高,淋巴细胞数升高,蛋白含量升高,糖含量降低,脑脊液墨汁染色检出隐球菌,可确诊。

(二)辅助检查

1.脑脊液检查

脑脊液压力升高[>1.96 kPa(200 mmH$_2$O)],淋巴细胞升高[$(10～500)\times10^6$/L],蛋白含量升高,糖含量降低。

2.脑脊液隐球菌检查

脑脊液中检出隐球菌是确诊的关键,脑脊液经离心沉淀后,将沉渣涂片,以印度墨汁染色,隐球菌检出率可达30%～50%。Sabouraud琼脂培养基培养或动物接种发现隐球菌也具有确诊价值。

3.影像学检查

头颅 CT 或 MRI 检查可发现脑膜炎和脑膜脑炎的各种原发和继发的影像学表现,较特征的是见到扩张的 Virchow-Robin 腔、凝胶状假性囊肿和脉络丛肉芽肿;非特异性表现有弥漫性脑水肿、弥漫性脑膜强化、脑实质低密度灶、交通性或梗阻性脑积水、脑实质或室管膜钙化等多种。偶可见到脑实质内低密度病灶,有增强现象,是隐球菌性肉芽肿的表现。25%～50%的隐球菌性脑膜炎患者的头颅 CT 无任何变化。

四、治疗方案及原则

（一）抗真菌治疗

1.单独两性霉素 B(amphotericin B,AmB)治疗

两性霉素 B 目前仍是治疗中枢神经系统隐球菌感染最有效的药物。两性霉素无口服制剂,只能静脉给药,也可经小脑延髓池、侧脑室或椎管内给药或经 Ommaya 储液囊做侧脑室或鞘内注射。

单独应用时多从小剂量开始,突然给予大剂量或有效剂量可使病情恶化。成人开始用药,一般每天静脉给药 0.3～0.75 mg/kg,逐渐增加至每天 1.0～1.5 mg/kg,按患者寒战、发热和恶心的反应大小决定增长的量和速度。当达到支持剂量时,因该药的半衰期较长,可改为隔天给药 1 次。其间应按临床反应和有无毒副作用,特别是肾的毒性反应来调节剂量。血清肌酐升高至 221 μmol/L(2.5 mg/dL)时应减量或停药,直至肝功能改善。治疗 1 个疗程的用药总剂量远比每次用药的单剂量大小重要,前者是治疗成败的决定因素。治疗中枢神经系统感染,成人用药总剂量至少为 2～3 g。两性霉素的毒副作用较多。该药的不良反应多且严重,常见的是肾脏毒性、低血钾和血栓形成性静脉炎,此外还有高热、寒战、头痛、呕吐、血压下降、氮质血症等,偶可出现心律失常、惊厥、血尿素氮水平升高、白细胞或血小板计数减少等。使用阿司匹林、抗组胺药物,输血和暂时降低给药剂量,是控制不良反应的有效手段。

2.合并用药

两性霉素 B[从 0.3 mg/(kg·d)开始,逐渐增量,总剂量为 2～3 g]与口服氟胞嘧啶[100 mg/(kg·d)]合并使用是较理想的治疗方案,比单纯使用一种药物的治疗有效率和改善率高,复发病例亦较少,减少不良反应。疗效观察要依赖脑脊液的改变,合并治疗 2～4 周,当脑脊液转变为正常后,可改为用氟康唑治疗,剂量为 400～800 mg/d[10 mg/(kg·d),口服或静脉滴注],疗程为 1～3 个月。若同时服用苯妥英钠,应检测肝功能。

（二）手术治疗

脑和脊髓肉芽肿压迫脑室系统,导致梗阻性脑积水和颅内压升高,药物治疗常难奏效,可行骨片减压术,对脑积水者可行侧脑室穿刺引流术或侧脑室分流减压术。

（三）对症及全身支持疗法

对颅内压升高者可用脱水剂(如 20%甘露醇、甘油果糖和呋塞米)降颅压治疗,预防脑疝,保护视神经。因病程长,病情重,机体慢性消耗很大,故须注意患者的全身营养,防治肺部感染及泌尿系统感染等,应注意水、电解质平衡,进行全面护理。

（邵明阳）

第四节 单纯疱疹病毒性脑炎

神经系统病毒感染性疾病的临床分类较多,依据发病及病情进展速度可分为急性和慢性病毒感染,根据病原学中病毒核酸的特点可分为 DNA 病毒感染和 RNA 病毒感染两大类,具有代表性的人类常见的神经系统病毒有单纯疱疹病毒、巨细胞病毒、柯萨奇病毒等。单纯疱疹病毒性脑炎(herpes simplex virus encephalitis,HSE),也称急性出血坏死性脑炎,是由Ⅰ型单纯疱疹病毒(HSV-Ⅰ)感染引起的急性脑部炎症,是最常见的一种非流行性中枢神经系统感染性疾病,是成年人群中散发性、致命性脑炎的最常见病因。病毒通常潜伏于三叉神经半月节内,当机体免疫功能降低时,潜伏的病毒再激活,沿轴突入脑而发生脑炎。病变主要侵犯颞叶内侧面、扣带回、海马回、岛叶和额叶眶面。

一、诊断

(一)临床表现

无明显季节性和地区性,无性别差异。

(1)急性起病,部分患者可有口唇疱疹病史。

(2)前驱症状有卡他症状、咳嗽等上呼吸道感染症状及头痛、高热等,体温可达 40 ℃。

(3)神经系统症状多种多样,常有人格改变、记忆力下降、定向力障碍、幻觉或妄想等精神症状。重症病例可有不同程度的意识障碍,如嗜睡、昏睡、昏迷,且意识障碍多呈进行性加重。

(4)局灶性神经功能受损症状多呈两侧明显不对称,如偏瘫、偏盲、眼肌麻痹。常有不同形式的癫痫发作,严重者呈癫痫持续状态,全身强直阵挛性发作;也可有扭转、手足徐动或舞蹈样多动等多种形式的锥体外系表现。肌张力升高,腱反射亢进,可有轻度的脑膜刺激征,重者还可表现为去脑强直发作或去皮质状态。

(5)出现脑膜刺激征,重症者可见去大脑强直。

(6)颅内压升高,甚至脑疝形成。

(二)辅助检查

(1)血中白细胞和中性粒细胞升多,血沉加快。

(2)脑脊液压力升高、细胞数增加,最多可达 $1\,000\times10^6$/L,淋巴细胞和单核细胞占优势;蛋白含量轻度至中度升高,一般低于 1.5 g/L;糖和氯化物一般正常。

(3)脑组织活检或脑脊液中检出单纯疱疹病毒颗粒或抗原,或者血清、脑脊液中抗体滴度有 4 倍以上升高,可确诊该病。

(4)脑电图早期即出现异常,有与病灶部位一致的异常波,如呈弥漫性高波幅慢波。最有诊断价值的为左右不对称、以颞叶为中心的周期 2～3 Hz 的同步性放电。

(5)影像学改变:CT 多在起病后 6～7 d 显示颞叶、额叶边界不清的低密度区,有占位效应,其中可有不规则的高密度点、片状出血影,增强后可见不规则线状影。MRI 早期在 T_2 加权像上可见颞叶和额叶底面周围边界清楚的高信号区。

（三）诊断依据

（1）急性起病，有发热、脑膜刺激征、脑实质局灶性损害症状。

（2）以意识障碍、精神紊乱等颞叶综合征为主。

（3）脑脊液变化特点有压力升高、细胞数轻度至中度增加，最多可达 $1\ 000\times10^6/L$，以淋巴细胞和单核细胞占优势；蛋白含量轻度至中度升高，一般低于 $1.5\ g/L$；糖和氯化物一般正常。脑电图出现以颞叶为中心的、左右不对称、$2\sim3\ Hz$ 周期同步性弥漫性高波幅慢波，最有诊断价值。头颅 CT 扫描可在颞叶、额叶出现边界不清的低密度区，有占位效应，其中可有不规则的高密度点、片状出血影，增强后可见不规则线状影。MRI 扫描早期在 T2 加权像上可见颞叶和额叶底面周围边界清楚的高信号区。

（4）确诊需做血和脑脊液的病毒学及免疫学检查。

（四）鉴别诊断

1.结核性脑膜炎

该病亚急性起病，中毒症状重，脑膜刺激症状明显。有特异性脑脊液改变：外观无色透明或混浊呈毛玻璃状，放置数小时后可见白色纤维薄膜形成，直接涂片，可找到结核杆菌。脑脊液压力正常或升高，细胞数增至 $(11\sim500)\times10^6/L$，以淋巴细胞为主，糖和氯化物含量降低，氯化物低于 $109.2\ mmol/L$，葡萄糖低于 $2.2\ mmol/L$，蛋白含量中度升高，抗结核治疗有效。

2.化脓性脑膜炎

该病起病急，感染症状重，多好发于婴幼儿、儿童和老年人。常有颅内压升高、脑膜刺激症状、脑实质受累表现。血常规显示白细胞增多，中性粒细胞增多。脑电图表现为弥漫性慢波。脑脊液白细胞增多，常在 $(1.0\sim10)\times10^9/L$，蛋白含量升高，糖和氯化物含量降低。脑脊液细菌培养和细菌涂片可检出病原菌。

3.新型隐球菌性脑膜炎

该病以头痛剧烈、视力下降为主要临床表现，无低热、盗汗等结核毒血症状。脑脊液墨汁染色呈阳性和真菌培养可资鉴别。

4.其他病毒引起的中枢神经系统感染

例如，巨细胞病毒性脑炎，亚急性或慢性起病，出现意识模糊、记忆力减退、情感障碍、头痛等症状和体征，血清、脑脊液的病毒学和免疫学检查可明确具体的病毒类型。

二、治疗

（一）治疗原则

及早、足量、足程应用抗病毒治疗，抑制炎症，降低颅压，积极地对症和全身支持治疗，防止并发症等。

（二）治疗方案

（1）抗病毒治疗：应选用广谱、高效、低毒的药物。常选用阿昔洛韦，$30\ mg/(kg \cdot d)$，分 3 次静脉滴注，连用 $14\sim21\ d$；或选用更昔洛韦，$5\sim10\ mg/(kg \cdot d)$，静脉滴注，连用 $10\sim14\ d$。当临床表现提示单纯疱疹病毒性脑炎时，即应给予阿昔洛韦治疗，不必等待病毒学结果而延误治疗。

（2）免疫治疗：能控制炎症反应和减轻水肿，可早期、大量和短程给予糖皮质激素，临床上多用地塞米松 $10\sim20\ mg/d$，每天 1 次，静脉滴注，连用 $10\sim14\ d$，而后改为口服泼尼松 $30\sim50\ mg$，晨起服 1 次，病情稳定后每 3 d 减 $5\sim10\ mg$，直至停止。病情严重时可采用甲泼尼龙冲击疗法,用量为每次 500～1 000 mg,静脉滴注,每天 1 次,连续 3 d,而后改为泼尼松,每次 30～50 mg,口服,每天上午 1 次,以后 3～5 d 减 5～10 mg,直至停止。还可选用干扰素或转移因子等。

(3)针对高热、抽搐、精神错乱、躁动不安、颅内压升高等症状可分别给予降温、抗癫痫、镇静和脱水降颅压等相应处理。

(4)应注意保持营养、水电解质平衡、呼吸道通畅等全身支持治疗,并防治各种并发症。

(5)恢复期可采用理疗、按摩、针灸等促进肢体功能恢复。

(邵明阳)

第五节　脑蛛网膜炎

脑蛛网膜炎又称浆液性脑膜炎、局灶性粘连性蛛网膜炎,是脑的蛛网膜发生炎症,慢性者可粘连或形成囊肿,可引起脑组织损害及脑脊液循环障碍。

现代医学认为,该病多数继发于急性或慢性软脑膜感染,以结核最为常见,颅脑外伤、蛛网膜下腔异物刺激、颅外感染也可引起该病。蛛网膜急慢性炎症性损害为其病理基础。

一、病因

(一)特发性蛛网膜炎

部分患者的病因尚不明确。

(二)继发性蛛网膜炎

该类型既可继发于颅内疾病,又可继发于颅外的疾病。颅内见于蛛网膜下腔出血、急性或慢性脑膜感染、颅脑外伤、脑寄生虫病等;颅外分为局灶性和全身性感染,前者如中耳炎、鼻炎、鼻窦炎、乳突炎、龋齿、咽喉部感染;后者如结核、流行性感冒、梅毒、流行性腮腺炎、风湿热、伤寒、百日咳、白喉、败血症、疟疾,其中以结核、流行性感冒常见。

(三)医源性蛛网膜炎

该类型为诊疗操作过程所引起的蛛网膜炎,诊疗操作如脑室或髓鞘内药物注射、脑池造影检查、颅脑手术及介入治疗。

二、病理

蛛网膜呈弥漫性或局限性增厚,常与硬脑膜、软脑膜、脑组织、脑神经发生粘连。有的形成囊肿,其中含脑脊液。脑蛛网膜炎粘连可以影响脑脊液循环及吸收,从而引起脑室扩大,形成脑积水。显微镜下见大量的炎性细胞浸润,网状结构层呈现纤维增殖型变化。脑部病变部位主要侵犯大脑半球凸面、脑底部、小脑半球凸面及脑桥小脑角。

三、临床表现

任何年龄均可发病,以中年多见。大多数患者以慢性或亚急性起病,小部分急性发病。根据起病的形式和病变部位不同,临床表现可以分为下列 5 型。

（一）急性弥漫型

该型主要为急性脑膜炎综合征的表现，但程度较轻，局灶性神经系统体征不明显。症状在数天或数周内可改善，或呈波动性发病。

（二）慢性弥漫型

该型慢性起病，除脑膜炎综合征的表现外，常伴有颅内压升高和脑神经损害的症状。

（三）半球凸面型

该型常有局限性癫痫、单瘫、偏瘫、失语、感觉障碍、精神及行为异常，临床表现与脑肿瘤相似。此外，还可伴有颅内压升高的症状。

（四）幕上脑底型

病变主要累及视交叉与第二脑室底部。视交叉损害表现为头痛、视力减退或失明、视野缺损。视神经检查可见一侧或两侧视力下降，单侧或双颞侧偏盲，中心暗点、旁中心暗点或向心性周边视野缩小，眼底可见视神经盘水肿或视神经萎缩。第三脑室底部损害表现为烦渴、尿崩、肥胖、嗜睡、糖代谢异常等。

（五）颅后窝型

病变堵塞第四脑室出口可造成阻塞性脑积水，常表现为颅内高压症、眼球震颤、共济失调及展神经麻痹。病变累及脑桥小脑角常出现第Ⅴ、Ⅵ、Ⅶ、Ⅷ对脑神经损害及小脑体征等。

四、辅助检查

（一）实验室检查

脑脊液：压力正常或升高，细胞数及蛋白含量轻度升高，多数患者的脑脊液完全正常。

（二）影像学检查

CT 和 MRI 显示颅底部脑池闭塞及脑室扩大。脑 MRI 在 T2 加权像上可见脑表面局部脑脊液贮积与囊肿形成。

（三）放射性核素脑显像

放射性核素脑池扫描可见核素在脑池及蛛网膜颗粒内淤积，吸收延迟。

五、诊断

根据发病前有蛛网膜下腔出血、头部外伤、颅内或颅外感染来诊断。根据脑室内介入治疗史、起病的形式、症状缓解与复发的特点，结合脑 CT 或 MRI 影像学改变，可以诊断。从病因方面，在排除继发性和医源性的蛛网膜炎外，应考虑特发性的可能。

六、治疗

（一）病因治疗

对已明确的细菌或结核菌感染者必须应用抗生素或抗结核药物治疗。

（二）抗感染治疗

对弥漫性蛛网膜炎患者可应用肾上腺皮质激素治疗，如地塞米松 5～10 mg/d，静脉滴注，连用 7～14 d。

（三）抗粘连治疗

解除粘连可用 5 mg 糜蛋白酶或 5～10 mg 胰蛋白酶，肌内注射，每天 1 次。对严重粘连的患者可髓鞘内注射糜蛋白酶或地塞米松,每周 1 次。药物治疗无效者可根据病情进行蛛网膜粘连松解术。

（四）对颅内高压的处理

对有颅内高压者应给予高渗性脱水剂,如 20％甘露醇、甘油果糖。经药物治疗无效、脑积水进行性加重或颅内压升高而致脑疝形成的早期患者,可施行脑脊液分流术。

（五）手术治疗

对造成明显压迫症状的蛛网膜囊肿,可考虑手术摘除。

（邵明阳）

第六节　流行性脑脊髓膜炎

流行性脑脊髓膜炎简称流行性脑膜炎或"流脑",是由脑膜炎双球菌（*Neisseria meningitidis*）引起的急性化脓性脑脊髓膜炎,具有发病急、变化多、传播快、流行广、危害大、死亡率高等特点。该病在临床上以突起发热、头痛、呕吐、皮肤黏膜有瘀点、脑膜刺激征阳性以及脑脊液呈化脓性改变为主要特征。严重者可出现感染性中毒性休克及脑实质损害,并危及生命。脑膜炎的主要病变部位在软脑膜和蛛网膜,表现为脑膜血管充血、出现炎症、水肿,可引起颅内压升高。暴发型脑膜脑炎病变主要在脑实质,引起脑组织充血、坏死、出血及水肿,颅内压显著升高,严重者发生脑疝而死亡。

流行病学调查表明,该病遍布于世界各国,呈散发或大、小流行,儿童发病率高。世界各大洲年发病率在 1/10 万～10/10 万,全世界年新发流脑病例 30 万～35 万人,病死率为 5％～10％。从流脑的发病趋势看,发展中国家的发病率高于发达国家,非洲撒哈拉以南的地区有"流脑流行带"之称,在流行年度发病率可高达 400/10 万～800/10 万。我国发病率低于 1/10 万,病死率在6％以下,呈周期性流行,一般 3～5 年为小流行,7～10 年为大流行。近年来,由于我国流动人口的增加,城镇发病年龄组发生变化,流行年发病人群在向高龄组转移。

根据该病的临床特征和发病季节,该病属中医学"春温""风温""瘟疫""痉证"等范畴。

一、病因与发病机制

（一）病因

脑膜炎双球菌自鼻咽部侵入人体后,其发展过程取决于人体与病菌之间的相互作用。如果人体健康且免疫力正常,则可迅速将病菌消灭或成为带菌者;如果机体缺乏特异性杀菌抗体,或者病菌的毒力强,病菌则从鼻咽部侵入血流形成菌血症或败血症,随血液循环再侵入脑脊髓膜,形成化脓性脑脊髓膜炎。目前认为先天性或获得性 IgM 缺乏或减少,补体 C3 或 C3～C9 缺乏易引起发病,甚至是反复发作或呈暴发型。此外,有人认为特异性 IgA 增多及其与病菌形成的免疫复合物亦是引起发病的因素。

脑膜炎双球菌属奈瑟菌属,为革兰氏染色阴性双球菌。菌体呈肾形或豆形,多成对排列,或4 个相连。该菌对营养的要求较高,用血液琼脂或巧克力培养基,在 35 ℃～37 ℃、含 5％～10％CO_2、pH7.4～7.6 的环境中易生长,低于 32 ℃或高于 41 ℃不能生长。传代 16～18 h,该菌生长旺盛,抗原性最强。该菌含自溶酶,如不及时接种易溶解死亡。该菌对外界环境的抵抗力弱,不耐热,温度高于 56 ℃,环境干燥,该菌极易死亡。该菌对寒冷有一定的耐受力,对一般消毒剂敏感。该菌在漂白粉、乳酸中 1 min 死亡,被紫外线照射 15 min 死亡。

该菌的荚膜多糖是分群的依据,分为 A、B、C、D、X、Y、Z、29E、W135、H、I、K、L13 个菌群。此外,尚有部分菌株不能被上述菌群抗血清所凝集,被称为未定群,在带菌者分离的脑膜炎双球菌中占 20%~50%,一般无致病能力。根据细菌壁脂蛋白多糖成分的不同,还可进一步分成不同的血清亚群。其中以 A、B、C 群常见,A、B、C 群占 90% 以上。C 群的致病力最强,B 群次之,A 群最弱。国内调查显示,流行期间 A 群带菌率与流脑发病呈平行关系,是主要流行菌株。但近年来流脑流行菌群的变迁研究结果显示,我国流脑患者及健康人群携带的菌株中,C 群流脑菌株的比例呈上升趋势,流脑流行菌群正在发生从 A 群到 C 群的变化,C 群流脑在我国已经逐渐成为流行的优势菌群。

(二)发病机制

脑膜炎双球菌从鼻咽部进入人体后,如人体健康或有免疫力,大多数情况下只在鼻咽部生长繁殖,而无临床症状(带菌状态)。部分人可出现上呼吸道轻度炎症,出现流涕、咽痛、咳嗽等症状,而获得免疫力。如人体免疫力低下、一时性下降或脑膜炎双球菌毒力强,脑膜炎双球菌可经鼻咽部黏膜进入毛细血管和小动脉,侵入血液循环。部分感染者表现为暂时性菌血症,出现皮肤黏膜出血点。仅极少数患者由于缺乏特异性抗体,脑膜炎双球菌通过自身荚膜多糖所具有的抗吞噬屏障作用避免自身被宿主清除,发展为败血症并出现迁徙性病灶。

引起脑膜炎和暴发型脑膜炎的物质主要是细菌释放的内毒素和肽聚糖。内毒素导致血管内皮细胞、巨噬细胞、星形细胞和胶质细胞损伤,使其产生大量的细胞因子、血管脂类和自由基等炎症介质,使血-脑屏障的通透性升高,引起脑膜的炎症反应。同时,这些炎症介质可引起脑血管循环障碍,导致脑血管痉挛、缺血及出血。内毒素还可以引起休克和弥散性血管内凝血。皮肤、内脏广泛出血可造成多器官衰竭。严重脑水肿时,脑组织向小脑幕及枕骨大孔突出,形成脑疝,患者出现昏迷加深、瞳孔变化及呼吸衰竭。

二、临床表现

该病可发生于任何年龄,5 岁以下儿童容易罹患,2 岁左右的婴幼儿患病率比较高,但近年来青年人发病的也不少见,因此,应高度警惕,加强防范。发病季节一般从冬末春初开始,4 月份达到高峰,5 月下旬逐步减少,冬春季节为流行高峰期。该病呈急性或暴发性发病,病前常有上呼吸道感染史,潜伏期多为 2~3 d。临床上病情常复杂多变,轻重不一。

(一)症状与体征

1.症状

有发热、头痛、肌肉酸痛、食欲不振、精神萎靡等毒血症症状。幼儿哭啼吵闹、烦躁不安等。重者有剧烈头痛、恶心、喷射样呕吐等高颅压征,意识障碍表现为谵妄、昏迷等。

2.体征

主要表现有脑膜刺激征,如颈项强直,角弓反张,克尼格征和布鲁津斯基征呈阳性。

(二)临床分型与分期

根据临床表现分为普通型、暴发型、轻型和慢性败血症型。

1.普通型

约占90%。病程经过分为4期。

(1)前驱期:大多数患者可无任何症状,部分患者有低热、咽喉疼痛、鼻咽黏膜充血、分泌物增多及咳嗽,少数患者常在唇周及其他部位出现单纯疱疹。此期采取鼻咽拭子做培养可以发现脑膜炎双球菌阳性,前驱期可持续1~2 d。

(2)败血症期:患者常无明显的前驱症状,突然出现寒战、高热,伴头痛、肌肉酸痛、食欲减退及精神萎靡等毒血症症状;幼儿则有哭啼吵闹、烦躁不安、皮肤感觉过敏及惊厥等。半数以上患者的皮肤黏膜可见瘀点或瘀斑,严重者瘀点或瘀斑成片,散在于全身皮肤。危重患者的瘀斑迅速扩大,中央坏死或形成大疱,多数患者于1~2 d发展到脑膜炎期。

(3)脑膜炎期:症状多与败血症期的症状同时出现,除持续高热和毒血症症状外,以中枢神经系统症状为主;大多数患者于发病后24 h左右出现脑膜刺激征,如颈后疼痛、颈项强直、角弓反张、克尼格征和布鲁津斯基征呈阳性,1 d或2 d后患者进入昏迷状态。在此期患者出现持续高热,头痛剧烈,呕吐频繁,皮肤感觉过敏,还会出现畏光、狂躁、惊厥、昏迷等。

婴幼儿发病常不典型,出现高热、拒乳、烦躁及哭啼不安,脑膜刺激征可缺如,但惊厥、腹泻及咳嗽较成人多见,由于颅内压升高,可有前囟突出,但有时往往因呕吐频繁、高热失水而反见前囟下陷,给临床诊断带来一定困难,应加以鉴别。多数患者通常在2~5 d进入恢复期。

(4)恢复期:经治疗,体温逐渐降至正常,皮疹开始消退,症状逐渐好转,神经系统检查正常。约10%的患者出现口唇疱疹,患者一般在1~3周痊愈。

2.暴发型

少数患者起病急骤,病情凶险,如没有被及时抢救,常于24 h之内死亡。病死率高达50%,婴幼儿患者的病死率可达80%。

(1)休克型:该型多见于儿童。患儿突起高热,头痛,呕吐,精神极度萎靡。常在短期内全身出现广泛瘀点、瘀斑,而且迅速融合成大片,皮下出血,或继以大片坏死。面色苍灰,唇周及指端发绀,四肢厥冷,皮肤呈花纹样,脉搏细速,血压明显下降。脑膜刺激征大都缺如,易并发弥散性血管内凝血。脑脊液大多清亮,细胞数正常或轻度增加,血及瘀点培养常为阳性。若不及时抢救患者多在24 h内死亡。

(2)脑膜脑炎型:亦多见于儿童。除具有严重的中毒症状外,患者频繁惊厥,迅速陷入昏迷;有阳性锥体束征及两侧反射不等;血压持续升高,部分患者出现脑疝,如小脑扁桃体疝入枕骨大孔内,压迫延髓,此时患者昏迷加深,瞳孔先缩小,很快散大;双侧肌张力升高或强直,上肢多内旋,下肢伸展,呈去大脑强直状态;呼吸不规则,快慢深浅不匀,或为抽泣样,或为点头样,或为潮式,此类呼吸常提示呼吸有突然停止的可能。

(3)混合型:是该病最严重的一型,病死率常高达80%,兼有两种暴发型的临床表现,常同时或先后出现。

3.轻型

多发生于流行性脑脊髓膜炎流行后期,起病较缓,病变轻微,临床表现为低热、轻微头痛及咽痛等上呼吸道症状,皮肤可有少数细小出血点和脑膜刺激征,脑脊液多无明显变化,咽拭子培养可有病原菌。

4.慢性败血症型

该型不多见,多发于成人,病程迁延数周或数月。临床表现为间歇性发热,反复出现寒战、高

301

热,皮肤有瘀点、瘀斑。少数患者脾大。关节疼痛亦多见,发热时关节疼痛加重呈游走性。也可发生化脓性脑膜炎、心内膜炎或肾炎,导致病情恶化。

三、辅助检查

(一)血常规

白细胞总数明显升高,一般在 $20 \times 10^9/L$ 左右,高者可达 $40 \times 10^9/L$ 或以上。以中性粒细胞增多为主,有时高达 90% 以上,核左移,有时出现类白血病反应。并发弥散性血管内凝血者血小板减少。

(二)脑脊液检查

脑脊液检查是诊断流脑的重要依据。对颅内压升高的患者,腰椎穿刺时要慎重,穿刺时不宜将针芯全部拔出,而应缓慢放出少量脑脊液做检查。穿刺后患者应平卧 $6 \sim 8\ h$,以防引起脑疝。必要时先给予脱水剂。

脑脊液在病程初期可见压力升高、外观仍清亮,稍后则混浊似脓样。细胞数、蛋白含量和葡萄糖含量尚无变化。白细胞数常达 $1\ 000 \times 10^6/L$ 以上,以中性粒细胞为主。在典型的脑膜炎期,脑脊液的压力明显升高,外观呈混浊米汤样或脓样,白细胞数常明显升高,绝大多数为中性粒细胞。蛋白含量显著升高,葡萄糖含量明显降低,有时甚或测不出,氯化物含量降低。如临床上表现为脑膜炎而病程早期脑脊液检查正常,则应于 $12 \sim 24\ h$ 后再复查脑脊液,以免漏诊。

(三)细菌学检查

1.涂片检查

涂片检查包括皮肤瘀点和脑脊液沉淀涂片检查。做皮肤瘀点检查时,用针尖刺破瘀点上的皮肤,挤出少量血液和组织液涂于载玻片上,革兰氏染色后镜检,阳性率为 60%~80%。此法简便易行,是早期诊断的重要方法之一;脑脊液沉淀涂片染色,有脑膜炎症状的患者阳性率为50%,无症状患者阳性率<25%。

2.细菌培养

抽取患者的 5 mL 静脉血进行血培养、皮肤瘀点刺出液或脑脊液培养,阳性率约为30%。应在使用抗菌药物前进行检测,出现阳性结果,可确诊。还可进行分群鉴定,应同时做药物敏感试验。

(四)血清免疫学检查

1.抗原测定

测定细菌抗原的免疫学试验主要有对流免疫电泳、乳胶凝集试验、金黄色葡萄球菌 A 蛋白协同凝集试验、酶联免疫吸附试验或免疫荧光法、反向被动血凝试验等,其用以检测血液、脑脊液或尿液中的荚膜多糖抗原。一般在病程 1~3 d 可出现阳性。此法较细菌培养阳性率高,方法简便、快速、敏感、特异性强,有助于早期诊断。

2.抗体测定

测定抗体的免疫学试验有间接血凝试验、杀菌抗体试验及放射免疫分析法检测,阳性率约为70%。固相放射免疫分析法(SPRIA)可定量检测 A 群脑膜炎双球菌特异性抗体,阳性率高达90%,明显高于其他方法,但因抗体升高较晚,故不能将该抗体数作为早期诊断指标。

（五）其他实验室检查

1.奈瑟菌属鉴定

用专有酶进行快速鉴定,鉴定奈瑟菌属细菌的时间已由 48 h 缩短到 4 h,这是比较快速的一种鉴定方法。

2.放射免疫分析法(radio immunoassay,RIA)检测脑脊液微球蛋白

此项检测更敏感,早期脑脊液检查结果正常时此项检测结果即可升高,恢复期可正常,故有助于早期诊断、鉴别诊断、病情检测及预后判断。

3.核酸检测

应用 PCR 检测患者急性期的血清或脑脊液中脑膜炎双球菌的 DNA 特异片段是更敏感的方法,而且不受早期抗生素治疗的影响。常规 PCR 的特异性为 95%,敏感性为 100%,可用于可疑性流脑病例的快速诊断,但仍有许多局限性;而荧光定量 PCR 更具有常规 PCR 无法比拟的优点。

（六）影像学检查

1.颅脑 CT 扫描

早期或轻型脑膜炎的 CT 检查结果可无异常表现。若持续感染,CT 平扫可显示基底池、纵裂池和蛛网膜下腔密度轻度升高,原因是脑膜血管增生,炎症渗出。脑室变小、蛛网膜下腔消失,可能是脑皮质充血和白质水肿引起弥漫性脑肿胀。由于脑膜血管充血和血-脑屏障破坏,脑膜和脑皮质在静脉注射造影剂后可以有异常的带状或脑回样强化。CT 检查还有助于发现化脓性脑膜炎的并发症和后遗症。

2.颅脑 MRI 扫描

颅脑 MRI 扫描对脑膜炎的早期非常敏感。早期炎症表现为病灶边界不清、范围较大的 T_1WI 低信号、T_2WI 高信号,同时可见斑片状不均匀轻度强化。脑膜炎早期表面的炎症波及脑膜,局部脑膜有强化;后期呈 T_1WI 稍高信号,T_2WI 稍低信号。

（七）脑电图检查

脑电图检查以弥漫性或局限性异常慢波化背景活动为特征。少数患者的脑电图有棘波、棘慢综合波。某些患者的脑电图正常。

四、诊断与鉴别诊断

（一）诊断

（1）该病在冬春季节流行,多见于儿童,大流行时在成人中亦不少见。

（2）突起高热、头痛、呕吐,皮肤黏膜有瘀点、瘀斑(在病程中增多并迅速扩大),脑膜刺激征呈阳性。患者迅速出现脑实质损害或感染性休克临床症状提示暴发型,应引起重视。

（3）周围血常规中白细胞计数明显升高,脑脊液检查及细菌学检查呈阳性即可确诊。免疫学检查阳性率较高,有利于早期诊断。

（二）鉴别诊断

1.流行性乙型脑炎

该病在夏、秋季流行,发病多集中于 7 月、8 月、9 月。患者有蚊虫叮咬史,起病后脑实质损害严重,惊厥、昏迷较多见,皮肤一般无瘀点。脑脊液早期清亮,晚期微混浊,细胞数一般为(100～500)×10⁶/L,很少超过 1 000×10⁶/L,中性多核细胞占多数,后淋巴细胞占多数;蛋白含量稍增

加,糖含量正常或略高,氯化物含量正常。确诊有赖于双份血清补体结合试验、血凝抑制试验等以及从脑组织中分离病毒。

2.虚性脑膜炎

某些急性严重感染患者(如患有伤寒、大叶性肺炎以及其他细菌所致的败血症)有显著毒血症时,可产生神经系统症状及脑膜刺激征,脑脊液除压力升高外,一般无其他变化。

3.病毒性脑膜炎

多种病毒可引起脑膜炎,患者多于2周内恢复。脑脊液的外观正常,白细胞数一般小于$1\,000\times10^{6}$/L,淋巴细胞达90%～100%。糖及氯化物含量正常,蛋白含量稍增加。涂片及细菌培养检查未发现细菌。外周血白细胞计数不高。

4.中毒性痢疾

该病发病急。患者一开始即有高热,抽搐发生得较早,有些患者有脓血便。如患者无大便,对其可用生理盐水灌肠后,留粪便标本镜检,可发现脓细胞。

5.结核性脑膜炎

患者多有结核史。检查可能发现肺部结核病灶。该病起病缓慢,伴有低热、盗汗、消瘦等症状,无瘀点和疱疹。结核菌素试验呈阳性,脑脊液的细胞数为数十至数百个,以淋巴细胞为主。脑脊液在试管内放置12～24 h有薄膜形成,把薄膜和脑脊液沉淀涂片,抗酸染色,可检出结核杆菌。

6.其他化脓性脑膜炎

患者脑以外的部位可同时存在化脓性病灶或出血点。脑脊液混浊或为脓性,白细胞数一般超过$2\,000\times10^{6}$/L,有大量脓细胞,涂片或细菌培养检查可发现致病菌。确切的诊断有赖于脑脊液、血液细菌学和免疫学检查。

7.流行性腮腺炎脑膜脑炎

该病患者多有接触腮腺炎患者的病史。该病多发生在冬、春季节,注意检查腮腺是否肿胀。临床上有先发生脑膜脑炎后出现腮腺肿大者,如腮腺肿胀不明显,可做血和尿淀粉酶测定。

五、治疗

流行性脑脊髓膜炎的西医治疗以用大剂量磺胺嘧啶、青霉素、头孢菌素类、氯霉素等抗菌治疗为主,并注意抗休克、纠正血压、纠正酸中毒、减轻脑水肿、止痉等对症治疗。

(一)一般治疗

必须强调早期诊断,就地住院,隔离治疗。保持病室环境安静,室内空气流通,患者要卧床休息,饮食以热量高、富于营养的流质或半流质为宜。对昏迷不能进食的患者,可适当静脉输入液体,注意纠正水、电解质及酸碱平衡紊乱,使每天尿量保持在1 000 mL以上。对昏迷者应加强口腔和皮肤黏膜的清洁护理,防止压疮、呼吸道感染、泌尿道感染及角膜溃疡发生。密切观察患者的血压、脉搏、体温、意识、瞳孔、呼吸等的变化。

(二)抗生素

一旦高度怀疑脑膜炎双球菌感染,应在30 min内给予抗生素治疗,做到早期足量应用抗生素,对病情严重者可联合应用两种以上抗菌药物。

1.青霉素

青霉素在脑脊液中的浓度为血液浓度的10%～30%。大剂量静脉滴注使脑脊液内的青霉素迅速达到有效杀菌浓度。维持时间长达 4 h 以上。迄今未发现耐青霉素菌株。青霉素剂量：儿童每天$(20\sim40)\times10^4$ U/kg，成人每天 20×10^4 U/kg，分次静脉滴注，可用每次$(320\sim400)\times10^4$ U，静脉滴注，每 8 h 1 次；疗程为 $5\sim7$ d。对青霉素不宜行鞘内注射，因可引起发热、肌肉颤搐、惊厥、脑膜刺激征、呼吸困难、循环衰竭等严重不良反应。

2.磺胺药

磺胺嘧啶易透过血-脑屏障，在脑脊液中的浓度较高，是治疗普通型的常用药物。但该药对败血症期患者疗效欠佳，有较大的不良反应，一般用于对青霉素过敏者、轻症患者或流行期间大面积治疗。常用量为成人 $6\sim8$ g/d，儿童 $75\sim100$ mg/(kg·d)，分 4 次口服，首次剂量加倍。由于原药在偏酸性的尿液中易析出结晶，可损伤肾小管，引起结晶尿、血尿、腰痛、少尿、尿闭，甚至尿毒症，故应用时给予等量碳酸氢钠及足量水分(使成人每天尿量保持在 1 200 mL 以上)。注意血尿、粒细胞减少、药物疹及其他毒性反应的发生。对病情较重或频繁呕吐，不能口服药物的患者，可用 20%磺胺嘧啶钠注射液 50 mg/kg，稀释后静脉滴注或静脉推注，病情好转后改为口服。疗程为 $5\sim7$ d。也可选用磺胺甲基嘧啶、磺胺二甲基嘧啶或磺胺甲噁唑，疗程为 $5\sim7$ d，对重症患者可适当延长。停药以临床症状消失为指标，不必重复腰椎穿刺。如菌株对磺胺药敏感，患者于用药后 $1\sim2$ d 体温下降，神志转为清醒，脑膜刺激征于 $2\sim3$ d 减轻而逐渐消失。若用药后一般情况及脑膜刺激征在 $1\sim2$ d 无好转或加重，可能为耐磺胺药菌株引起的，改用其他抗生素，必要时重复腰椎穿刺，再次进行脑脊液常规培养，做药物敏感试验。近年来，脑膜炎双球菌耐磺胺药菌株不断增加，故提倡改青霉素为首选药物。

3.氯霉素

氯霉素易透过血-脑屏障，在脑脊液中的浓度为血液浓度的 30%~50%，适用于青霉素过敏和不宜用磺胺药的患者，或病情危重需要用两种抗菌药物以及原因未明的化脓性脑膜炎患者。脑膜炎双球菌对其非常敏感。剂量为成人 $2\sim3$ g/d，儿童 $40\sim50$ mg/(kg·d)，分次口服或肌内注射，疗程为 $5\sim7$ d。重症患者可联合应用青霉素、氯霉素。使用氯霉素应密切注意其不良反应，尤其是对骨髓的抑制。新生儿、老人慎用氯霉素。

4.氨苄西林

氨苄西林对脑膜炎双球菌、流感嗜血杆菌和肺炎链球菌均有较强的抗菌作用，故适用于病原菌尚未明确的 5 岁以下的流脑患儿。剂量：肌内注射，每天按体质量 $50\sim100$ mg/kg，分 4 次给药；静脉滴注或静脉注射，每天按体质量 $100\sim200$ mg/kg，分 $2\sim4$ 次给药，疗程为 $5\sim7$ d。该药的不良反应与青霉素相仿，变态反应较常见，大剂量氨苄西林静脉给药可发生抽搐等神经系统毒性症状，应予以注意。

5.第三代头孢菌素

此类药物对脑膜炎双球菌的抗菌活性强，易透过血-脑屏障，不良反应少，适用于病情危重、又不能使用青霉素或氯霉素的患者。①头孢曲松钠(首选)：抗菌活性强，对青霉素过敏或耐药的重症患者可选用。成人和 12 岁以上儿童 $2\sim4$ g/d，12 岁以下的儿童 $75\sim100$ mg/(kg·d)，分 $1\sim2$ 次静脉滴注或静脉注射，疗程为 $5\sim7$ d。②头孢噻肟钠：常用量为成人 $2\sim6$ g/d，儿童 $50\sim100$ mg/(kg·d)，分 $2\sim3$ 次静脉滴注或静脉注射。成人严重感染者每 $6\sim8$ h 用 $2\sim3$ g，1 d 最高剂量不超过 12 g，疗程为 $5\sim7$ d。

(三)控制脑水肿

给头部降温以防治脑水肿。及时控制、减轻脑水肿的关键是早期发现颅压升高，及时脱水治疗,防止脑疝。

1.甘露醇

125 mL 20%的甘露醇,静脉滴注,4～6 次/天。对于有脑疝先兆者,用 250 mL 甘露醇快速静脉滴注或静脉推注,可同时交替合用呋塞米,每次 20～40 mg,直到颅内高压症状好转。

2.甘油果糖

250 mL 10%的甘油果糖,1～每天 2 次,静脉滴注。

3.七叶皂苷钠

将 20～25 mg 七叶皂苷钠加入 250 mL 5%的葡萄糖注射液中,静脉滴注,每天 1 次。七叶皂苷钠有抗感染、抗渗出、增加静脉张力、降低水肿以及改善微循环的作用。在用药过程中,应注意循环血容量的补充,可使患者保持轻度脱水状态。为减轻毒血症,降低颅内压,加强脱水疗效,可同时应用糖皮质激素。

4.人血清蛋白

每次 5～10 g,1～每天 2 次,静脉滴注。

(四)呼吸衰竭治疗

给患者吸氧、吸痰,给予洛贝林、尼可刹米、二甲弗林、哌甲酯等呼吸中枢兴奋剂。患者呼吸停止时应立即行气管插管或气管切开术,进行间歇正压呼吸。

(五)抗休克治疗

休克患者的变化十分迅速。抗休克治疗必须抢时间,抓关键,全力以赴地采用各种措施,力求改善微循环功能,恢复正常代谢。如患者面色青灰,皮肤湿冷,有花斑,发绀,眼底动脉痉挛,血压下降,呈休克状态,可应用微循环改善剂。大量反复应用有颜面潮红、躁动不安、心率增快、尿潴留等不良反应。

1.补充血容量

只有及时补足血容量,改善微循环和每搏排出量,才能力争在短时期内改善微循环,逆转休克。静脉快速滴注低分子右旋糖酐,每天 500～1 000 mL。然后根据休克纠正程度、血压、尿量、中心静脉压等,加用平衡液、葡萄糖氯化钠注射液。可根据先盐后糖、先快后慢原则,见尿补钾,适时补充血浆、清蛋白等胶体溶液。

2.扩容改善微循环

(1)山莨菪碱:每次 10～20 mg,静脉注射;儿童每次 0.5～1 mg/kg,每 15～30 min 注射 1 次。直至血压上升、面色红润、四肢转暖、眼底动脉痉挛缓解后,可延长至 0.5～1 h 注射 1 次;待血压稳定,病情好转后改为 1～4 h 注射 1 次。

(2)东莨菪碱:成人每次用量为 1 mg,儿童为每次 0.01～0.02 mg/kg,静脉注射,10～30 min 注射 1 次,减量方法同上。

(3)阿托品:每次 0.03～0.05 mg/kg,以 0.9%氯化钠注射液稀释静脉注射,每 10～30 min 注射 1 次,减量方法同上。

在经上述处理后,如休克仍未纠正,可应用血管活性药物,一般首选多巴胺,剂量为每分钟 2～6 μg/kg,根据血压情况调整速度和浓度。还可用酚妥拉明(每次 5～10 mg)或酚苄明(每次 0.5～1.0 mg/kg),加入液体内,缓慢静脉滴注。

应用上述药物后,若动脉痉挛有所缓解,而血压仍有波动或不稳定,可给予 20～30 mg 间羟胺,静脉滴注或与多巴胺联合应用。

3.抗凝治疗

经积极的抗休克治疗,病情未见好转,临床疑有弥散性血管内凝血,皮肤黏膜出血点即使未见增加,也应考虑有弥散性血管内凝血存在,应做有关凝血及纤溶的检查,并开始肝素治疗;若皮肤瘀点不断增多,且有融合成瘀斑的趋势,不论有无休克,均可应用肝素治疗,剂量每次为 0.5～1 mg/kg,静脉推注或加于 100 mL 5％的葡萄糖注射液内缓慢静脉滴注,以后每 4～6 h 可重复1 次,一般 1～2 次即可。用肝素时应做试管法凝血时间测定,使凝血时间控制在正常时间的2倍左右(15～30 min)。用肝素后可输新鲜血液以补充被消耗的凝血因子。如果有继发纤溶征象,可把 4～6 g 6-氨基己酸加入 100 mL 10％的葡萄糖注射液内,静脉滴注,或把 0.1～0.2 g 氨甲苯酸加入 10％的葡萄糖注射液内,静脉滴注或静脉注射。若患者出现低凝消耗伴纤溶亢进,则应输新鲜全血、血浆、维生素 K 等,以补充被消耗的凝血因子。

(六)糖皮质激素

糖皮质激素有抗炎、抗过敏、抗休克、减轻脑水肿、降颅压等作用,对重症流脑患者可大剂量、短疗程、冲击应用。该类药可增强心肌收缩力,解除细菌内毒素造成的血管痉挛,从而减轻外周血管阻力,稳定细胞的溶酶体膜和减轻毒血症,并可抑制血小板凝集,对感染中毒性休克合并弥散性血管内凝血者也有一定作用。常用量:地塞米松,成人 10～20 mg,儿童按 0.2～0.5 mg/(kg・d),分 1～2 次静脉滴注;氢化可的松 100～500 mg/d,静脉滴注。病情控制后迅速减量停药。用药不得超过 3 d。

(七)对症治疗

1.镇静止痛

高热、头痛明显者,可用解热镇痛药,如阿司匹林或吲哚美辛。对癫痫发作者给予地西泮、氯硝西泮、苯妥英钠、卡马西平及丙戊酸钠等。

2.纠正酸中毒

感染中毒性休克往往伴有严重酸中毒,如不及时纠正,可使病情恶化和加重,可用 5％的碳酸氢钠注射液(儿童每次 3 mL/kg;成人轻症 200～500 mL/d,危重者可用 500～800 mL/d)静脉滴注。也可先给总量的 1/3～1/2,以后根据病情及实验室检查结果酌情补充。

3.强心药物

对心功能不全或心力衰竭者应及时给予洋地黄类强心药物,如把 0.2～0.4 mg 毛花苷 C 加入 20 mL 0.9％的氯化钠注射液中,缓慢静脉注射。

(邵明阳)

第七节 脑囊虫病

囊虫病又称猪囊尾蚴病,是猪带状绦虫蚴虫(囊尾蚴)寄生于人体所致的寄生虫病。囊虫寄生于脑内称为脑囊虫病,占囊虫病的 50％～70％,是人类严重的脑疾病,导致颅内压升高、癫痫发作及智能衰退等,严重者致死。囊虫病在拉丁美洲、非洲和亚洲的一些地区是地方性流行病。我国囊虫病主要流行于东北、华北、西北地区,是最常见的中枢神经系统寄生虫感染,也是东北地区症状性癫痫常见的病因之一。我国首都医科大学宣武医院曾经收集数万例脑囊虫病进行严格的临床流行病学研究,在国际上产生较大的影响;魏岗之教授系统地指导了这些研究。

一、病因及发病机制

人是猪带绦虫的终末宿主,猪带绦虫病患者是囊虫病的唯一传染源。传播有自体感染和异体感染两种形式。常见的传播途径是摄入被虫卵污染的食物,或因卫生习惯不良而摄入虫卵;少见的传播方式是肛-口转移形成自身感染或绦虫节片逆行入胃,虫卵进入十二指肠内孵化,逸出六钩蚴,蚴虫经血液循环分布全身并发育成囊尾蚴,不少囊尾蚴寄生在脑内。食用受感染的猪肉一般不能感染囊尾蚴,但可引起绦虫感染。

脑囊虫病的临床表现和病理变化因囊虫的寄生部位、数目、死活及局部组织反应程度而异,寄生于中枢神经系统的囊虫以大脑皮质为主,病灶多发生在灰质、白质的交界处,是临床癫痫发作的病理基础。囊尾蚴囊液中含有较高浓度的异体蛋白,虫体溶解后释放入脑组织可产生明显的炎症反应,导致局部脓肿并在脑内形成石灰小体。寄生于第四脑室的带蒂囊虫结节可引起脑室活瓣性阻塞,导致脑积水;寄生于软脑膜引起蛛网膜炎,寄生于颅底的葡萄状囊虫易破裂,引起囊虫性脑膜炎,炎症性脑膜粘连造成第四脑室正中孔与侧孔阻塞,发生脑积水,亦可出现交通性脑积水。颅内大量囊虫寄生或脑积水均可引起颅内压升高。

颅内寄生囊尾蚴可破坏脑组织防御功能,乙型脑炎患者对囊尾蚴易感。尸检发现约 1/3 的乙型脑炎病例合并脑囊虫病,尸检发现其他疾病合并脑囊虫病仅为 0.04%～0.46%。

二、病理

脑组织寄生的典型包囊大小为 5～10 mm,有薄壁包膜或多个囊腔,由数百个囊尾蚴组成的粟粒样包囊在儿童患者中最常见。脑膜包囊可导致脑脊液淋巴细胞持续性增多,脑实质包囊内存活的蚴虫很少引起炎症反应,通常在感染后数年蚴虫死后才出现明显的炎症反应,同时表现相应临床症状。

三、临床表现

脑组织内囊虫病灶呈播散性和随机性分布,使临床表现复杂多变。北京宣武医院总结了近 15 年诊治的 2 600 例脑囊虫病的临床表现,精神症状和智能下降占 14%,颅内压升高占 62.1%,脑脊液炎症改变占 8.1%,发热34 例,脑膜刺激征 9 例。该病常见癫痫发作,颅内压升高导致头痛、视盘水肿、脑膜炎症状和体征等。目前国内脑囊虫病的临床分型尚无统一标准,以下分型可供参考。

(一)根据临床症状与病变部位综合分型

1.癫痫型

该型约占脑囊虫病的 34%。囊虫主要寄生在大脑皮质,癫痫发作为主要表现,发作形式与囊虫寄生的部位有关,同一患者可有多种发作形式。通常神经系统局灶体征较少。临床分析表明,脑囊虫病以癫痫为首发症状者约占 50%。70% 以上的脑囊虫患者发生癫痫。癫痫是许多病例主要或唯一的临床表现。来自流行区新发癫痫的中青年人高度提示脑囊虫病。脑囊虫病发热不常见。

2.颅内高压型

该型约占脑囊虫病的 47.7%。大量囊虫寄生于脑皮质和白质,引起严重脑水肿,表现头痛、呕吐、视盘水肿和意识障碍。多数患者颅内压升高可呈缓解与复发,有弥漫性脑水肿者可随时发生脑疝。视盘水肿随颅内压波动,不能单纯依据视盘水肿消长判定疗效。

3.脑膜炎型

囊虫主要寄生于脑蛛网膜下腔、皮质表浅部、软脑膜和脑池中,表现脑膜炎或脑膜脑炎,或蛛网膜粘连引起的梗阻性脑积水、脑神经受累。临床可因病程长、反复迁延,误诊为结核性脑膜炎。

4.脑室型

该型约占脑囊虫病的7%。囊虫寄生于脑室内,第四脑室内囊虫最多,占60%～80%,其次为侧脑室,第三脑室及中脑导水管中少见。脑室内囊虫一般为单发,多发少见。囊虫漂浮于脑室的脑脊液中或黏附于脑室壁和脉络丛,阻碍脑脊液环流和吸收,第四脑室的囊虫突然阻塞正中孔,使脑脊液环流受阻,颅内压突然升高,引起突发性头痛、眩晕、呕吐、眼球震颤和意识障碍等,称为布龙征。

5.混合型

大量囊虫寄生于脑内各个部位,脑实质广泛受累,出现癫痫发作,精神症状(如幻觉、迫害妄想)和智力减退,颅底蛛网膜粘连引起颅内压升高、脑积水和脑神经受损等。

(二)单纯根据病变部位分型

1.脑实质型

该型的临床症状与包囊位置有密切关系。皮质包囊引起部分性或全面性癫痫发作,突然或缓慢出现偏瘫、感觉缺失、偏盲和失语等。小脑包囊可引起共济失调,少数病例血管受损可引发卒中。极少数患者额叶、颞叶中分布着许多包囊,可发生痴呆。感染初期发生急性弥漫性脑炎,引起意识障碍的罕见。

2.蛛网膜型

脑膜包囊破裂引起头痛、交通性脑积水和脑膜炎等。包囊在基底池转化为葡萄状后不断扩大,引起阻塞性脑积水,脊髓蛛网膜受累引起蛛网膜炎和蛛网膜下腔完全阻塞。

3.脑室型

第四脑室内包囊可形成球状活瓣,突然阻塞正中孔导致布龙征,少数患者无任何前驱症状而突然死亡。常见蛛网膜下腔粘连引起阻塞性脑积水。

4.脊髓型

该型非常罕见,在颈胸段出现髓外硬膜外损害。

四、辅助检查

(一)脑脊液检查

颅内压正常或轻度升高,淋巴细胞增多,嗜酸性粒细胞增多,严重脑膜炎病例中,脑脊液中的细胞数明显增多,蛋白含量升高,糖含量降低。

(二)免疫学检查

常用ELISA和免疫印迹法检测囊虫抗体,也可用补体结合试验、间接血凝试验等。用猪带绦虫提取糖蛋白抗原和纯化糖蛋白抗原检测猪带绦虫抗体较可靠,文献报道脑内2个以上囊或增强病灶的特异性接近100%,敏感性为94%～98%,单个病灶的阳性率不到50%,只有钙化灶敏感性较低。魏岗之等用糖蛋白抗原血清酶联免疫电泳转印技术(EITB)诊断脑囊虫病,血清特异性为93%,敏感性为98%;脑脊液特异性为90%,脑脊液的敏感性较血清低。用ELISA检测血清囊虫抗体在流行区广泛应用,最近研究证明有大量假阳性及假阴性结果,脑实质囊虫或非活动性囊虫感染可出现假阴性,其他肠虫感染可出现假阳性;用 ELISA 检测脑脊液中的囊虫抗体特异性较好,达 95%,敏感性为 87%。

（三）神经影像学检查

CT 可见脑实质内直径<1 cm 的低密度包囊,有时发现囊尾蚴头节影,脑积水、脑室扩大及阻塞部位;可见弥散性或环形增强,周围炎性水肿为环形增强带,常见幕上多发钙化点（图 9-1）。MRI 在 T_1WI 显示包囊为边界清楚的低信号,显示 T_2WI 高信号（图 9-2）。

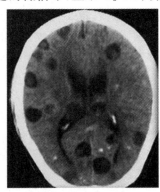

图 9-1　脑囊虫病患者的脑 CT 图像

注:该图像显示双侧顶叶多个环形高密度结节病灶,中间呈等密度影,周围见稍低密度水肿带。

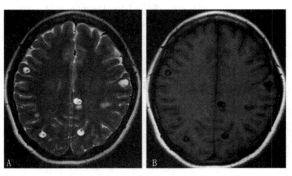

图 9-2　脑囊虫病患者的脑 MRI 图像

在 T_1WI 和 T_2WI 横轴位的大脑皮质、皮质下和白质区均可见数个散在的大小为 0.5～1.5 cm 的囊虫病灶,周围无细胞水肿和组织破坏（双侧额顶叶可见多发的、大小不一的结节状 T_1 低信号、T_2 高信号,有的可见囊腔内有头节,囊腔偏小,周围未见明显水肿）。

（四）皮下结节病理活检

该项检查可确诊体囊虫,为脑囊虫病的诊断提供重要依据。

五、诊断及鉴别诊断

（1）诊断:根据在流行病区居住,有食痘猪肉史或肠绦虫病史,有不明原因癫痫发作、脑膜炎、颅内压升高、智力减退等,查体时皮下扪及硬的圆形或椭圆形结节,应考虑脑囊虫病的可能。血清囊虫抗体试验、皮下结节活检和头部 CT、MRI 检查有助于诊断。

（2）2000 年 8 月在秘鲁利马举行的研讨会上,专家小组对脑囊虫病的诊断提出了更严密的修订标准,包括绝对标准、主要标准、辅助标准及流行病学标准等。

绝对标准是脑囊虫病的确诊标准;主要标准高度提示诊断,但不能单独证实诊断;辅助标准是该病常见的表现但并非特异性表现;流行病学标准是支持该病诊断的间接证据。根据以上标准可做出确定诊断或可能诊断(表 9-4)。

表 9-4 脑囊虫病的修订诊断标准

诊断的类型	标准
确定诊断	1.一个绝对标准
	2.两个主要标准加一个辅助标准及一个流行病学标准
可能诊断	1.一个主要标准加两个辅助标准
	2.一个主要标准加一个辅助标准和一个流行病学标准
	3.三个辅助标准加一个流行病学标准

绝对标准:①脊髓或大脑病变部位活检发现寄生虫,组织切片看到头节带有吸盘和钩,或有寄生膜,可确诊脑囊虫病,钙化囊尾蚴不能作为诊断依据;②CT 或 MRI 检查显示脑实质、蛛网膜下腔或脑室系统中带头节的特异性囊性病变;③镜检直接看到视网膜下寄生虫(因视网膜被认为是中枢神经系统一部分),包囊通常位于黄斑区,视网膜下囊虫病属于脑囊虫病,但不包括眼前房囊虫病。

主要标准:①神经影像学可见典型带头节的囊性病变及多种特征性表现,如无头节囊性损害,单个或多发增强环形改变及圆形钙化等;②用血清酶联免疫电泳转移印迹实验(EITB)检测猪绦虫的糖蛋白抗原、抗体呈阳性;③小的单个增强病灶自然消失或转为钙化,可确诊脑囊虫病,须注意用类固醇治疗后影像学病灶消失不是脑囊虫病的特征;④用阿苯达唑或吡喹酮治疗后脑内囊性病灶消失或变为钙化结节是脑囊虫病有力的诊断证据。

辅助标准:①神经影像学提示脑囊虫病病灶,有脑积水或软脑膜异常增强等非特异性表现,脑室囊虫和室管膜炎通常引起不对称脑积水,蛛网膜炎引起侧脑室及第三、第四脑室扩张,常伴基底部软脑膜异常增强,须与结核性或真菌性脑膜炎、脑脊膜癌病等区别,脑脊液检查很有意义;②癫痫、局灶性神经损害、颅内压升高和智能衰退等提示脑囊虫病;③ELISA 检测脑脊液中的囊虫抗体或囊虫抗原呈阳性;④癫痫发作患者如有软组织钙化或触及皮下囊虫,高度提示脑囊虫病,但对脑以外的囊虫病仅可提供间接证据。

流行病学标准:包括出生地、居住地及旅行史。由于脑囊虫病是从人类绦虫携带者获得感染的,应搜索与绦虫感染者密切接触史,通常是家庭接触史。流行病学资料可支持临床、放射学及免疫学检查提示的脑囊虫病诊断。应治疗绦虫携带者并排除传染源。

(3)鉴别诊断:注意区别脑实质囊虫与原发性癫痫、低分化星形细胞瘤、脑转移瘤、结核性或隐球菌脑膜炎等,区别蛛网膜下腔囊虫病与先天性蛛网膜囊肿、表皮样瘤等。流行病史和辅助检查为鉴别重点。神经影像学检查显示单个或多发环形或结节样增强病灶,高度提示脑囊虫病,但不能确诊,因结核瘤、脑脓肿、细菌性肉芽肿及脑原发肿瘤或转移瘤等可有相似的影像学表现。CT 常见的脑实质钙化点,在代谢性疾病、血管畸形、颅内肿瘤、先天性畸形及多种感染性疾病中也可出现。肖镇祥等分析 56 例误诊脑囊虫病,患者中颅内占位病变或脑肿瘤 14 例,结核性脑膜炎 10 例,散发性脑炎 9 例,脑血栓形成 3 例,其他疾病 12 例,提示脑囊虫病的临床确诊需非常慎重。

六、治疗

（一）对症治疗

对脑囊虫病伴癫痫，可用抗癫痫药控制发作，对颅内压升高和头痛，应给予降颅压对症治疗。原则上应首先对症治疗，控制伴发症状一周后，再用杀虫药治疗。

（二）药物治疗

临床常用药物包括吡喹酮和阿苯哒唑。

1.吡喹酮

吡喹酮系异喹吡嗪衍生物，为广谱抗寄生虫药。口服后在肠道内迅速吸收，用药 50～60 min，血药浓度达高峰，可通过血-脑屏障，代谢产物多从尿排出。药物进入体内，穿破囊尾蚴囊壁而进入囊虫体内，破坏囊尾蚴头节，使囊泡肿胀，囊液混浊，体积增大，发生坏死和钙化。在体外 3 min 内可杀死囊虫头节，最低有效浓度是 0.1 μg/mL。治疗时囊尾蚴崩解，释放毒素和异体蛋白到脑组织中，可引起较强烈的反应。成人每疗程总剂量为 0.2 g/kg，应从小量开始，最初剂量为 0.2 g/d，分 2 次口服，根据用药反应逐渐加量，每天剂量不超过 1.8 g，达到总剂量为一个疗程。囊虫数量少的患者和病情较轻者加量可较快，囊虫数量多的患者和病情较重者加量宜缓慢，治疗 2～3 个月再进行第二个疗程的治疗，共治疗 3～4 个疗程。国内报道好转率为 95.2%，国外报道治愈率可达 50%～70%。初次用药应严密观察，以防导致颅内压升高和引起脑疝。

2.阿苯达唑

阿苯达唑也称丙硫咪唑，是广谱、高效和安全的抗寄生虫药。口服后在胃肠道吸收，用药 1～1.5 h 血液浓度达高峰，可通过血-脑屏障，胃肠道内浓度可维持 3 d。药物在体内迅速代谢为丙硫咪唑酮的亚砜，抑制虫体对葡萄糖的摄取，导致虫体糖原耗竭，抑制延胡索酸还原酶系统，阻碍 ATP 生成，虫体丧失能量供应，不能生存发育。一般服药后 3 周囊虫开始死亡，虫体在脑内死亡过程缓慢，一般不引起强烈反应，但可引起头痛、呕吐等颅内压升高的症状。成人每疗程总剂量为 0.3 g/kg，与吡喹酮相似，应从小剂量开始，0.2 g/d，分 2 次口服，根据用药反应逐渐增量，剂量不超过 1.8 g/d，达到总剂量为一个疗程，1 个月后再进行第二个疗程，共治疗 3～5 个疗程。好转率可达 98%。用药后死亡囊尾蚴偶可引起严重急性炎症反应和脑水肿，导致颅内压急骤升高和引起脑疝，用药过程中须严密监测，同时给予糖皮质激素或脱水剂治疗。阿苯达唑与吡喹酮的作用机制不同，可交替使用，提高疗效。经前瞻性比较，可能阿苯达唑稍优。

（三）手术治疗

对单个病灶的囊虫和脑室（特别是第四脑室）内囊虫，手术摘除效果最佳。对脑积水可行脑脊液分流术，对脊髓外囊虫也可手术治疗，对髓内囊虫以药物治疗，对眼内囊虫可手术取虫。

（邵明阳）

第八节 神 经 梅 毒

一、概述

神经梅毒是由梅毒螺旋体侵及脑膜、脑或脊髓所致的神经病变。

二、临床表现

由于梅毒螺旋体侵入脑和脊髓的部位、时间不同,表现为无症状性梅毒、脑膜血管梅毒和脑实质性梅毒3种类型。

（一）无症状性神经梅毒

该类型指患者有感染史,梅毒血清反应和脑脊液检查均异常,但无临床症状。该类型的发病率约占全部梅毒病例的30％。无症状性神经梅毒在感染后2年内脑脊液异常达高峰,然后有2个后果,一是发展成为有症状的神经梅毒,另一是感染逐渐好转,脑脊液恢复正常。

（二）脑膜血管梅毒

该类型多半在原发感染后数月至数年发生。最常见的是在原发感染后1年内同时出现皮疹和脑膜刺激症状。此期可有颅神经麻痹。脑膜感染可引起小血管炎,局灶性神经体征。临床表现类似动脉硬化性脑卒中发作,突然起病,并逐步进展,出现偏瘫、交叉瘫或难以定位的多处损害。发病前数周或数月患者常有头痛和人格改变。患者脑膜血管型梅毒的男性多于女性。脊膜血管型梅毒受累可出现横贯性脊髓炎表现。

（三）实质性梅毒

该类型包括脑和脊髓实质梅毒。前者称为"麻痹性痴呆",后者称为"脊髓痨"。罕有偏瘫、偏盲、视神经萎缩、动眼神经麻痹、腱反射消失、巴宾斯基征呈阳性等局灶神经损害的证据。

脊髓痨患者表现为下肢电击样或刀割样疼痛、进展性共济失调、腱反射消失、深感觉障碍及大小便失禁。

神经系统检查可见下肢膝和跟腱反射消失、音叉震动觉和关节位置觉受损以及瞳孔异常。此外,还可有肌肉无力、萎缩,肌张力低,视神经萎缩,视力丧失,颅神经麻痹以及夏科关节改变。

三、诊断要点

（一）病史和体检

（1）患者有不洁性生活史。

（2）患者有脑膜或局灶性神经损害症状和体征,或有多处难以用一个部位定位的病损。

（二）实验室检查

1.脑脊液检查

脑脊液中的白细胞数为$(2\sim3)\times10^8$/L（200～300/mm³）,以淋巴细胞为主,蛋白含量升高,糖和氯化物的含量正常。

2.血清学检查

(1)非特异性抗体试验:称为梅毒反应素试验,反应素是心磷脂、卵磷脂和胆固醇的复合物。该复合物作为抗原,是原始的补体结合试验,华康反应(Wassermann-Kolmer reaction),性病研究试验(venereal disease research laboratory,VDRL)和快速血浆反应素试验(rapid plasma regain,RPR)的基础,但特异性差。

(2)特异性抗体试验:有密螺旋体抗体荧光吸收试验(fluorescent treponemal antibody absorption,FTA-ABS)和密螺旋体微血凝试验(microhemaglution assay for treponema pallidum,MHA-TP)。血浆 FTA-ABS 呈阳性对诊断梅毒的特异性极高,但其阳性不能诊断是否有活动性梅毒。

另外,FTA-ABS 的敏感性极高,不能用于脑脊液检查,这是因为采取脑脊液时,不能避免的外伤导致极微量血污染脑脊液(1 mL 脑脊液中有 0.8 μL 血),即可造成脑脊液假阳性反应。因此,计算主要组织相容性抗原(major histocompatibility antigen,MHA)指数和 MHA-IgG 指数能校正此偏差。因 MHA 指数和 MHA-IgG 指数只代表中枢神经系统产生的抗钩端螺旋体抗体,对诊断神经梅毒有更高的特异性。

MHA 指数＝脑脊液的 MHA 滴度×清蛋白(mg/dL)/脑脊液清蛋白(mg/dL)×10^3

MHA-IgG 指数＝[MHA-IgG 滴度(脑脊液)/总 IgG(脑脊液)]÷[MHA-IgG 滴度(血清)/总 IgG(血清)]

神经梅毒的实验室诊断依据:①血清 RPR 和血清 FTA-ABS 或 MHA-TP 呈阳性;②脑脊液 VDRL 试验呈阳性;③脑脊液白细胞增多,伴有或不伴有蛋白质含量升高;④MHA 指数≥100,MHA-IgG 指数≥3。

(三)影像学检查

头颅 CT 和 MRI 对脑膜血管梅毒可见脑膜增强效应,对脑膜血管梅毒可见皮质下或皮质梗死。

四、治疗方案及原则

对脑膜血管梅毒应当积极治疗,常用药物为大剂量青霉素。水溶性青霉素,(1 200～2 400)×10^4U/d,静脉给药,共用 2 周,或 240×10^4U 水溶性青霉素,肌内注射,每天 1 次,合并口服丙磺舒,每天 2 g,共 2 周。

青霉素过敏者可使用四环素或红霉素,皆为每次 500 mg,口服,每天 4 次,连续服用 4 周;或多西环素(强力霉素)每次100 mg,每天 4 次,共 4 周。

青霉素治疗可出现皮疹或全身性变态反应。大剂量青霉素治疗可出现 Jarisch-Herxheimer 反应,常发生在青霉素治疗后 1～2 h。麻痹性痴呆和脊髓痨患者更常见。类固醇皮质激素的应用可预防该反应的发生。

治疗后应 3 个月查 1 次血清试验。在 6～12 个月脑脊液检查仍异常,则需 2 年后再复查。如果3 年后患者的症状有改善,临床症状和体征无变化,脑脊液和血清试验正常,则神经系统检查和脑脊液检查可停止。

出现下列情况应再次治疗:①临床症状和体征恶化,而能排除其他原因所致者,特别是脑脊液白细胞持续升高者;②在 6 个月后脑脊液白细胞计数仍不正常者;③首次治疗不满意的患者。

对脑实质梅毒患者除给予症状治疗外,还应使用青霉素治疗。

(邵明阳)

第十章

发作性疾病

第一节 紧张性头痛

紧张性头痛(tension-type headache,TTH)是 1988 年国际头痛协会(international headache society,IHS)正式命名的。其临床特征为以枕颈部、颞部或额部为主的,或弥散于全头部的双侧的慢性持续性轻度至重度钝痛或重压感、紧缩感,紧张、焦虑、烦躁和失眠时疼痛加重。

一、流行病学

紧张性头痛是常见的头痛类型之一,其终生患病率在一般人群中是 30%~78%,女性患者与男性患者之比约为 3∶1。在既往的研究中,孕期紧张性头痛的发作频率改变尚无定论,一项关于孕期紧张性头痛研究中,67%的紧张性头痛患者无明显的症状改变,而 28%的患者报告有改善,应当有更多的此类研究来探索紧张性头痛的症状改变。

二、发病机制

紧张性头痛的发病机制可能是多因素的,但确切机制仍未确定。相对于慢性紧张性头痛,环境因素对阵发性紧张性头痛的影响更大,而遗传因素在慢性紧张性头痛的发展中发挥了重要作用。由于在紧张性头痛的频率和强度的广泛的变化,紧张性头痛的疼痛机制可能是动态的。肌肉的感受器、中枢痛觉通路的改变都可能参与其中。

三、临床表现和分类

临床表现主要从以下方面来观察。①头痛部位:90%的患者表现为双侧头痛,常出现在枕叶、顶叶、颞叶、额叶,少数情况下表现为单侧头痛;②疼痛性质:通常是非搏动性的,患者常述有头痛重压感、发紧感、紧箍感;③疼痛严重程度:有轻度至中度疼痛的患者占 87%~99%;④伴随症状:有些患者头痛发作时伴有厌食,紧张性头痛患者出现轻度畏光者占 10%,轻度畏声者占 7%;⑤诱因:紧张性头痛通常的促发因素是紧张和精神压力。

根据国际头痛协会制定的第 2 版《头痛疾病国际分类》,紧张性头痛分为 4 类:①少发发作性紧张性头痛,每月发作少于 1 次;②频发发作性紧张性头痛,每月发作 1~14 d;③慢性紧张性头痛,每月发作多于 15 d;④可能紧张性头痛。

四、诊断

根据根据国际头痛协会制定的第 2 版的《头痛疾病国际分类》,紧张性头痛的诊断标准如下。

(1)至少 10 次发作,且满足(2)至(5)的条件。①每月发作少于 1 次:少发发作性紧张性头痛;②每月发作 1~14 d:频发发作性紧张性头痛;③每月发作多于 15 d:慢性紧张性头痛。

(2)对发作性紧张性头痛来说,头痛可持续 30 min 至 7 d;对慢性紧张性头痛来说,头痛可持续数小时。

(3)头痛至少有以下特点中两个。①性质为压迫性或紧箍样(非搏动性);②轻度到中度头痛;③双侧头痛;④日常活动(如上楼梯或类似的活动)不加重头痛。

(4)符合以下两条。①无恶心和呕吐(可以厌食);②无畏光或畏声,或只出现畏光和畏声中的一个症状。

(5)排除其他疾病。

五、治疗

一般的紧张性头痛只是轻度至中度,外加对妊娠结局无影响,可以选择不治疗。

(一)急性期治疗

从临床试验和系统评价的结果来看,可以使用简单的镇痛剂,包括非甾体抗炎药(布洛芬、酮洛芬、萘普生),对乙酰氨基酚和阿司匹林。在孕妇和哺乳期女性中使用的药物首要应注意其安全性和有效性。对乙酰氨基酚是怀孕期间治疗紧张性头痛的一线药物,非甾体抗炎药是二线治疗药物。如果单药治疗无效,可以考虑用乙酰氨基酚 500 mg 和咖啡因 100 mg 联合治疗。

(二)预防性治疗

预防性治疗通常很少被采用,尤其在围生期女性中更是不常被考虑使用。但是我们需要了解一些常见的预防性用药,有抗抑郁药物,包括三环类抗抑郁药,如阿米替林、氯米帕明;SSRI(selective serotonin reuptake inhibitor,选择性 5-羟色胺再摄取抑制剂)类抗抑郁药,如氟西汀、舍曲林、帕罗西汀。

(三)非药物治疗

对于不适合药物治疗的患者,可以选用行为治疗和物理治疗。头痛的行为治疗包括调节睡眠、运动、认知行为疗法、放松、生物反馈等。物理治疗包括热敷、冰敷、按摩,休息在管理慢性紧张性头痛中也是有用的。

(朱晓龙)

第二节　其他原发性头痛

一、SUNCT 综合征

SUNCT 综合征的全称为"持续时间短暂的单侧神经痛样头痛发作,伴有结膜充血和流泪"(short-lasting, unilateral, neuralgiform headache attacks with conjunctival injection and tearing,

SUNCT),如此冗长的名称虽把疾病的特征、症状包揽无遗,但难以记忆,更难以应用。为此选其英文名称的几个字头,简称为"SUNCT"。

SUNCT综合征属于三叉神经自主神经头痛(the trigeminal autonomic cephalgias,TACs)的一种,TACs是一组单侧三叉神经分布区域的疼痛,同时伴有突出的同侧颅自主神经症状,这种疾病还包括丛集性头痛、阵发性半侧颅痛和连续性半侧颅痛。

(一)临床表现

SUNCT综合征不多见,可能是因对其认识不足。发病年龄在50岁左右。患者在整日头痛的基础上出现程度严重的阵发性头痛,疼痛局限于三叉神经第一支分布区,阵发性头痛发作时伴有颅部自主神经症状。

头痛一般在三叉神经分布的眼支最重,特别是在眼眶部。头痛发作只限于单侧。疼痛的严重性介于中度到重度。疼痛性质多为刺痛、烧灼性痛或电击样痛。头痛发作的时间短暂,持续时间为5~250 s(平均为49 s),偶可持续得更长些。阵发性头痛发作突然,在2~3 s内达到最大强度,然后维持最大强度1 min后作用突然停止。多数患者于发作间隙期毫无症状,部分患者于间隙期可有头钝痛。

急性头痛发作时伴随多种头颅的自主神经症状,最常出现的伴有的症状包括同侧结膜充血和流泪;较少见的有同侧鼻充血、流涕、眼睑水肿、眼睑下垂、瞳孔缩小、面部发红和出汗。头痛发作时不伴有恶心、呕吐、畏光、畏声和烦躁不安。多数患者碰触三叉神经分布区可触发疼痛,偶尔碰触三叉神经分布以外的区域也能触发疼痛,如面的其他部位、头皮,剃胡须、吃饭、咀嚼、刷牙、谈话、咳嗽、颈部运动可触发疼痛,但有些患者能借连续旋转头部以减轻或中断发作。与三叉神经痛不同的是患者无"不应期",即不停地碰触可连续触发疼痛。

(二)诊断要点

1.诊断

依靠典型的临床表现可做出诊断。

2.诊断标准

2004年IHS的诊断标准和说明:SUNCT综合征的特征是持续时间短暂的单侧神经痛样头痛发作,发作时间极短暂,伴有突出的流泪和同侧结膜充血,是区别于其他头面痛综合征的特点。

诊断标准如表10-1。

表10-1 SUNCT综合征的IHS诊断标准(2004年)

序号	SUNCT综合征的IHS诊断标准
A	至少有20次发作符合B~D标准
B	单侧眼眶、眶上或颞部刺痛或波动性疼痛,持续5~240 s
C	头痛伴随同侧结膜充血及流泪
D	发作频率为每天3~200次
E	能排除其他相关疾病*

注:* 病史、体检和神经系统检查未发现IHS头痛分类中的任何继发性头痛(第5~12项疾病);或病史和(或)体检和(或)神经系统检查虽然怀疑这些疾患的可能性,但经适当诊查后已经排除,或这些疾患虽存在,但SUNCT综合征首次发生与该疾患并无时间上的密切关联。

说明:①SUNCT综合征在第1版《国际头痛疾病分类》出版后才被报告,在最近10年内已被确认;②患者可只有结膜充血或流泪,或其他颅部自主神经系统症状,如鼻腔充血、流涕或眼睑水肿;③SUNCT 可能是短暂单侧神经痛性头痛发作,伴颅自主神经症状的亚式(short-lasting unilateral neuralgiform headache attacks with cranial autonomic symptoms,SUNA);④文献中报道最常类似 SUNCT 的疾患是位于颅后窝或累及垂体的病变。⑤SUNCT 合并三叉神经痛:有报告 SUNCT 患者同时重叠发生三叉神经痛的。对这些患者应给出两个诊断。因将两者从临床上区分开来很困难。

3.鉴别诊断

(1)存在自主神经症状和只限于三叉神经第一支,有助于与三叉神经痛鉴别(表 10-2);而发作时间短暂,疼痛有频繁性和阵发性,可以与丛集性头痛(典型疼痛持续 2~30 min,每天定时发作1 次)和发作性阵发性半侧颅痛(典型发作持续 2~30 min)相区别。

表 10-2　SUNCT 和三叉神经痛的区别

临床表现	SUNCT	三叉神经痛
性别(男:女)	2.1:1	1:2
疼痛部位	V1	V2/3
严重程度	中度至重度	极严重
持续时程	5~250 s	<1 s
自主神经症状	突出	无或轻微
不应期	无	完全

(2)若诊断不能肯定,可进行治疗试验:用吲哚美辛治疗能排除吲哚美辛反应性头痛,如发作性阵发性半侧颅痛;抗癫痫药,如拉莫三嗪和加巴喷丁对 SUNCT 有时有效。然而,在做出原发性 SUNCT 诊断之前,应做 MRI 检查以排除颅内占位病变,特别是位于颅后窝和蝶鞍附近的肿瘤。

(三)治疗方案及原则

抗癫痫药物能部分缓解疼痛发作,证实有效的有卡马西平、拉莫三嗪和加巴喷丁,但效果不如用抗癫痫药治疗三叉神经痛的效果。

二、霹雳头痛

霹雳头痛(thunderclap headache,TCH),又称作蛛网膜下腔出血样头痛。良性霹雳头痛为突发的剧烈头痛,症状和颅内动脉瘤破裂的头痛相似。按新分类标准其已被列为独立的头痛类型,应单独诊断。

(一)诊断要点

1.诊断标准(表 10-3)

表 10-3　TCH 的诊断标准

序号	TCH 的诊断标准
A	严重头痛,符合标准 B 和 C
B	需符合下列 2 项特征:突然发病,1 min 内头痛达到最严重程度;持续 1 h 至 10 d
C	其后几周或几个月无无规则的复发发作①
D	能排除其他疾病②

注:①发病后 1 周内可能再次复发;②应做腰椎穿刺和脑脊液检查以及头颅影像学检查,结果必须正常。

2.鉴别诊断

(1)TCH 作为原发性头痛的证据欠缺,故临床工作中应紧急和详尽地寻找发病原因,排除继发性头痛。

(2)继发性 TCH:TCH 常是颅内严重的血管性疾病的临床表现,特别是蛛网膜下腔出血,其他必须要排除的疾病还有脑出血、脑静脉窦血栓形成、未破裂的血管畸形(多为动脉瘤)、夹层动脉瘤(颅内及颅外)、高血压危象、中枢神经系统血管炎、可逆性中枢神经系统血管病和垂体卒中。其他可造成 TCH 的器质性病因有第三脑室胶样囊肿、自发性低颅压以及急性鼻窦炎(尤其是气压性创伤性的)。

(3)只有在排除所有器质性病因后才可诊断为原发性 TCH。

(二)治疗方案及原则

尼莫地平治疗对部分患者有效。

三、睡眠头痛

睡眠头痛综合征又称"闹钟"头痛。

(一)临床表现

睡眠头痛是一罕见的良性、复发性头痛病,多发生于老年人,在女性中多见。头痛独特地只发生在夜间睡眠时,多于 1:00~3:00 发生,白天午睡时也可发生。睡眠头痛的疼痛程度一般为轻度至中度,但约 20% 的患者报告严重的疼痛。约 2/3 的病例为双侧疼痛。头痛发作通常持续15~180 min,但亦有持续更久的例子。该病不伴有自主神经系统症状。头痛发作频率高,每周多于 4 次。有报告称咖啡因与锂盐对头痛有效。

(二)诊断要点

诊断标准见表 10-4。

表 10-4　睡眠头痛的诊断标准

序号	睡眠头痛的诊断标准
A	头痛为钝痛,符合标准 B~D
B	只有在睡眠中发生,头痛使患者从睡眠中醒来
C	至少需具下列 2 项特征:每个月内发作>15 次;痛醒后疼痛持续≥15 min;首次发作在 50 岁之后
D	无自主神经系统症状,且下列症状不超过 1 项:恶心、畏光和畏声
E	能排除其他疾病 *

注:* 应排除颅内疾患。为有效处理患者,应与三叉自主神经头痛区别开来。

(三)治疗方案及原则

碳酸锂被认为是最有效的药物。其他报告有效的药物还有咖啡因、氟桂利嗪、维拉帕米、吲哚美辛、加巴喷丁和乙酰唑胺。

(朱晓龙)

第三节 癫痫部分性发作

一、概述

(一)概念

痫性放电源于一侧大脑半球,向周围正常脑区扩散可扩展为全身性发作。成年期癫痫发作最常见的类型是部分性发作。

(二)分型

根据发作期间是否伴有意识障碍分为 3 型。

1.无意识障碍

为单纯部分性发作。

2.有意识障碍

发作后不能回忆,为复杂部分性发作。

3.单纯和复杂部分性发作

这 2 种均可能继发全身性强直-阵挛发作。

二、病因及发病机制

(一)病因

1.单纯部分性发作

多为症状性癫痫,常见脑器质性损害,以脑外伤、产伤、脑炎、脑瘤和脑血管疾病及其后遗症居多。

2.复杂部分性发作

多因产伤、脑炎、脑外伤、肿瘤、脑动脉硬化、脑血管畸形及脑缺氧等。

(二)发病机制

异常神经元突触重建及胶质增生与复杂部分性发作密切相关。颞叶结构的异常放电引起复杂部分性发作,在痫性活动的发生、发展及传播中海马体和杏仁核起重要作用。颞叶癫痫与诱发癫痫发作的特定结构受损或海马硬化相关。

三、临床表现

(一)单纯部分性发作

癫痫发作的起始症状提示痫性灶多在对侧脑部,发作时限不超过 1 min,无意识障碍。分为四型。

1.部分运动性发作

(1)表现:局部肢体抽动,在一侧口角、眼睑、手指或足趾多见,或见于整个一侧面部或一个肢体远端,有时言语中断。

(2)杰克逊癫痫:发作自一处开始后沿大脑皮质运动区分布顺序缓慢移动,如自一侧拇指沿腕部、肘部、肩部扩展。

（3）Todd瘫痪：病灶在对侧运动区。部分运动性发作后遗留暂时性（数分钟至数天）局部肢体瘫痪或无力。

（4）部分性癫痫持续状态：癫痫发作持续数小时或数天。

2.体觉性发作或特殊感觉性发作

（1）体觉性发作：肢体常有麻木感和针刺感，多在口角、舌、手指或足趾发生，病灶在中央后回体感觉区，偶有缓慢扩散，犹如杰克逊癫痫。

（2）特殊感觉性发作：①视觉性，视幻如闪光，病灶在枕叶；②听觉性，幻听为嗡嗡声，病灶在颞叶外侧或岛回；③嗅觉性，闻到焦臭味，病灶在额叶眶部、杏仁核或岛回；④眩晕性，有眩晕感、飘浮感、下沉感，病灶在岛间或顶叶。

特殊感觉性发作可是复杂部分性发作或全面强直-阵挛发作的先兆。

3.自主神经发作

（1）年龄：以青少年为主。

（2）临床症状：很少单独出现，以胃肠道症状居多，如烦渴、欲排尿感、出汗、面部及全身皮肤发红、呕吐、腹痛。

（3）病灶：在杏仁核、岛回或扣带回。

（4）脑电图：阵发性双侧同步 θ 节律，频率为 4～7 次/秒。

4.精神性发作

（1）出现多种类型的遗忘症：如似曾相识、似不相识、快速回顾往事、强迫思维，病灶多在海马部。

（2）情感异常：无名恐惧、愤怒、忧郁和欣快等，病灶在扣带回。

（3）错觉：视物变大或变小，听声变强或变弱，感觉本人肢体变化等，病灶在海马部或颞枕部。

精神症状可单独发作，常为复杂部分性发作的先兆，或为继发的全面性强直-阵挛发作的先兆。

（二）复杂部分性发作

（1）占成人癫痫发作50%以上：在发作起始时患者的精神症状或特殊感觉症状出现，随后出现意识障碍、自动症和遗忘症，或发作开始即出现意识障碍，又称精神运动性发作。病灶多在颞叶，故又称颞叶癫痫，或见于额叶、嗅皮质等部位。先兆或始发症状包括单纯部分性发作的各种症状，特别是错觉、幻觉等精神症状及特殊感觉症状。

（2）在先兆之后发生复杂部分性发作：患者做出似有目的的动作，即自动症。自动症是在癫痫发作期或发作后出现意识障碍时和遗忘状态下发生的行为，先瞪视不动，然后无意识地做动作，如机械地重复动作，或出现吮吸、咀嚼、舔唇、清喉、搓手、抚面、解扣、脱衣、摸索衣裳和挪动桌椅等，甚至游走、奔跑、乘车、上船，也可自动言语、叫喊、唱歌等。病灶多在颞叶海马部、扣带回、杏仁核、额叶眶部或边缘回等。在觉醒时脑电图仅30%呈发作放电。脑电图表现为一侧或两侧颞区慢波，杂有棘波或尖波。

（三）全面性强直-阵挛发作

全面性强直-阵挛发作多由单纯或复杂部分性发作继发而来，脑电图可见快速发展为全面性异常。患者在大发作之后可回忆起部分性发作时的情景。

四、诊断及鉴别诊断

（一）诊断

1.确认癫痫是否发作

（1）详细了解首次发作的时间和情况，仔细排除内科或神经科急性疾病。

（2）除单纯部分性发作外，患者并不能记忆和表述发作时的情景，需向目睹者了解整个发作过程，如发作的环境、时间，发作时患者的姿态、面色、声音，有无肢体抽搐及大致顺序，发作后的表现，有无怪异行为和精神失常。

（3）对有多次发作的患者需了解发病后的情况、发作的形式、相关疾病及事件、可能的触发因素、发作的频率、间隙期有无异常等。

（4）了解家族史，怀孕期、分娩期和产后生长发育的情况，是否有热性惊厥、严重颅脑外伤、脑膜炎、脑炎、寄生虫感染史等。

2.确定发作类型

依靠病史等确定发作类型及可能属于哪种癫痫综合征。

3.确定病因

（1）对首次发作者，排除内科或神经科疾病，如低血糖、高血糖、低钙血症、低钠血症、高钠血症、肝衰竭、肾衰竭、高血压脑病、脑膜炎、脑炎、脑脓肿和脑瘤。

（2）排除药物或毒物引起的癫痫发作，药物或毒物如异烟肼、茶碱、氨茶碱、哌替啶、阿米替林、多塞平、丙米嗪、氯丙嗪、氟哌啶醇、氨甲蝶呤、环孢素、苯丙胺。

（3）若先后用两种抗痫药治疗效果不佳，就应再次评估，复查脑电图和高分辨率 MRI。

（二）鉴别诊断

1.偏头痛

（1）应与复杂部分性发作持续状态区别。

（2）多有头痛发作史和家族史。

（3）主要症状为剧烈偏头痛，无意识障碍。

（4）脑电图正常或仅少数患者出现局灶性慢波，如有尖波，常局限于头痛侧颞区。

2.短暂性脑缺血发作（TIA）

（1）出现一过性记忆丧失、幻觉、行为异常和短暂意识丧失等，可与复杂部分性发作混淆。

（2）患者年龄大，有脑动脉硬化，脑电图呈阴性。

3.非癫痫发作

详细询问病史，与屏气发作、遗尿、梦魇、腹痛、低血糖发作等区别。

五、预后

起源于脑结构性病变的部分性癫痫患者，预后与病因是否得到根除有关。这类癫痫对药物治疗有抵抗性，但经 3～5 年治疗后缓解率可达 40％～45％。仅有一种发作形式的患者比有多种发作形式的患者预后好，缓解率达 65％以上。复杂部分性发作停药后复发率高，患者应长期服药。

（方明珠）

第四节　癫痫全面性发作

全面性发作的神经元痫性放电起源于双侧大脑半球,特征是发作时伴有意识障碍或以意识障碍为首发症状。

一、病因及发病机制

(一)与遗传关系密切

150 种以上少见的基因缺陷综合征是以癫痫大发作或肌阵挛发作为临床表现的,其中常染色体显性遗传疾病有 25 种,如结节性硬化和神经纤维瘤病;常染色体隐性遗传疾病约 100 种,如家族性黑蒙性痴呆和类球状细胞型脑白质营养不良,热性惊厥的全身性发作与编码电压门控钠通道 β 亚单位基因的突变有关。良性少年型肌阵挛性癫痫基因定位于 6q21.3。

(二)大脑弥漫性损害

弥漫性损害大脑的病因有缺氧性脑病、中毒等。皮层痫性放电病灶的胶质增生、灰质异位、微小胶质细胞瘤或毛细血管瘤改变。电镜下病灶的神经突触间隙电子密度增加,癫痫灶周围有大量星形细胞,改变了神经元周围的离子浓度,使兴奋易于向周围扩散。

二、临床表现

(一)失神发作

1.典型失神发作

典型失神发作通常称为小发作。

(1)无先兆和局部症状:突然意识短暂中断,患者停止当时的活动,呼之不应,两眼瞪视不动,状如愣神,为 3～15 s;可伴有简单的自动性动作,如擦鼻、咀嚼、吞咽,一般不会跌倒,手中所持物可能坠落,事后患者对发作全无记忆,每天可发作数次至数百次。

(2)脑电图:发作时呈双侧对称,有每秒 3 周的棘慢波或多棘慢波,发作间期可有同样的或较短的阵发活动,背景波形正常。

2.不典型失神发作

(1)肌张力较典型者改变明显。

(2)脑电图:有较慢而不规则的棘慢波或尖慢波,背景活动异常。

(二)肌阵挛发作

(1)多为遗传性疾病。

(2)某一肌肉或肌群呈突然短暂地快速收缩,颜面或肢体肌肉突然短暂跳动,单个出现,或有规律地反复发生。发作时间短,间隔时间长,一般不伴意识障碍,清晨欲觉醒或刚入睡时发作较频繁。

(3)脑电图多为棘慢波或尖慢波。

(三)阵挛性发作

1.年龄

仅见于婴幼儿。

2.表现

全身重复性阵挛性抽搐。

3.脑电图

快活动、慢波及不规则棘慢波。

(四)强直性发作

1.年龄

在儿童及少年期多见。

2.表现

在睡眠中较多地发作,全身肌肉有强烈的强直性肌痉挛,使头、眼和肢体固定在特殊位置,伴有颜面青紫、呼吸暂停和瞳孔散大;躯干强直性发作造成角弓反张,伴短暂意识丧失,一般不跌倒,持续30～60 s,发作后立即清醒。

3.常伴自主神经症状

有面色苍白、瞳孔扩大等。

4.脑电图

有低电位每秒10周波,振幅逐渐升高。

(五)全面性强直-阵挛发作(generalized tonic-clonic seizure ,GTCS)

GTCS是常见的发作类型之一,也称大发作,特征是意识丧失和全身对称性抽搐。发作分为3期。

1.强直期

(1)患者突然意识丧失,跌倒在地,全身骨骼肌呈持续性收缩。

(2)五官表现:上睑抬起,眼球上窜,喉部痉挛,发出叫声;口先强张,而后突闭,或咬破舌尖。

(3)颈部和躯干先屈曲而后反张,上肢先上举后旋,再变为内收前旋,下肢自屈曲转变为强烈伸直。

(4)持续20 s后,在肢端出现细微的震颤。

2.阵挛期

(1)震颤:幅度增大并延及全身成为间歇性痉挛,即进入阵挛期。

(2)每次痉挛都继有短促的肌张力松弛,阵挛频率由快变慢,松弛期逐渐延长,本期持续0.5～1 min。

(3)最后一次强烈阵挛后,抽搐突然终止,所有肌肉松弛。

3.惊厥后期

(1)阵挛期以后尚有短暂的强直痉挛,造成牙关紧闭和大小便失禁。

(2)呼吸首先恢复,心率、血压、瞳孔等恢复正常,肌张力松弛,意识逐渐苏醒。

(3)自发作开始至意识恢复历时5～10 s。

(4)患者清醒后,常头昏、头痛、全身酸痛和疲乏无力,对抽搐全无记忆。

(5)患者发作后可能进入昏睡,个别患者在完全清醒前有自动症或暴怒、惊恐等情感反应。

强直期和阵挛期可见自主神经征象,如心率加快,血压升高,汗液、唾液和支气管分泌物增多,瞳孔扩大。呼吸暂时中断,皮肤自苍白转为发绀,瞳孔散大,对光及深、浅反射消失,病理反射呈阳性。

强直期有逐渐增强的弥漫性每秒 10 周波;阵挛期有逐渐变慢的弥漫性慢波,附有间歇发作的成群棘波;惊厥后期呈低平记录。

（六）无张力性发作

1.肌肉张力

（1）部分或全身肌肉张力突然降低,造成颈垂、张口、肢体下垂或躯干失张力而跌倒,持续 1～3 s。

（2）患者出现短暂意识丧失或不明显的意识障碍,发作后立即清醒和站起。

2.脑电图

多棘慢波或低电位快活动。

三、诊断及鉴别诊断

（一）诊断

1.GTCS 的诊断依据

（1）依据发作史及其表现,关键是发作时有无意识丧失。

（2）间接证据:舌咬伤、尿失禁、发生跌伤,醒后头痛、肌痛也有参考意义。

2.失神发作

（1）有特征性脑电表现。

（2）结合相应的临床表现来诊断。

（二）鉴别诊断

1.晕厥

（1）意识瞬时丧失:因脑血流灌注短暂性全面降低,缺氧。

（2）多有明显诱因:如久站、剧痛、见血、情绪激动和严寒。胸内压力急剧升高,由咳嗽、抽泣、大笑、用力、憋气、排便、解尿等诱发。

（3）发作先兆:常有恶心、头晕、无力、震颤、腹部沉重感、眼前发黑等。

（4）自主神经症状:面色苍白、出汗,有时脉搏不规则,可伴有抽动、尿失禁。

（5）四肢强直阵挛性抽搐:在少数患者中出现此症状,多发生于意识丧失 10 s 以后,持续时间短,强度较弱,与癫痫发作不同。

（6）脑电图和心电图监测:帮助鉴别。

2.低血糖症

（1）血糖水平:低于 2 mmol/L 时,可产生局部癫痫样抽搐或四肢强直发作,伴有意识丧失。

（2）病因:患者有胰岛 B 细胞瘤或是长期服用降糖药的 2 型糖尿病患者。

（3）既往病史:有助于确诊。

3.发作性睡病

（1）该病患者因意识丧失和摔倒,易误诊为癫痫。

（2）患者出现突然发作的不可抑制的睡眠、睡眠瘫痪、入睡前幻觉及摔倒症四联症。

4.基底型偏头痛

（1）该病患者有意识障碍,可与失神发作区别。该病发生缓慢,程度较轻,意识丧失前常有做梦样感觉。

（2）偏头痛:呈双侧,多伴眩晕、共济失调、双眼视物模糊或眼球运动障碍。

（3）脑电图:可有枕区棘波。

5.假性癫痫发作

(1)该病又称癔症性发作,多在情绪波动后发生,可有运动、感觉、自动症、意识模糊等类癫痫发作症状。

(2)患者表现双眼上翻、手足抽搐和过度换气,伴有短暂精神和情绪异常,无自伤和尿失禁。

(3)患者有强烈的自我表现,受精神刺激后发生,发作中哭叫、出汗和闭眼等,暗示治疗可终止发作。

癫痫发作与假性癫痫发作的区别见表10-5。

表 10-5　癫痫发作与假性癫痫发作的区别

特　点	癫痫发作	假性癫痫发作
发作场合和特点	任何情况下,突然及刻板式发作	有精神诱因及有人在场时,发作形式多样
眼位	上睑抬起,眼球上蹿或转向一侧	眼睑紧闭,眼球乱动
面色	发绀	苍白或发红
瞳孔	散大,对光反射消失	正常,对光反射存在
摔伤,舌咬伤,尿失禁	可有	无
巴宾斯基征	常为阳性	阴性
对抗被动运动	无	有
持续时间及终止方式	1～2 min,自行停止	可长达数小时,需安慰及暗示治疗

(4)脑电监测:有鉴别意义。

国外报道,假性癫痫发作患者中 10% 左右可患有癫痫,癫痫伴有假性癫痫发作者为 10%～20%。

四、治疗

癫痫是可治性疾病,大多数预后较好。在最初 5 年内 70%～80% 的患者有缓解,其中 50% 的患者可完全停药。精确定位癫痫源,合理选择手术治疗可望使约 80% 难治性癫痫病患者彻底治愈。

(一)药物治疗的一般原则

1.明确癫痫诊断,确定发作类型

(1)及时服用抗癫痫药物(AEDs)控制发作。

(2)首次发作者在调查病因之前,不宜过早用药,应等到下次发作再决定是否用药。

(3)根据所用 AEDs 的不良反应,确定用药时间和预后。医师用药前要向患者说明治疗癫痫的长期性、药物的不良反应及生活中的注意事项。

2.病因治疗

病因明确者如调整低血糖、低血钙等代谢紊乱,以手术治疗颅内占位性病变,术后残余病灶使癫痫继续发作,需用药物治疗。

3.根据发作类型选择 AEDs

根据发作类型选择 AEDs,详见表10-6。对 GTCS 特发性大发作合并失神发作,首选 AEDs 为丙戊酸钠,其次为苯妥英钠或苯巴比妥。对继发性或性质不明的 GTCS,选择的 AEDs 为卡马西平、苯妥英钠或苯巴比妥。

表 10-6 根据癫痫的发作类型推荐的抗癫痫药物

发作类型	一线 AEDs	二线或辅助 AEDs
①单纯及复杂部分性发作、部分性发作继发 GTCS	卡马西平、丙戊酸钠、苯妥英钠、苯巴比妥、扑痫酮	氯巴占、氯硝西泮
②GTCS	卡马西平、苯巴比妥、丙戊酸钠、苯妥英钠、扑痫酮	乙酰唑胺、奥沙西泮、氯硝西泮
③失神发作	丙戊酸钠、乙琥胺	乙酰唑胺、氯硝西泮、三甲双酮
④强直性发作	卡马西平、苯巴比妥、苯妥英钠	奥沙西泮、氯硝西泮、丙戊酸钠
⑤失张力性和非典型失神发作	奥沙西泮、氯硝西泮、丙戊酸钠	乙酰唑胺、卡马西平、苯妥英钠、苯巴比妥/扑痫酮
⑥肌阵挛性发作	丙戊酸钠、乙琥胺、氯硝西泮	乙酰唑胺、奥沙西泮、硝西泮、苯妥英钠
⑦婴儿痉挛症	促肾上腺皮质激素、泼尼松、氯硝西泮	
⑧有中央-颞部或枕部棘波的良性儿童期癫痫	卡马西平或丙戊酸钠	
⑨Lennox-Gastaut 综合征	首选丙戊酸钠,次选氯硝西泮	

4.常用剂量和不良反应

常用剂量和不良反应,详见表 10-7。

表 10-7 抗癫痫药的剂量和不良反应

药物	成人剂量(kg/d)		儿童剂量 [mg/(kg·d)]	不良反应	特异反应
	起始剂量	维持剂量			
苯妥英钠	200	300～500	4～12	出现胃肠道症状,毛发增多,齿龈增生,面容粗糙,小脑征,复视,出现精神症状	骨髓、肝、心损害,皮疹
卡马西平	200	600～2 000	10～40	出现胃肠道症状,小脑征,复视,嗜睡,出现精神症状	骨髓与肝损害,皮疹
苯巴比妥		60～300	2～6	嗜睡,小脑征,复视,认知与行为异常	甚少见
扑米酮	60	750～1 500	10～25	与苯巴比妥相同	与苯巴比妥相同
丙戊酸盐	500	1 000～3 000	10～70	肥胖,震颤,毛发减少,踝肿胀,嗜睡,肝功能异常	骨髓与肝损害,胰腺炎
乙琥胺	500	750～1 500	10～75	出现胃肠道症状,嗜睡,小脑症状,精神异常	少见,骨髓损害
加巴喷丁	300	1 200～3 600		出现胃肠道症状,头晕,体质量增加,步态不稳,动作增多	

药物	成人剂量(kg/d)		儿童剂量	不良反应	特异反应
	起始剂量	维持剂量	[mg/(kg·d)]		
拉莫三嗪	25	100~500		头晕,嗜睡,恶心,出现神经症状(与卡马西平合用时出现)	儿童多见
非尔氨脂	400	1 800~3 600	15	头晕,镇静,体质量增加,视野缩小,精神异常(少见)	较多见,骨髓与肝损害
托吡酯	25	200~400		震颤,头痛,头晕,小脑征,肾结石,出现胃肠道症状,体质量减轻,出现认知或精神症状	

(1)药物监测:药物疗效受药物吸收、分布及代谢的影响,用药应采取个体化原则。儿童需按体质量(kg)计算药量,婴幼儿由于代谢较快,用量应比年长儿童大。多数 AEDs 的血药浓度与药效的相关性明显高于剂量与药效的相关性,因此,测定血药浓度,即应进行药物监测(TDM),检测苯妥英钠、卡马西平、苯巴比妥及乙琥胺的血药水平,可提高用药的有效性和安全性。

(2)不良反应:所有 AEDs 都有。剂量相关性不良反应最常见,通常于用药初始或增量时发生,与血药浓度有关;多数为短暂性的,缓慢减量可明显减少。进食时服药可减少恶心反应。

(3)特异反应:与剂量无关,难以预测。严重的特异反应如皮疹、粒细胞缺乏症、血小板缺乏、再生障碍性贫血和肝衰竭可威胁生命。约 1/4 的癫痫患者的转氨酶轻度升高,但并不发展为肝炎或肝衰竭。

5.坚持单药治疗原则

提倡小剂量开始的单药治疗,缓慢增量至能最大限度地控制发作而无不良反应或反应很轻。单药治疗癫痫约 80% 有效,切勿滥用多种药物。

6.联合治疗

(1)原则:30% 以上的患者需联合治疗。一种药物不能控制发作或出现不良反应,则需换用第二种药物,如合用乙琥胺和丙戊酸钠治疗失神或肌阵挛发作,或其一加用苯二氮䓬类可有效。

(2)注意事项:化学结构相似的药物,如苯巴比妥和扑痫酮、氯硝西泮和地西泮不宜联合使用。合用两种或多种 AEDs 常使药效降低,易致慢性中毒而使发作频繁。传统 AEDs 都经肝脏代谢,一种药通过竞争可能抑制另一种药的代谢。

7.长期坚持

AEDs 控制发作后,必须坚持长期服用,除非严重不良反应出现,不宜随意减量或停药,以免诱发癫痫持续状态。

8.增减药物、停药及换药原则

(1)增减药物:增药可适当地快,但必须逐一增加,减药一定要慢,以利于确切评估疗效和不良反应。

(2)停药:遵循缓慢和逐渐减量的原则,完全控制发作五年后,根据情况逐渐减量,减量一年内无发作,方可停药,一般需要半年甚至一年才能完全停药。

(3)换药:应在第一种药逐渐减量时逐渐增加第二种药的剂量至控制发作,并应监控血药浓度。

（二）传统 AEDs

药物相互作用复杂,均经肝代谢,多数血浆蛋白结合率高,有肝脏或全身疾病时,应注意调整剂量。

1.苯妥英钠

苯妥英钠对 GTCS 和部分性发作有效,加重失神和肌阵挛发作。胃肠道吸收慢,半清除期长,达到稳态后成人可每天服 1 次,儿童每天服 2 次。该药因治疗量与中毒量接近,不适于新生儿和婴儿。不良反应为剂量相关的神经毒性反应,如皮疹、齿龈增厚、毛发增生和面容粗糙,干扰叶酸代谢可发生巨红细胞性贫血,建议同时服用叶酸。

2.苯巴比妥

该药的适应证与苯妥英钠相同。该药是小儿癫痫的首选药物,对 GTCS 疗效好,或用于单纯及复杂部分性发作,对少数失神发作或肌阵挛发作也有效,可预防热性惊厥。该药可致儿童兴奋多动和认知障碍,应尽量少用。

3.卡马西平

该药的适应证与苯妥英钠相同,是单纯及复杂部分性发作的首选药物,对复杂部分性发作的疗效优于其他 AEDs。治疗 3～4 周后半清除期降低一半以上,需增加剂量以维持疗效。该药与其他药物呈复杂而难以预料的交互作用,20%患者的白细胞计数减少至 $4×10^9$/L 以下,个别可短暂降至 $2×10^9$/L以下。

4.丙戊酸钠

该药为广谱抗癫痫药,良好地控制失神发作和 GTCS,胃肠道吸收快,抑制肝的氧化、结合、环氧化功能,与血浆蛋白结合力高,与其他 AEDs 有复杂的交互作用。半衰期短,联合治疗时半清除期为 8～9 h。因该药有引起致死性肝病的危险,2 岁以下婴儿有内科疾病时禁用该药治疗。该药也用于单纯部分性发作、复杂部分性发作及部分性发作继发 GTCS。

5.扑痫酮

该药的适应证是 GTCS,对单纯及复杂部分性发作有效,该药经肝代谢成为具抗癫痫作用的苯巴比妥和苯乙基丙二酰胺。

6.乙琥胺

乙琥胺仅用于单纯失神发作和肌阵挛,吸收快,约 25%以原型由肾排泄,与其他 AEDs 很少相互作用,几乎不与血浆蛋白结合。

（三）新型 AEDs

新型 AEDs 多经肾排泄,如有肾功能损害,应调整剂量;血浆蛋白结合率低,药物间的相互作用少。

1.加巴喷丁

加巴喷丁不经肝代谢,以原型由肾排泄,用于治疗部分性发作和 GTCS。

2.拉莫三嗪

拉莫三嗪的起始剂量应小,经 6～8 周逐渐增加剂量。其对部分性发作、GTCS 和 Lennox-Gastaut 综合征有效。其在胃肠道中吸收完全,经肝代谢。

3.非尔氨脂

非尔氨脂单药治疗部分性发作和小运动癫痫。非尔氨脂在胃肠道中吸收好,90%以原型经肾排泄。使用该药可发生再生障碍性贫血和产生肝毒性,其他 AEDs 无效时才考虑使用该药。

4.氨己烯酸

氨己烯酸用于治疗部分性发作、继发 GTCS，对婴儿痉挛症有效，也可用作单药治疗。该药经胃肠道吸收，主要经肾脏排泄。不可逆性抑制 GABA 转氨酶，增强 GABA 能神经元的作用。有精神病史的患者不宜应用。

5.托吡酯

托吡酯是天然单糖基右旋果糖硫代物，可作为丙戊酸的替代药物。对难治性部分性发作、继发 GTCS、婴儿痉挛症等有效。远期疗效好，无明显耐受性，大剂量也可用作单药治疗。

（四）AEDs 的药代动力学

1.血药浓度

药物口服吸收后分布于血浆和各种组织内。多数 AEDs 部分地与血浆蛋白相结合，仅游离部分透过血-脑屏障而发挥作用。常规所测血药浓度是血浆内总浓度，当血浆蛋白或蛋白结合部位异常增多或减少时，虽药物血浆总浓度不变，其游离部分却异常减少或增多，出现药物作用与血药浓度的预期相矛盾的现象。

2.药物半清除期

药物半清除期反映药物通过代谢或排泄而清除的速度；稳态是指药物吸收和清除达到平衡的状态，只有在达到稳态时测得的血药浓度才可靠，而一种药物达到稳态的时间大致相当于其 5 个半清除期的时间。为了减少 AEDs 血浓度的过大波动，应以短于稳态时的药物半清除期 $1/3 \sim 1/2$ 的时间间隔服用。对半清除期为 24 h 或更长时间的 AEDs，每天服用 1 次即可维持治疗血药浓度，于睡前服可避免药物达峰浓度时的镇静作用。

（五）手术治疗

1.考虑手术治疗基本条件

（1）长时间正规单药治疗，或先后用两种 AEDs 达到最大耐受剂量，或经一次正规、联合治疗仍不见效者。

（2）复杂部分性发作患者中用各种 AEDs 治疗难以控制发作，血药浓度在正常范围之内，并治疗 2 年以上，每月仍有 4 次以上发作者。

（3）难治性部分性发作者最适宜手术治疗。

2.最理想的适应证

最理想的适应证始自大脑皮质的痫性放电。手术切除后不会产生严重神经功能缺损。

3.常用的手术方法

（1）前颞叶切除术：难治性复杂部分性癫痫的经典手术。

（2）颞叶以外的脑皮质切除术：局灶性癫痫治疗的基本方法。

（3）癫痫病灶切除术。

（4）胼胝体部分切除术。

（5）大脑半球切除术。

（6）多处软脑膜下横切术：适于致癫痫灶位于脑的重要功能皮质区的部分性发作，在不能行皮质切除术时选用。

五、预后

典型失神发作预后最好，药物治疗 2 年，儿童期失神发作通常停止；青年期失神癫痫易发展成全身性发作，治疗需更长时间；原发性全身性癫痫控制得较好；5～10 岁起病者有自发缓解倾向,易被 AEDs 控制;外伤性癫痫预后较好;无明显脑损伤的大发作预后较好,缓解率为 85%～90%;有器质性脑损伤或神经系统体征的大发作预后差;发病较早、病程较长、发作频繁及伴有精神症状者预后差;无脑损伤的肌阵挛性癫痫预后尚可,伴有脑部病变者难以控制。

(方明珠)

第五节 癫痫持续状态

一、概述

(一)概念

癫痫持续状态指一次癫痫发作持续 30 min 以上,或连续多次发作,发作间期意识或神经功能未恢复至通常水平称癫痫状态。

(二)特点

癫痫持续状态一般指全面强直-阵挛发作持续状态,为神经科常见的急诊病例,致残率和病死率高。任何类型的癫痫均可出现癫痫持续状态。

二、病因与病理生理

(一)常见原因和诱因

1.常见原因

常见原因为停药不当和不规范的 AEDs 治疗。

2.常见诱因

常见诱因为感染、精神因素、过度疲劳、孕产和饮酒等。

3.年龄不同,病因有异

(1)婴儿、儿童:以感染、产伤、先天畸形为主。

(2)青壮年:多见于脑外伤、颅内占位。

(3)老年:脑卒中、脑肿瘤和变性疾病等。

(二)病理生理

(1)持续或反复惊厥发作引起大脑耗氧和耗糖量急剧增加,使神经元内 ATP 减少,导致离子泵功能障碍,钾离子游离到细胞外,钙离子进入细胞内超载。兴奋性氨基酸及神经毒性产物(如花生四烯酸、前列腺素)大量增加,导致神经元和轴突水肿而死亡。

(2)低血糖、缺氧使脑损害出现不可逆;脑血流自动调节功能失调,脑缺血加重,相继出现代谢性并发症,如高热、代谢性酸中毒、休克、低血糖、高血钾,患者甚至因多脏器衰竭而死亡。

三、分类与治疗

(一)惊厥性全身性癫痫持续状态

1.临床表现

(1)该病主要是 GTCS 引起的,为强直性、阵挛性等。

(2)特征:全身性抽搐一次接一次地发生,患者始终意识不清,不及时控制可有多脏器损害,危及生命。

2.对症处理

(1)保持患者的呼吸道通畅,让患者通过面罩或鼻导管吸氧,必要时切开气管。

(2)监护心电、血压、呼吸,定时做血气分析、血化学分析。

(3)查找诱发原因并治疗。

(4)防止舌咬伤,对牙关紧闭者应放置牙垫。

(5)防止坠床,放置床挡。

(6)应及时处理常伴有的脑水肿、感染、高热等。①防治脑水肿:选择20%甘露醇,快速静脉滴注,或10~20 mg地塞米松,静脉滴注;②预防或控制感染:应用抗生素;③物理降温;④纠正代谢紊乱,如发作引起的低血糖、低血钠、低血钙;⑤纠正酸中毒,维持水及电解质平衡,进行营养支持治疗。

3.药物治疗

快速控制发作是治疗的关键,可酌情选用以下几种药物。

(1)地西泮:静脉推注地西泮对成人或儿童的各型癫痫持续状态均为最有效的首选药物。成人剂量通常为10~30 mg,单次最大剂量不超过20 mg。儿童用量为0.3~0.5 mg/kg,5岁以上儿童的用量为每次5~10 mg,对5岁以下儿童,每次1 mg可控制发作。以每分钟3~5 mg的速度静脉注射。15 min后如复发可重复给药。或用100~200 mg地西泮溶于5%的葡萄糖注射液或氯化钠注射液中,于12 h内缓慢静脉滴注。地西泮偶可抑制呼吸,则需停止注射。

(2)苯妥英钠:迅速通过血-脑屏障,在脑中很快达到有效浓度,无呼吸抑制,不降低觉醒水平,对GTCS持续状态尤为有效。成人剂量为15~18 mg/kg,儿童剂量为18 mg/kg,溶于氯化钠溶液中静脉注射,静脉注射的速度不超过50 mg/min。该药起效慢,约80%的患者20~30 min内停止发作,作用时间长(半清除期为10~15 h),可致血压下降及心律失常,需密切监控,心功能不全、心律失常、冠心病患者及高龄者宜慎用或不用。

(3)异戊巴比妥钠。

(4)10%水合氯醛:成人用25~30 mL,加等量植物油,保留灌肠。

(5)副醛:8~10 mL肌内注射或取15~30 mL用植物油稀释,保留灌肠。因该药会引起剧咳,有呼吸疾病者勿用。

(6)利多卡因:用于地西泮静脉注射无效者。2~4 mg/kg,加入10%的葡萄糖注射液内,以50 mg/h的速度静脉滴注,有效或复发时均可重复应用。心脏传导阻滞及心动过缓者慎用。

(7)氯硝西泮:药效是地西泮的5倍,半清除期为22~32 h,成人首次剂量为3 mg,静脉注射,数分钟奏效,对各型癫痫状态疗效俱佳,以后每天5~10 mg,静脉滴注。注意该药对呼吸及心脏的抑制较强。

(8)其他:使用上述方法均无效者,可用硫喷妥钠静脉注射或吸入乙醚麻醉来控制发作。

4.维持治疗

控制癫痫发作后,立即使用长效抗癫痫药(AEDs),苯巴比妥0.1~0.2 g,肌内注射,每8 h1次,维持疗效。同时鼻饲卡马西平或苯妥英钠,待口服药达到稳态血浓度后逐渐停用苯巴比妥。

（二）非惊厥性全身性癫痫持续状态

1.临床表现

临床表现主要为失神发作持续状态，发作持续可达数小时，表现意识障碍、失语、精神错乱等。

2.快速控制发作

首选静脉注射地西泮，继之口服丙戊酸钠或乙琥胺，或两者合用。

3.预后较好

该病一般不导致死亡，治疗不及时可留智能障碍等后遗症。

（三）复杂部分性发作持续状态

1.临床表现

复杂部分性发作持续状态的恢复时间较失神发作要长；部分患者发作后出现水肿或记忆减退，记忆缺损可能成为永久性损害。

2.快速控制发作

以静脉注射地西泮或苯妥英钠来控制发作，然后以肌内注射苯巴比妥、口服苯妥英钠维持疗效。

（四）单纯部分性发作持续状态

1.临床表现

此型较难控制，由单纯部分性发作持续状态可扩展为继发性全身性发作，发作终止后可遗留发作部位 Todd 麻痹。

2.快速控制发作

首选苯妥英钠，以较大负荷剂量（20 mg/kg）静脉滴注，然后再用常规剂量，可辅以口服苯巴比妥或卡马西平。

（方明珠）

第十一章

损伤性疾病

第一节　原发性脑损伤

一、脑震荡

脑震荡是指头颅遭受暴力作用后,大脑功能发生一过性功能障碍,出现的以短暂性意识障碍、近事遗忘为特征的临床综合征。脑震荡是脑损伤中最常见、最轻型的原发性脑损伤。

（一）损伤机制与病理

脑震荡的损伤机制目前尚不明确,现有的各种学说都不能全面解释所有与脑震荡有关的问题。对脑震荡所表现的伤后短暂性意识障碍有多种不同的解释,可能与暴力所致的脑血循环障碍、脑室系统内脑脊液冲击、脑中间神经元受损及脑细胞生理代谢紊乱所致的异常放电等因素有关。近年来,认为脑干网状结构上行激活系统受损才是引起意识丧失的关键因素,其依据:①以上诸因素皆可引起脑干的直接与间接受损;②脑震荡动物实验中发现延髓有线粒体、尼氏体、染色体改变,有的伴溶酶体膜破裂;③生物化学研究中,脑震荡患者的脑脊液化验中,乙酰胆碱、钾离子浓度升高,这两种物质的浓度升高使神经元突触发生传导阻滞,从而使脑干网状结构不能维持人的觉醒状态,出现意识障碍;④临床发现,轻型脑震荡患者行脑干听觉诱发电位检查,一半病例有器质性损害;⑤近来认为脑震荡、原发性脑干损伤、弥漫性轴索损伤的损伤机制相似,只是损伤程度不同,有人将脑震荡归于弥漫性轴索损伤的最轻类型,只不过病变局限,损害更趋于功能性而易于自行修复,因此意识障碍呈一过性。

过去曾认为脑震荡仅是脑的生理功能一时性紊乱,在组织学上并无器质性改变。但近年来的临床及实验研究表明,暴力作用于头部,可以造成冲击点、对冲部位、延髓及高颈髓的组织学改变。实验观察到,伤后瞬间脑血流增加,但数分钟后脑血流量反而显著减少(约为正常的1/2),半小时后脑血流开始恢复正常;颅内压在着力后的瞬间立即升高,数分钟后颅内压下降。脑的大体标本上看不到明显变化;光镜下仅能见到轻度变化,如毛细血管充血、神经元胞体肿大和脑水肿;电镜下观察,在着力部位,脑皮质、延髓和上部颈髓见到神经元的线粒体明显肿胀,轴突肿胀,白质部位有细胞外水肿的改变,提示血-脑屏障的通透性增加。这些改变在伤后半小时可出现,1 h后最明显,并多在24 h内自然消失。这种病理变化可解释伤后的短暂性脑干症状。

（二）临床表现

1.短暂性脑干症状

外伤作用于头部后立即发生意识障碍,表现为神志不清或完全昏迷,持续数秒、数分钟或十几分钟,但一般不超过半小时。患者可同时伴有面色苍白、出汗、血压下降、心动徐缓、呼吸浅慢、肌张力降低、各种生理反射迟钝或消失等表现,但随意识恢复可很快趋于正常。

2.逆行性遗忘(近事遗忘)

患者清醒后不能回忆受伤当时乃至伤前一段时间内的情况,但对往事(远记忆)能够忆起,这可能与海马回受损有关。

3.其他症状

其他症状有头痛、头昏、乏力、恶心、呕吐、畏光、耳鸣、失眠、心悸、烦躁、思维和记忆力减退等,一般持续数周或数月,之后症状多可消失。有的症状持续数月或数年,即称为脑震荡后综合征或脑外伤后综合征。

4.神经系统查体

无阳性体征发现。

（三）辅助检查

（1）颅骨 X 线检查:无骨折发现。

（2）颅脑 CT 扫描:颅骨及颅内无明显异常改变。

（3）脑电图检查:伤后数月脑电图多属正常。

（4）脑血流检查:伤后早期可有脑血流量减少。

（5）腰椎穿刺:颅内压正常,部分患者可出现颅内压降低。脑脊液为无色透明,不含血,白细胞数正常。生化检查结果多在正常范围,有的可查出乙酰胆碱含量大增,胆碱酯酶活性降低,钾离子浓度升高。

（四）救治原则与措施

（1）病情观察:伤后可让患者在急症室观察 24 h,注意意识、瞳孔、肢体活动和生命体征的变化。对回家的患者,应嘱其家属在 24 h 内密切注意患者的头痛、恶心、呕吐和意识情况,如症状加重应来院检查。

（2）对症治疗:患者头痛较重时,嘱其卧床休息,减少外界刺激,可给予罗通定或其他止痛剂。对于烦躁、忧虑、失眠者给予地西泮、氯氮䓬等;另可给予改善自主神经功能的药物、神经营养药物及钙通道阻滞剂尼莫地平等。

（3）伤后应向患者做好病情解释,说明该病不会影响日常工作和生活,解除患者的顾虑。

二、脑挫裂伤

脑挫裂伤是指头颅受到暴力打击而致脑组织发生的器质性损伤,脑组织挫伤或结构断裂,是一种常见的原发性脑损伤。

（一）损伤机制与病理

暴力作用于头部,在冲击点和对冲部位均可引起脑挫裂伤。脑挫裂伤多发生在脑表面的皮质,呈点片状出血,如脑皮质和软脑膜仍保持完整,即为脑挫伤,如脑实质破损、断裂,软脑膜亦撕裂,即为脑挫裂伤。脑挫裂伤严重时合并脑深部结构的损伤。

脑挫裂伤灶周围常伴局限性脑水肿,包括细胞毒性水肿和血管源性水肿,前者神经元胞体增大,主要发生在灰质,多于伤后立即出现,后者为血-脑屏障的破坏,血管通透性增加,细胞外液增加,主要发生在白质,伤后 2～3 d 最明显。

重型脑损伤合并硬膜下血肿时,常发生弥漫性脑肿胀。一般多在伤后 24 h 内发生,短者伤后 20～30 min 即出现。其病理形态变化可分三期:①早期,伤后数天,显微镜下可见脑实质内点状出血、水肿等变化,脑皮质分层结构不清或消失,灰质和白质的分界不清,神经细胞大片消失或缺血变性,神经轴索肿胀、断裂、崩解;星形细胞变性,少突胶质细胞肿胀,血管充血水肿,血管周围间隙扩大。②中期,大致在损伤数天至数周,损伤部位出现修复性病理改变。皮层内出现大小不等的出血区,损伤区皮层结构消失,病灶逐渐出现小胶质细胞增生,形成格子细胞,吞噬崩解的髓鞘及细胞碎片,星形细胞及少突胶质细胞增生肥大,白细胞浸润,从而进入修复过程。③晚期,为挫伤后数月或数年,病变为胶质瘢痕所代替,陈旧病灶区脑膜与脑实质的瘢痕粘连,神经细胞消失或减少。

(二)临床表现

(1)意识障碍:脑挫裂伤患者多于伤后立即昏迷,一般意识障碍的时间较长,短者半小时、数小时或数天,长者数周或数月,有的患者为持续性昏迷或植物生存,甚至昏迷数年至死亡。有些患者在原发昏迷清醒后,因脑水肿或弥漫性脑肿胀,再次昏迷,出现中间清醒期,容易误诊为合并颅内血肿。

(2)生命体征改变:患者伤后除立即出现意识障碍外,可先出现迷走神经兴奋症状,表现为面色苍白、冷汗、血压下降、脉搏缓慢、呼吸深慢,以后转为交感神经兴奋症状。在入院后一般生命体征无多大改变,体温在 38 ℃左右,脉搏和呼吸可稍加快,血压正常或偏高。如出现血压下降或休克,应注意是否合并胸腹脏器或肢体骨盆骨折等。如脉搏徐缓有力(尤其是慢于 60 次/分钟),血压升高,且伴意识障碍加深,常表示继发性脑受压存在。

(3)患者清醒后,有头痛、头昏、恶心、呕吐、记忆力减退和定向障碍,严重时智力减退。

(4)癫痫:早期性癫痫多见于儿童,表现形式为癫痫大发作和局限性发作,发生率为 5%～6%。

(5)神经系统体征:体征有偏瘫、失语、偏侧感觉障碍、同向偏盲和局灶性癫痫。若伤后早期没有局灶性神经系统体征,而在观察治疗过程中出现新的定位体征时,应行进一步检查,以排除或证实脑继发性损害。昏迷患者可出现不同程度的脑干反应障碍,脑干反应障碍的平面越低,提示病情愈严重。

(6)外伤性脑蛛网膜下腔出血可引起脑膜刺激征象,可表现为头痛、呕吐、畏光、皮肤痛觉过敏、颈项强直、克尼格征呈阳性、布鲁津斯基征呈阳性。

(三)辅助检查

1.颅骨 X 线平片

多数患者可发现颅骨骨折,颅内生理性钙化斑可出现移位。

2.CT 扫描

脑挫裂伤区可见点片状高密度区,或高密度区与低密度区互相混杂,同时脑室可因脑水肿压变形;弥漫性脑肿胀可见于一侧或两侧大脑半球,侧脑室受压缩小或消失,中线结构向对侧移位;并发蛛网膜下腔出血时,纵裂池呈纵行宽带状高密度影;脑挫裂伤区脑组织坏死液化后,表现为 CT 值近脑脊液的低密度区,可长期存在。

3.MRI

MRI 一般极少用于急性脑挫裂伤患者诊断,因为其成像较慢且急救设备不能带入机房,但 MRI 对小的出血灶、早期脑水肿、脑神经及颅后窝结构显示较清楚,有其独特优势。

4.脑血管造影

在缺乏 CT 的条件下,病情需要可行脑血管造影以排除颅内血肿。

(四)诊断与鉴别诊断

根据病史和临床表现及 CT 扫描,一般病例诊断无困难。脑挫裂伤可以和脑干损伤、视丘下部损伤、脑神经损伤、颅内血肿合并存在,也可以和躯体合并损伤同时发生,因此要进行细致、全面的检查,以明确诊断,及时处理。

1.颅内血肿

颅内血肿患者多有中间清醒期,颅内压升高明显,神经局灶体征逐渐出现,如需进一步明确则行 CT 扫描。

2.轻度脑挫裂伤

轻度脑挫裂伤早期最灵敏的诊断方法是 CT 扫描,它可显示皮层的挫裂伤及蛛网膜下腔出血;如超过 48 h 则主要依靠脑脊液光度测量来判定有无外伤后蛛网膜下腔出。

(五)救治原则与措施

1.非手术治疗

(1)严密观察病情变化:伤后 72 h 以内,每 1～2 h 观察 1 次生命体征、意识、瞳孔的改变;把重症患者送到重症加强护理病房(ICU)观察,监测包括颅内压在内的各项指标;对颅内压升高、生命体征改变者及时复查 CT,排除颅内继发性改变;对轻症患者通过急性期观察后治疗,治疗方法与脑震荡的相同。

(2)保持呼吸道通畅:及时清理呼吸道内的分泌物。对昏迷时间长,合并颌面骨折、胸部外伤、呼吸不畅者,应尽早行气管切开术,必要时行辅助呼吸,防治缺氧。

(3)对症处理高热、躁动、癫痫发作、尿潴留等,防治肺部、泌尿系统感染,治疗上消化道溃疡等。

(4)防治脑水肿及降低颅内压。

(5)改善微循环:严重脑挫裂伤后,患者微循环有明显变化,表现血液黏度增加,红细胞、血小板易聚积,因此引起微循环淤滞、微血栓形成,导致脑缺血、缺氧,加重脑损害的程度。可采取血液稀释疗法,用低分子右旋糖酐,静脉滴注。

(6)外伤性蛛网膜下腔出血患者若伤后数天内脑膜刺激症状明显,可反复腰椎穿刺,将有助于改善脑脊液循环,促进脑脊液吸收,减轻症状,另外可应用尼莫地平防治脑血管痉挛,改善微循环,减轻脑组织缺血、缺氧的程度,从而减轻继发性脑损害。

2.手术治疗

原发性脑挫裂伤多无须手术,但继发性脑损害引起颅内压升高乃至脑疝时需手术治疗。重度脑挫裂伤合并脑水肿患者当出现以下情况:①在采用脱水等降颅内压措施治疗的过程中,患者意识障碍仍逐渐加深,保守疗法无效;②一侧瞳孔散大,有脑疝征象;③CT 显示成片的脑挫裂伤混合密度影,周围广泛脑水肿,脑室受压明显,中线结构明显移位;④合并颅内血肿,骨折片插入脑内。开放性颅脑损伤患者常需手术治疗。手术采取骨瓣开颅,清除失活脑组织,若脑压仍高,可行颞极和(或)额极切除的内减压手术,若局部无肿胀,可考虑缝合硬膜,但常常需敞开硬脑膜行去骨瓣减压术;广泛脑挫裂伤、脑水肿严重时可考虑两侧去骨瓣减压;对脑挫裂伤后期并发脑积水者可行脑室引流、分流术;对术后颅骨缺损者3个月后行颅骨修补。

3.康复治疗

可行理疗、针灸、高压氧疗法,另可给予促进神经功能恢复的药物,如胞磷胆碱。

三、脑干损伤

脑干损伤是一种特殊类型的脑损伤,是对中脑、脑桥和延髓损伤而言的。原发性脑干损伤占颅脑损伤的 2‰～5‰,因造成原发性脑干损伤的力常较重,脑干损伤常与脑挫裂伤同时存在,其伤情也较一般脑挫裂伤严重。

(一)损伤机制

1.直接外力作用所致脑干损伤

(1)有加速或减速伤时,脑干与小脑幕游离缘、斜坡和枕骨大孔缘相撞击而致伤,其中以脑干被盖部损伤多见。

(2)暴力作用时,颅内压升高,压力向椎管内传递时,形成对脑干的冲击伤。

(3)颅骨骨折造成直接损伤。

2.间接外力作用所致脑干损伤

主要见于坠落伤和挥鞭样损伤。

3.继发性脑干损伤

颞叶沟回疝、脑干受挤压导致脑干缺血。

(二)病理

1.脑干震荡

临床有脑干损伤的症状和体征。

2.脑干挫裂伤

脑干挫裂伤表现为脑干表面的挫裂及内部的点片状出血。发生继发性脑干损伤时,脑干常扭曲变形,内部有出血和软化。

(三)临床表现

1.意识障碍

原发性脑干损伤患者伤后常立即发生昏迷,昏迷为持续性,时间一般较长,很少出现中间清醒或中间好转期,如有,应想到合并颅内血肿或其他原因导致的继发性脑干损伤。

2.瞳孔和眼运动改变

瞳孔和眼运动改变与脑干损伤的平面有关。中脑损伤时,初期两侧瞳孔不等大,伤侧瞳孔散大,对光反应消失,眼球向下外倾斜;两侧损伤时,两侧瞳孔散大,眼球固定。脑桥损伤时,可出现两瞳孔极度缩小,两侧眼球内斜、向偏斜或两侧眼球分离等征象。

3.去脑强直

去脑强直是中脑损伤的表现,头部后仰,两上肢过伸和内旋,两下肢过伸,躯体呈角弓反张状态。开始可为间断性发作,轻微刺激即可诱发,以后逐渐转为持续状态。

4.锥体束征

锥体束征是脑干损伤的重要体征之一,包括肢体瘫痪、肌张力升高,腱反射亢进和病理反射出现等。在脑干损伤早期,由于多种因素的影响,锥体束征的出现常不恒定;但基底部损伤时,体征常较恒定,如脑干一侧性损伤则表现为交叉性瘫痪。

5.生命体征变化

(1)呼吸功能紊乱:脑干损伤常在伤后立即出现呼吸功能紊乱。当中脑下端和脑桥上端的呼吸调节中枢受损时,出现呼吸节律的紊乱,如潮式呼吸;当脑桥中下部的长吸中枢受损时,可出现抽泣样呼吸;当延髓的吸气和呼气中枢受损时,则发生呼吸停止。在脑干继发性损害的初期,如小脑幕切迹疝形成时,先出现呼吸节律紊乱,潮式呼吸,在脑疝的晚期颅内压继续升高,小脑扁桃体疝出现,压迫延髓,呼吸即停止。

(2)心血管功能紊乱:当延髓损伤严重时,表现为呼吸心跳迅速停止,患者死亡。较高位的脑干损伤时出现的呼吸循环紊乱常先有一个兴奋期,此时脉搏缓慢而有力,血压升高,呼吸深快或呈喘息样呼吸,之后转入衰竭,脉搏频速,血压下降,呈潮式呼吸,最终心跳、呼吸停止。一般呼吸停止在先,在人工呼吸和药物维持血压的条件下,心跳仍可维持数天或数月,最后患者往往因心力衰竭而死亡。

(3)体温变化:脑干损伤后有时可出现高热,这多由交感神经功能受损,出汗的功能出现障碍,影响体热的发散所致。当脑干功能衰竭时,体温可降至正常以下。

6.内脏症状

(1)上消化道出血:为脑干损伤应激引起的急性胃黏膜病变所致。

(2)顽固性呃逆。

(3)神经源性肺水肿:是由交感神经兴奋,引起体循环及肺循环阻力增大所致。

(四)辅助检查

1.腰椎穿刺

脑脊液的压力正常或轻度升高,多呈血性。

2.颅骨 X 线平片

颅骨骨折的发生率高,亦可根据骨折的部位,结合受伤机制推测脑干损伤的情况。

3.颅脑 CT、MRI 扫描

原发性脑干损伤表现为脑干肿大,有点片状密度升高区,脚间池、桥池、四叠体池及第四脑室受压或闭塞。继发性脑疝的脑干损伤除显示继发性病变的征象外,还可见脑干受压扭曲,向对侧移位。MRI 可显示脑干内小出血灶与挫裂伤,由于不受骨性伪影的影响,显示较 CT 清楚。

4.颅内压监测

颅内压监测有助于鉴别原发性或继发性脑干损伤,继发者可有颅内压明显升高,原发者升高不明显。脑干听觉诱发电位可以反映脑干损伤的平面与程度。

(五)诊断与鉴别诊断

原发性脑干损伤伤后即出现持续性昏迷状态并伴脑干损伤的其他症状、体征,而不伴有颅内压升高,可借 CT、MRI 检查以明确脑干损伤并排除脑挫裂伤、颅内血肿,以此也可与继发性脑干损伤相区别。脑干损伤平面的判断除依据脑干听觉诱发电位外,还可以借助各项脑干反射加以判断。随脑干损伤部位的不同,可出现相应平面生理反射的消失与病理反射的引出。

1.生理反射

(1)睫脊反射:刺激锁骨上区,引起同侧瞳孔扩大。

(2)额眼轮匝肌反射:用手指牵拉患者眉梢外侧的皮肤并固定之,然后用叩诊锤叩击手指,引起同侧眼轮匝肌收缩而闭目。

（3）垂直性眼前庭反射或头眼垂直反射：患者在头俯仰时双眼球与头的动作呈反方向上下垂直移动。

（4）瞳孔对光反射：光刺激引起瞳孔缩小。

（5）角膜反射：轻触角膜引起双眼轮匝肌收缩而闭目。

（6）嚼肌反射：叩击颏部引起咬合动作。

（7）头眼水平反射或水平眼前庭反射：头左右转动时双眼球呈反方向水平移动。

（8）眼心反射：压迫眼球引起心率减慢。

2.病理反射

（1）掌颏反射：轻划手掌大鱼际肌处皮肤引起同侧颏肌收缩。

（2）角膜下颌反射：轻触角膜引起闭目，并反射性引起翼外肌收缩，使下颌向对侧移动。

（六）救治原则与措施

原发性脑干损伤的病情危重，死亡率高，损伤较轻的小儿及青年可以恢复良好。一般治疗措施与重型颅脑损伤相同。尽早行气管切开术，采用亚低温疗法，防治并发症。原发性脑干损伤一般不采用手术，对继发性脑干损伤，着重于及时解除颅内血肿、脑水肿等引起急性脑受压的因素，包括手术及减轻脑水肿的综合治疗。

四、弥漫性轴索损伤

弥漫性轴索损伤（diffuse axonal injury，DAI）是在特殊的生物力学机制作用下，脑内发生以神经轴索肿胀、断裂、轴缩球形成为特征的一系列病理生理变化，临床上以意识障碍为主要特点的综合征。DAI占重型颅脑损伤的28％～42％，病死率高达50％，恢复良好者不及25％。DAI常见于交通事故，另见于坠落、打击等，诊断与治疗都较为困难。

（一）损伤机制与病理

DAI的致伤机制不甚明确，研究人员通过对动物DAI模型的力学分析，认为瞬间旋转作用及弥漫施力所产生的脑内剪应力是形成DAI的关键因素。典型的动物模型包括以下两种：Gennarelli等制备的狒狒瞬间旋转负荷DAI模型，使狒狒的头颅分别于矢状面、冠状面、水平面在10～22 ms内旋转60°，观察到动物大脑DAI的病理学变化；Marmarou与Foda等制备了弥漫打击负荷DAI动物模型，其方法是将大鼠置于海绵垫上，在颅骨表面置一个铁盘，于2 m高处放落450 g物体打击铁盘，从而制备了该动物模型。

DAI好发于胼胝体脑干上端背外侧、脑白质、基底核、内囊、小脑等神经轴索集聚区。上述好发区域有点状出血灶，偶见脑干上端背外侧呈组织疏松或空泡状，以后可演变为棕色颗粒状结构及瘢痕形成。光镜下可观察到DAI轴缩球，为DAI光镜下典型改变，苏木精-伊红染色呈粉红色的类圆形小体的平均直径为5～20 μm，轴缩球是轴索断裂后近断端轴浆溢出膨大而成的。电镜下最早可发现神经纤维结构紊乱，轴索节段性肿胀，数周后，可出现轴索及髓鞘多节段断裂，常发生于郎飞结处；吞噬细胞侵入，特征性小胶质细胞群出现；数月后轴索远端华勒氏变性、胶质增生、瘢痕形成。

（二）临床表现

（1）意识障碍：DAI患者多伤后立即昏迷，昏迷程度深，持续时间较长，极少有清醒期，此为DAI的典型临床特点。

（2）体征：部分DAI患者出现瞳孔征象，单侧或双侧瞳孔扩大，许多DAI患者的双眼向病变对侧偏斜和强迫下视。

（3）其余临床表现似脑干损伤及重型脑挫裂伤。

（三）辅助检查

（1）CT扫描：显示大脑皮质与白质之间、灰质核团与白质交界区、脑室周围、胼胝体、脑干背外侧及脑内散在的小出血灶，不伴水肿，无占位效应，有时伴蛛网膜下腔出血、脑室内出血及弥漫性肿胀。

（2）MRI对脑实质内小出血灶与挫裂伤显示得更为清楚。

（四）诊断与鉴别诊断

DAI的临床诊断较为困难，多发于交通事故坠落伤后，患者长时间深度昏迷（6 h以上），其诊断更依赖于影像学检查。CT、MRI显示好发区域组织撕裂出血的影像学特点，另外无颅脑明确结构异常的伤后持续植物生存状态、创伤后弥漫性脑萎缩都需考虑此诊断，确诊需病理检查。

DAI需与原发性脑干损伤、广泛性脑挫裂伤相区别。原发性脑干损伤应属于DAI的较重的一类；广泛脑挫裂伤有时亦出现长时间昏迷、植物生存状态，但DAI的脑水肿、颅内压升高不明显，而且CT上无明显的占位效应，有散在小出血灶。

（五）救治原则与措施

患者需要重症监护，一般可采用过度换气、吸氧、脱水、用巴比妥类药物治疗，亦可应用冬眠、亚低温治疗措施。还可应用脑细胞功能恢复药物系统治疗，但应早期应用。现临床中已开始应用尼莫地平、自由基清除剂、兴奋性氨基酸阻滞剂等，目前疗效仍难以确定。此外需加强对并发症的治疗，防治感染。

五、下丘脑损伤

下丘脑损伤指颅脑损伤过程中，由于颅底骨折或头颅受暴力打击，直接伤及下丘脑而出现的特殊的临床综合征。

（一）损伤机制与病理

下丘脑深藏于颅底蝶鞍上方，因此暴力作用方向直接或间接经过下丘脑者，皆可能导致局部损伤。此外，小脑幕切迹下疝时亦可累及此区域。

下丘脑损伤时，常出现点、灶状出血，局部水肿软化以及神经细胞的坏死，亦有缺血性变化，常可累及垂体柄及垂体，构成严重神经内分泌紊乱的病理基础。

（二）临床表现

1.意识及睡眠障碍

下丘脑后外侧区与中脑被盖部均属上行网状激动系统，维持人生理觉醒状态，因而急性下丘脑损伤时，患者多呈嗜睡、浅昏迷或深昏迷状态。

2.体温调节障碍

下丘脑具有体温调节功能，当下丘脑前部损害时，机体出现散热功能障碍，可出现中枢性高热；其后部损伤出现产热和保温作用失灵而引起体温过低；如合并结节部损伤，可出现机体代谢障碍，体温将更进一步降低，如下丘脑广泛损伤，则体温随环境温度变化而变化。

3.内分泌代谢功能紊乱

（1）下丘脑视上核、室旁核受损或垂体柄视上核垂体束受累：致抗利尿激素合成释放障碍，引起中枢性尿崩。

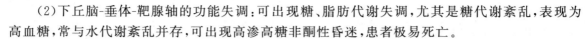

（2）下丘脑-垂体-靶腺轴的功能失调：可出现糖、脂肪代谢失调，尤其是糖代谢紊乱，表现为高血糖，常与水代谢紊乱并存，可出现高渗高糖非酮性昏迷，患者极易死亡。

4.自主神经功能紊乱

下丘脑的自主神经中枢受损，可出现血压波动，或高或低，以低血压多见；血压不升伴低体温常是预后不良的征兆；呼吸功能紊乱表现为呼吸浅快或减慢；视前区损害可发生急性神经源性肺水肿；消化系统主要表现为急性胃黏膜病变，引起上消化道出血，重者可出现胃十二指肠穿孔。

5.局部神经体征

局部神经体征主要是鞍区附近的脑神经（包括视神经、视束、滑车神经等）受累体征。

（三）辅助检查

1.颅骨 X 线平片

多伴颅底骨折，骨折线常经过蝶骨翼、筛窦、蝶鞍等部位。

2.颅脑 CT 扫描

颅脑 CT 扫描可显示下丘脑不规则的低密度、低信号的病变区，鞍上池消失或有蛛网膜下腔出血，第三脑室前部受压消失，还可见颅底骨折及额颞底面脑挫裂伤征象。

（四）诊断与鉴别诊断

孤立而局限的下丘脑原发损伤极为少见，在头颅遭受外伤的过程中，常出现多个部位的损伤，因此下丘脑损伤的诊断常受到其他部位脑损伤引起的症状的干扰，在临床上只要具有一种或两种下丘脑损伤的表现，就应想到有下丘脑损伤的可能性。特别是鞍区及其附近有颅底骨折时，更应提高警惕。

（五）救治原则与措施

急性下丘脑原发性损伤是严重的脑损伤之一，治疗上按重型颅脑损伤的治疗原则进行。早期应注意采用强有力的措施控制高热和脑水肿，控制自主神经症状的发生、发展也是十分重要的，中枢性尿崩可采用替代疗法。

（付常青）

第二节　开放性颅脑损伤

开放性颅脑损伤是颅脑各层组织开放伤的总称，它包括头皮裂伤、开放性颅骨骨折及开放性脑损伤，而不是开放性脑损伤的同义词。硬脑膜是保护脑组织的一层坚韧的纤维膜屏障，此层破裂与否，是区分脑损伤为闭合性或开放性的分界线。

开放性颅脑损伤的原因很多，大致划为两大类，即非火器性与火器性。

一、非火器性颅脑损伤

各种造成闭合性颅脑损伤的原因都可造成头皮、颅骨及硬脑膜的破裂，造成开放性颅脑损伤。在和平时期的颅脑损伤中，以闭合伤居多，开放性伤约占 16.8%，而后者中又以非火器颅脑损伤较多。

（一）临床表现

1.创伤的局部表现

开放性颅脑伤的原因、暴力不同,产生损伤的程度与范围差别极大。创伤多位于前额、额眶部,亦可发生于其他部位,可为单发或多发,伤口整齐或参差不齐,有时沾有头发、泥沙及其他污物,有时骨折片外露,有时致伤物如钉、锥、铁杆嵌顿于骨折处或颅内。头皮血运丰富,出血较多,当大量出血时,需考虑是否存在静脉窦破裂。

2.脑损伤症状

患者常有不同程度的意识障碍与脑损害表现,脑部症状取决于损伤的部位、范围与程度。其临床表现与闭合性颅脑损伤的临床表现相同。

3.颅内压改变

有开放性脑损伤时,因颅骨缺损,血液,脑脊液及破碎、液化、坏死的脑组织可经伤口流出,或产生脑膨出,颅内压力在一定程度上可得到缓冲。如伴脑脊液大量流失,可出现低颅压状态。创口小时可与闭合性脑损伤一样,出现脑受压征象。

4.全身症状

开放性颅脑损伤时出现休克的机会较多,不仅因外出血造成失血性休克,还可由于颅腔呈开放性,脑脊液与积血外溢,颅内压升高得到缓解,颅内压引起的代偿性血压升高效应减弱。同时伴有的脊柱、四肢及胸腹伤可有相应的症状及体征。

（二）辅助检查

1.X线平片

颅骨的X线平片检查有助于了解骨折的范围、骨碎片与异物在颅内的存留情况。

2.颅脑CT扫描

该检查可显示颅骨、脑组织的损伤情况,能够对碎骨片及异物定位,发现颅内或脑内血肿等继发性改变。CT较X线平片更能清楚地显示X线吸收系数低的非金属异物。

（三）诊断

开放性颅脑损伤一般易于诊断,根据病史、检查伤口内有无脑脊液或脑组织,即可确定开放性损伤的情况。X线平片及CT扫描更有利于伤情的诊断。少数情况下,硬脑膜裂口很小,可无脑脊液漏,初诊时难以确定是否为开放性脑损伤,而往往手术探查时才能明确。

（四）救治原则与措施

1.治疗措施

首先做创口止血、包扎,纠正休克。患者入院后有外出血时,应对其采取临时性止血措施,同时检查患者的周身情况,有无其他部位严重合并伤,是否存在休克或处于潜在休克。当患者出现休克或处于休克前期时,最重要的是先采取恢复血压的有力措施,加快输液、输血,不必顾虑因此而加重脑水肿的问题,当生命体征趋于平稳时,才适于进行脑部清创。

2.手术原则

（1）早期清创:按一般创伤处理的要求,尽早在伤后6h内进行手术。在目前有力的抗生素防治感染的条件下,可延长时限至伤后48h。

（2）彻底清创手术的要求:早期彻底清创术,应一期缝合脑膜,将开放性脑损伤转为闭合性,经清创手术;对脑水肿仍严重者,则不宜缝合硬脑膜,而需进行减压术,避免发生脑疝。

（3）患者并存脏器伤时,应在输血的条件下,迅速处理内脏伤,第二步行脑清创术。这时如有颅内血肿,脑受压危险,伤情特别急,需有良好的麻醉处理,输血、输液以稳定血压,迅速应用简捷的方法,制止内出血,解除脑受压。

(4)对颅骨缺损一般在伤口愈合后3～4个月进行修补为宜,感染伤口修补颅骨至少在愈合半年后进行。

3.手术方法

应注意的是,术中如发现硬脑膜颜色发蓝、颅内压升高,疑有硬膜下血肿,应切开硬脑膜探查处理。脑搏动正常,表明脑内无严重伤情,无必要切开探查,以免将感染带入脑部。开放性脑损伤的清创应在直视下进行,逐层由外及里冲净伤口,去除污物、血块,摘除碎骨片与异物,仔细止血,吸去糜烂失活的脑组织,同时要珍惜脑组织,不做过多的切除。保留一切可以保留的脑血管,避免因不必要的电凝或夹闭脑的主要供血动脉及回流静脉引起或加重脑水肿、脑坏死及颅内压升高。脑挫裂伤较严重,颅内压升高,虽经脱水仍无缓解,可容许做内减压术。清创完毕,所见脑组织已趋回缩、颅内压已降低的情况下,缝合硬脑膜及头皮。

钢钎、钉、锥等较粗大的锐器刺入颅内,有时伤器在颅骨骨折处所嵌顿。如伤员一般情况好,无明显颅内出血症状,不宜立即拔出,特别是位于动脉干与静脉窦所在处和鞍区的创伤。应拍摄头颅X线片了解颅内伤器的大小、形态和位置,异物靠近大血管时,应进一步行脑血管造影,查明异物与血管等邻近结构的关系,据此制定出手术方案,术前做好充分的输血准备。行开颅手术时,先切除金属异物四周的颅骨进行探查,若未伤及静脉,扩大硬脑膜破口,在直视下,徐徐将异物取出,随时观察伤道深处有无大出血,然后冲洗伤道、止血,放置引流管,缝合修补硬脑膜,闭合伤口,术后24～36 h拔除引流管。

颅面伤所致开放性脑损伤,常涉及颌面、鼻窦,眼部及脑组织。

清创术的要求:①做好脑部清创与脑脊液漏的修补处理;②清除可能引起创伤感染的因素;③兼顾功能与整容。手术时要先扩大额部伤口或采用冠状切口,翻开额部皮瓣,完成脑部清创与硬膜修补术,然后对鼻窦作根治性处理,最后处理眼部及颌面伤。

脑挫裂伤、脑水肿及感染的综合治疗与闭合性颅脑外伤的综合治疗相同。

二、火器性颅脑损伤

火器性颅脑损伤是神经外科的一个重要课题。战争时期,火器性颅脑损伤是一种严重战伤,尤其是火器性颅脑穿通伤,处理复杂,病死率高;在和平时期也是棘手的问题。创伤医学及急救医学的发展,虽使火器性颅脑损伤的病理生理过程得到进一步阐明,火器性颅脑损伤的抢救速度、诊疗条件也有了很大的提高,但是其病死率仍高。

(一)分类

目前按硬脑膜是否破裂将火器性颅脑损伤简化分为非穿通伤和穿通伤两类。

1.非穿通伤

常有局部软组织或伴颅骨损伤,但硬脑膜尚完整,创伤局部与对冲部位可能有脑挫裂伤,或形成血肿。此类多为轻、中型伤,少数可为重型。

2.穿通伤

穿通伤即开放性脑损伤。颅内多有碎骨片、弹片或枪弹存留,伤区脑组织有不同程度的破坏,并发弹道血肿的机会多,属重型伤,通常将穿通伤又分为以下几种。

(1)非贯通伤:只有入口而无出口,在颅内入口附近常有碎骨片与异物,金属异物存留在颅内,多位于伤道的最远端,局部脑挫裂伤较严重。

(2)贯通伤:有入口和出口,入口小,出口大。颅内入口及颅外皮下出口附近有碎骨片,脑挫裂伤严重,若伤及生命中枢,伤员多在短时间内死亡。

(3)切线伤:头皮、颅骨和脑呈沟槽状损伤或缺损,碎骨片多在颅内或颅外。

(4)反跳伤:弹片穿入颅内,受到入口对侧颅骨的抵抗,变换方向反弹,停留在脑组织内,构成复杂伤道。

此外按投射物的种类又可分为弹片伤、枪弹伤,也可按照损伤部位来分类,以补充上述的分类法。

(二)损伤机制与病理

火器性颅脑损伤的病理改变与非火器伤有所不同,伤道中脑的病理改变分为三个区域。

1.原发伤道区

原发伤道区是反映伤道的中心部位,内含毁损、液化的脑组织,与血块交融,杂有颅骨碎片、头发、布片、泥沙以及弹片或枪弹等。伤道的近侧可由于碎骨片造成支道,间接增加脑组织的损伤范围,远侧则形成贯通伤、盲管或反跳伤。脑膜与脑的出血容易在伤道内聚积形成硬膜外、硬膜下、脑内或脑室内血肿。伤道内的血肿可位于近端、中段与远端。

2.挫裂伤区

在原发伤道的周围,脑组织呈点状出血和脑水肿,神经细胞、少枝胶质细胞及星形细胞肿胀或崩解。致伤机制是高速投射物穿入密闭颅腔后的瞬间,在脑内形成暂时性空腔,产生超压现象,冲击波向周围脑组织传递,使脑组织顿时承受高压及相继的负压作用而引起脑挫裂伤。

3.震荡区

震荡区位于脑挫裂区周围,伤后数小时逐渐出现血循环障碍、充血、淤血、外渗及水肿等,但尚为可逆性。

另外,脑部可能伴有冲击伤,乃由爆炸引起的高压冲击波所致,脑部可发生点状出血、脑挫裂伤和脑水肿。

脑部的病理变化可随创伤类型、伤后时间、初期外科处理以及后期治疗情况而有所不同。脑组织的血液循环与脑脊液循环出现障碍,颅内继发性出血与血肿形成,急性脑水肿,并发感染等,皆可使病理改变复杂化。

(三)临床表现

1.意识障碍

伤后意识水平是判断火器性颅脑损伤轻重的最重要指标,是手术指征和预后估计的主要依据。但颅脑穿通伤有时局部有较重的脑损伤,可不出现昏迷。应强调连续观察神志变化的过程,例如,伤员在伤后出现中间清醒期或好转期,或受伤当时无昏迷,随后转入昏迷,或意识障碍呈进行性加重,都反映伤员存在急性脑受压征象。在急性期,应警惕创道或创道邻近的血肿,慢性期的变化可能为脓肿。

2.生命体征的变化

重型颅脑伤员伤后多数立即出现呼吸、脉搏、血压的变化。伤及脑干部位重要生命中枢者,可早期发生呼吸紧迫、缓慢或间歇性呼吸、脉搏转为徐缓或细远、脉律不整与血压下降等中枢性衰竭征象。呼吸深而慢、脉搏慢而有力、血压升高的进行变化是颅内压升高、脑受压和脑疝的危象,常指示颅内血肿。开放伤引起外出血,大量脑脊液流失,可引起休克和衰竭。出现休克时应注意查明有无胸、腹伤,大的骨折等严重合并伤。

3.脑损伤症状

伤员可因脑挫裂伤、血肿、脑膨出而出现相应的症状和体征。蛛网膜下腔出血可引起脑膜刺激征,下丘脑损伤可引起中枢性高热。

4.颅内压升高

火器性颅脑损伤急性期并发颅内血肿的机会较多,但弥漫性脑水肿更使人担忧,主要表现为头痛、恶心、呕吐及脑膨出。慢性期常有颅内感染、脑水肿,表现为脑突出、意识转坏和视盘水肿,到一定阶段,反映到生命体征变化,并最终出现脑疝体征。

5.颅内感染

穿通伤的初期处理不彻底或过迟,易引起颅内感染。主要表现为高热、颈强直、脑膜刺激征。

6.颅脑创口的检查

这对火器性颅脑损伤是一项特别重要的检查。出入口的部位、数目、形态、出血、污染情况均很重要,出入口的连线有助于判断穿通伤是否横过重要结构。

(四)辅助检查

1.颅骨 X 线平片

对火器性颅脑损伤应争取在清除表面砂质等污染后常规拍摄颅片。拍片不仅可以明确是非贯通伤还是贯通伤,颅内是否留有异物,还可以了解确切位置,对指导清创手术有重要作用。

2.脑超声波检查

观察中线波有无移位,作为参考。二维及三维超声有助于对颅内血肿、脓肿,脑水肿等继发性改变的判断。

3.脑血管造影

在无 CT 设备的情况下,脑血管造影有很大价值,可以提供血肿的部位和大小的信息。脑血管造影还有助于外伤性颅内动脉瘤的诊断。

4.CT 扫描

颅脑 CT 扫描对颅骨碎片、弹片、创道、颅内积气、颅内血肿、弥漫性脑水肿和脑室扩大等情况的诊断,既正确又迅速,对内科有效的监护也有特殊价值。

(五)诊断

作战时,因伤员多,要求检查简捷扼要,迅速明确颅脑损伤的性质和有无其他部位的合并伤。早期强调头颅 X 线平片检查,对明确诊断及指导手术有重要意义;对晚期存在的并发症、后遗症可根据具体情况选择诊断检查方法,包括脑超声波、脑血管造影及 CT 扫描等。在和平时期,火器性颅脑损伤的伤员如能及时被送往有条件的医院,早期进行包括 CT 扫描在内的各种检查,可使诊断确切,以利于早期治疗。

(六)救治原则与措施

1.急救

(1)保持呼吸道通畅:简单的方法是把下颌向前推拉,让患者侧卧,吸除呼吸道分泌物和呕吐物,也可插管过度换气。

(2)抢救休克:早期足量的输血、输液和保持呼吸道通畅是治疗枪伤的两大原则。

(3)严重脑受压的急救:伤员在较短时间内出现单侧瞳孔散大或双瞳变化,呼吸转慢,估计不能转送至手术医院时,则应迅速扩大穿通伤入口(因为创道浅层血肿常可涌出而使部分伤员获救),然后再考虑转送。

(4)创伤包扎:现场抢救只简单地包扎伤口,以减少出血,有脑膨出时,用敷料绕其周围,保护脑组织以免污染和增加损伤。直接送专科处理,但对已出现休克或已有中枢衰竭征象者,应就地急救,不宜转送。尽早开始大剂量抗生素治疗,应用破伤风抗毒素。

2.优先手术次序

大量伤员到达时,伤员手术的顺序大致如下。

(1)有颅内血肿等脑受压征象者或伤道有活动性出血者,优先手术。

(2)对颅脑穿通伤的手术优于非穿通伤,其中脑室伤有大量脑脊液漏及颅后窝伤,也应尽早处理。

(3)同类型伤,对先到达者先处理。

(4)对危及生命的胸、腹伤优先处理,然后再处理颅脑伤;如同时已有脑疝征象,伤情极重,在良好的麻醉与输血保证下,两方面手术可同时进行。

3.创伤的分期处理

(1)早期处理(伤后72 h以内):早期彻底清创应于24 h以内完成,但由于近代有效抗生素的发展,对于转送较迟、垂危的伤员或有其他需要紧急处理的合并伤,脑部的清创可以推迟至72 h。一般认为伤后3~8 h最易形成创道血肿,故最好在此期或更早期清创。

(2)延期处理(伤后3~6 d):伤口如尚未感染,也可以清创,术后缝合伤口,置橡皮引流条,可两端部分缝合或不缝合,依具体情况而定。伤口若已感染,则可扩大伤口和骨孔,使脓液引流通畅,此时不宜脑内清创,以免感染扩散,待感染局限后晚期清创。

(3)晚期处理(伤后7 d以上):未经处理的晚期伤口感染较重,应先用药物控制感染,若创道浅部有碎骨片,妨碍脓液引流,也可以扩大伤口,去除异物,择期进一步手术。

(4)二期处理(再次清创术):对火器性颅脑损伤可由于碎骨片、金属异物的遗留、脑脊液漏及术后血肿等情况进行二次手术。

(七)清创术原则与方法

麻醉、术前准备、一般清创的原则与方法基本上与开放性颅脑损伤相同。在战时,为了减轻术后观察和护理任务,宜多采用局麻或短暂的全身麻醉。开颅可用骨窗法和骨瓣法,彻底的颅脑清创术要求修整严重污染或已失活的头皮、肌肉及硬脑膜,摘尽碎骨片,止血。对过深、难以达到的金属异物不强求在一期清创中摘除。清创术后,颅内压下降,脑组织下塌,脑搏动良好,冲净伤口、缝合修补硬脑膜,缝合头皮,可在硬脑膜外置引流1~2 d。

对于脑室伤,要求将脑室中的血块及异物彻底清创,充分止血,术毕用含抗生素的生理盐水冲净伤口,对预防感染有一定作用,同时可做脑室引流。要核对摘出的碎骨片数目与 X 线平片之数目,避免残留骨片,形成颅内感染的隐患。对新鲜伤道中深藏的磁性金属异物和弹片,可应用磁性导针伸入伤道吸出。颅脑贯通伤出口常较大,出口的皮肤血管也易于损伤,故清创常先从出口区进行;若入口处有脑膨出或血块涌出,则优先进行入口清创。

对下列情况需行减压术:①清创不彻底;②脑挫裂伤严重,清创后脑组织仍肿胀或膨出;③有已化脓的创伤,清创后仍需伤道引流;④止血不彻底。

(八)术后处理

脑穿通伤清创术后,需定时观察伤员的生命体征、意识、瞳孔的变化,观察有无颅内继发出血、脑脊液漏等;加强抗脑水肿、抗感染、抗休克治疗;保持伤员的呼吸道通畅,让其吸氧;伤员躁动、癫痫、高热时,对其酌情使用镇静药、冬眠药和采用物理方法降温,对昏迷、瘫痪伤员,定时翻身,预防肺炎、压疮和泌尿系统感染。

（九）颅内异物存留

开放性颅脑损伤,特别是火器性颅脑损伤常有金属弹片、碎骨片、草木、泥沙、头发等异物进入颅内。当早期清创不彻底或因异物所处部位较深,难以取出时,异物则存留于颅内。异物存留有可能导致颅内感染,其中碎骨片易伴发脑脓肿,而且可促使局部脑组织退行性改变,极少数金属异物尚可有位置的变动,从而加重脑损伤,需手术取出异物。摘除金属异物的手术指征:①直径大于 1 cm 的金属异物易诱发颅内感染;②位于非功能区、易于取出且手术创伤及危险性小;③出现颅内感染征象或顽固性癫痫及其他较严重的临床症状者;④合并有外伤性动脉瘤者;⑤有脑室穿通伤,异物进入脑室时,极易引起脑室内出血及感染,且异物在脑室内移动可以损伤脑室壁。手术方法可分为骨窗或骨瓣开颅,取除异物及采用立体定向技术用磁性导针或异物钳摘除异物。手术宜沿原伤道口进入,避开重要功能区,可应用于表浅部位及脑室内异物摘除。近年来,由于立体定向技术的发展,在 X 线颅骨正侧位片及头部 CT 扫描准确定位及监控下,颅骨钻孔后,精确地将磁导针插入脑内而吸出弹片;或利用异物钳夹出颅内存留的异物。此种方法具有手术简便、易于接受、附加损伤少等优点,但当吸出或钳夹异物有困难时,需谨慎操作,以免损伤异物附近的血管而并发出血。手术前、后需应用抗生素预防感染,并需重复注射破伤风抗毒素。

（付常青）

第三节　硬脑膜外血肿

硬脑膜外血肿(epidural hematoma,EDH)是外伤后血肿积聚于颅骨与硬脑膜间,占闭合性颅脑损伤的 2％～3％,占颅内血肿的 25％～30％,仅次于硬脑膜下血肿。急性硬脑膜外血肿通常伤后 3 d 内出现脑受压症状,占 86.2％,亚急性血肿占 10.3％,慢性血肿占 3.5％;在颞叶最常见,亦见于额叶、顶叶、枕叶及颅后窝等,多为单发,有时与硬膜下或脑内血肿并存。

一、病因及致伤机制

多因头部遭受外力打击,颅骨骨折或局部变形,伤及血管形成血肿。血肿积聚于颅骨与硬脑膜间,硬脑膜与颅骨分离时撕裂小血管,使血肿增大。颅盖部硬脑膜与颅骨附着较松,易分离;颅底部附着较紧,分离困难,故硬脑膜外血肿多见于颅盖部。出血常来源于脑膜血管、静脉窦及板障静脉,常见于脑膜中动脉。出血引起颅内压升高因出血速度、原发性脑损伤而不同,成人血肿幕上 20 mL,幕下 10 mL 即可引起急性脑疝。

成人脑膜中动脉主干及分支走行于骨沟中或被骨管包围,颅骨骨折时,主干或主要分支损伤,出血凶猛,短时间形成巨大血肿,多在颞部;前支出血在额顶部,后支出血在颞部或颞顶部。脑膜前动脉、脑膜中静脉、上矢状窦、横窦和乙状窦亦可出血,静脉壁无平滑肌层,无收缩力,出血凶烈。颅骨骨折引起板障静脉出血,不形成巨大血肿,常为颅后窝硬脑膜外血肿的来源。少数病例损伤使颅骨与硬脑膜分离,但无骨折,硬脑膜表面小血管破裂形成 EDH。

二、临床表现

（1）EDH 患者有头部直接暴力外伤史。EDH 多见于 15～30 岁人群。婴幼儿的颅内血管沟较浅，骨折不易损伤脑膜中动脉。EDH 发病急骤，临床表现取决于血肿的量、部位、形成速度、是否合并脑干伤或脑挫裂伤等。

（2）根据是否伴原发性脑损伤及损伤程度，将意识改变分为以下几种：①伤后无昏迷，出现进行性意识障碍；②伤后短期昏迷后意识逐渐转清（中间清醒期），后来再度昏迷，是典型表现；③伤后持续性昏迷进行性加重。前两种意识障碍常见于急性硬脑膜外血肿，第三种常见于硬脑膜下血肿和脑内血肿。

（3）硬脑膜外血肿压迫、脑水肿及颅内压升高，清醒患者常诉剧烈头痛，伴呕吐，昏迷患者呕吐频繁。早期出现库欣综合征，血压升高，收缩压明显升高，脉搏缓慢，呼吸变慢、不规则。硬脑膜外血肿压迫脑功能区，出现相应体征，如运动区可见中枢性面瘫、轻偏瘫、运动性失语，矢状窦旁出现下肢单瘫，颅后窝出现眼震、共济失调及肌张力降低等。

（4）小脑幕上硬脑膜外血肿引起脑移位，导致小脑幕切迹疝、意识障碍进行性加重、患侧瞳孔散大、光反射消失和对侧病理征等。少数患者出血速度快，血肿量大，可造成脑干急性移位扭曲，使对侧大脑脚嵌压在小脑幕切迹缘，引起同侧肢体瘫和对侧瞳孔散大，脑疝急剧发展，短时间可出现双瞳孔散大、病理性呼吸及去大脑强直发作等而导致死亡。小脑幕切迹疝晚期或颅后窝硬脑膜外血肿使颅后窝压力升高，推移小脑扁桃体疝至枕骨大孔下椎管内，形成枕骨大孔疝，出现呼吸功能抑制、心率慢、血压下降、呼吸及心搏骤停等；颅后窝硬脑膜外血肿引起枕骨大孔疝，一旦发生意识障碍，瞳孔变化与呼吸骤停几乎同时发生。

（5）头颅 X 线平片，如病情允许可常规拍摄颅骨正侧位片，对枕部着力加摄额枕（汤氏）位，对凹陷性骨折应作切线位，注意骨折线与正常压迹、颅缝、变异缝的区别。95％的患者有颅骨骨折，线性骨折居多，多在着力部位骨折，常横过脑膜血管沟或静脉窦。CT 检查是该病诊断之首选，能清晰地显示脑组织受压，中线结构移位，脑室和脑池的形态、位置及血肿量等，典型的影像有颅骨下方凸透镜样高密度影（图 11-1）。

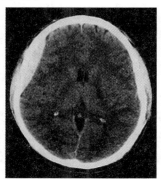

图 11-1　头颅 CT 显示的右侧颅骨下方的凸透镜样高密度影

DSA 可显示血肿部位典型双凸形无血管区及中线移位，矢状窦旁或跨矢状窦硬膜外血肿在静脉和静脉窦期可见该段矢状窦和静脉注入段受压下移。高度怀疑颅内血肿，无条件做 CT 检查时，颅内钻孔探查术简单、有效。

三、诊断及鉴别诊断

该病应在脑疝形成前早期诊断,临床密切观察颇重要。清醒患者出现淡漠、嗜睡或躁动,双侧眼底视盘水肿,血压升高,脉压>4.7 kPa(35 mmHg),出现新的神经体征,呈进行性加重,应高度怀疑颅内血肿,及时行 CT 检查以明确诊断。须注意与硬脑膜下血肿、脑内血肿和脑水肿区别(表 11-1)。

表 11-1　硬脑膜外血肿、硬脑膜下血肿和脑内血肿、脑水肿的区别

鉴别要点	硬脑膜外血肿	硬脑膜下血肿、脑内血肿	脑水肿
意识改变	常有中间清醒期	多为进行性意识障碍	相对稳定,经脱水治疗好转
原发性损伤	无或很轻	一般较重	重或有脑损伤
脑受压症状	多出现于伤后 24 h 内	24～28 h 内(特急型例外)	伤后 2～3 d 为脑水肿高峰期
病变定位	多在着力点或骨折线附近	多在对冲部位	着力部较轻,对冲部位重
颅骨骨折	多为线性骨折,约占 90%	50% 有骨折	较少
脑血管造影	凸透镜样无血管区	月牙形无血管区或脑内"抱球征"	血管移位不明显
CT 检查	紧靠内板的双凸透镜样高密度影	硬膜下或脑内不规则高密度影	病变区呈低密度影
MRI 检查	T_2WI 可见内板下透镜状高信号影,强度变化与血肿期龄有关	T_2WI 可见急性期低信号或等信号,亚急性及慢性期呈高信号	脑室、脑池变小,T_2WI 可见白质、灰质交界处损伤灶,伴高信号水肿区

四、治疗

(一)手术治疗

1.手术指征

(1)临床症状:体征呈进行性加重。

(2)无明显症状,但血肿厚度>1 cm。

(3)CT 检查:幕上血肿量>30 mL,颞部血肿量>20 mL,幕下血肿量>10 mL,中线移位>1 cm,有急性颅内压升高和占位效应。硬脑膜外血肿不易吸收,手术指征可适当放宽。

2.手术方法

手术方法包括骨窗开颅硬脑膜外血肿清除术,适于病情危急,已出现脑疝,来不及 CT 检查,直接送手术室抢救的患者。钻孔探查和扩大骨窗清除血肿,在瞳孔散大侧翼点附近钻孔可发现60%～70%的硬脑膜外血肿,其次是骨折线附近或着力部位、额极、顶结节或枕部钻孔,骨孔直径为 3 cm,以防遗漏;若血肿清除后硬脑膜张力仍高或硬脑膜呈蓝色,应切开探查,以免遗漏硬脑膜下或脑内血肿;术毕在硬脑膜外置胶管引流,分层缝合头皮。对颅骨缺失,待 3 个月后择期修补。

骨瓣开颅硬脑膜外血肿清除术适于血肿定位明确的患者;钻孔穿刺清除硬脑膜外血肿适于紧急抢救,从锥孔或钻孔排出部分液态血肿,暂时缓解颅高压,赢得时间;小脑幕游离缘切开基底池外引流术适于硬脑膜外血肿发生脑疝的严重病例。

术后患者进入 ICU,观察其意识、瞳孔、颅内压及生命体征,监测液体出入量、电解质、血糖、血气和肝肾功能等,术后 24～48 h 拔出引流管;保持呼吸道通畅,对昏迷患者及早行气管切开

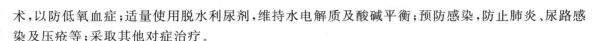

术,以防低氧血症;适量使用脱水利尿剂,维持水电解质及酸碱平衡;预防感染,防止肺炎、尿路感染及压疮等;采取其他对症治疗。

（二）非手术治疗

非手术治疗的指征如下。

（1）意识清楚,无进行性意识障碍或 GCS≥14 分。

（2）无脑受压的症状、体征和视盘水肿。

（3）CT 检查幕上血肿量＜30 mL,幕下血肿量＜10 mL,中线移位＜0.5 cm,无明显占位效应者。

（4）对非颞部或颅后窝血肿,严密观察病情变化,合理应用降颅压药,CT 监测血肿的吸收情况,若病情恶化可立即手术。

脑原发性损伤较轻,无严重并发症者预后良好,病死率为 10％～25％,死因为脑疝引起继发性脑干损害。

（付常青）

第四节　硬脑膜下血肿

硬脑膜下血肿（subdural hematoma,SDH）是外伤性血肿积聚于硬膜与蛛网膜之间。发生率占闭合性颅脑损伤的 5％～6％,占颅内血肿的 50％～60％,是最常见的颅内血肿。

根据症状出现时间分为急性、亚急性和慢性硬膜下血肿。根据伴脑挫裂伤可分为复合型、单纯型硬脑膜下血肿,前者因脑挫裂伤、脑皮质动静脉出血,血液积聚在硬脑膜与脑皮质之间,可急性或亚急性起病,预后较差;后者为桥静脉断裂,出血较慢,血液积聚在硬脑膜与蛛网膜之间,呈慢性病程,脑部原发损伤较轻,预后较好。

一、急性硬脑膜下血肿

急性硬脑膜下血肿（acute subdural hematoma,ASDH）在伤后 3 d 内出现症状,占硬脑膜下血肿的68.6％。多伴较重的脑挫裂伤和脑皮质小动脉出血,伤后病情急剧变化,手术处理较复杂,弥散性活动性出血较难制止,术中及术后脑肿胀、脑水肿较重,治疗困难,死亡率、致残率高。

（一）病因及致伤机制

ASDH 多发生在减速性损伤中,出血来源于脑皮质挫裂伤病灶中的静脉和动脉,血肿常发生在着力部位的脑凸面及对冲部位,如额叶底部、颞极和颞叶底部,常与脑挫裂伤并存,较小的血肿也可出现症状。出血还可来源于脑表面桥静脉,血肿多见于大脑上静脉注入的上矢状窦、大脑中静脉和颞极静脉注入的蝶顶窦,颞后下吻合静脉（Labbe 静脉）注入的横窦等处,多不伴脑挫裂伤,称单纯型血肿,较广泛。

血肿发生的部位与头部着力点和着力方式密切相关。①加速性损伤所致脑挫裂伤:血肿多在同侧;②减速性损伤所致脑挫裂伤:血肿多在对侧或着力侧,如一侧枕部有着地减速性损伤,血肿多在对侧颞底、额极、颞极和额底部;脑挫裂伤区血肿较大,周围血肿较小,深部可有脑内血肿;枕部着力侧可发生颅后窝硬脑膜外血肿或硬脑膜下血肿;③头侧方受击形成的减速性损伤:多有同侧复合型硬脑膜下血肿,对侧多为单纯型硬脑膜下血肿,有时着力侧也有硬脑膜外和脑内血肿;④一侧前额着力减速性损伤:硬脑膜下血肿可发生在同侧额底、额极、颞极、颞底部,但同侧枕极和颅后窝几乎无血肿;⑤一侧前额部加速性损伤:多见着力部血肿;⑥枕部或前额部着力愈邻近中线,愈多发双侧硬脑膜下血肿。

(二)临床表现

1.意识障碍严重

脑挫裂伤及继发性脑水肿多同时存在,脑挫裂伤较重、血肿形成速度较快,脑挫裂伤昏迷与血肿导致的脑疝昏迷重叠,意识障碍进行性加深,无中间清醒期或意识好转期。

2.颅内压升高明显

急性硬脑膜下血肿多为复合型损伤,可见头痛、喷射性呕吐、躁动、脉率慢、呼吸慢及血压升高等。病情常急剧恶化,一侧瞳孔散大后不久,对侧瞳孔也散大,出现去大脑强直和病理性呼吸,患者迅速处于濒危状态。局灶症状多见脑挫裂伤和血肿压迫,可引起中枢性面瘫和偏瘫、局灶性癫痫发作、神经损害体征进行性加重等。

3.CT 检查

CT 是首选检查,可见脑表面新月形高密度影,内缘可不整齐,相对脑皮质内有点片状出血灶,脑水肿明显,脑室受压变形,向对侧移位(图 11-2)。

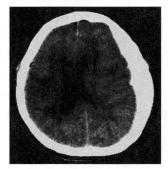

图 11-2　急性硬脑膜下血肿的 CT

诊断额底、颞底和两侧性血肿可减少遗漏。颅骨 X 线平片可见合并颅骨骨折的发生率为50%,较硬脑膜外血肿的发生率低,故无颅骨骨折时发生硬脑膜下血肿的可能性大,骨折线与血肿位置常不一致。DSA 可见一侧硬脑膜下血肿的典型表现、同侧脑表面新月形无血管区、同侧大脑前动脉向对侧移位;如两侧硬脑膜下血肿可见双侧脑表面新月形无血管区,大脑前动脉仅轻微移位或无移位;额叶或颞叶底部硬脑膜下血肿的 DSA 可无明显变化。

(三)诊断及鉴别诊断

诊断根据颅脑外伤史,伤后原发昏迷时间长或原发昏迷与继发性意识障碍重叠,昏迷不断加深,有脑受压及颅内高压征象,伴局灶性体征,CT 显示脑表面新月形高密度影、相对脑皮质点片状出血灶,还显示同侧脑室受压变形,向对侧移位。应注意区别急性硬脑膜下血肿与急性硬脑膜外血肿(表 11-2)。

(四)治疗

1.手术指征

急性硬脑膜下血肿病情发展迅速,一经诊断应尽早手术治疗。

表 11-2　急性硬脑膜外血肿与急性硬脑膜下血肿的临床特点

临床特点	急性硬脑膜外血肿	急性硬脑膜下血肿
着力点	在着力点同侧	在着力点对侧多,在着力点同侧少
脑挫裂伤	轻,在冲击部位多	重,在对冲部位多
颅骨骨折	见于绝大多数(95%)患者	见于约半数患者
血肿与骨折的关系	大多数在同侧	约半数在同侧
原发意识障碍	多较轻	多较重
中间意识好转期	较多见,常能完全清醒	较少见,不易完全清醒
蛛网膜下腔出血	较少见,轻	范围较广泛

2.手术治疗

(1)钻孔冲洗引流术:钻孔冲洗引流术适于病情稳定,脑损伤较轻的患者。CT 确诊大脑凸面单纯型硬脑膜下液态血肿。一般在运动前区、后区和颞部钻 2～3 个孔,切开硬膜,用生理盐水反复冲洗,引出积血,低位留置引流管,持续引流 24～48 h,分层缝合头皮。

(2)骨窗或骨瓣开颅血肿清除术:骨窗或骨瓣开颅血肿清除术适于定位明确的血肿。血肿呈凝血块,难以冲洗排出。钻孔冲洗,清除血肿后脑组织迅速膨起,颅内压升高;原则是充分清除血肿及挫碎糜烂脑组织,妥善止血。

(3)颞肌下减压术或去骨瓣减压术:颞肌下减压术或去骨瓣减压术,适于急性硬脑膜下血肿伴严重挫裂伤、脑水肿和脑疝形成患者。若无其他血肿,颅内压仍高,可行颞肌下或去骨瓣减压术。

3.非手术治疗指征

患者神志清楚,生命体征正常,病情稳定,逐渐减轻,无局灶性神经功能受损表现,CT 检查脑室、脑池无显著受压,血肿量不超过 40 mL,中线移位不超过 1 cm,颅内压不超过 3.3 kPa(25 mmHg)。

急性硬脑膜下血肿病情危重,病死率高达 50%～90%,入院 GCS 评分和 CT 表现是判断预后的主要指标。老年人对冲性急性硬脑膜下血肿,血肿量小,病情可很重,预后极差。

二、亚急性硬脑膜下血肿

亚急性硬脑膜下血肿在伤后 3 d 至 3 周出现症状,占硬脑膜下血肿的 5%。致病原因及病理变化与急性硬脑膜下血肿相似。原发性脑损伤较轻,出血速度稍缓,血肿形成及脑受压较缓慢,颅内容积可代偿,患者常有中间清醒期,神志恢复不及硬膜外血肿明显。

对亚急性硬脑膜下血肿如能及时确诊,尽早手术清除血肿,预后较好。

三、慢性硬脑膜下血肿

慢性硬脑膜下血肿(chronic subdural hematoma,CSDH)在伤后 3 周以上出现症状,占颅内血肿的 9.39%,占硬脑膜下血肿的 15.6%,双侧发生率高达 14.8%,年发生率为(1～2)/10 万,老年人的发生率约 16.5/10 万。

(一)病因及致伤机制

CSDH 的病因尚未完全明确,65%～75%的病例有颅脑外伤史,34%的病例有酒精成瘾史。

目前有两种学说:外伤学说认为硬脑膜下腔桥静脉撕裂出血,主要位于矢状窦旁,颅底颞叶前端及小脑幕附近,如致伤作用方向与矢状窦平行,易撕裂桥静脉,作用方向与矢状窦垂直,因有大脑镰抵抗,不易撕裂;静脉出血速度与撕裂程度及颅压有关。炎症学说认为血肿继发于出血性硬脑膜内层的炎性产物,其他原因可能为慢性酒精中毒、B 族维生素、维生素 C、维生素 K 缺乏及有凝血功能障碍等。CSDH 不断增大可能与患者脑萎缩、颅压低、静脉张力升高及凝血机制障碍等因素有关。小儿常见双侧慢性硬脑膜下血肿,为产伤引起,出生 6 个月内发生率最高;也见于营养不良的儿童和有坏血症、颅内外炎症和出血性素质的儿童。CSDH 可引起颅腔内占位、局部压迫和供血障碍,导致脑组织萎缩与变性,癫痫发生率高达 40%。

(二)病理

黄褐色或灰色结缔组织包膜多在发病后5~7 d出现,2~3 周基本形成。靠近蛛网膜侧包膜较薄,血管很少,与蛛网膜轻微粘连,易剥开;靠近硬脑膜侧包膜较厚,与硬脑膜紧密粘连,剥除后可见新生毛细血管渗血。

(三)临床表现

(1)该病常见于老年人和 6 个月内的婴儿。患者常有头部轻微外伤史。老年人有轻度头部外伤史,本人或家人对其易忽略或忘记。该病起病隐匿,受伤至发病时间为 1~3 个月,个别报告3~4 年。

(2)临床表现:①慢性颅内压升高症状,出现头痛、恶心、呕吐、复视及视盘水肿等,头痛突出;②神经功能缺失症状,如病变对侧轻偏瘫、锥体束征、失语和癫痫发作,患侧瞳孔散大;③精神障碍。轻症病例表现注意力不集中、记忆力减退、烦躁易怒等,重者出现痴呆、寡欲,甚至木僵。婴幼儿表现前囟膨隆、头颅增大、骨缝分离、眼球下转(落日征)和头皮静脉怒张等,前囟穿刺可吸出硬脑膜下积血。

(3)CT 检查可见:血肿密度直接征象,脑室、脑沟、脑池受压变形的间接征象。病程愈短,血肿密度愈高,可能与血肿内血红蛋白破坏吸收有关。等密度血肿诊断困难,可借助脑室、脑池、脑干等受压间接征象判断,增强 CT 显示血肿内侧边缘弧形线状高密度影。MRI 显示等密度慢性硬脑膜下血肿,早期血肿 T_1WI 和 T_2WI 均为高信号;后期 T_1WI 低信号高于脑脊液,T_2WI 为高信号。

(四)诊断及鉴别诊断

1.诊断

根据患者有头部外伤史,起病缓慢,以颅内压升高症状为主,可伴精神症状和局灶性神经损害症状,结合 CT 及 MRI 特征性表现可以诊断。

2.鉴别诊断

(1)慢性硬脑膜下积液(硬脑膜下水瘤):多与外伤有关,颇似 CSDH,前者囊内为清水样或黄变液体,后者囊内为积血。鉴别主要靠 CT 或 MRI。

(2)半球占位病变:如脑膜瘤、胶质瘤、脑脓肿及肉芽肿,进展缓慢,无头部外伤史,局灶性神经功能缺失体征明显,CT、MRI 或 DSA 等可确诊。

(五)治疗

1.手术治疗

(1)患者有症状,应尽早手术治疗。①钻孔或锥孔冲洗引流术为首选方法,安全、简单,无严重并发症,疗效满意,治愈率达 95%;根据血肿部位及大小选择前后两孔(一高一低)或在血肿中心钻一孔,抽出积血后留置引流管或持续负压引流,引流时间根据引流量多少及颜色确定,一般为术后 3～5 d,这两种方法适于血肿包膜未形成钙化的多数成人患者,术后血肿复发率为 5%～33%。②骨瓣开颅慢性硬脑膜下血肿清除术。在额、颞顶部开颅,彻底清除血肿,尽量切除血肿囊,利于术后脑膨起;适用于血肿晚期已机化或钙化、少数钻孔引流术失败的患者。③前囟侧角硬脑膜下穿刺术适于早期血肿及囟门未闭的婴儿。④脑室内镜术适于分隔型慢性硬脑膜下血肿,内镜直视下显微手术切除血肿内多囊性包膜,利于彻底冲洗引流。

(2)术后并发症包括:①颅内压过低、脑膨起不全引起头晕、呕吐,可静脉输注低渗溶液等;②术后血肿腔顽固性积液,多因清除血肿后脑萎缩不能复张,必要时去骨瓣,缩小颅腔,消灭血肿腔;③血肿复发常见于老年脑萎缩患者。

2.非手术治疗

非手术治疗适于无临床症状或症状轻微,颅内压在 1.96 kPa(200 mmH$_2$O)以下,CT 无中线移位、呈低密度影像者,合并凝血功能障碍及出血倾向的 CSDH 患者。患者可卧床休息、应用维生素类及止血类药,如有脑水肿,可适当脱水。

慢性硬脑膜下血肿治疗及时,多数预后良好。

四、外伤性硬脑膜下积液

外伤性硬脑膜下积液是颅脑损伤后大量脑脊液积聚在硬脑膜下间隙,又称外伤性硬膜下水瘤(traumatic subdural hydroma,SDG)。好发于颞部,占颅脑损伤的 1.16%,占外伤性颅内血肿的 10% 左右,占硬脑膜下血肿的 15.8%。

(一)病因及致伤机制

颅脑损伤时脑组织在颅腔内强烈移动,脑表面、视交叉池及外侧裂池等处蛛网膜撕裂,裂口处蛛网膜恰似单向活瓣,脑脊液随患者挣扎、咳嗽等用力动作不断流出,不能返回蛛网膜下腔,导致硬脑膜下水瘤样积液、局部脑受压及进行性颅内压升高。硬脑膜下积液一般为 50～60 mL,多者可达 150 mL。急性型是伤后数小时或数天内出现压迫症状,积液多为粉红色或血性,亚急性型的积液为黄色液体,慢性型的积液多为草黄色或无色透明液体。硬脑膜下积液的蛋白含量较正常脑脊液高,低于血性液体。

(二)临床表现

(1)病程多为亚急性或慢性,偶呈急性过程。急性型患者有颅内压升高的症状,半数可出现偏瘫、失语或局灶性癫痫,个别出现嗜睡、意识朦胧、定向力差及精神失常等。病情严重可发生单侧瞳孔散大、脑疝、昏迷和去大脑强直等。

(2)CT 显示脑表面新月形低密度影,有别于硬脑膜下血肿。MRI 图像显示积液信号与脑脊液相近,硬脑膜下出现 T$_1$WI 低信号、T$_2$WI 高信号新月形影像。

(三)诊断及鉴别诊断

头部外伤史,渐进性颅内压升高,局灶性神经体征以及 CT、MRI 的典型表现是确诊的依据。应区别外伤性硬脑膜下积液与慢性硬脑膜下血肿,血肿 T$_1$WI、T$_2$WI 均呈高信号。

(四)治疗

硬脑膜下积液出现临床症状需手术治疗,包括以下两种。

1.钻孔引流术

钻孔引流术是多数病例的首选。在积液腔低处放置引流管,外接封闭式引流瓶,术后 48～

72 h积液腔明显缩小,脑水肿尚未消退前拔除引流管,以免复发;慢性积液使脑组织膨起,闭合积液腔,术后不用或少用脱水剂,取平卧位或头低向患侧卧位,促进脑组织复位,必要时腰穿,缓慢注入20~40 mL生理盐水,使残腔闭合。

2.骨瓣或骨窗开颅清除积液术

骨瓣或骨窗开颅清除积液术适用少数久治不愈的复发病例,广泛切开增厚的囊壁,使囊腔与蛛网膜下腔交通,或置管使囊腔与脑基底部脑池相通,必要时弃去骨瓣使头皮塌陷,缩小残腔。

硬脑膜下积液原发性脑损伤一般较轻,处理及时、合理,效果较好;原发性脑损伤严重伴颅内血肿者,预后较差,病死率达9.7%～12.5%。

(付常青)

第五节　颅　骨　骨　折

颅骨骨折在闭合性颅脑损伤中约占1%,在重度颅脑损伤中约占70%。明确颅骨骨折的部位和类型有利于受伤机制及病情的判断。

一、颅骨的应用解剖

颅骨由额骨、枕骨、蝶骨、筛骨各1块和顶骨、颞骨各2块构成,具有保护脑的作用,可分为颅盖及颅底两部分,分界线为眉弓、颧弓、外耳道上缘、乳突、上项线及枕外隆凸的连线。

(一)颅盖

颅盖是由额骨鳞部、顶骨、颞骨鳞部和枕骨鳞部上半部分所组成的,各骨块之间形成骨缝,有冠状缝、矢状缝、人字缝。颅盖骨均为扁骨,其厚度不一,枕外隆凸处最厚,可达1 cm,枕骨、颞骨鳞部较薄,仅1~2 mm,在不同部位颅骨钻孔时应注意这些特点。颅盖骨一般由外板、板障、内板组成,在颅骨较薄的地方,板障不明显。外板较厚,为1~2 mm,内板较薄,约为0.5 mm,因此,外伤时颅骨内板易发生骨折,骨折后可及深面的硬脑膜、血管、脑组织而形成颅内血肿及脑损伤。板障内含板障静脉,构成颅内外静脉的交通。

(二)颅底

颅底由额骨眶部、蝶骨体及蝶骨大小翼、筛骨筛板、颞骨岩部和鳞部、乳突部内面、枕骨下部构成,由前到后被蝶骨嵴与岩骨嵴分成颅前窝、颅中窝、颅后窝。

(三)颅前窝

颅前窝主要由额骨的眶部及筛骨筛板构成。颅前窝中央最前方为盲孔,盲孔后方为突出的鸡冠,为大脑镰前部的附着点。鸡冠两侧为筛板,其上有许多筛孔,嗅丝由此通过,颅前窝两侧为不平滑的眶部。颅前窝骨板较薄,易发生骨折,损伤嗅丝,可致嗅觉减退乃至丧失。由于颅底与硬脑膜附着紧密,骨折时易撕裂硬脑膜而引起脑脊液鼻漏。颅脑损伤尤其枕部着力时,额叶底部在骨嵴上摩擦而引起额极与额叶底面的脑挫裂伤和血肿。

(四)颅中窝

颅中窝主要由蝶骨体、蝶骨、蝶骨大翼、颞骨岩部前面及部分颞骨鳞部构成,分为中间部的蝶鞍与对称的两侧部。蝶鞍中央为垂体窝,容纳垂体。前方为鞍结节、视交叉沟及向两侧连通的视神经管,内行视神经与眼动脉,后方为鞍背,两侧有前床突、中床突、后床突,再往外为纵行颈动脉沟及海绵窦,内行颈内动脉。颅中窝骨折伤及海绵窦时可出现致命性鼻腔大出血和海绵窦综合征。蝶鞍下方为蝶窦,蝶骨体骨折伤及蝶窦时可出现脑脊液鼻漏。侧部容纳颞叶,有许多裂孔自前至后分布其上,眶上裂位于前内方,通向眶腔,动眼神经、滑车神经、展神经、三叉神经第一支及眼静脉通过眶上裂,此处骨折可出现眶上裂综合征。其后为圆孔、卵圆孔、棘孔、破裂孔,圆孔内走行上颌神经,卵圆孔内走行下颌神经,棘孔有脑膜中动脉及棘孔神经通过,脑膜中动脉损伤时,有时需堵塞棘孔才能止血。破裂孔上为软骨封闭,其上有颈内动脉横过,内穿行发自面神经的岩浅大神经及导血管。颞骨岩尖部有三叉神经的压迹,为三叉神经半月节存在部位,其上有展神经、滑车神经经过,此处损伤可致岩尖综合征。颞骨岩部后方为鼓室盖,将鼓室与颅中窝分隔,此处骨折可出现脑脊液鼻漏及面神经麻痹、失听。颅中窝外侧有脑膜中动脉沟,此处骨折可出现硬脑膜外血肿,为硬膜外血肿的好发部位。

（五）颅后窝

颅后窝由颞骨岩部后面和枕骨各部组成。其中央为枕骨大孔,有延髓与脊髓相连,另有椎动脉、副神经脊髓根通过。枕骨大孔两侧有舌下神经管,舌下神经由此出颅。前上方为斜坡,承托脑桥及延髓,斜坡下为咽后壁,因此枕骨大孔骨折时,可伤及舌下神经及延髓,斜坡骨折时可出现咽后壁血肿。颅后窝两侧部上缘为岩上窦,颞岩部后面有内耳门,内有面听神经及迷路动静脉通过,内耳门后下方有颈静脉孔,内行颈内静脉、舌咽神经、迷走神经、副神经,骨折通过颈静脉孔可出现颈静脉孔综合征。颈静脉孔连于乙状窦,乙状窦向两侧连通于横窦。颅后窝后壁的中部为呈十字形的枕内粗隆。

二、颅骨的生物力学性质

颅骨共由 8 块骨组成,骨间有骨缝紧密相连,具有分散暴力和保护脑组织的作用。颅骨的各种力学性能中最主要的是强度和刚度。强度是指生物材料或非生物材料组成的构件抵抗破坏的能力,强度有高低之分。刚度是指构件抵抗变形的能力,刚度有大小之分。颅骨的内、外板均有较高的刚度与强度,能以变弯和受压的形式承受外力的静态力与冲击力。板障在头部受外力时能阻止内外板的接近并承受剪应力,还可通过自身的压缩、变形吸收部分冲击能量。随年龄增长,板障增厚,到老年时期可能占到整个骨厚的一半以上,使颅盖骨强度下降,脆性增大,容易骨折。

三、颅骨损伤机制

当颅骨受到外来冲击力作用时,其内部出现薄膜力,和弯曲压应力相加得到较大的压应力,内表面上两者相减得到较小的拉重力或压重力。因为颅骨承受压应力的能力很强,而承受拉重力的能力较弱,所以往往内表面受拉而破坏,如果颅骨较薄,则弯曲拉重力远大于薄膜压应力,即颅骨内部的拉重力不能被较多地抵消,此处就极易发生骨折。颅骨骨折的发生机制主要有两种形式。

（一）局部弯曲变形引起骨折

当外力打击颅骨时,先是着力点局部内陷,而作用力停止时颅骨又迅速弹回而复位,当外力较大使颅骨变形超过其弹性限度,则首先在作用点的中央发生内板断裂,继而周边外板折断,最后中央部的外板及周边部的内板亦发生断裂。一般情况下全过程的时间为 0.001~0.002 s。颅骨破损后形状大体上呈向内的喇叭形,一般仍有局部地方相连。

（二）普遍弯曲变形引起骨折

头颅的骨质结构及形状近似一个具有弹性的球体，颅骨被挤压在两个以上的力之间，可引起头颅变形，当颅骨的变形超过其弹性限度，则发生骨折；当暴力为左右方向时，骨折线往往垂直于矢状线，常通过颞部及颅底。当暴力是前后方向时，骨折线是纵行的，与矢状线平行，并往往延伸到枕骨鳞部；当暴力为上下方向时，可由脊柱之对抗力造成颅底的环形骨折。

影响颅骨损伤严重程度的主要因素为外力的大小、作用面积大小、打击延续时间、打击的动量、受击时头部的运动状态、打击点的位置以及颅骨自身的几何力学特性。

四、颅骨骨折的影响因素

（一）外力大小、延续时间及作用面积的影响

因为外力和它所产生的应力大体上成正比，所以外力越大，损伤越严重。如果外力作用时间短到不足以使颅骨完成破损过程，则损伤就轻。此外，如果外力作用面积越小（通常指撞击物体很尖锐），损伤亦越重。

（二）打击物动量（mv）的影响

m 为打击物的质量，v 为打击物与头部之间相对运动的速度。动量越大，损伤越严重；如果 m 较大而 v 较小，通常出现线形骨折，反之容易出现穿透情况。

（三）撞击时头部运动状态的影响

此运动状态有三类，一是外来物向头部袭击，此时头可看成支持在有弹性的颈部上的物体，在受击过程中能够退让，使外来加于其上的一部分能量被颈部及颈部以下的部位所吸收。第二类是头部处于固定状态（如靠在墙壁或地面上），在受击时不能退让，此种情况要比上一类状态严重些。第三类是运动着的头部撞上较大的物体，在头部已撞上该物体后，颈部及其以下部位尚未与物体接触，它们继续运动并向头部冲撞，这类状态的损伤比上二类都要严重。有时颅骨会在受力点出现凹陷变形，而在受力点相对的另一侧出现外凸变形，称为对冲性颅骨骨折。

（四）外力打击方向与骨折的关系

外力垂直作用于颅盖部多产生凹陷骨折或粉碎骨折；暴力斜行或切线作用于颅盖部多引起线形骨折，骨折线多与外力方向相平行，有时向颅底伸延。

（五）外力作用于头的部位与骨折的关系

由于颅骨几何形态很复杂，各部分结构形式、厚度及材料性质均不相同，所以外力作用在不同点处对颅骨损伤的程度及骨折线的走向均有影响，根据临床统计，大体有如下规律。

（1）当额部前方受撞击时，多产生额骨垂直部和颅前窝前后纵向骨折，其次是前后的斜行骨折。如作用点在前额的外侧，可产生左右横行的线形骨折，并可越过中线达对侧颅前窝底。

（2）当顶骨前方或额骨后部受冲撞时，骨折常向颞前区伸延，在冲击力较大的情况下，也可能同时向各个方向扩展。在顶骨上方撞击时，骨折多发生在颅盖的一侧，亦可发生横过中线的双侧性骨折，经过颅顶中线的骨折可损伤上矢状窦。有时骨折延伸到颅中窝底，经蝶骨向颅底发展，也可经过颞骨岩部向颅中窝的内侧和颅后窝发展。偶见由于脊柱的对抗作用产生枕骨大孔周围的环形骨折。

（3）暴力作用于颞部，以左右方向的横行骨折多见，骨折线可经颞骨鳞部延伸到颅中窝底，亦可经过蝶骨到达对侧颅中窝底，左右走行的斜行骨折亦较多，而前后纵行骨折则少见。

（4）在枕骨范围内受撞击时，如着力点在一侧枕部，多见前后方向的纵行骨折或斜行骨折。

骨折线由着力点向颅后窝底延伸,也可经颞骨岩部,伸延到颅中窝,有时可见枕乳缝或人字缝下部的颅缝分离。

(5)当来自下方的撞击由脊柱传到枕骨大孔时,骨折从枕骨大孔向前或向侧方扩展。

(6)暴力冲击点愈接近颅底水平,颅盖和颅底联合骨折的发生率愈高。

五、颅骨骨折的分类

(一)按骨折的形状分类

1.线形骨折

骨折呈线条形,大多是单一的骨折线,分支状、放射状和多发线形骨折少见。骨折线的宽度多为1~3 mm,个别宽者可达1 cm以上,线形骨折线占颅盖骨折的2/3以上,颅底骨折几乎都是线形骨折。外伤性颅缝分离,亦属于线形骨折范畴,人字缝分离多见,矢状缝和冠状缝分离少见。颅骨生长性骨折是线形骨折不断扩大所致。当婴幼儿颅盖部线形骨的骨折线中间有骨膜或蛛网膜等间隔时,不但阻止骨折愈合,而且骨折的缝隙不断受到蛛网膜下腔、膨出的脑组织或形成的囊肿的冲击,骨折缘逐渐地被侵蚀和吸收,一般多在数月出现搏动性膨出的肿块,而且肿块不断增大,称颅骨生长性骨折。

2.凹陷骨折

凹陷骨折为致伤物直接冲击颅盖所致。间接暴力沿脊柱上传,造成枕骨大孔区环形凹陷骨折。婴幼儿的凹陷骨折多为乒乓球样。凹陷骨折约占颅盖骨折的1/3,多发生于颞部,其次为额部和顶部,在枕部很少见。凹陷骨折片常刺破硬脑膜和损伤脑实质,造成局部脑挫裂伤,常合并各种类型的颅内血肿,尤其是脑内血肿。

3.粉碎骨折

粉碎骨折为暴力直接作用于颅盖所致。一般暴力较大,与头部接触面积广,形成多条骨折线,将骨分隔成若干骨碎块。有些骨片互相重叠,有些轻度陷入。局部脑膜撕裂和脑组织常有广泛的挫裂伤,可合并各种类型的颅内血肿。

(二)按颅骨骨折的部位分类

1.颅盖骨折

颅盖骨折为暴力直接冲击颅盖部所致,骨折多位于颅盖范围内,也常延伸到颅底。颅盖骨折发生率为颅底骨折的2倍。骨折的形态依次为线形骨折、凹陷骨折和粉碎骨折。

2.颅底骨折

多为内开放性线形骨折,大多数颅底骨折系颅盖骨折向颅底伸延之联合骨折,单纯发生在颅底的骨折少见。骨折线有横行、纵行及环形三种。骨折线可累及一个或两个颅窝,累及三个颅窝者很少。由于硬脑膜与颅底粘连紧密,该部位不易形成硬脑膜外血肿,而易合并硬脑膜撕裂造成内开放,产生脑脊液漏。进出颅腔的大血管和脑神经都经颅底,故颅底骨折常造成脑神经损伤和颈内动脉-海绵窦瘘等并发症。颅后窝骨折可伴有原发性脑干损伤。

(三)按创伤的性质分为闭合性和开放性骨折

(1)闭合性骨折指骨折部位的头皮非全层裂伤,骨膜未裂开,因而颅骨与外界不相通。

(2)开放性骨折指骨折部位的头皮全层裂开,颅骨与外界连通。

六、临床表现

(一)颅盖骨折

颅盖骨折有多种形式,除开放性及某些凹陷形颅盖骨折在临床上可能显示骨折的直接征象外,闭合性骨折往往只显示骨折的间接征象,其确诊常有赖于 X 线或 CT 检查。

1.闭合性颅盖骨折的临床表现

骨折处头皮肿胀,自觉疼痛,并有压痛。线形骨折的表面,常出现头皮挫伤和头皮血肿。颞肌范围的明显肿胀、张力升高和压痛,常是颞骨线形骨折合并颞肌下淤血的征象。外伤性颅缝裂开在小儿中比较常见,早期可出现沿颅缝走行的条状头皮血肿。骨膜下血肿或迅速形成巨大的帽状腱膜下血肿常暗示深面有颅盖骨折。凹陷骨折多发生于额部及顶部,受伤部位多伴有头皮挫伤和血肿,触诊时常可摸及骨质下陷,可出现骨片浮动感或骨擦音,但切忌反复、粗暴操作,不应为获得此项体征而增加硬脑组织损伤甚至出血的危险。在单纯头皮血肿触诊时,常有中央凹入感,易误诊为凹陷骨折,此时需拍颅骨切线位片加以鉴别。有人认为颅骨凹陷深度小于 1 cm时多无硬脑膜裂伤,而凹入的碎骨片深度超过 2 cm 时,应高度怀疑有硬脑膜裂伤的存在。

凹陷骨折在皮质功能区可出现相应的刺激或损害症状;凹陷骨折在静脉窦上可引起致命性大出血,或压迫静脉窦而引起颅内压升高。广泛的凹陷骨折由于减少了颅腔的容积,可引起颅内压升高。

2.开放性颅盖骨折

开放性颅盖骨折多发生于锐器直接损伤,少数为火器伤。受伤处的局部头皮呈全层裂开,其下可有各种类型的颅骨骨折,伤口内可有各种异物,如头发、碎骨片、泥土及布屑。如果硬脑膜完整,此种骨折称为开放性颅骨骨折;当硬脑膜有破裂时,则称为开放性颅脑损伤。累及大静脉窦的粉碎骨折可引起致命性大出血。

(二)颅底骨折

颅底骨折以线形骨折为主。因骨折线常通向鼻窦或岩骨乳突气房,由此分别与鼻腔或外耳道连通,颅底骨折亦称为内开放性骨折。其临床表现虽然都是骨折的间接征象,却是临床确诊的重要依据。

颅底骨折依其发生部位不同,分为颅前窝骨折、颅中窝骨折和颅后窝骨折,临床表现各有特征,兹分述如下。

1.颅前窝骨折的临床征象

前额部皮肤有挫伤和肿胀,伤后常有不同程度的口鼻出血,有时因血液吞入胃中,而呕吐出黑红色或咖啡色液体。颅前窝底部骨折撕裂颅底部脑膜及鼻腔黏膜时,即出现脑脊液鼻漏,脑脊液常与血液相混,而呈淡红色,滴在吸水纸上有浸渍圈,因含糖可用尿糖试纸测试。脑脊液漏可因呛咳、挣扎等因素而加剧。偶尔气体由鼻窦经骨折线进入颅腔内,气体分布于蛛网膜下腔、脑内或脑室内,称为外伤性颅内积气。脑脊液鼻漏一般于伤后数天自停。

伤后逐渐出现眼睑的迟发性皮下瘀斑,俗称"熊猫眼"征。出血因受眶筋膜限制而较少扩展至眶缘以外,且常为双侧性。眶顶骨折后,眶内出血,还可使眼球突出,如出血在球结膜之下由后向前延伸,血斑常呈扇形分布,其基底位于内外眦,后界不明,而尖端指向角膜及瞳孔,常为双侧性,检查时,瘀斑不随之移动。

骨折线累及筛板,撕裂嗅神经,导致嗅觉丧失。当骨折线经过视神经孔时,损伤或压迫视神

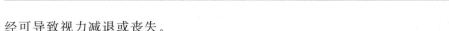

经可导致视力减退或丧失。

颅前窝骨折也常伴有额极及额叶底面的脑挫裂伤以及各种类型的颅内血肿。

2.颅中窝骨折的临床征象

临床上常见到颞部软组织肿胀,骨折线多限于一侧颅中窝底,亦有时经蝶骨体达到对侧颅中窝底。当骨折线累及颞骨岩部时,往往损伤面神经和听神经,出现周围性面瘫、听力丧失、眩晕或平衡障碍等。如骨折线经过中耳和伴有鼓膜破裂,多产生耳出血和脑脊液耳漏,偶尔骨折线宽大,外耳道可见液化脑组织溢出。临床上应仔细检查,以排除外耳道壁裂伤出血或因面颌部出血流入外耳道所造成的假象。如岩部骨折,鼓膜尚保持完整,耳部检查可发现鼓膜呈蓝紫色,血液或脑脊液可经耳咽管流向鼻腔或口腔,需注意与筛窦或蝶窦骨折伴发的脑脊液漏相区别。

骨折线经过蝶骨,可损伤颈内动脉,产生颈内动脉-海绵窦瘘,表现为头部或眶部连续性杂音,搏动性眼球突出,眼球运动受限和视力进行性减退等,颈内动脉损伤亦可形成海绵窦段颈内动脉瘤,动脉瘤破裂后又形成颈内动脉-海绵窦瘘。有时颈内动脉损伤或外伤性颈内动脉瘤突然破裂,大量出血经骨折缝隙和蝶窦涌向鼻腔,发生致死性鼻腔大出血,如不能果断、迅速地控制和结扎颈总动脉,患者将死于出血性休克。当眶上裂骨折时,可损伤眼神经、滑车神经、展神经以及三叉神经第一支,出现眼球运动障碍和前额部感觉障碍,即为眶上裂综合征。

3.颅后窝骨折的临床征象

患者常有枕部直接承受暴力的外伤史,除着力点的头皮伤外,数小时后可在枕下或乳突部出现皮下淤血(Battle征)。骨折线经过枕骨鳞部和基底部,亦可经过颞骨岩部向前达颅中窝。骨折线累及斜坡时,可于咽后壁见到黏膜下淤血,如骨折经过颈内静脉孔或舌下神经孔,可分别出现吞咽困难、声音嘶哑或舌肌瘫痪。骨折累及枕骨大孔,可出现延髓损伤的症状,严重时,伤后立即出现深昏迷,四肢弛缓,呼吸困难,甚至死亡。

七、辅助检查

(一)X线平片

颅骨X线检查可以确定有无骨折和骨折的类型,亦可根据骨折线的走行判断颅内结构的损伤情况,判断合并颅内血肿的可能性,便于进一步检查和治疗。

摄片时,一般应摄常规的前后位和侧位片,有凹陷骨折时,为了解其凹陷的深度应摄以骨折部位为中心的切线位。当怀疑枕骨骨折和人字缝分离时,需摄额枕半轴位或汤氏位;如前额部着力,伤后一侧有视力障碍时,应摄视神经孔位;眼眶部骨折,拍柯氏位;疑诊颅底骨折时,如病情许可,应摄颏顶位。

颅盖骨折经颅骨X线检查确诊率为$95\%\sim100\%$,阅片时应注意骨折线的部位和分支不规则,边缘比较锐利,借此可与颅骨的血管沟纹区别。当骨折线经过脑膜中动脉主干及其分支、横窦沟或矢状中线时,应警惕合并硬脑膜外血肿。线形骨折也要与颅缝区别,颅缝有特定部位,呈锯齿状,内板缝的投影亦不如骨折线清晰锐利。颅缝分离比骨折少见,常见于儿童及青少年,多发生于人字缝、矢状窦和冠状缝,表现为颅缝明显增宽,或有颅缝错位或重叠,两侧颅缝的宽度相差1 mm以上或宽度超过1.5 mm即可诊为颅缝分离。颅盖部凹陷骨折可为全层或仅为内板向颅内凹陷,呈环形或星形,借切线位片了解其深度,结合临床症状分析伴发的脑损伤。

颅底骨折经X线检查确诊率仅为50%左右,诊断时必须结合临床表现。即使颅骨X线平片未发现骨折线,如临床表现符合,亦应确定为颅底骨折。当骨折线经过额窦、筛窦、蝶窦和岩骨时,应注意是否伴发脑脊液漏,并警惕这类内开放性颅骨骨折有并发颅内感染的可能。另外阅片时还要注意颅底骨折的间接征象,如颅底骨折,脑脊液漏可出现鼻窦和(或)乳突积液表现,窦腔混浊,密度增大。鼻窦或乳突损伤,可于颅骨周围或颅内出现气体。出现颅内积气,如果骨折不是穿入骨折,则属于内开放骨折。

(二)颅脑 CT 扫描

CT 扫描采用观察软组织和骨质的两种窗位,有利于发现颅骨 X 线平片所不能发现的骨折,尤其是颅底骨折。CT 扫描可显示骨折缝隙的大小、走行方向,同时可显示与骨折有关的血肿,受累肿胀的肌肉。粉碎性骨折进入脑内的骨片也可通过 CT 扫描三维定位而利于手术治疗。CT 扫描还是目前唯一能显示出脑脊液漏出部位的方法。Bruce 报道平扫定位率达 50%,如采用碘剂脑池造影,CT 扫描定位率可达 69%。扫描时应注意对不同部位采用不同方法,对额窦最好应用轴位,对筛窦、蝶窦及中耳鼓室盖部的骨折观察一般采用冠状扫描。应注意的是如果有损伤脊髓的情况存在,不宜采用冠状扫描。

八、诊断

一般情况下,根据头外伤史,临床查体及 X 线检查(包括 X 线平片和 CT 扫描),不难做出诊断。对于颅骨骨折,因其有典型的临床征象,故在没有特殊检查的情况下,可依临床征象做出诊断。

九、治疗原则与措施

(一)颅盖部线形骨折

对闭合性颅盖部单纯线形骨折,如无颅内血肿等情况,不需手术治疗,但应注意观察颅内迟发性血肿的发生。对开放性线形骨折,如骨折线宽且有异物,可钻孔后清除污物咬除污染的颅骨以防术后感染,如有颅内血肿按血肿处理。

(二)凹陷骨折

凹陷骨折的手术指征:①骨折片下陷,压迫脑中央区附近或其他重要功能区,或有相应的神经功能障碍者;②骨折片下陷超过 1 cm(小儿 0.5 cm)或大块骨片下陷而引起颅内压升高者;③骨折片刺入脑内或有颅内血肿者;④有开放性凹陷粉碎骨折。位于静脉窦区的凹陷骨折应视为手术禁忌证,以防复位手术引起大量出血。

1.闭合性凹陷性骨折

可根据骨折的部位、大小、颅内有无血肿选用不同的方法,对范围较少且远离静脉窦的凹陷骨折,选用直切口或弧形切口,显露骨折区域,在骨折凹陷裂纹旁钻一个孔,用骨撬将陷入的骨片掀起,对凹陷范围较大骨折片尚未游离、整复困难或伴颅内血肿者,可采用取骨瓣法,用加压或锤击法整复。对于小儿的颅骨骨折,为避免影响脑的发育,应积极采用手术复位。对新生儿的颅骨骨折应尽可能采用非手术复位的方法,最简单、适用的方法是应用胎头吸引器复位。当胎头吸引器复位失败或有颅内血肿或头皮下有脑脊液潴留时,采用手术复位。

2.开放性凹陷骨折

必须彻底清创,用生理盐水反复冲洗伤口,清除血块与异物,切除无生活能力的头皮、骨片、脑膜与脑组织等。必要时可延长切口,用牵开器拉开以显露骨折处,在摘除碎骨片时,手法应轻柔,对难以取出的骨片切不可暴力扭转拉出,应尽量保留与骨膜相连的骨片。骨片陷入超过

2 cm者,多有硬脑膜破裂,此时可根据颅内有无血肿及脑组织挫裂伤的程度决定是否扩大骨窗,清除血肿及破碎的脑组织,最后缝合修补硬脑膜。除有硬膜下出血外,对未破裂的硬脑膜,一般不可轻易切开,以免导致颅内感染。

(三)颅底骨折

对颅骨骨折原则上采用非手术对症治疗,无特殊处理方法,为防治感染,需应用抗生素。伴有脑脊液耳鼻漏者,应保持局部清洁,头高位卧床休息,禁止堵塞鼻孔、外耳道,禁行腰穿及用力擤鼻涕,并应用大剂量抗生素预防感染,大多数瘘口在伤后1～2周愈合,1个月以上不愈者,开颅修补硬脑膜裂孔。伴有脑神经损伤者,可注射维生素 B_1、维生素 B_6、维生素 B_{12}、激素、血管扩张剂,也可行理疗针灸。对视神经受骨片或血肿压迫者,应及时行视神经减压术,但对外伤后即刻失明的患者多无效果。对伤后出现致命性大量鼻出血患者,需立即行气管插管术,排除气道内积血,使呼吸通畅,随即填塞鼻腔,压迫伤侧颈总动脉并迅速输液、输血,必要时做手术以抢救患者。对颅后窝骨折伴延髓有受压损伤的患者,应尽早行气管切开术,以呼吸机辅助呼吸,行颅骨牵引术,必要时进行枕肌下减压术。

(付常青)

第六节 脊 髓 损 伤

脊髓损伤(spinal cord injury,SCI)为脊柱骨折脱位的严重并发症,通常导致严重的神经功能障碍和残疾。据报道,其年发病率为(12.1～57.8)/100 万。脊髓损伤最常见的受损部位是中低颈髓,这是脊椎活动最多的部位;其次是活动较多的胸腰段脊髓。

脊髓损伤造成的脊髓组织结构损害可分为原发性损害和继发性损害。细胞原发性死亡在损伤当时即已发生,由于机械暴力(如撕、扯、拉和挤压)直接作用于脊髓,使神经元细胞、神经胶质细胞和血管组织结构死亡。在原发性损伤发生后数分钟内,序贯激发级联反应,包括水肿、炎症、局部缺血、谷氨酸递质过度释放、细胞内游离钙离子超载和脂质过氧化作用等,导致可持续数天至数周的继发性细胞死亡,继而造成许多在原发性损伤后存活的神经元和神经胶质细胞死亡。

对于原发性损伤唯有预防,一旦发生便无有效的治疗方法。而由于继发性损伤是一种细胞分子水平的主动调节过程,其造成的脊髓损伤具有可逆性,应对其进行积极的治疗。

一、脊柱和脊髓损伤的急救程序

(一)病情评估

患者有严重车祸、高空坠落、重物压砸、撞击及火器伤等可致脊柱、脊髓损伤的受伤史。伤情判断如下。

(1)脊柱骨折或脱位:受伤脊柱部位疼痛、肿胀、畸形,出现不能站立、翻身困难等功能障碍。

(2)脊髓损伤:脊髓损伤平面以下的感觉减退或消失,排尿、排便功能出现障碍,高位截瘫,呼吸困难,甚至窒息,呼吸停止。

(二)急救处理

(1)如果存在气道损伤,应托起下颌而不是使颈部过伸来使气道通畅,还可用线性牵引和气管插管。如患者存在自主呼吸,经鼻比经口行气管内插管更容易。尽量避免行环甲膜切开,切开将会影响脊柱前方的稳定性。中段颈髓损伤引起呼吸衰竭并不常见,但后期易引起呼吸肌疲劳,如合并头面部损伤,则很可能引起急性呼吸衰竭。总之,通气必须确保血液氧合充分。对脊髓损伤患者的气道管理如表 11-3 所示。

表 11-3　对脊髓损伤患者的气道管理指南

序号	对脊髓损伤患者的气道管理指南
1	首要原则是确保快速控制气道,使神经功能损伤的风险降到最低
2	气道管理要考虑患者的受伤的特点和操作者的技能和经验
3	对不能配合操作的需要紧急进行气道插管的患者,在进行喉镜检查和气道插管前应给予镇静处理
4	如果患者较配合,并不需要紧急插管,可在清醒时纤维镜引导下进行经鼻或口的气道内插管
5	镇静处理时应避免使血压降得过低,必要时可给予血管升压药物和补液处理
6	如脊髓损伤超过 24 h,禁用琥珀酰胆碱类药物

(2)治疗休克。低血容量或心源性低血压,主要由外周交感神经抑制、心脏前负荷降低和迷走神经紧张所致。

(3)对怀疑脊柱、脊髓损伤者,尤其是对怀疑颈椎损伤者,均必须常规用颈托固定其颈部。必须采用铲式担架或其他硬板担架搬运急性脊髓损伤者,并对患者采用全身固定措施。

(4)对呼吸困难者,应及时行环甲膜穿刺或切开,亦可行气管切开术,用便携式呼吸机或简易呼吸器维持呼吸功能。必要时对其吸痰,防止窒息。注意气管内插管可能加重颈髓损伤,可行经鼻气管插管以避免颈椎移动,但患者须有自主呼吸(表 11-4)。

表 11-4　对脊髓损伤患者气管插管的指征

序号	对脊髓损伤患者气管插管的指征	序号	对脊髓损伤患者气管插管的指征
1	气道损伤因素	9	$PaO_2<8.0$ kPa(60 mmHg)或吸氧状态下
2	水肿	10	PaO_2 明显下降
3	昏迷	11	$PaCO_2>8.0$ kPa(60 mmHg)
4	咽后壁血肿	12	合并脑外伤
5	增加误吸风险的因素	13	GCS<8 分
6	呼吸衰竭	14	颅内压升高
7	最大肺活量<15 mL/kg	15	脑疝
8	呼吸做功增加		

(5)尽早(<8 h)进行大剂量甲强龙冲击和亚低温治疗。

(三)转送注意事项

(1)必须采用正确的搬运方法:在头部两侧放置沙袋,保持颈部中立位,用颈托固定,并将患者全身固定在硬质担架上。

(2)确保呼吸道通畅,必要时吸痰,防止窒息。

(3)保持静脉通道通畅。

(4)进行心电、血氧监护。

(5)途中严密监控患者的意识、呼吸、心率、血压及体位等变化。

（6）迅速就近转运至有条件救治的大型综合医院。

二、脊髓损伤的诊断要点

（1）外界的暴力直接或间接作用于脊柱，引起椎体骨折和脱位、关节突骨折或脱位、附件骨折、椎间盘脱出、黄韧带皱褶，或外力（如交通事故、高处坠落、建筑物倒塌、坑道塌方和体育运动）作用于身体的其他部位再传导至脊柱，使之超过正常限度地屈伸、伸展、旋转、侧屈、垂直压缩或牵拉，导致脊髓受压和损伤。

（2）伤后立即出现损伤平面以下的运动、感觉和括约肌功能障碍，也可表现为伤后数分钟到数小时后神经症状加重，此为继发性脊髓损伤，例如，脊髓水肿、血管破裂、血管痉挛和血栓形成等引起脊髓缺血。

（3）脊髓震荡为完全神经功能障碍，经数分钟或数小时后恢复正常。

（4）脊髓休克：损伤水平以下感觉完全消失，肢体弛缓性瘫痪，尿潴留，大便失禁，生理反射消失，病理反射呈阴性。度过休克期，症状逐渐好转需 2～4 周。

（5）脊髓完全损伤：脊髓损伤水平呈下运动神经元损伤表现，损伤水平以下为上运动神经元损伤表现。

（6）脊柱、脊髓损伤的 X 线平片检查应摄正侧位和双斜位片，注意观察脊柱的对线、顺列、椎体、附件和椎间隙的变化情况。

（7）CT 扫描于轴位观察椎管形态、有无骨折片突入、间盘以及脊髓的情况。MRI 对了解脊髓有无受压、肿胀或出血更为有利。

（8）躯体感觉诱发电位对了解脊髓功能有利，不同时间检查可以了解脊髓损伤的程度和恢复状况。

三、脊髓损伤的临床分类

（一）根据损伤程度分类

1.完全性脊髓损伤

损伤平面以下深、浅感觉完全丧失，肌肉完全瘫痪，浅反射消失，大、小便潴留。以上体征持续到脊髓休克期已过，由弛缓性瘫痪变为肌张力升高、腱反射亢进、病理反射呈阳性的痉挛性瘫痪，损伤平面脊髓节段所支配的区域仍表现弛缓性瘫痪。

2.不完全性脊髓损伤

损伤平面以下尚保留部分功能，又可分为以下几类。

（1）中央型脊髓损伤综合征：该综合征只发生在颈髓损伤中，感觉及运动功能均为不完全性损害，骶部感觉未受损，运动瘫痪上肢重于下肢，手部最重，多伴有括约肌障碍。亦可见仅累及双上肢或单上肢的急性颈髓中央损伤，又称挥鞭样损伤。此型损伤的机制是颈椎过伸性损伤导致脊髓中央灰质和内侧白质出血坏死，或根动脉及脊髓前动脉供血障碍，使之支配的灰质前柱、侧柱及皮质脊髓束、脊髓丘脑束等组织缺血、缺氧。中老年颈椎病变及椎管狭窄者更易发生该综合征。该综合征的恢复顺序是下肢运动功能-膀胱功能-上肢运动功能。该综合征一般预后较好。

（2）脊髓半切损伤综合征：系一侧脊髓损伤。表现为同侧运动丧失，出现痉挛性瘫痪，深反射亢进，有病理反射，同侧本体感觉、振动觉及触觉丧失，感觉过敏；损伤对侧痛觉、温度觉消失，但触觉不受影响。若脊髓损伤平面在 T_1、T_2，同侧头面部可出现血管运动障碍，也可以出现霍纳综合征。腰骶髓一侧损伤不产生该综合征,因为在此处脊髓各节段紧密连接,感觉传导束纤维很少能在病变以下达到对侧,故病变在同侧。

(3)前脊髓综合征:脊髓前侧受损,包括全部灰质及中部以前的白质,损伤平面以下运动丧失为主,浅感觉如痛觉、温度觉减退或丧失;后索白质保存,即深感觉、本体感觉存在。该综合征多见于爆裂骨折,亦可见于后伸损伤,可由椎间盘突出压迫脊髓前动脉,导致脊髓前部缺血受损引起。

(4)后脊髓综合征:表现损伤平面以下的深感觉、振动觉、位置觉丧失,而痛觉、温度觉和运动功能完全正常。该综合征多见于椎板骨折,少数患者出现锥体束征。

(5)脊髓圆锥综合征:系骶髓段相当于 S_1 椎体节段损伤,此处圆锥与骶神经根均受损时,截瘫平面在 S_1 损伤平面以下,运动功能丧失,呈弛缓性瘫痪,痛觉、温度觉丧失,触觉存在。当仅损伤圆锥时,则支配下肢感觉及运动的神经均可存在,跟腱反射可消失,仅会阴、骶区感觉出现障碍,尿道括约肌、肛门括约肌、逼尿肌等瘫痪。

(6)马尾综合征:脊髓在 S_1 节段以下缩小呈圆锥形,形成脊髓圆锥,以下主要为马尾神经。严重的骨折错位才能引起马尾神经挫伤或断裂,损伤后其瘫痪症状多不完全。轻度损伤时可以完全恢复,如完全断裂则于其分布区出现肌肉的弛缓性瘫痪,腱反射消失。马尾神经损伤后,膀胱括约肌障碍不易恢复。

3.暂时性神经功能抑制

如脊髓震荡伤,是由于脊髓神经细胞受强烈刺激而发生超限抑制,脊髓功能暂时处于生理停滞状态。大体标本上看不到明显的器质性改变或仅有轻度水肿。光镜下无明显的解剖结构改变。伤后早期表现为损伤平面以下完全性弛缓性瘫痪,3～6 周完全恢复,不留任何神经系统后遗症。

(二)根据解剖学分类

1.颈髓损伤

(1)上颈髓损伤($C_{1\sim4}$):上颈髓为延髓的延续。损伤后因波及呼吸中枢或膈肌麻痹而致呼吸麻痹、呼吸困难,可迅速致命;存活者损伤平面以下四肢呈痉挛性瘫痪;伴有延髓受损者表现血管运动和其他内脏功能严重紊乱。

(2)中颈髓损伤($C_{5\sim7}$):中颈髓为颈膨大部。中颈髓损伤表现为四肢瘫痪,上肢弛缓性瘫痪,肩胛抬高上臂外展,前臂内收,下肢呈痉挛性瘫痪。

(3)下颈髓损伤($C_8\sim T_1$):下颈髓为颈髓和胸髓的连续部分,属颈膨大的下端。下颈髓损伤主要表现为下肢瘫痪及手的小肌肉变化。

2.胸腰髓损伤($T_2\sim L_2$)

大部分胸腰髓损伤由胸椎骨折、脱位造成,损伤平面以下的运动、感觉、膀胱和直肠出现功能障碍,早期下肢呈弛缓性瘫痪,反射消失或减弱,后期呈痉挛性瘫痪。

3.腰骶段(圆锥)及马尾损伤

该节段损伤包括 L_3 以下腰椎骨折、骶骨骨折、脱位致圆锥和马尾损伤,马尾神经损伤大多为不完全性瘫痪。该节段损伤常出现圆锥综合征和马尾合征。

四、Frankel 功能评估分级

Frankel 功能评估分级 1967 年由 Frankel 提出,1992 年经美国损伤学会(ASIA)修订,目前是对 SCI 的伤情和预后的经典评定标准。

(1)完全性:无任何运动和感觉功能,无肛门反射。

(2)不完全性(仅保留感觉):仅保留损伤水平以下的感觉功能,但无运动功能,可有肛门反射。

(3)不完全性[仅保留运动(无功能)]:损伤水平以下保留部分运动功能,但其关键肌的肌力小于 3 级。

(4)不完全性[保留运动(有功能)]:损伤水平以下保留部分运动功能,但其关键肌的肌力不小于 3 级。

(5)运动和感觉功能:正常,可有病理反射。

五、脊髓损伤的鉴别诊断

(一)完全性脊髓损伤和脊髓休克的鉴别

脊髓休克为脊髓功能上短时间的可逆性损害,临床表现与完全性脊髓损伤相似,但两者处理方法迥然不同,两者应从以下几点鉴别。

(1)一般脊髓休克在伤后 24 h 后逐渐出现,可持续 3～6 周。

(2)脊髓休克时,肛门反射可保留。脊髓休克结束后,反射活动最早恢复的是足趾反射或球海绵体反射。一般规律为反射活动恢复是从骶段向头部方向发展的。因此,跟腱反射恢复多早于膝反射恢复。脊髓损伤平面以下脊髓反射活动的恢复是脊髓休克结束的标志。

(二)脊髓完全性横贯与不完全横贯损伤的区别

二者的区别见表 11-5。

表 11-5 脊髓完全性横贯与不完全横贯损伤的区别

损伤情况	下肢状态	巴宾斯基征	全部反射	肌张力	感觉改变
完全横贯	屈曲,恢复胚胎原始状态	常为各趾跖屈	下肢任何部位均可引出	大部分增大,少部分减小	完全消失
不完全横贯	伸直,如防御反射	各趾背伸,巴宾斯基征阳性	膝上不能引出	增大	部分消失

(三)上、下运动神经元瘫痪的区别

二者的区别见表 11-6。

表 11-6 上、下运动神经元瘫痪的区别

瘫痪类型	瘫痪范围	肌张力	肌萎缩	病理反射	皮肤营养障碍	腱反射	锥体束征	肌电图
上运动神经元瘫痪	以整个肢体瘫痪为主	增大	轻微	有	多无	亢进	阳性	神经传导正常,无失神经电位
下运动神经元瘫痪	以肌肉或肌群瘫痪为主	减小	明显,早期即出现	无	多有	减退或消失	阴性	神经传导异常,有失神经电位

六、脊髓损伤的外科治疗

尽管实验研究不断取得进展,干细胞治疗的研究是当前的热点课题,但目前临床上仍没有确

实有效的促进脊髓再生的可行方法。

临床上,脊髓损伤的治疗原则是争分夺秒,尽早治疗;维持脊柱稳定,整复脊柱骨折脱位;综合治疗;防治并发症;重建与康复功能。

(一)脊髓损伤椎管减压的手术治疗

1.前路减压术

该方法适用于脊髓损伤伴有椎间盘突出或碎骨块突入椎管压迫脊髓前方者。前路减压术越早使用越好,应尽可能在发现压迫的 8 h 内手术。伤后 5~8 d 因脊髓水肿手术效果不佳,伤后 2 周若脊髓压迫持续存在,亦可行前路减压术,其恢复率约为 20%。

2.侧方减压术

该方法适用于胸椎或胸腰椎损伤从椎管前方压迫脊髓者。因胸椎管相对狭小,手术中操作应更轻柔、耐心,以免加重脊髓损伤。

3.后路减压术

该方法的适应证如下:①椎板骨折下陷或脱位前移,压迫脊髓后方者;②原有呈多节段的颈椎病、椎管狭窄、脊髓受压症状迅速恶化;③下腰椎骨折脱位或有马尾损伤;④有硬膜外出血,需行血肿清除;⑤不完全性损伤在观察过程中进行性加重;⑥闭合牵引复位后症状无好转,经检查椎管内仍有来自后方的骨折片和软组织压迫;⑦在开放复位时发现椎板、棘突损伤严重,碎骨块进入椎管或有进入椎管的危险(应同时做椎板切除减压);⑧钝器或火器伤,疑有椎管内致压物者。

椎板切除范围应以损伤节段为中心,减少不必要的结构丧失和暴露,以免加重脊柱不稳定性甚至导致畸形,必要时可减压同时行椎管成形术。

(二)脊髓损伤的药物治疗

主张使用大剂量甲泼尼龙治疗急性脊髓损伤。伤后 8 h 内开始使用,首剂量为 30 mg/kg,而后为5.4 mg/(kg · h),维持伤后给药 24~48 h。另外可应用甘露醇、呋塞米减轻脊髓水肿。

七、脊髓损伤急重并发症的处理

(一)排尿障碍

排尿中枢位于圆锥和 $S_{2\sim4}$ 神经根,通常位于第一腰椎水平。排尿中枢以上的脊髓损害由于截断了大脑和排尿中枢的联系,相当于反射性膀胱,表现为可以排尿,但不受意识控制,排尿不完全,可以有残余尿,下肢某一部位受到一定刺激,可以引起排尿。排尿中枢的损伤引起的排尿障碍为下运动神经元损伤,相当于自律性膀胱,表现为尿道外括约肌松弛,腹肌用力或挤压下腹部可排出尿液,排尿后往往膀胱内仍有较多残余尿,易引起尿路感染。

治疗主要是针对尿液的引流和感染的防治。脊髓损伤早期宜留置导尿管,既可防止膀胱过度膨胀,又便于观察尿量。康复期对于完全不能排尿、排空,残余尿大于 100 mL 的尿失禁患者可采用间歇导尿,有利于训练排尿功能和预防泌尿系统感染,每 4~6 h 导尿一次,不留置导尿管。

(二)呼吸障碍

颈髓损伤后,位于脑干、延髓网状结构的呼吸中枢下行传导束丧失功能,呼吸的自主节律和深度因不能自主而出现呼吸障碍。$C_{3\sim5}$(主要 C_4)节段支配膈肌的膈神经丧失功能,使膈肌的运动受限。自主神经系统紊乱,副交感神经功能活跃可导致气管、支气管内壁分泌物增多,如患者的体位不妥,分泌物难以排除,亦可加重呼吸障碍。

治疗以改善呼吸道通畅、排出分泌物和防止肺内误吸为主要目的。对于在 $C_{3\sim5}$ 水平以上的损伤,如早期无法判断完全或不完全瘫痪,患者肺活量低于 500 mL,应行气管切开术。如经对症处置后血气结果和临床症状仍不能改善,应及时使用机械通气,以防止急性呼吸衰竭和心搏骤停。

（三）脊髓损伤后疼痛综合征

脊髓损伤后疼痛指损伤平面的神经根和脊髓本身的病理改变,导致临床表现剧烈疼痛。其疼痛性质可为钝痛、针刺样痛、抽搐痛、灼性痛和幻觉痛。

对于轻度疼痛可服用止痛药对症治疗。如出现顽固性剧烈疼痛,频繁发作,应行手术治疗。如发现神经根受到破裂的椎间盘或骨折碎片压迫,行椎板切除减压术或椎间盘摘除椎体融合术,多能解决问题,亦可选择性切除引起疼痛的神经后根和松解神经根的粘连。

（四）脊髓损伤其他常见并发症

应重视压疮、肠道功能障碍、体温调节障碍、异位骨化、自主神经过反射、深静脉血栓形成和性生活障碍等,并做相应处置。

（付常青）

第十二章

神经系统疾病的康复治疗

第一节 脑 卒 中

脑卒中又称脑血管意外,是指突然发生的、由脑血液循环障碍引起的局灶性神经功能障碍,持续时间超过 24 h 或引起死亡的临床综合征。脑卒中大致分为出血性(脑出血、蛛网膜下腔出血)和缺血性(短暂性脑缺血发作、脑血栓形成、脑梗死)两大类。

一、康复评定

一般采用《国际残损、残疾和残障分类》(International Classification of Impairment, Disability and Handicap,ICIDH) 的方法从患者的器官功能、生活自理能力、社会参与活动 3 个层次评定;近十余年来,国际发展趋向于采用 WHO 颁布的《国际功能、残疾、健康分类》(International Classification of Functioning,ICF) 的方法从身体结构与功能、活动与参与、个体自身因素以及环境因素的影响等多维视角了解患者的功能。

(一)身体结构与功能

1.脑损害严重程度的评定

比较常用的有以下几种量表。

(1)格拉斯哥昏迷量表(GCS):GCS 用以评定患者有无昏迷及昏迷的严重程度。

(2)临床神经功能缺损程度:为国内 1995 年第四届脑血管病学术会议上推荐应用。简单实用,0~45 分,0~15 分为轻度神经功能缺损,16~30 分为中度神经功能缺损,31~45 分为重度神经功能缺损。

(3)美国卫生研究院脑卒中评分表(NIH stroke scale,NIHSS):是国际上使用频率最高的脑卒中评分表,有 11 项检测内容,得分低说明神经功能损害程度轻,得分高说明神经功能损害程度重。

2.肢体运动功能评定

多采用以下几种。

(1)Brunnstrom 六期评定:是脑卒中最常用的运动模式的一种方法,将偏瘫肢体功能的恢复过程根据运动模式的变化情况分为六期来评价。

Brunnstrom 六期评定是目前在国际上应用非常广泛的偏瘫评定技术之一,后续的上田敏

12 级运动功能评定、Fugl-Mayer 运动功能评定等均是在其基础上的拓展和细化。评定方法见表 12-1。

表 12-1　Brunnstrom 偏瘫运动功能评定

分期	上肢	手	下肢
1 期	弛缓,无随意运动	弛缓,无随意运动	弛缓,无随意运动
2 期	开始出现痉挛、肢体共同运动,不一定引起关节运动	稍出现手指屈曲	有最小限度的随意运动,开始出现共同运动或其成分
3 期	痉挛显著,可随意引起共同运动,并有一定的关节运动	能全指屈曲,勾状抓握,但不能伸展,有时可反射性引起伸展	①随意引起共同运动或其成分;②坐位和立位时髋、膝、踝可协同性屈曲
4 期	痉挛开始减弱,出现脱离共同运动模式的分离运动:①手能置于腰后部。②上肢前屈 90°(肘伸展);③屈肘 90°,前臂能旋前、旋后	能侧捏及松开拇指,手指能半随意地、小范围地伸展	开始脱离协同运动的运动:①坐位,足跟触地,踝能背屈;②坐位,足可向后滑动,使屈膝 >90°
5 期	痉挛明显减弱,基本脱离共同运动,能完成复杂分离运动:①上肢外展 90°(肘伸展);②上肢前平举及上举过头顶(肘伸展);③肘伸展位前臂能旋前、旋后	①用手掌抓握,能握圆柱状及球形物,但不熟练;②能随意地伸开全指,但范围大小不等	从共同运动到分离运动:①立位,髋伸展位能屈膝;②立位,膝伸直,足稍向前踏出,踝能背屈
6 期	痉挛基本消失,协调运动正常或接近正常	①能进行各种抓握;②全范围地伸指;③可进行单个指活动,但比健侧稍差	协调运动大致正常:①立位髋能外展;②坐位,髋可交替地内、外旋,并伴有踝内、外翻

（2）Fugl-Meyer 运动功能评定法：将上下肢的运动功能、平衡能力、关节活动度、感觉功能等项内容进行定量评定,是脑卒中常用的评定法之一。评分 0～2 分,0 分表示不能做某一动作,1 分表示能做部分动作,2 分表示充分完成动作。对上、下肢的评定总共 100 分,其中对上肢的评定有 33 项 66 分,对下肢的评定有 17 项 34 分。得分越低表示功能障碍程度越重,得分越高运动障碍程度越轻。50 分以下为患肢严重运动功能障碍,50～84 分为患肢明显运动障碍,85～95 分为患肢中度运动障碍,96～99 分为患肢轻度运动功能障碍。

3.平衡功能评定

平衡功能的评定方法包括采用专业设备评定和量表评定。评定操作简单、便于使用、信度、效度好的量表如 Berg 平衡量表。每个量表检查的侧重点的,使用者可根据患者的不同情况进行选择。

4.吞咽功能评定

吞咽障碍评定目的是确定吞咽困难是否存在;提供吞咽困难解剖和生理学依据;确定患者有关误吸的危险因素;确定是否需要改变提供营养的方式,以改善营养状态,为吞咽困难进一步检查和治疗提供依据。

5.认知功能评定

认知功能评定的前提条件是患者的意识处于清醒状态,目前普遍采用格拉斯哥昏迷量表

（Glasgow coma scale，GCS），判断意识障碍的程度，如患者意识清楚，再用简易精神状态检查表（mini-mental state examination，MMSE）和认知能力检查量表（cognitive capacity screening examination，CCSE），或认知能力筛查量表（cognitive abilities screening instrument，CASI），判断患者是否存在认知障碍。

6.心理功能评定

心理功能评定是采用医学心理学的理论与方法，对评定对象的某阶段心理功能作出评定的方法。心理功能评定对评定对象的心理过程和人格特征等内容，如记忆、情绪、意志、智力、性格等的状态、特征和水平作出客观的评价。所得出的评定结果及结论可用于辅助诊断，疗效判断及科学研究。

7.影像学检查

脑卒中患者不但要根据神经系统体格检查和康复评定，判断病变的性质和程度，而且要在发病的早期选择 CT、MRI 或三维经颅多普勒超声检查病变的结构异常的具体情况。

（二）活动评定

日常生活活动（ADL）能力评定是脑卒中临床康复常用的功能评定方法，主要有 Barthel 指数（临床多用改良版）。

（三）参与评定

脑卒中结构异常、功能障碍及活动受限可影响患者的工作、社会交往及休闲娱乐，必然降低患者的生活质量。因此，有必要对脑卒中患者的进行社会参与能力的评定。

二、康复诊断

（一）功能障碍

（1）运动和感觉功能障碍：表现为偏身感觉（浅感觉和深感觉）障碍、一侧视野缺失（偏盲）和偏身运动障碍。

（2）言语吞咽功能障碍：表现为失语、构音障碍，吞咽困难等。

（3）认知功能障碍：表现为记忆力障碍、注意力障碍、思维能力障碍、失认等。

（4）心理功能障碍：表现为焦虑、抑郁等。

（5）其他功能障碍：如大小便失禁、性功能障碍等。

（二）结构异常

1.脑梗死

CT 扫描可显示出低密度灶，典型者呈扇形表现。该低密度灶的部位、范围与临床表现和血管分布一致。磁共振在 T_1 加权像呈现低信号，T_2 加权像表现为高信号。数字减影脑血管造影可显示出病变的部位和血管狭窄的程度。闭塞的动脉突然中断，远端不能充盈。

2.脑出血

CT 扫描可以清楚地显示出血的部位、范围及形态，血肿的周围有无水肿，脑室内或蛛网膜下腔是否有血液，中线结构是否向对侧移位。脑出血的急性期血肿呈高密度改变，血肿的周围为水肿带，呈低密度改变。基底节区出血易出现脑室受压、中线结构向对侧移位。

（三）活动受限

患者的转移能力、日常生活的活动能力受限。

（四）参与受限

患者工作、娱乐、社会交往等参与社会生活的能力受限,生活质量低下。

三、康复治疗

（一）确定治疗目标

1.近期目标

预防脑卒中后可能发生的压疮、肺部感染或吸入性肺炎、泌尿系统感染、深静脉血栓形成等并发症,改善受损的感觉、运动、语言、认知和心理等功能,改善或恢复日常生活活动能力。

2.远期目标

提高患者的日常生活活动能力和适应社会生活的能力,促进脑卒中患者重返社会。

（二）物理治疗

1.物理因子治疗

可以应用功能性电刺激、肌电生物反馈治疗,以调整神经、肌肉的兴奋性,促进肌肉收缩和使肌肉张力趋于正常。

（1）当肌张力低下时:治疗时的电极放置在关节活动的主动肌群上,诱发肌肉收缩,产生关节活动。例如,治疗目的是改善偏瘫肩的半脱位,诱发肩部肌群的活动,电极可以放在偏瘫侧的冈上肌、三角肌的前部和中部;治疗目的是诱发上肢的伸肌活动,电极放在肱三头肌、前臂的伸肌;治疗目的是改善下肢的屈膝、踝背伸,电极放在下肢的屈膝肌群（股二头肌、半腱肌、半膜肌）和胫前肌上。

（2）当肌张力升高（痉挛）时:治疗时的电极放在关节活动的拮抗肌上,产生反方向活动。例如,上肢屈肘肌群张力升高时可以将电极放在伸肘肌群（肱三头肌）上;下肢伸肌肌张力升高时,电极可以放在腘绳肌和胫前肌上。上述电极的摆放方式可以对抗上肢的屈肌痉挛和下肢的伸肌痉挛。

近十余年来,基于运动控制理论的多通道功能性电刺激整合了多关节、多组肌群的协同运动,比较好地体现了功能导向治疗,越来越受到临床的关注和应用。

2.运动治疗

运动治疗以主、被动活动关节和肌肉,鼓励患者主动参与为核心。强调的是循序渐进、由易到难。治疗体位从卧位、坐位到站立位。典型代表包括神经发育技术（Bobath 技术）、运动治疗技术（Brunnstrom 技术）、多种感觉刺激技术（Rood 技术）和本体感觉神经肌肉促进技术（PNF技术）,目前国外将这一类技术称为脑卒中治疗的传统神经发育治疗。

3.基于运动控制理论的治疗技术

20 世纪 90 年代,"脑的十年"研究为脑卒中康复提供了当时更新的理念,基于运动控制理论的康复治疗技术不断出现,如运动再学习、想象疗法、镜像治疗等,有一些将几种技术结合起来运用到脑卒中的临床康复治疗的技术,如机器人结合功能性电刺激技术。这些基于运动控制理论的新技术是未来脑卒中康复治疗的发展方向。

（三）作业治疗

1.日常生活活动训练

包括以下几个方面。

（1）穿衣活动:练习穿、脱衣服、鞋、袜等。穿衣时先穿患肢的衣服,脱衣时先脱健肢的衣服。

反复练习拉上裤子和脱下裤子动作,以便独立如厕。

(2)进食活动:握筷或匙进食,手持杯子饮水,削苹果皮后吃苹果。

(3)居住活动:练习整理房间,摆放物品,移动物品。

(4)行动变化:练习改变体位、移动身体、翻身、坐起、躺下、坐位转移、站立、坐下、步行或利用轮椅行动。

(5)个人卫生:应用自助具刷牙、洗脸、洗手、洗毛巾、修剪指甲、剃须等,练习自己洗浴、用厕等基本技能,可以带支具或利用特殊工具进行,逐渐练习到生活自理。

2.职业技能训练

进行适当的基本劳动或逐渐掌握工作技巧的训练,如打字、使用计算机、装配机械设备、烹调、给文件归档、给报纸分类、绘画、书法等,使患者达到重新就业的要求。作业治疗应侧重进行应用性训练。

3.结构性作业训练

按照要求完成一件成品,如进行编织毛衣、泥塑、制陶、雕刻等作业训练。

4.娱乐性治疗

组织患者参加棋牌、音乐、舞蹈、游戏等活动,观看书画或球赛。

(四)言语与吞咽治疗

对于存在言语障碍和(或)吞咽障碍的患者应进行针对性的治疗。

(五)康复辅具

1.助行器、轮椅

可帮助患者出行,增加患者的活动范围,有利于患者接触社会,参与社会活动。

2.矫形器

可以矫正痉挛和畸形,如矫正腕关节、指关节的屈曲畸形,足下垂和足内翻畸形。

3.康复机器人

康复机器人是近年来发展迅速的一类设备。此类设备是基于运动控制理论的,将高科技应用到脑卒中患者功能恢复的康复治疗中。

(六)药物治疗

1.治疗脑梗死的常用药物

在发病的早期或急性期药物治疗的作用比较明显。

(1)血小板功能抑制剂:阿司匹林、双嘧达莫、噻氯匹定。

(2)钙通道阻滞剂:尼卡地平、尼莫地平、氟桂利嗪。

(3)脑代谢活化剂:ATP、细胞色素 C、辅酶 A、胞磷胆碱、吡拉西坦等。

2.治疗脑出血的常用药物

这类药物有甘露醇、山梨醇、复方甘油注射液、尿素、高渗葡萄糖、血清蛋白等。

(七)心理治疗

对存在焦虑、抑郁的患者,医师、治疗师和护士为患者实施治疗或交流时要针对具体情况进行心理疏导与心理支持,对已经形成心理疾病的患者要及时请精神科或心理科会诊。

（马志超）

第二节　颅 脑 损 伤

颅脑损伤(traumatic brain injury,TBI)是指头部直接或间接受到一定强度的外力作用,导致头皮组织、颅骨及脑组织发生病理性改变而出现异常的临床表现和神经系统症状的综合征。颅脑损伤的常见原因为交通事故、高处坠落、失足跌倒、工伤事故和火器伤;偶见难产和产钳引起的婴儿颅脑损伤。临床表现为意识障碍、头痛、恶心、呕吐、瞳孔变化、癫痫、自主神经症状、颈强直、瘫痪等。

一、康复评定

(一)功能评定

1.意识评定

TBI后意识水平的改变较为常见。昏迷、植物状态和最小意识状态都是严重颅脑损伤后常见的意识障碍。许多严重的损伤以昏迷为初始症状,昏迷通常不会永远持续,患者可能进入植物状态或者最小意识状态,或者完全清醒。

植物状态的患者可以脱离呼吸机。虽然对周围环境的意识缺失,患者仍可能睁眼,存在睡眠/觉醒周期。患者可被声音或视觉刺激惊吓,可能存在反射性的笑/哭,对有害刺激可存在回撤反应。植物状态患者的运动只是对外界刺激无目的性的和反射性的反应,而且不能够重复。植物状态的患者在一段时期内可能没有有意义的动作或者认知功能,并且完全缺乏对自我和环境的意识,如果超过一定的时间则称为永久植物状态,对于TBI患者这段时间可为一年。

最小意识状态存在最小的对自我或环境意识的表现。类似于植物状态,其睡眠-觉醒周期存在。然而,最小意识状态患者对有害刺激不发生回撤或者姿势反应,而是定位有害刺激并且有时可能伸手去碰触物体。患者可对声音定位并且表现出持续的注视和视追踪。

格拉斯哥昏迷量表(GCS)一般将颅脑创伤分为重型、中型、轻型。它是应用最广泛的临床量表,可评价意识水平和对损伤程度进行分级。

修订版昏迷恢复量表(coma recovery scale-revised,CRS-R)评估患者的异常意识状态。CRS-R是有效且可靠的,包括6个类共23项测量指标。评分从0到23分。评分可用来区分不同的意识状态(植物人、最小意识状态以及苏醒),明确预后并指导治疗方案。

意识障碍评分表(disorders of consciousness scale,DOCS)是一个评估意识障碍患者觉醒度和神经行为恢复的有效且可靠的评分表。它包括23个项目,评估患者的社会知识、味觉、吞咽、嗅觉、本体感觉、触觉、听觉、视觉。评分根据患者的反应,包括无反应、一般反应或局部反应。DOCS可用于区分不同的意识状态(如植物状态和最小意识状态),并有助于判断康复预后。

2.感觉功能评定

进行对感觉的检查时,通常患者的反应有以下3种。①正常:患者反应快而准确;②消失:无反应;③减退:迟钝的反应,回答的结果与所受的刺激不相符合。

3.运动功能评定

运动功能评定包括肌张力评定、肌力评定、关节活动范围评定。

4.认知功能评定

认知功能评定见本章第一节相关内容。

5.吞咽功能评定

吞咽功能评定见本章第一节相关内容。

6.心理功能评定

康复医学中常用的心理功能评定包括智力测验、人格测验、情绪测验及神经生理评定。

(二)结构评定

TBI是引起脑积水的常见原因。重型颅脑损伤后常常继发脑积水。头颅 CT 和 MRI 是目前公认的诊断脑积水的可靠手段,表现为脑室系统扩大,脑室角变圆钝,脑实质变薄,脑室旁间质水肿是脑积水的特征性表现。MRI 显示脑室旁白质水肿比 CT 更清楚。

(三)活动评定

活动评定主要评定患者的日常生活活动情况。

(四)参与评定

参与评定见本章第一节相关内容。

二、康复诊断

该病临床主要功能障碍/康复问题表现为以下 4 个方面。

(一)功能障碍

1.意识障碍

意识障碍主要表现为患者不能与人进行交流,不能遵从他人指令等。

2.感觉功能障碍

感觉功能障碍包括痛觉、温度觉、触觉、关节位置觉、运动觉、平衡觉等感觉的障碍,其中关节位置觉、运动觉、平衡觉影响患者运动功能的恢复。

3.运动功能障碍

运动功能障碍表现为肢体瘫痪,有协调性障碍,姿势控制障碍,肌张力异常,步态异常。

4.认知功能障碍

认知功能障碍表现为注意力集中困难,记忆力降低,执行功能、推理、判断、思维等能力的缺失。

5.言语功能障碍

言语功能障碍主要表现为患者与人不能进行正常交流,表达困难,有听觉理解障碍、阅读和书写障碍等。

6.吞咽障碍

吞咽障碍主要表现为饮水呛咳,吞咽时或吞咽后咳嗽、口鼻反流,常引起脱水、营养不良、吸入性肺炎等。

7.心理功能障碍

心理功能障碍包括强烈的挫折感、易激惹、不懂变通、有攻击性、冲动和易怒。

(二)结构异常

头颅 CT 扫描是十分重要的手段,可以显示血肿、挫伤、水肿的存在及范围,也可看到骨折、积气等,必要时可多次动态扫描,以追踪病情变化。但后颅窝部位常有伪影干扰,显像欠佳。头颅 MRI:虽然在急性期极少使用,但如后颅窝病变在 CT 显示不佳时要考虑应用。对颅内软组织结构显像优于 CT,可用在病情稳定后,判断受伤范围和估计预后。

（三）活动受限

（1）基础性日常生活能力受限。

（2）工具性日常生活能力受限。

认知功能、运动功能障碍、行为障碍以及情绪障碍是引起患者日常生活活动受限的主要原因。

（四）参与受限

（1）职业受限:TBI 患者有很大一部分是青少年,故对就业范围影响很大。

（2）社会交往受限。

（3）休闲娱乐受限。

（4）生存质量下降:认知障碍、运动功能障碍、吞咽障碍及活动参与受限常常导致 TBI 患者的生存质量下降。

三、康复治疗

早期康复目标:稳定病情,提高觉醒能力,促进创伤后遗忘的恢复,防治各种并发症,促进功能康复。

恢复期康复目标:最大限度地恢复患者的运动、感觉、认知、言语等功能,提高日常生活能力,提高生存质量。

后遗症期康复目标:使患者学会应付功能不全的状况,学会新的代偿方法,增强患者在各种环境中的独立和适应能力,回归社会。

（一）物理治疗

1.物理因子治疗

物理因子治疗包括温热疗法、中频电流、短波、超短波等。

2.运动治疗

运动治疗可以维持和改善肌肉功能、提高运动能力,如增强肌力,提高平衡及协调能力,改善步态、增强运动耐力,主要包括肌力训练、关节活动度、耐力训练。

（二）作业治疗

TBI 患者的作业治疗一定要建立在详尽评估的基础上,主要目的包括以下几个方面:①提高随意运动的能力和耐力;②增强运动和感觉的统合;③提高言语交流能力;④提高感知和认知能力;⑤改善和提高日常生活能力,学习合适的代偿方法;⑥提高生活、职业技能,促进患者回归社会。

（三）康复辅具

对 TBI 患者适当使用辅助装置或适应性工具,可预防、矫正畸形,增强患者的生活独立性,帮助他们省时、省力、准确、快速地完成一些原先无法完成的日常生活活动。

（四）心理治疗

对有情绪障碍的患者要进行安慰、劝解、疏导,调整环境,给患者以心理上的支持和安抚,对已经形成心理疾病的患者要及时请心理科会诊。

（五）药物治疗

使用控制症状的药物、改善病情的药物治疗 TBI 患者,可以预防/控制癫痫、改善情绪、提高认知等。可以酌情选择药物治疗。

（赵　敏）

<h1 style="text-align:center">第三节　脊　髓　损　伤</h1>

一、概述

脊髓损伤是各种原因引起脊髓的结构、功能损害,导致损伤部位以下运动、感觉、自主神经功能障碍或丧失,大小便失禁,生活不能自理,造成患者终身残疾。在发病原因中,交通事故占46.9%,高处坠落占16.8%,暴力占14.8%,运动损伤占16.3%,刀枪伤占1.62%,其他占3.58%。脊髓损伤的发病率因各国情况不同而有差别。在发达国家,发病率为每年(20～60)/百万人。在我国因无脊髓损伤的登记制度,无法进行发病率的准确统计。北京的调查资料显示,年患病率为6.7/百万人口,明显低于发达国家,但近年来有增加的趋势。从发病年龄上看,脊髓损伤多以青壮年为主,男性发病人数是女性的4倍。

二、康复评定

(一)神经损伤平面的评定

神经平面是指脊髓具有身体双侧正常感觉、运动功能的最低脊髓节段。用右侧感觉节段、左侧感觉节段、左侧运动节段、右侧运动节段来判断神经平面。脊髓损伤后感觉和运动平面可以不一致,左右两侧也可能不同。神经平面的综合判定以运动平面为主要依据。但胸口至腰($T_2 \sim L_1$)损伤无法评定运动平面,所以主要依赖感觉平面来确定神经平面。对第4颈椎(C_4)损伤可以采用膈肌作为运动平面的主要参考依据。

根据关键肌和关键点的检查,可迅速确定神经平面(表12-2)。关键肌是指其肌力达到Ⅲ级,而上一节段的另一肌肉的肌力必须达到Ⅳ以上。感觉检查时应以痛觉和轻触觉为准。

表 12-2　脊髓损伤神经平面的确定

损伤平面	关键肌	关键点
C_2		枕骨粗隆
C_3		锁骨上窝
C_4	膈肌	肩锁关节的顶部
C_5	屈肘肌(肱二头肌、旋前圆肌)	肘前窝外侧面
C_6	伸腕肌(桡侧伸腕长肌及短肌)	拇指
C_7	伸肘肌(肱三头肌)	中指
C_8	中指屈指肌(中指末节指屈肌)	小指
T_1	小指外展肌	肘前窝尺侧面
T_2		腋窝
T_3		第3肋间
T_4		第4肋间
T_5		第5肋间

续表

损伤平面	关键肌	关键点
T_6		剑突水平
T_7		第 7 肋间
T_8		第 8 肋间
T_9		第 9 肋间
T_{10}		脐水平
T_{11}		第 10 肋间（T_{10}～T_{12}）
T_{12}		腹股沟韧带中点
L_1		T_{12} 与 L_2 之间的上 1/3 处
L_2	屈髋肌（髂腰肌）	大腿前中部
L_3	伸膝肌（股四头肌）	股骨内上踝
L_4	踝背伸肌（胫前肌）	内踝
L_5	长身趾肌（趾长伸肌）	足背第 3 跖趾关节
S_1	踝跖屈肌（腓肠肌）	足跟外侧
S_2		腘窝中点
S_3		坐骨结节
$S_{4\sim5}$		肛门周围

（二）感觉功能的评定

脊髓损伤患者的感觉功能可以用感觉指数评分进行评定。方法是分别检查肢体两侧各 28 个关键点的轻触觉和针刺觉，并按 3 个等级分别评定打分。0 分为缺失，1 分为障碍（部分障碍或感觉改变，包括感觉过敏），2 分为正常，NT 为无法检查，满分为 $28 \times 2 \times 2 \times 2 = 224$ 分，分数越高感觉越接近正常。

（三）运动功能的评定

脊髓损伤后运动功能的评定采用运动指数评分（表 12-3），评定时在左右侧肢体分别进行，肌力 0～Ⅴ级分别评 0～5 分，满分 100 分。患者评分越高，表明肌肉力量越强。

表 12-3　脊髓损伤患者运动指数评分

左侧评分	损伤平面	代表肌肉	右侧评分
5	C_5	肱二头肌	5
5	C_6	桡侧伸腕肌	5
5	C_7	肱三头肌	5
5	C_8	示指固有肌	5
5	T_1	对掌拇肌	5
5	L_2	髂腰肌	5
5	L_3	股四头肌	5
5	L_4	胫前肌	5
5	L_5	拇长肌	5
5	S_1	腓肠肌	5

（四）损伤严重程度评定

损伤严重程度指的是脊髓的完全或不完全性，评定的方法是通过损伤平面以下包括最低位的骶段是否存在部分保留区来确定。部分保留区指的是在损伤水平以下仍有感觉或运动功能残留的节段，或感觉和运动功能均保留但弱于正常区域的节段。骶部感觉包括肛门黏膜与皮肤交界处和肛门深部的感觉；运动功能检查是用手指肛诊确定肛门外括约肌的自主收缩。部分保留区的判断必须在脊髓休克消失之后才能做出。球海绵体肌反射（捏阴茎龟头或阴蒂引起肛门括约肌收缩）或损伤平面以下肌肉痉挛的出现可以作为脊髓休克消失的指征。

不完全性损伤：部分保留区超过 3 个脊髓节段。

完全性损伤：部分保留区不超过 3 个脊髓节段。损伤程度目前常用修改的 Frankel 标准（表 12-4）进行分类。

表 12-4　脊髓损伤程度的分类

损伤分级	感觉运动功能
Ⅰ 完全性损害	无感觉、运动功能，亦无骶段残留
Ⅱ 不完全性损害	损伤水平以下存在感觉功能，肛门黏膜反射存在
Ⅲ 不完全性损害	损伤水平以下存在运动功能，肛诊反射存在，但关键肌的肌力＜Ⅲ级
Ⅳ 不完全性损害	损伤水平以下存在运动功能，肛诊反射存在，但关键肌的肌力≥Ⅲ级
Ⅴ 正常	运动及感觉功能正常

（五）日常生活活动能力（ADL）的评定

评定脊髓损伤患者的 ADL 应根据瘫痪的情况，分别用不同的方法评定。

1.截瘫患者 ADL 的评定

可用改良的 Banhel 指数进行评定，即对患者的修饰、如厕、吃饭、转移、活动、穿衣、上楼梯及洗澡等 10 项日常生活能力进行评定，依赖别人为 0 分，需要帮助为 5 分，完全自理为 10 分，满分为100 分。根据评定的总分确定残疾程度。0～20 分为极度缺陷，25～45 分为严重缺陷，50～70 分为重度缺陷，75～90 分为轻度缺陷，100 分为生活自理。

2.四肢瘫患者 ADL 的评定

对于四肢瘫患者，一般用四肢瘫功能指数（QIF）来进行 ADL 评定。其方法是对患者达到日常生活自理必须完成的 10 大项内容（转移、修饰、沐浴、进食、更衣等）的各项具体动作进行评分。

（六）不同损伤水平患者的功能预后评定

脊髓损伤平面和功能预后有密切关系。理想的预后目标的实现还需要适当的临床和康复治疗。

三、康复治疗

脊髓损伤后，因为在不同的时期存在的主要问题不同，需要达到的目的不同，所采取的康复治疗措施也会不同。

（一）急性不稳定期（卧床期）的康复治疗

此期为脊髓损伤后 2～4 周，临床治疗与康复治疗是同时进行的，也是互相配合的。脊髓损伤患者易发生肺部感染等呼吸系统并发症，而在治疗肺部感染的同时进行呼吸功能训练是十分有益的。在急性不稳定期，康复训练每天 1～2 次，训练强度不宜过大。早期康复的主要内容包括以下几种。

1.体位变换

脊髓损伤后,为了预防压疮、肢体挛缩及畸形等并发症的发生,应对患者采取正确的体位和体位变换。

(1)正确的体位如下。

上肢体位:①仰卧时,肩外展 90°,肘关节伸展,前臂旋后;②侧卧位,下侧肩关节前屈 90°,肘关节屈 90°,上侧肢体的肩、肘关节伸直,手及前臂中立;③俯卧时,肩外展 90°,屈肘 90°,前臂旋前。

下肢体位:①仰卧时,髋关节伸展并可轻度外展,膝关节伸展,踝背伸(应用垫枕)及足趾伸展;②侧卧时,屈髋 20°,屈膝 60°,踝关节背伸和足趾伸展。

(2)体位变换:变换体位时应遵守以下原则。①定时变换:急性期应每 2 h 按顺序更换一次体位,恢复期可以每 3～4 h 更换一次体位;②轴向翻身:脊柱不稳定或刚刚稳定时,变换体位时必须注意维持脊柱的稳定。要 2～3 人对患者进行轴向翻身,不要将患者在床上拖动,以防止皮肤擦伤。

2.肌力训练

在保持脊柱稳定的原则下,所有能主动运动的肌肉都应当运动,使患者在急性期不发生肌肉萎缩或肌力下降。

3.关节活动度训练

被动关节活动度训练应在入院后首日进行,每天 2 次,每次 10 min 以上。每个关节在各轴向活动 20 次,每个肢体从近端到远端关节方向活动。进行关节活动度训练时应注意:在脊柱仍不稳定时,对影响脊柱稳定的肩、髋关节应限制活动;颈椎不稳定者,肩关节外展不超过 90°;胸腰椎不稳定者,屈髋不宜超过 90°;由于患者没有感觉,应避免过度过猛的活动,以防关节软组织的过度牵张损伤;$C_{6\sim7}$ 损伤的患者,在腕关节背伸时应保持手指屈曲,在手指伸直时必须同时屈腕。

4.呼吸训练和协助咳嗽

颈髓损伤的患者,由于损伤部位以下的呼吸肌麻痹,明显降低了胸廓的活动能力,导致肺活量降低,不能咳出痰,易发生坠积性肺炎。因此每个患者都应进行呼吸训练。

(1)吸气:T_1 以上损伤时,膈肌是唯一有神经支配的呼吸肌,应协助患者充分利用膈肌吸气,治疗师可用手掌轻压胸骨下面,使患者用膈肌进行吸气。

(2)呼气:患者在呼气期间,治疗师将双手放在患者胸壁上施加压力,并在每次呼吸之后变换位置。

(3)协助咳嗽:腹肌麻痹的患者不能完成咳嗽动作,治疗师可以用双手在其膈肌下面施加压力,协助患者咳嗽。

5.膀胱功能训练

脊髓损伤后,直接的膀胱功能障碍有尿失禁和尿潴留。损伤后早期主要有尿潴留,一般采用留置导尿管的方式,以后过渡到间歇导尿和自主排尿或反射排尿训练。

(1)留置导尿:在留置导尿管时,要注意卧位时男性导尿管的方向必须朝向腹部。由于膀胱贮尿量在 300～400 mL 时有利于膀胱自主功能的恢复,因此要记录出入量,以便掌握夹放导尿管的时机。留置导尿期每天的摄水量必须达到 2 500～3 000 mL,以预防尿路感染的发生。当患者发生尿路感染时,应拔除导尿管,必要时使用抗生素。

(2)间断清洁导尿:与留置导尿相比感染率低,操作方便,特别适用于手功能尚存的患者。方法是用较细的导尿管,每次排尿前用生理盐水冲洗后即可使用,用后再用生理盐水冲洗,然后放入生理盐水或消毒液中保存。采用此法导尿患者每天的摄入液体量可减至 1 800 mL,尿量保持在 1 400 mL,每次排尿量为 300～400 mL。

6.预防直立性低血压的适应性训练

为防止直立性低血压,应使患者逐步从卧位转向半卧位或坐位,倾斜的高度逐渐增加,以无头晕等低血压症状为度。除此之外,还可以用弹性绷带捆扎下肢或用腹带以增加回心血量。适应性训练的时间取决于损伤的平面,平面低则适应时间短,平面高则适应时间长。

(二)急性稳定期(轮椅期)的康复治疗

急性不稳定期结束后的 4～8 周为急性稳定期。在此期患者经过内固定或外固定支架的应用,重建了脊柱的稳定性。危及生命的复合伤得到了处理或控制,脊髓损伤引起的病理生理改变进入相对稳定阶段。脊髓休克多已结束,脊髓损伤的水平和程度基本确定,康复成为首要任务。在强化急性不稳定期的有关训练的基础上增加垫上支撑训练、站立和平衡训练、床或平台上转移训练、轮椅训练和日常生活活动能力训练。每天康复训练的时间总量应在 2 h 左右。在训练过程中应注意监护心肺功能的改变。在物理治疗(PT)、作业疗法(OT)的训练完成后,患者可在病房护士的指导下自行训练。在从急性不稳定期过渡到急性稳定期时,训练时应注意脊柱稳定性的确定和直立性低血压的防治。

(三)恢复期的康复治疗

在早期康复治疗的基础上,进一步强化有关训练,如肌力训练、平衡训练。其康复目标通常是患者能够生活自理、利用轮椅移动或步行。根据损伤平面的不同分别采用不同康复方法。

1.C_4 损伤的患者

此类患者的四肢肌、呼吸肌及躯干肌完全瘫痪,离开呼吸机不能维持生命,因此生活完全不能自理。应做以下训练。

由于患者的头、口仍有功能,因此可以训练他们用口棍或头棍来操纵一些仪器和做其他活动,如写字、翻书页、打字、拨电话号码、触动一些仪器的键来操纵仪器。

因为呼吸肌大部分受损,所以呼吸功能差,应加强呼吸功能的训练。其方法是做深呼吸、大声唱歌和说话。

另外,为预防四肢关节僵硬,每天应进行关节的被动活动,每个关节的每组活动 10～15 次,每天至少做 1 组。为减缓骨质疏松的发生和有利于排出大、小便,应每天让患者有一定的站立时间,如采用倾斜床站立。

2.C_5 损伤的患者

这类患者的特点是肩关节能活动,肘关节能主动屈曲,但不能伸肘,腕、手的所有功能均缺乏;呼吸功能差,躯干和下肢全瘫;不能独立翻身和坐起;自己不能穿戴辅助具;生活不能自理,需要大量帮助。对患者的康复训练内容如下。

(1)学会使用矮靠背轮椅,并在平地上自己驱动。

(2)学会使用轮椅。

(3)学会使用固定于轮椅靠背扶手上的套索前倾减压。

(4)学会使用各种支具,如由他人帮助把勺子固定于自己的手上,练习自己进食。

（5）残留肌肉肌力训练：训练肱二头肌、三角肌，可以把套袖套在前臂或上臂，通过滑车重锤进行训练，或用 Cybex 等速运动训练仪。

（6）倾斜床站立一般从 30°开始，每天 2 次，每次持续半小时以上。每 3 d 增加 15°，直至能直立为止。

（7）关节活动训练与 C_4 损伤的患者相同。

3.C_6 损伤的患者

这类患者缺乏伸肘、屈腕能力，手功能丧失，其余上肢功能基本正常；躯干和下肢完全瘫痪；肋间肌受累，呼吸储备下降。但这些患者已经可以完成身体的移动，通过训练有可能学会独立生活所需的多种技巧。因此这类患者中部分可以自理生活，需要中等量的帮助。以下训练适合这类患者。

（1）驱动轮椅的训练。

（2）单侧交替地给臀部减压（用肘钩住轮椅扶手，身体向同侧倾斜，使对侧减压），每半小时进行 1 次，每次 15 s。

（3）利用床头或床脚的绳梯从床上坐起。

（4）站立、呼吸、关节活动训练与 C_4 损伤的患者相同。

（5）增强二头肌（屈肘）和桡侧伸腕肌（伸腕）的肌力。

4.C_7 损伤的患者

此类患者的上肢功能基本正常，但由于手的内在肌神经支配不完整，抓握、释放和灵巧度有一定障碍，不能捏；下肢完全瘫痪；呼吸功能较差。一般情况下患者在轮椅上基本能独立；在平地上能独立操作轮椅；在床上能自己翻身、坐起和移动；能自己进食，穿、脱衣服和管理个人卫生；能独立进行各种转移。应进行以下训练。

（1）上肢残存肌力增强训练。

（2）坐在轮椅上，用双手撑在扶手上进行减压，30 min 1 次，每次 15 s。

（3）用滑板进行转换：在轮椅与床沿或浴盆之间架一个滑板，使臀部沿滑板移至床上或浴盆内。

（4）关节活动练习、呼吸功能训练、站立训练与 C_4 损伤的患者相同。

5.C_8～T_2 损伤的患者

此类患者的上肢功能完全正常，但不能控制躯干，双下肢完全瘫痪，呼吸功能较差。他们能独立完成床上活动、转移，能驱动标准轮椅，上肢肌力好者可用轮椅上下马路镶边石，可用后轮保持平衡；能独立大、小便，能独立使用通信工具、写字、更衣；能进行较轻的家务劳动，日常生活完全自理；可从事坐位工作，可借助长下肢支具在平行棒内站立。对此类患者应进行下列训练。

（1）使用哑铃、拉力器等加强上肢肌肉强度和耐力的训练。

（2）处于坐位，注意练习撑起减压动作。

（3）进行各种轮椅技巧练习，以提高患者的适应能力。这些练习包括向前驱动、向后驱动、左右转训练、前轮翘起行走及旋转训练、上斜坡训练、跨越障碍训练、上楼梯训练、下楼梯训练，还包括抬起轮椅前轮，用后轮保持平衡的训练，独立越过马路镶边石训练，过狭窄门廊的训练及安全跌倒和重新坐直的训练。

（4）转移训练仍然必要，可以不使用滑板进行练习。其方法是用两上肢支撑于轮椅与床沿或浴盆之间，通过身体旋转，将臀部移向床沿或浴盆沿。

6.T_3～T_{12}损伤的患者

此类患者的上肢完全正常,肋间肌也正常,呼吸因而改善,耐力增加,但下肢完全麻痹,躯干部分麻痹。患者不但生活能自理,可以从事轻的家务劳动和坐位的职业,而且能进行治疗性行走。对患者的训练应着重于站立和步行。

(1)在平衡杠内进行站立平衡训练和迈步训练。①站立:应首先在治疗师的辅助下练习,包括头、躯干的平衡和骨盆稳定;②迈步:$T_{6～8}$损伤的患者进行迈至步练习,$T_{9～12}$损伤的患者可进行迈至步和迈越步练习。

(2)用双拐和支具训练:在平衡杠中训练完成后,可利用双拐和矫形器在杠外进行同样的练习。

(3)轮椅地面转移的训练:可使患者从轮椅上移到地上或从地上移回轮椅,这项能力可帮助患者丰富生活。如能使患者在海滩上下水,在地板上与孩子玩耍,这项能力也是一个重要的自救措施。有些患者开始未能预见到这个问题的重要性,但在将来某个时候肯定会发现它是非常有用的。当患者从轮椅上摔下来后,他就能应用此项能力从地面上回到轮椅上。

7.$L_{1～2}$损伤的患者

此类患者的上肢完全正常,躯干稳定,呼吸功能完全正常,身体耐力好,下肢大部分肌肉瘫痪,能进行$T_{3～12}$损伤患者的一切活动,能在家中用长或短下肢支具行走(距离短,速度慢),能上、下楼梯,日常生活完全自理。在户外长时间活动或为了节省体力和方便能使用轮椅。应进行下列训练。

(1)训练患者用四点步态行走。

(2)练习从轮椅上独自站起。

(3)使用双拐上、下楼梯。

(4)进行使用双拐安全跌倒和重新站起的训练:步行就有摔倒的危险,运动和感觉功能受损的患者更易摔倒。患者在练习用辅助具和支具行走前应学会安全的跌倒,以减少损伤的危险。当用拐杖步行者摔倒时,有两件事可做,以减少损伤的危险。第一,撒开拐杖,以免摔在拐杖上或拐杖产生过大的力量于上肢上。第二,当患者摔倒时,应用手掌着地,上肢收于胸前,用肘和肩缓冲一下,避免摔倒时上肢僵硬,造成摔伤。

(5)其他训练与$T_{3～12}$损伤的患者相同。

8.L_3及L_3以下损伤的患者

此类患者的上肢和躯干完全正常,下肢仍有部分肌肉麻痹,但可以用手杖或不用任何辅助用品,做社区功能步行。

对患者的训练仍以步行训练为主,早期训练方法同前,只是迈步练习使用肘拐即可。步行练习采用双拐迈四点步。为了提高患者的步行能力,还应注意对下肢的残存肌力进行训练,如可用沙袋来提高肌力。

(四)其他康复治疗

1.心理治疗

脊髓损伤后,患者由于在外表、体力、能力、日常生活、工作、经济地位、人际关系等方面处于尴尬的境地,往往有巨大的心理反应,如抑郁、悲观失望、丧失生活的信心,因此,对患者进行心理康复是必不可少的。医护人员在进行肢体训练时,应针对患者心理过程的不同阶段,采取不同的措施,帮助患者解决心理问题。在愤怒期多给予患者谅解;在悲痛期耐心规劝并防止其自杀,并为他们提供必需的社会支持;在承受期积极帮助患者重塑自我形象,重新认识世界,重新设计未来,帮助患者在社会中找到自己应有的位置。

2.脊髓损伤的文体治疗

文体活动可以提高患者的自信心和自尊心,增加患者运动系统的活动,使他们能以健全人的方式生活。适合脊髓损伤患者的文体活动很多,如轮椅篮球、网球、保龄球。

3.脊髓损伤的中医治疗

中医认为,脊髓损伤的主要病机在于督脉损伤,经脉不通,肾阳虚衰,兼有淤血阻滞。在治疗时,可采用针刺、药物、患肢按摩等。

(赵　敏)

第四节　周围神经损伤

一、概述

周围神经是由脑和脊髓以外的神经节、神经丛、神经干及神经末梢组成的,是传递中枢神经和躯体各组织间信号的装置。周围躯体神经多为混合性神经,含有运动神经纤维、感觉神经纤维和自主神经纤维。

周围神经病损是指周围神经运动、感觉功能和结构异常,可分为神经痛和神经疾患两大类。神经痛是指受累的感觉神经分布区出现剧痛,而神经传导功能正常,神经主质无明显变化,如三叉神经痛。神经疾患是指周围神经的某些部位由炎症、中毒、缺血、营养缺乏、代谢障碍、外伤等引起的一组疾病和损伤,属炎症性质者习惯上称为神经炎,而周围神经丛、神经干或其分支受外力作用而发生的损伤(如挤压伤、牵拉伤、挫伤、撕裂伤、锐器伤、火器伤、注射伤)称为周围神经损伤。

周围神经炎症与损伤的主要临床表现如下。①运动障碍:弛缓性瘫痪、肌张力降低、肌肉萎缩;②感觉障碍:局部麻木、灼痛、刺痛、感觉过敏、实体感缺失等;③反射障碍:腱反射减退或消失;④自主神经功能障碍:局部皮肤光润、发红或发绀、无汗、少汗或多汗、指(趾)甲粗糙脆裂等。

周围神经损伤后,常出现水肿、挛缩等并发症,应注意预防。常见的周围神经病损有三叉神经痛、肋间神经痛、特发性面神经炎(Bell麻痹)、多发性神经炎(末梢神经炎)、急性感染性多发性神经根神经炎、臂丛神经损伤、尺神经损伤、桡神经损伤、正中神经损伤、腕管综合征、胫神经损伤、腓总神经损伤、股外侧皮神经炎、坐骨神经损伤等。康复治疗的目的是消除或减轻疼痛,预防与解除肌肉和肌腱挛缩、关节僵硬,防止肌肉萎缩,增强肌力,恢复运动与感觉功能,最终恢复患者的生活和工作能力。

二、康复评定

周围神经病损后,除了仔细而全面地采集病史、进行全身体格检查外,尚应进行功能检查与评定,以了解周围神经病损的程度,做出预后判断,确定康复目标,制订康复计划,评定康复效果等,通常采用下列检查、评定方法。

（一）肌力测定

肌力测定可用徒手肌力检查法（按 0～5 级的肌力检查记录）和器械检查（包括捏力计、握力计、张力计、背腿胸测力计等）。

（二）腱反射检查

该检查包括肱二头肌反射、肱三头肌反射、桡骨膜反射、膝腱反射、跟腱反射等的检查。

（三）患肢周径的测量

应把患肢的周径与相对应健侧肢体的周径对比。

（四）关节活动度测量

常用量角器测定法，测量患肢各关节各轴位运动的范围。

（五）感觉检查

检查内容包括浅感觉（触觉、温度觉和痛觉）和深感觉（位置觉、两点分辨觉及形体觉）。

（六）自主神经检查

自主神经检查常采用出汗试验。

（七）电生理学检查

电生理学检查对于判断神经病损的程度、范围、预后有很大的帮助，是临床工作中的首选评定方法。它可以帮助我们获得客观、可靠的周围神经损伤的指标。目前常用以下方法。

（1）直流感应电测定：应用间断直流电和感应电刺激神经、肌肉，根据阈值的改变和肌肉收缩反应的状况，来判断神经、肌肉的功能状态。阈值低，肌肉出现强直收缩为正常反映；阈值提高，肌肉强直收缩减弱或出现不完全强直收缩为部分变性反应；阈值高，收缩极迟缓，呈蠕动式为完全变性反应；引不出任何肌肉收缩者为绝对变性反应。应用直流感应电诊断，可鉴别上、下运动神经元病变，器质性与功能性病变，并帮助我们对神经病损的预后进行估计，但不能精确定量。

（2）强度-时间曲线检查：用若干个宽度逐渐减小的电脉冲刺激某神经所支配的肌肉，把最小可见收缩的点连成曲线，称为强度-时间曲线。有神经支配的正常肌肉，强度-时间曲线位于左下象限，呈抛物线型（Ⅲ）；完全失神经肌肉，则位于右上象限（Ⅰ）；部分失神经肌肉则介于两者之间，曲线出现弯折（Ⅱ）；若神经支配不恢复，出现纤维化，可因无兴奋而测不出曲线；若神经支配逐渐恢复，则曲线首先出现弯折，随之出现曲线斜度下降和曲线左移。

直流感应电测定和强度曲线可以为周围神经损伤提供很好的预后估计。凡直流感应电诊断和强度-时间曲线检查呈正常反应和正常曲线者，一般为神经失用症，多可在 3 个月内恢复。若为部分变性反应，呈部分失神经曲线，多为轴索断裂，一般需要 3～6 个月或更长时间方可恢复。若检查结果为完全变性反映、完全失神经曲线，则一般为严重的轴索断裂或神经断裂，恢复时间多需 6 个月以上或不能恢复。

（3）神经肌肉电图检查：此检查对周围神经病损具有十分重要的评定价值，通过针极肌电图检查，可以了解瘫痪肌中自发电位、失神经电位的数量与种类，了解有无插入电位延长，随意运动时有无动作电位、电位的数量，从而可得出神经失用症或轴突断离或神经断离的判断，通过纤颤电位、正锋波数量减少，出现多相新生电位，可判断神经再生。

（4）神经传导检查：神经传导检查是对周围神经病损有用的检查方法之一，可以测定传导速度、动作电位的幅度和末端潜伏期。它既可用于运动神经的评定，也可用于感觉神经的评定。髓鞘变薄或节间退化变性可使传导速度减慢、严重脱髓鞘，甚至导致传导阻滞，但激发电位的幅度无明显减小。轴索变性，则传导速度通常正常或轻度减慢，但激发电位幅度明显降低。若髓鞘与轴索均受损,速度减慢和幅度下降可同时出现。

（八）家庭、职业等社会环境的调查

通常采取物理治疗和作业治疗时随患者去家里和生活的社区进行调查访问,在患者生活的环境（包括住所外部的环境和住所内部的环境）中评定其功能水平。评定的方式是让患者模拟全天的日常活动,包括穿衣、化妆、洗澡、准备饮食、转移、行走和其他所能做的活动。

三、康复治疗

（一）康复治疗的步骤与方法

康复治疗的目的是防治并发症,促进受损神经再生,保持肌肉质量,迎接神经再支配,以促进运动功能与感觉功能的恢复,最终提高患者的生活质量和工作能力。康复治疗应早期介入,介入越早,效果越好。治疗时,应根据不同时期、不同病情进行有针对性的处理。

1.预防与治疗并发症

（1）防治局部水肿:产生水肿的原因主要是病损后局部循环障碍、组织液渗出过多。局部水肿是挛缩的原因之一。可抬高患肢,用弹力绷带压迫,给患肢做轻柔的向心按摩与被动运动,热敷,温水浴,蜡浴,电光浴,还可以用超短波、短波或微波等方法来改善局部血液循环,促进组织水肿消退或积液的吸收。

（2）防止肢体挛缩与变形:周围神经损伤后,由于水肿、疼痛、肢体位置不当及受累肌与其拮抗肌之间失去平衡等,常易出现肌肉、肌腱挛缩。挛缩一旦发生,不但难以治疗,而且影响运动并助长畸形的发展,因此,预防极为重要。除采用预防水肿的方法外,还应将受累肢体及关节保持在功能位置上,可使用三角巾、夹板、石膏托或其他支具进行固定或支托。如已出现挛缩,则应进行挛缩肌肉、肌腱的被动牵伸,受累肢体的按摩,采用温热疗法、水疗及水中运动等。应用支具时,应根据病损神经的不同而选用不同类型的支具。支具的重量宜轻,尺寸要合适,并应注意避免对感觉丧失部位的压迫。进行被动牵伸时,动作应缓慢,逐渐增大范围,切忌粗暴,以免引起新的损伤。

（3）预防继发性外伤:由于神经的损伤,病损神经所分布的皮肤、关节的感觉丧失,患者缺乏对外界伤害的防御能力,故易遭受外伤。一旦外伤发生,由于伤口常有营养障碍,治疗较难,因此,对丧失感觉的部位应加强保护并保持清洁。对丧失感觉的指尖部、足底部要经常保持清洁,并应用手套、袜子等保护。在试用热疗时要特别慎重,不然可能会造成感觉丧失部位的烫伤。对创口可采用超短波、微波、紫外线、激光等方法进行治疗,以促进创口愈合。

2.促进神经再生

（1）物理疗法:对保守治疗与神经修补术后患者早期应用超短波、微波、紫外线、超声波、磁疗等可促进水肿消退、炎症吸收,改善组织的营养状况,有利于受损神经的再生。

（2）药物:维生素 B_1、维生素 B_{12}、烟酸、辅酶 A、ATP 等药物具有营养神经的作用,早期应用可以促进神经再生。近年来肌内注射或静脉滴注神经生长因子制剂对刺激神经细胞的再生也取得了很好的效果。

3.保持肌肉质量,迎接神经再支配

（1）周围神经病损后,在受累肌肉完全瘫痪、肌电图检查尚无任何动作电位或只有极少的动作电位时,可采用电针疗法、电刺激疗法、按摩、被动运动等,以防止、延缓、减轻失神经肌肉萎缩,保持肌肉质量,迎接神经再支配。

（2）当肌肉有极弱收缩时,可采用肌电生物反馈疗法以帮助恢复肌力。

4.增强肌力,恢复运动功能

一旦受累肌的肌电图检查出现较多的动作电位时,就应开始增强肌力训练,以促进运动功能的恢复。训练中应根据病损神经所支配肌肉的肌力而采用不同的训练方法与运动量。

（1）受累神经支配肌肉主动运动困难(肌力为Ⅰ级)时,使用助力运动。

（2）瘫痪肌肉的功能已有部分恢复,但力量仍弱(肌力为Ⅱ～Ⅲ级)时,可使用较大范围的辅助运动、主动运动及器械性运动,但应注意运动量不宜过大,以免肌肉疲劳。随着肌力的增强,应逐渐减小助力的力量。

（3）当受累肌肉的肌力增至Ⅲ～Ⅳ级时,可进行抗阻练习,以争取肌力的最大恢复,同时进行速度、耐力、灵敏度、协调性与平衡性的专门训练。

（4）在进行肌力训练时,应注意结合功能性活动和日常生活活动性训练。对上肢有洗脸、梳头、穿衣、伸手取物等训练,对下肢有踏自行车、踢球等动作的训练。治疗中应不断增加训练的难度和时间,以增强身体的灵活性和耐力。

（5）作业治疗:根据功能障碍的部位与程度、肌力与肌耐力的检测结果,进行有关的作业治疗。上肢周围神经病损者可进行编织、泥塑、打字、修配仪器等操作,下肢周围神经受累者可进行踏自行车等练习。治疗中不断增加训练的难度与时间,以增强灵巧性与耐力,但应注意防止由感觉障碍导致的机械损伤。

5.促进感觉功能的恢复

（1）周围神经病损后,对有麻木等异常感觉者,可采用直流电离子导入疗法、槽浴、低频电疗法、电按摩及针灸等。

（2）对实体感缺失者,当其指尖感觉有所恢复时,可在布袋中放入日常可见的物体(如手表、钥匙)或用各种材料(如纸、绒布、皮革)卷成的不同圆柱体,让其用患手探拿,以训练实体感觉。

（3）此外,可轻拍、轻擦、叩击、冲洗患部,让患者用患手触摸各种图案、擦黑板上的粉笔字及推挤装入袋中的小球等方法来进行感觉训练。

6.心理疗法

周围神经病损患者往往伴有心理问题,担心病损后的经济负担,担心不能恢复,担心由此病发生的家庭与社会生活问题。可采用医学宣教、心理咨询、集体治疗、患者示范等方式来消除或减轻患者的心理障碍,使其发挥主观能动性,积极地进行康复治疗。亦可通过作业治疗来改善患者的心理状态,如采用治疗性游戏(各类棋类游戏、套圈、投篮球、扔简易保龄球等)来训练上肢、下肢、躯干,可收到较好的效果。

对保守治疗无效而又适合或需要手术治疗的周围神经损伤患者,应及时进行手术治疗。对受累肢体功能不能完全恢复或完全不能恢复者,应视具体情况分别给其设计、配制辅助器具,进行代偿功能训练。

（二）常见周围神经病损及其康复

1.面神经炎

（1）病因和临床表现:面神经炎是指一侧面神经周围性损害引起的该侧面肌瘫痪,病因尚不清楚,常为非化脓性炎症,风寒为该病常见的诱因。临床主要表现为患侧额纹消失、眼裂扩大、鼻唇沟变浅、嘴角下垂、面部偏向对侧等,有的患者可伴有舌前 2/3 味觉减退或消失、听觉过敏、耳部疱疹。多数患者发病后 2 个月内可有不同程度的恢复,少数患者一年后才恢复。

（2）康复治疗：可采取以下措施。①注意眼、面的卫生保健：注意眼部卫生，可以使用保护性眼罩和抗生素眼药水，以防止暴露性角膜炎。鼓励患者轻柔地按摩患侧面部及用患侧咀嚼，以有效地帮助表情肌恢复，防止面部肌肉萎缩。②药物治疗：可使用泼尼松，每次 10～20 mg，每天 1 次，加 2.5 mg 兰他敏，肌内注射，每天 1～2 次，使用维生素 B_1、B_{12} 及血管扩张药等。③物理治疗：在急性期，可用无热量的超短波消炎，用短时间、低热量的红外线局部照射，以促进血液循环和消肿，但禁用强烈刺激治疗；在恢复期可选用直流电药物离子导入法，一般先用红外线照射面部后，导入 0.05％新斯的明、0.25％加兰他敏。④增强肌力训练：肌力为 0～Ⅰ 级时可用手指进行被动运动和按摩；肌力为 Ⅱ～Ⅲ 时，应做主动训练，逐渐使运动幅度达到正常；肌力 Ⅳ～Ⅴ 级时，可进行抗阻运动，注意训练应在限制健侧面肌牵拉的情况下进行。⑤自我模仿训练：治疗师先说出或者演示患者模仿的表情，如高兴、伤感、受惊、吃惊、愤怒、好奇、害羞，然后让患者面对镜子表演。⑥按摩：按摩应沿各孔口向周围进行，并可同时让患者做开口、闭眼、噘嘴；或让患者站在镜子前，用手指轻轻地在脸上画圆圈，按肌纤维的方向由下向上、从口轮匝肌到眼轮匝肌或按摩。

2.腕管综合征

（1）病因病理：多为特发性，或由外伤、遗传性、解剖异常、代谢障碍所引起，或继发于类风湿关节炎，主要病变为正中神经在腕横韧带下受压。孕妇中 15％ 可出现该病，但产后即可消失。

（2）临床表现和诊断：患者多为青年或中年人，夜间手有异常感觉，优势手常感到疼痛、麻木，大鱼际肌无力，叩击腕横韧带区常引起感觉异常（Tinel 征）。电诊断测定经腕点的运动和感觉功能，可显示远端潜伏期明显延长而上段正中神经传导速度正常。

（3）康复治疗：①一般疗法有支托腕部、口服非甾体抗炎药、局部注射皮质激素，有时服用利尿药也可使症状短时消失。②拇对掌肌、外展肌无力，影响抓握功能，有时会使所持物品下落。出现严重的肌无力，需配用对掌支具，将拇指置于外展位，使拇指掌面能与其他指接触。③对感觉丧失与疼痛，使用经皮电刺激神经疗法，将表面电极置于疼痛区域，可使神经永久性部分损伤继发的疼痛缓解。如患者已产生反射性交感神经营养不良，可用上肢经皮电刺激神经疗法，手部按摩，冷、热水交替浴，腕、指关节助力与主动关节活动范围练习。④多数患者需进行手术松解，其成功率高、并发症少。

3.臂丛神经损伤

该病较为常见，其病因很多，如上肢过度牵拉或过度伸展、锁骨骨折、第一肋骨骨折、肩关节脱位、锁骨上窝的外伤、产伤及颈部手术。根据受伤部位的高低，可分为以下三类。

（1）上臂型（臂丛上部瘫痪）：为 C_5～C_6 神经受伤，称 Erb-Duchenne 麻痹，主要表现为上肢近端瘫痪，臂及前臂外侧面有感觉障碍。肱二头肌反射及桡骨骨膜反射减弱或消失。此类患者一般预后良好。康复采用外展支架保护患肢，手部戴外展支具，同时可按摩患肢各肌群，被动活动患肢各关节，并可选用温热疗法、电疗法。在受累肌肉出现主动收缩时，应根据肌力选用助力运动、主动运动及抗阻运动。

（2）前臂型（臂丛下部瘫痪）：较少见，为 C_8～T_1 神经受损，称 Klumpke 麻痹，可引起尺神经、臂及前臂内侧皮神经功能障碍以及正中神经部分功能障碍。其主要特点为上肢远端瘫痪，出现臂及前臂内侧皮神经感觉障碍。颈交感神经纤维受侵，则出现霍纳综合征。康复治疗采用支具使腕关节保持在功能位，患侧腕关节及掌指、指间关节的被动运动，同时视病情选用其他康复治疗方法。

（3）全臂型（混合型）：比较少见，但严重，臂丛神经束从 C_5～T_1 都有不同程度的损伤，不局限于任何一个神经束,引起整个上肢下运动单位性瘫痪及感觉障碍、腱反射消失、肌肉萎缩、自主神经功能障碍及霍纳综合征。康复方法为患肢各关节的被动运动及配合其他康复治疗。如患肢的功能不能恢复,应训练健肢的代偿功能。

4.桡神经损伤

(1)病因:常见原因为肱骨上部骨折、腋杖压迫、上肢置于外展位的手术、肱骨干中下 1/3 骨折或髁上骨折、用臂当枕头、睡觉时臂垂挂椅边、桡骨颈骨折以及陈旧性骨折处大量骨痂生成,或外伤直接损伤该神经。

(2)临床表现:受损部位不同,产生临床表现不同的桡神经麻痹。①高位损伤:肱三头肌以上部位受损时,产生完全的桡神经麻痹,上肢各伸肌皆瘫痪;②肱三头肌以下损伤时,伸肘力量尚保存,肱桡肌、桡侧腕长伸肌、肘后肌及前臂部伸肌瘫痪;③肱桡肌以下损伤时,部分旋后能力保留;④前臂区损伤时,各伸指肌瘫痪;⑤腕骨区损伤时,只出现手背区感觉障碍。

(3)康复治疗:桡神经损伤后,因伸腕肌、伸指肌瘫痪而出现"垂腕"畸形、指关节屈曲及拇指不能外展,应使用支具使腕背伸 30°、指关节伸展、拇外展,以避免肌腱挛缩,并进行受累关节的被动运动,以避免关节强直。

5.正中神经损伤

(1)病因:肱骨髁上骨折、肘关节脱位、肩关节脱位、腕部锐器切割、腕部骨质增生等可导致正中神经损伤。

(2)临床表现:①上臂正中神经受损时前臂旋前肌、屈腕(桡侧)肌、屈拇肌、屈中指及示指深肌功能丧失,大鱼际肌萎缩,出现"猿手"畸形,拇指不能对掌,桡侧三个半指感觉障碍;②损伤平面位于腕关节时出现拇指对掌功能丧失、大鱼际肌萎缩及桡侧三个半指感觉障碍。

(3)康复治疗:康复治疗时,除视病情不同而选用被动运动、主动运动及其他理疗方法外,为矫正"猿手"畸形、防治肌腱挛缩,还需运用支具使受累关节处于功能位。

6.尺神经损伤

(1)病因:病因为颈肋骨折、肱骨髁上骨折、肱骨内上髁骨折、肘关节脱位、腕部切割伤及枪弹伤等。

(2)临床表现:①尺神经在上臂区损伤时,尺侧腕屈肌、指深屈肌、小鱼际肌、骨间肌、第三蚓状肌、第四蚓状肌功能丧失;②腕部损伤时,小指及环指尺侧半感觉消失,小鱼际肌、骨间肌萎缩,各指不能做内收、外展动作,小指、环指的掌指关节过伸、指间关节屈曲而呈"爪形"畸形。

(3)康复治疗:为防止小指、环指的掌指关节过伸畸形,可使用关节折曲板,使掌指关节屈曲至 45°,亦可佩戴弹簧手夹板,使蚓状肌处于良好位置,屈曲的手指处于伸展状态。

7.坐骨神经损伤

(1)病因:坐骨神经的总干和终支延伸于整个下肢,在相当高的位置(大腿上部)就分为终支(腓神经和胫神经),因此,总干的损伤远比其终支的损伤少见。腰椎间盘后外侧突出、脊椎骨折脱位、脊椎关节病、脊椎结核等可压迫、损伤坐骨神经根;臀部肌内注射部位不当或注射刺激性药物、髋关节脱位、骨盆内肿瘤、骶骨或髂骨骨折等可损伤坐骨神经。

(2)临床表现:①臀部平面以上损伤时,有膝关节屈曲障碍、踝关节与足趾运动丧失、足下垂、小腿外侧和后侧及足感觉障碍;②股部平面以下损伤时,出现腓神经与胫神经支配肌瘫痪。

(3)康复治疗:配用支具(如足托)或穿矫形鞋,以防治膝、踝关节挛缩及足内、外翻畸形等。

8.腓神经损伤

(1)病因:腓神经损伤在下肢神经损伤中最多见。膝关节外侧脱位、膝外侧副韧带撕裂伤、腓骨头骨折、小腿石膏固定太紧、手术时绑膝带过紧、臀部肌内注射等可引起腓神经损伤。

(2)临床表现:损伤后,胫骨前肌、趾长伸肌、趾短伸肌、腓骨长肌与腓骨短肌瘫痪,出现"马蹄内翻足",即足不能背伸、外展,足下垂并转向内侧,足趾下垂,不能背伸,行走时呈"跨越步态",小腿前外侧及足背有感觉障碍。

(3)康复治疗:治疗时,可用足托或穿矫形鞋使踝保持90°位。如为神经断裂,应尽早手术缝合。对未能恢复者,可行足三关节融合术及肌腱移植术。

(赵　敏)

第五节　运动神经元病

一、概述

运动神经元病是一组病因未明,选择性侵犯脊髓前角细胞、脑干运动神经元和(或)锥体束的慢性进行性变性疾病。临床以上和(或)下运动神经元损害引起的瘫痪为主要表现。该病为持续性进展性疾病。目前尚没有有效的治疗方法能阻止或延缓临床及病理进程。康复治疗可在一定程度上减轻患者的痛苦,并最大限度地提高患者的生活质量和独立能力。

该病临床通常分为四型:肌萎缩性侧索硬化症(ALS)、进行性脊肌萎缩症、进行性延髓麻痹、原发性侧索硬化症。

目前尚无治疗运动神经元病的特效治疗方法。一般以对症支持治疗为主。

近年来获 FDA 批准的利鲁唑,既是谷氨酸拮抗剂,又是钠通道阻滞剂,据报道能延长 ALS 患者的存活期,改善功能退化评分比率,推迟其机械换气时间。大规模临床研究证实利鲁唑能显著提高 ALS 患者的生存率,但不能改善患者的运动功能。推荐最初使用剂量是 50 mg,每天 2 次。常见不良反应有恶心、无力、肝脏谷丙转氨酶升高。建议用药后前 3 个月每个月复查肝功能,以后每 3 个月复查 1 次。应用神经营养因子治疗该病尚处于研究之中。未来运动神经元病的治疗可能致力于联合应用上述多种治疗方法,结合抗氧化、抗凋亡和基因治疗等,最终将延缓或终止疾病的进展。

二、康复

(一)诊断及相关问题

大约 80% 的病例诊断较为容易,有经验的神经内科医师甚至可在接诊后几分钟内即可做出诊断。约 10% 的病例诊断相对困难,还有 10% 的病例可能在发病后几个月才能被诊断。发病时症状和体征较为局限或病变仅累及上或下运动神经元时较难立即做出诊断。

当被告知运动神经元病的诊断时,多数患者及其家属很难完全理解该病对其意味着什么。故医师必须要考虑到患者及其家属对该诊断的情感反应。患者及其家属要认识到:症状将会随时间逐渐进展,目前没有方法治愈该病,没有治疗方法使已经出现的症状得到恢复。医师还要让患者及其家属了解以下信息:①强调还有许多神经功能仍然保留,包括视力、听力、智力、感觉以及膀胱直肠功能等;②病情进展速度变化较大,部分患者的疾病进展缓慢,可存活若干年;③一些治疗、辅助器具和矫形器等可有助于缓解某些症状;④许多研究正在探索运动神经元病的发病机制,已发现某些治疗可延缓疾病进程。

(二)物理治疗和作业治疗

疾病早期患者仍能行走,生活可自理,治疗主要是维持功能独立性和生活自理能力,预防并发症,如跌倒、痉挛、疼痛,维持肌肉力量,对患者及其家属开展疾病宣传教育。进行肌力训练和耐力训练要注意训练强度,以肌肉不疲劳为原则,训练过量会导致肌肉疲劳,加重肌肉无力和肌纤维变性。推荐进行等长肌力训练,训练的运动量以不影响每天的日常生活能力为标准。治疗师可指导患者和其家庭护理人员进行关节的主动或被动活动及安全有效的移动,关节活动度训练可在家中作为常规治疗每天进行。

疾病后期主要是指导患者转移,在床和轮椅上体位摆放,抬高瘫痪肢体以减少远端肢体水肿。肌肉无力可改变关节的生物力学,易发生扭伤和肌腱炎,可应用各种支具改善功能。肩带肌肉无力,可使用肩部吊带减少对局部韧带、神经和血管的牵拉。远端肢体无力影响手功能者,使用腕部支具使腕背伸30°～35°可提高抓握功能。万能袖带能帮助不能抓握的患者完成打字或自己进食等任务。颈部及脊柱伸肌无力常导致头部下垂和躯干屈曲,需佩戴颈托或头部支持器。下肢无力,常发生跌倒,上肢同时无力,跌倒时更为危险,可佩戴下肢支具以减少跌倒。疾病逐渐进展,可使用步行拐杖、手拐、步行器,最终需使用轮椅。即使患者仍能行走,亦推荐间断使用轮椅以减少能量消耗。设计良好的轮椅有助于预防痉挛和皮肤破损,增强患者的独立生活能力和社会参与能力。电动轮椅可帮助部分患者在没有护理的情况下独立生活,甚至有些患者可以参加工作。

(三)构音障碍

大多数运动神经元病患者有构音障碍,言语交流困难。早期主要是软腭无力、闭唇不能、舌运动困难。疾病后期出现声带麻痹和呼吸困难。可训练患者减慢讲话速度,增加停顿,仅说关键词,提高讲话的清晰度,通过讲话提高呼吸功能。进行舌肌、唇肌和膈肌的肌力训练,但应注意训练强度,避免过度疲劳加重肌肉无力。上颚抬举训练有助于减少鼻音。严重者可借助纸、笔或简单的写字板、高科技的计算机等装置进行交流。

(四)吞咽障碍和营养不良

吞咽障碍是运动神经元病患者的常见症状,可发生于口腔前期和吞咽的四个阶段即口腔预备期、口腔期、口咽期和食管期。异常姿势和上肢无力可致口腔前期进食困难,闭唇无力使口腔内容物漏出,舌肌无力致食团从口腔进入咽部缓慢和不协调,软腭上举无力易使口腔内容物反流进鼻腔。患者常担心进食缓慢,易漏掉食物及发生哽咽,更易发生吞咽障碍。治疗师应鼓励患者尽可能在轻松、舒适的环境中进食,指导其保持正确的进食姿势,改变食物形状,如半流状或糊状,食物的形状应利于患者吞咽。进食前吸吮冰块或冰饮料,降低痉挛肌肉的张力,改善吞咽反射。

几乎所有的患者都有水和营养摄入不足的问题。常见原因有吞咽障碍;患者常避免进食某种食物;进食时间明显长于其他人,伴流涎、鼻腔反流、呛咳或窒息发生等;上肢无力;患者害怕吞咽;抑郁等心理因素也干扰进食。研究认为营养不良与严重呼吸肌无力和肺功能下降密切相关。应定期记录患者的热量供给、体质量情况。严重者可选择鼻饲、间歇口腔食道管进食法、胃造瘘术、肠造瘘术、经皮内镜胃造瘘术(percutaneous endoscopic gastrostomy，PEG)。对于晚期终末患者多采取鼻饲营养，部分患者有鼻和口咽部不适感，如长期进行肠道营养可选用 PEG。PEG可避免肠造瘘术带来的痛性痉挛和腹泻等并发症，但易进入空气和发生反流，少数患者合并局部或腹膜感染，患者一般不愿接受 PEG，但放置后多数患者反应良好，据报道放置 PEG 者的存活时间显著延长。

（五）流涎

流涎是严重困扰运动神经元病患者的症状之一。正常人每天分泌唾液 1 500～2 000 mL，每天自主吞咽 600 余次。流涎主要是由唇闭合无力和吞咽能力下降所致。流涎的治疗除训练患者唇闭合和吞咽能力外，可使用抗胆碱能药物控制唾液分泌。常用药物有阿密曲替林、阿托品、东莨菪碱，也可服用苯海索。如唾液较多，可使用便携式吸引器吸出口腔内积存的唾液。如上述方法均无效，可考虑阶段性小剂量腮腺照射疗法。

（六）呼吸衰竭

多数运动神经元病患者由于呼吸肌无力，易合并肺炎，最终死于呼吸衰竭。少数患者早期膈肌受累，可出现呼吸无力或呼吸衰竭。膈肌和肋间外肌无力导致吸气压和吸气量下降；肋间内肌和腹肌无力导致呼气压力和呼气量下降。患者常出现呼吸肌疲劳。呼吸肌无力常导致出现以下症状：平卧时呼吸困难、咳嗽和说话无力、白天困倦、入睡困难、多梦、清晨头痛、神经过敏、多汗、心动过速及食欲缺乏等。治疗上注意预防肺部感染的发生，如发现肺部感染的征象，应使用抗生素。指导护理人员进行肺部物理治疗和体位排痰引流。患者反复严重呼吸困难，出现焦虑和恐惧症状，可给予小剂量劳拉西泮(0.5～1 mg)以改善症状。

定期评价呼吸功能，监测肺活量、最大通气量、潮气量、血氧饱和度和血气分析等。仰卧位肺活量多首先下降，夜间肺通气不足通常比白天严重。呼吸道分泌物较多，排出不畅，气体交换量不足，用力肺活量(forced vital capacity，FVC)降至正常值的 50% 以下，或 FVC 下降迅速，出现呼吸困难时，应及时进行人工辅助呼吸以延长生命。无创间歇正压通气是常用的辅助通气方法，通气装置方便携带，价格相对便宜，能减少呼吸肌的负担，改善气体交换，减轻晨起头痛症状，提高训练耐力，延缓肺功能下降，提高生活质量，延长患者的存活时间。

（七）疼痛

运动神经元病早期通常无疼痛症状，而疾病晚期常出现疼痛。有研究报道 45%～64% 的运动神经元病患者有疼痛症状。疼痛可能与关节僵硬、肌肉痛性痉挛、皮肤压疮、严重痉挛及便秘等有关。疾病晚期患者交流困难，很难寻找疼痛的原因。物理治疗和非甾体抗炎药可控制关节僵硬导致的疼痛。护理上应注意无论白天还是夜间都要使患者处于舒服的体位。如为痛性痉挛、痉挛、便秘等原因可选择相应药物对症治疗。

（八）痛性痉挛

运动神经元病早期常出现肌肉痛性痉挛，可应用硫酸奎宁治疗，剂量为 200～400 mg/d。苯妥英钠、巴氯芬和地西泮有助于缓解痛性痉挛。

（九）痉挛

上运动神经元受累可出现痉挛，肌肉松弛药物可治疗痉挛。部分患者由于肌张力下降后自觉肌无力加重，而不能耐受药物治疗。常用药物有巴氯芬、苯二氮䓬类药物等。

（十）便秘

便秘是困扰运动神经元病患者的常见症状。可能与腹肌无力、盆底肌肉痉挛、卧床、脱水、摄入的高纤维食物减少和使用抗胆碱能药等有关。严重便秘和腹胀可加重呼吸功能恶化。应指导患者增加液体和高纤维食物的摄入,调整药物。适当使用缓泻剂,如番泻叶、甲基纤维素和乳果糖,必要时可使用开塞露协助排便。

（十一）情感心理问题

几乎所有运动神经元病患者得知诊断后会出现焦虑和抑郁等反应。因此有必要对患者提供帮助和建议。在运动神经元病患者整个病程中焦虑和抑郁可能持续存在,部分患者需服用抗抑郁药物。严重抑郁症状的发病率并不是非常高,大约为 2.5%。但患者因担心疾病会给家庭带来沉重的负担,常有自杀的念头。病变累及双侧皮质脊髓束,患者可出现情绪不稳定、强哭和强笑等情感异常。可应用阿米替林或丙咪嗪等抗抑郁药物治疗,有报道左旋多巴对部分情感异常患者有效。

（十二）终末治疗

如没有人工辅助通气,大多数患者将死于呼吸衰竭。疾病晚期药物治疗的唯一目的是减轻患者的痛苦。吗啡可减轻患者的不适感和呼吸困难等症状,可经 PEG、皮下注射或静脉注射给药。地西泮和氯丙嗪有助于缓解焦虑症状。许多患者希望在家中死去,社区卫生部门应提供必需的医疗和护理。如在医院接受终末治疗,应允许患者家属和其熟悉的医护人员陪伴患者。

（赵　敏）

第六节　老 年 痴 呆

痴呆是一种以认知功能缺损为核心症状的获得性智能损害综合征,可涉及记忆、学习、定向、理解、判断、计算、语言等功能,其智能损害的程度足以干扰日常生活能力或社会职业能力。在病程某一阶段常伴有精神、行为和人格异常。通常具有慢性或进行性的特点。一般发生于生命后期,故痴呆一般指老年痴呆,分为老年性痴呆,即阿尔茨海默病（Alzheimer disease,AD）、血管性痴呆（vascular dementia,VD）、混合性痴呆（AD 和 VD 同时存在）和其他类型痴呆。其中最常见的是 AD 和 VD。

一、康复评定

老年痴呆临床表现以认知功能损害为主,在系统询问病史及体格检查的基础上,根据相关影像学检查结果,对患者的认知功能、运动功能、日常生活活动能力及社会参与能力进行康复评定。

（一）功能评定

1.痴呆程度筛查评定

评估方法包括简易精神状态检查（MMSE）、画钟测验（clock drawing test,CDT）、长谷川痴呆量表（Hasegava dementia scale,HDS）、阿尔茨海默病评定量表认知分量表（Alzheimer disease assessment scale-cog,ADAS-cog）。

2.脑高级功能评定

该评定包括记忆功能评定、注意力评定、知觉障碍评定,临床常采用的评定量表包括韦氏记忆量表（Wechsler memory scale,WMS）、听觉注意测试、视觉注意测试、失认症及失用症的评定。

3.运动功能评定

对部分具有运动障碍的老年痴呆患者,需要对关节活动度、肌力、肌张力、平衡等功能进行评估。

4.言语和吞咽功能评定

该评定包括言语功能评定、反复唾液吞咽测试及洼田饮水试验等。

5.心理功能评定

由于痴呆患者记忆力减退、失用、失认及性格行为改变,患者常常出现焦虑、抑郁情绪。

(二)结构异常

AD的大体病理表现为脑的体积缩小和重量减轻,脑沟加深、变宽、脑回萎缩,颞叶特别是海马区萎缩。VD包括梗死性痴呆和出血性痴呆,所以可选择头颅MRI等影像学检查方法明确结构异常的具体情况。

(三)综合评定

对痴呆患者的认知、精神行为、日常生活能力、睡眠等进行整体综合评定,常用量表包括临床痴呆评定量表(CDR)、总体衰退量表(GDS)、蒙特利尔认知评估(MoCA)、神经精神问卷(NPI)、汉密尔顿焦虑/抑郁量表(HAMA/HAMD)以及匹兹堡睡眠质量指数(PSQI)。

二、康复诊断

(一)功能障碍

1.脑高级功能障碍

其主要表现为记忆力和注意力功能障碍、失认症、失用症。

2.言语功能障碍

最早的言语异常有自发言语空洞、找词困难、赘述、不能列出同类物品的名称,继而命名不能,同时出现言语障碍和理解困难,之后出现感觉性失语,可有重复言语、模仿言语、刻板言语,最后仅能发出不能理解的声音或者缄默不语。

3.吞咽功能障碍

严重痴呆患者的吞咽障碍可见于吞咽各期,表现为口腔期和(或)咽期吞咽功能障碍。

4.心理功能障碍

患者痴呆阶段认知功能损害导致其日常生活能力下降,常发生遗忘、走丢、失用及面对生疏事物容易出现焦虑、抑郁、淡漠等消极、自卑的情绪。

(二)结构异常

AD患者的头颅MRI结构影像学检查主要针对脑萎缩进行测量,其中MRI内颞叶结构测量可有效区分轻度AD和认知正常的老年人,海马和内嗅皮质最为重要,海马萎缩被认为是AD患者早期特异性标志。血、尿常规及生化检查均正常,脑脊液检查可发现$A\beta_{42}$水平降低,总tau蛋白和磷酸化tau蛋白升高。

脑影像学改变是诊断VD的一个必需条件,包括脑血管病变及相关的脑萎缩,其中与认知功能领域相关的脑血管病主要有大血管及小血管损害,大血管病变主要累及优势半球的大血管病变/双侧半球的大血管病变,小血管病变主要包括腔隙状态、双侧丘脑小梗死灶及广泛脑白质病变。

（三）活动受限

(1)日常生活能力受限。

(2)工具性日常生活能力受限。

（四）参与受限

(1)生存质量下降。

(2)社会交往受限。

(3)休闲娱乐受限。

(4)职业受限：患者大多为退休老年人，故对职业影响不大。

三、康复治疗

近期目标：改善言语功能和吞咽功能，改善认知功能，改善基础性和工具性日常生活能力，提高生活质量。

远期目标：预防和减少继发性损伤，维持日常生活活动能力，改善社会参与能力，提高生命质量。

（一）作业治疗

痴呆患者的训练以提高生存质量为目标，充分发挥患者剩余的功能，重点改善生活自理和参加休闲活动的能力。主要康复治疗如下。

1.认知和知觉障碍训练

进行注意力、记忆力、推理及解决问题能力的训练，还有定向能力训练、失认症康复训练、失用症康复训练等。

2.日常生活活动能力训练

早期可以进行进食、穿衣服、脱衣服、如厕等生活能力训练；后期随患者病情发展，应最大限度地维持原有的功能和活动能力，加强日常活动的监督和安全性防护，提供简单、容易操作的方法完成各种活动。

3.动作简化和环境改造

以提高生活质量为目的，通过日常生活活动动作分析及活动步骤简化来降低活动难度。配合环境改造，按其日常生活时间表进行提醒与指导。

其中认知功能治疗是作业治疗的核心，认知功能的改善利于提高患者的日常生活活动能力。

（二）吞咽和言语功能障碍训练

对出现吞咽和言语障碍的痴呆患者，需进行相应的吞咽和言语治疗。

（三）心理治疗

对痴呆早期具有焦虑、抑郁、自卑情绪的患者，要积极进行心理疏导与心理支持治疗。对后期出现精神行为异常的患者，要及时请心理卫生中心会诊。

（四）中医治疗

中医治疗以针灸为主，针灸疗法选穴以百会穴、风池穴、四神聪、肾俞穴为主，配穴一般按证型选用，取穴多以肝脉、肾脉、督脉为主。

（五）康复护理

患者大多存在明显的认知功能障碍，在常规临床护理的基础上，协助加强日常生活能力训练、认知功能训练、益智及语言功能训练，同时帮助患者及家属做好安全护理，如让患者随身携带身份识别卡片,避免单独外出。加强服药管理,避免错服、漏服。对肢体功能障碍及后期卧床患者,根据病情做好肢体功能训练,以防肌肉萎缩、肢体畸形及压疮的发生。

（六）西药治疗

药物治疗主要用于改善认知功能和控制精神行为异常。改善认知功能主要用胆碱能制剂和脑代谢赋活剂。患者在疾病的某一阶段出现精神行为异常,如出现幻觉、激越、抑郁及睡眠障碍,可给予抗抑郁药和抗精神病药物,常用选择性 5-HT 再摄取抑制剂,如帕罗西汀,常用不典型抗精神病药,如奥氮平。使用原则:①以低剂量起始。②缓慢增量。③增量间隔时间稍长。④尽量使用最小有效剂量。⑤个体化治疗。⑥注意药物间的相互作用。

（赵　敏）

第七节　帕金森病

帕金森病(Parkinson's disease,PD),又名震颤麻痹,是一种常见的神经系统变性疾病。临床上以静止性震颤、运动迟缓、肌强直和姿势平衡障碍为主要特征。近年来人们越来越多地注意到 PD 的嗅觉减退、抑郁、便秘、疼痛、视幻觉和睡眠障碍等非运动症状,其对患者生活质量的影响超过运动症状。PD 多见于中老年人,我国 65 岁以上人群总体患病率约为 1.7%,男性稍高于女性,患病率随年龄增加而升高。

一、康复评定

（一）功能评定

1.感觉功能评定

部分 PD 患者后期会出现疼痛,一般采用视觉模拟评分法评定。

2.运动功能评定

对受累关节的活动度、肌力及肌张力等进行评定。

3.平衡功能评定

见本章第一节相关内容。

4.步态分析

临床上的步态检查方法分为定性分析法和定量分析法。

5.吞咽功能障碍评定

见本章第一节相关内容。

6.构音障碍评定

根据构音障碍的特点,评定内容以构音器官的评定为主要内容,目前国内常使用的构音障碍评定方法有中国康复研究中心构音障碍检查法和弗朗蔡构音障碍评定法。这些检查方法帮助医师或治疗师观察患者病情的变化,同时也提供诊断分型和疗效判定的依据。

7.认知功能评定

见本章第一节相关内容。

8.心理功能评定

由于 PD 患者存在明显的运动障碍及非运动症状,易产生焦虑、抑郁情绪,应积极进行心理功能评定。

(二)结构评定

目前提出 PD 两大的病理特征:一是黑质多巴胺能神经元及其他含色素的神经元大量丢失,黑质致密区多巴胺能神经元丢失最严重;二是在残留的神经元胞质内出现嗜酸性包涵体,即路易小体。一般的辅助检查多无异常改变。可选择头颅 MRI 检查等方法明确结构异常的具体情况。

(三)活动评定

见本章第一节相关内容。

(四)参与评定

主要评定近 1～3 个月患者的社会活动现状、工作、学习能力、社会交往、休闲娱乐及生存质量等。

(五)其他综合评定

统一帕金森病评定量表(unified Parkinson′s disease rating scale,UPDRS),内容包括:①精神行为和情绪;②日常生活活动;③运动检查;④治疗的并发症;⑤改良 Hoehn-Yahr 分级量表;⑥Schwab&England 日常生活活动量表。评分越高说明功能障碍程度越重,反之较轻。

二、康复诊断

PD 的临床主要功能障碍表现为以下 4 个方面。

(一)功能障碍

1.运动功能障碍

该项障碍主要表现为强直、少动、震颤、姿势反应障碍。

2.平衡功能障碍

该项障碍主要表现为慌张步态、易跌倒。

3.吞咽功能障碍

在口腔准备期、口腔期、咽期、食管期均可出现吞咽功能障碍。

4.构音功能障碍

该项障碍属于运动过弱型构音障碍。

5.脑高级功能障碍

该项障碍主要表现为记忆力、注意力、知觉不同程度地降低,信息处理能力低下。

6.心理功能障碍

该项障碍主要表现为焦虑、抑郁情绪,后期可出现精神病性症状,如幻觉。

(二)结构异常

血-脑脊液常规检查无异常、脑脊液中的高香草酸含量可降低。头颅 CT 一般正常,MRI 可见黑质变薄或消失,1/3 病例的 T_1 加权像可见脑室周围室管膜 T_1 区帽状影像。嗅觉测试可发现早期患者的嗅觉减退。以 ^{18}F-多巴为示踪剂行多巴摄取功能 PET 显像可显示多巴胺递质合成减少。

（三）活动受限

1.基础性日常生活活动能力受限

该项主要表现为吃饭、如厕、穿衣、洗澡、做家务及修饰等活动受到不同程度的限制。

2.工具性日常生活能力受限

准备食物、购物、使用交通工具等不同程度地受限。

（四）参与受限

（1）生存质量下降。

（2）社会交往受限。

（3）休闲娱乐受限。

（4）职业受限：病情进展，对患者的工作产生影响，使其不得不换岗或离岗。

三、康复治疗

近期目标：保持主、被动关节活动度，加强重心转移和平衡反应能力，增强姿势稳定性和运动灵活性，促进运动协调功能，提高运动耐力，改善基础性和工具性日常生活活动能力，提高生活质量。

远期目标：预防和减少继发性损伤，维持日常生活活动能力，改善社会参与能力，提高生活质量。

（一）物理治疗

1.物理因子治疗

物理治疗具有缓解肌强直、改善局部血液循环、促进肢体肌力和功能恢复的作用，包括水疗、热疗、冷疗、离子导入治疗、神经肌肉电刺激治疗、肌电生物反馈治疗等。

2.非侵入性脑刺激治疗

重复经颅磁刺激治疗，高频刺激 PD 患者的 M1 区或前额叶背外侧区可促进多巴胺释放，改善运动症状。

3.运动治疗

运动治疗主要针对四大运动障碍（即震颤、肌强直、运动迟缓和姿势与平衡障碍）的康复，以及肌萎缩、骨质疏松、心肺功能下降、驼背、周围循环障碍、压疮、直立性低血压等继发性功能障碍的预防。

（1）训练原则：抑制异常运动模式，主动地参与治疗，充分利用视、听反馈，避免疲劳、抗阻运动。

（2）训练内容：包括松弛训练、关节活动度训练、平衡训练、姿势训练、往复训练、步态训练、面肌训练、呼吸功能训练等。

（3）维持治疗：医疗体操是有益的，包括面肌体操、头颈部体操、肩部体操、躯干体操、上肢体操、手指体操、下肢体操、步伐体操、床上体操、呼吸体操等。

（二）作业治疗

1.日常生活活动能力训练

早期可以实施以下训练：进食、如厕、脱衣服、穿衣服、修饰、移动和转移。后期随病情发展，应最大限度地维持原有的功能和活动能力，加强日常活动的监督和安全性防护，提供简单、容易操作、省力的方法完成各种活动。

2.认知功能训练

该训练以提高记忆力、注意力、知觉能力为主。

3.环境改造

对居住场所进行相应的无障碍设计和改造,防止跌倒。

（三）吞咽功能障碍训练

治疗方法包括吞咽协调性的训练、舌控训练、K点刺激、门德尔松吞咽训练、低频电刺激、经颅直流电刺激等。

（四）构音障碍训练

PD患者的构音障碍属于运动过弱型构音障碍,主要表现为音量降低、语调衰减、单音调、音质变化、语速慢、有难以控制的重复和模糊的发音。治疗方法包括面肌训练、呼吸功能训练、舌控训练等。

（五）心理治疗

通过访谈及问卷筛查,对有一般心理问题的患者,要进行心理疏导与心理支持治疗。对具有明显焦虑、抑郁情绪的严重心理问题以及出现幻觉等精神病性症状的患者,要及时请心理卫生中心会诊,协助诊疗。

（六）药物治疗

药物治疗是帕金森病最主要的治疗手段,主要包括保护性治疗与症状性治疗。保护性治疗延缓疾病的发展,症状性治疗改善患者症状,前者可以选择单胺氧化酶B型抑制剂(MAO-B),如司来吉兰,后者可以选择非麦角类DR激动剂（如普拉克索）、复方左旋多巴、金刚烷胺、苯海索等联合用药。对于严重精神障碍患者,经调整抗帕金森病药物无效者,可酌情加用非经典抗精神病药,如氯氮平、奥氮平。

（赵　敏）

第八节　脑　性　瘫　痪

脑性瘫痪（简称脑瘫）是一组持续存在的中枢性运动和姿势发育障碍、活动受限综合征。这种综合征是发育中的胎儿或婴幼儿脑部的非进行性损伤所致。脑瘫的运动障碍常伴有感觉、知觉、认知、交流和行为障碍,癫痫,继发性肌肉、骨骼问题。脑瘫的发病与母亲的妊娠、分娩过程以及生后疾病等多个环节的高危因素有关。多年来世界范围脑瘫发病率和患病率没有明显下降的趋势。临床分为痉挛型四肢瘫、痉挛型双瘫、痉挛型偏瘫、不随意运动型、共济失调型、混合型。

一、康复评定

（一）功能评定

1.心理功能评定

心理功能评定包括智力功能评定和气质、人格功能评定。中国比内测验、韦氏智力量表、贝利婴幼儿发展量表用于脑瘫儿童的智力评定;睡眠障碍评定量表可应用于存在睡眠障碍的脑瘫儿童;少儿气质、性格量表可应用于脑瘫儿童气质、性格的评定。

2.感觉功能和疼痛评定

(1)感觉功能评定:见本章第二节相关内容。

(2)视觉感觉功能评定:主要使用儿童神经系统检查方法、视觉诱发电位以及眼科检查等进行评定。

(3)辅助感觉功能评定:主要使用儿童感觉统合发展评定量表、儿童神经系统检查方法进行评定。

(4)痛觉评定:可使用儿童疼痛行为量表和儿童神经系统检查方法进行评定。

3.运动功能评定

(1)运动发育评估:脑瘫患儿的运动功能评估要充分考虑到小儿神经发育的因素,客观地对处于某年龄段的患儿的运动功能进行评估。常用量表有 Peabody 运动发育量表、精细运动功能评估量表、贝利婴儿发展量表、中国儿童发展中心婴幼儿发育量表、阿尔伯塔婴儿动作量表、运动年龄评价、全身运动质量评估。

(2)肌力、肌张力评定:脑瘫患儿往往伴有肌力、肌张力的改变,准确的肌张力、肌力评定有助于脑瘫患儿的诊疗。肌力的评定有徒手肌力检查分级法、器械肌力评定;肌张力的评定包括被动检查、伸展检查、肌肉硬度检查。痉挛程度的评估使用肌张力及痉挛评估表(Ashworth 量表)、综合痉挛量表。肌耐力功能评定使用运动学肌肉疲劳度测定、负重抗阻强度测定、动作重复次数测定。

(3)神经反射评估:小儿神经反射评定包括脊髓脑桥水平的原始反射、中脑视丘水平的立直反射和大脑皮层水平的平衡反应。评估这些神经反射可正确评价脑瘫患儿神经系统的发育水平,区别脑瘫的临床类型。①原始反射评估包括拥抱反射、吸吮反射、觅食反射、抓握反射、紧张性颈反射、前庭脊髓反射、磁石反射、交叉伸展反射、耻骨上伸展反射、自动步行反射、跨步反射、逃避反射、巴宾斯基反射、手指伸展反射、小鱼际皮肤反射、侧弯反射、阳性支持反射、伸肌突张、联合反射、上肢移位反射、日光反射、足把握反射等。②立直反射包括颈立直反射、躯干立直反射、迷路立直反射、视性立直反射、降落伞反射。③平衡反应评估包括倾斜反应、坐位平衡反应、立位平衡反应等。

(4)随意运动评估:脑瘫患儿关于随意运动的评估主要有坐位平衡、立位平衡的评估及感觉统合功能评估。

(5)不随意运动评估:不随意运动包括肌肉的不随意收缩,如震颤、抽搐、无意识举止、刻板运动、运动持续、舞蹈症、手足徐动症、声带抽搐、张力障碍性运动。

(6)协调功能评定:包括观察法和协调性试验(平衡协调试验、非平衡协调试验)。

(7)步态功能评估:包括视觉步态分析、步行能力测试(10 m 步行速度测试和 6 min 步行距离测试)、足底压力测定、计算机步态分析。

(8)与肌肉和运动功能有关的感觉功能评定:儿童神经系统检查方法可以评定与肌肉或肌群运动相关的感觉功能,包括肌肉僵硬的感觉和肌肉痉挛的感觉。

(9)关节和骨骼功能评定:包括关节活动范围评定、关节稳定功能评定、关节稳定性评定、髋关节脱位评定、髋关节脱位预测、骨骼活动功能评定。

4.言语功能评定

常用的量表有中国康复研究中心制定的构音障碍评定、儿童语言发育迟缓评价法 S-S 评估、汉语沟通量表。

（二）结构评定

现代检查手段,如 MRI、CT,可以有效地了解患儿颅内结构的变化,X 线检查常用于了解患儿四肢骨骼、脊柱、关节的骨质形态结构有无畸形、脱位等异常情况。准确地评价患儿的身体结构,可为康复治疗提供参考。

（三）活动评定

1.日常生活能力的评估

目前多采用 Barthel 指数,可以较全面地反映脑瘫患儿在日常生活环境中的表现。

2.粗大运动功能分级系统

该系统主要评价患儿在日常环境中的活动能力,能通过对患儿能力的描述客观地反映脑瘫患儿参与和活动能力的级别。

3.脑瘫患儿手功能分级系统

脑瘫患儿手功能分级系统是针对脑瘫患儿在日常生活环境中操作物品的能力进行分级的系统,评定日常活动中双手参与活动的能力,并非单独评定每一只手的功能,旨在描述哪一个级别能够更好地反映患儿在家庭、学校和社区环境中的表现。

（四）参与评定

1.能力低下儿童评定量表

能力低下儿童评定量表用于评价能力低下儿童的自理能力、移动能力和社会功能。

2.儿童功能独立检查量表

儿童功能独立检查量表具有全面、简明的特点,能测量儿童功能残疾的程度以及看护者对儿童进行辅助的种类和数量,是用来评价残疾儿童在家庭和社会中生活能力的量表。常用的儿童生活质量量表有儿童生存质量调查问卷、儿童健康问卷、脑瘫儿童生存质量量表等。

二、康复诊断

（一）脑性瘫痪早期诊断

1.早期诊断的 3 个高危因素

(1)家庭因素:家中有遗传性疾病史、神经系统疾病史、近亲结婚。

(2)母亲因素:高龄初产,吸毒,接触放射性物质,有孕期感染及患有疾病。

(3)新生儿因素:有产伤、缺氧缺血性脑病,是低出生体重儿、早产儿、多胎儿,有高胆红素血症、呼吸窘迫综合征,惊厥,感染,呼吸暂停,肌张力低下,缺乏拥抱反射,窒息,颅内出血等。

2.早期诊断的线索

(1)具备脑性瘫痪的早期临床表现:①护理、喂养困难,吸吮、吞咽不协调,常伴有喉鸣声,3 个月后处于俯卧位时头不能抬起;②过分安静或极易激惹,易惊,不自主摇头,肢体颤抖,不易入睡;③智力发育落后,不会笑,不认人,头、手、眼运动不协调,处于仰卧位时,两手、肘不能伸展拿到前正中方向的物品,被母亲抱着也不能把手伸展开去取物;④3 个月以内的小儿出现反复惊厥,用钙剂及维生素 D 治疗无效;⑤运动发育明显落后或停滞。有学者认为,发育落后 3 个月以上者则为异常。在个体发育阶段,有几个关键时期,如 3～4 个月能控头、7 个月会坐、12 个月能立、13～14 个月会走,这些是姿势、运动发育的里程碑。可用于粗略判断小儿的运动功能发育是否正常。

(2)主要的体征:①有明显的左、右肢体和运动不对称,颈、躯干或四肢存在左右差别;

②做蒙脸试验时抓不下来蒙脸的物品；③不能从仰卧位转向侧卧位；④姿势怪异，呈角弓反张状或舞剑样姿势；⑤运动减少、不协调，可出现吐舌、张口、流涎等；⑥肢体僵硬、紧张，哭闹或受刺激时加剧，安静入睡时过度松软；⑦做不到手-手、手-足、口-足的协调动作；⑧原始反射（如握持反射、吸吮反射）消失延迟；⑨肌紧张异常，可以看到4～5个月的患儿肌肉的异常收缩状态，表现为肌紧张升高以及肌收缩不协调。如处于俯卧位，头可抬，而上肢的外展运动受限，不能外旋。下肢呈伸展、外展、外旋受限的异常姿势，有的患儿表现为肌肉松软、肌张力明显低下等。

（二）功能障碍

1.心理功能障碍

该项障碍表现为智力发育落后、人格障碍、情绪障碍等。

2.感觉功能障碍

该项障碍表现为视听觉障碍，深、浅感觉障碍。骨骼、关节、肌肉等部位疼痛。

3.运动功能障碍

该项障碍表现为运动发育落后，反射发育异常，肌力及肌张力异常，平衡及协调功能障碍，步态异常，关节活动受限及稳定性异常。

4.言语吞咽功能障碍

该项障碍表现为语言发育迟缓、构音障碍、吞咽障碍。

（三）结构异常

脑瘫患儿存在头颅MRI、CT异常，有四肢骨骼、脊柱、关节的骨质形态畸形等异常情况。

（四）活动受限

活动受限主要表现为患儿生活无法自理，基础性日常生活能力受限和工具性日常生活能力受限。

（五）参与受限

1.学习受限

脑瘫患儿常无法正常入学。

2.社会交往受限

脑瘫患儿不能与陌生人相处，与人交流困难。

3.休闲娱乐受限

脑瘫患儿因运动功能障碍、语言交流障碍不能参与同龄儿童的游戏，如唱歌、跳舞，在学校不能参与体育课的学习，参与社区活动有困难。

4.生存质量下降

患儿因功能障碍、生活自理能力困难、活动参与受限，生存质量差。

三、康复治疗

（一）物理治疗

1.运动疗法

运动训练是目前临床较常用的一种治疗手段，主要是针对患儿的各类运动障碍以及异常的姿势进行的直接的物理学治疗，以纠正患儿肢体的功能，提高运动能力。运动训练尤其强调对患儿下肢运动能力的改善，通过物理性、机械性的训练方法来调动起患儿残存的肢体运动能力，使异常的姿势反射受到抑制，从而激发正常的生理运动功能。运动疗法主要包括Bobath疗法、诱导疗法（Vojta疗法）、Rood疗法、神经肌肉本体感觉促进法、引导式教育治疗法、运动再学习技术、Peabody 粗大运动发育量表介导法、感觉统合训练、Temple Fey 法、Doman-Delacato 法。

2.物理因子治疗

物理因子治疗包括神经肌肉电刺激、功能性电刺激、肌电生物反馈、超短波电疗、水疗、温热疗法等。

（二）作业疗法

脑瘫的作业治疗是在一定的环境下，以感觉、运动、认知、心理、技巧为基础，针对患儿在自理、游戏、上学 3 个方面的功能表现进行训练，以解决生活、学习及社交中所遇到的困难，取得一定程度的独立性和适应性。其内容包括促进上肢粗大运动功能，促进手精细运动功能，发展进食、穿衣、用厕等日常生活活动技巧，进行床上活动，练习转移动作，提高社交、学习、使用交通工具的能力等。作业治疗常采用游戏、文娱活动、集体活动等形式。有些活动看起来简单，但要训练脑瘫患儿去完成，往往复杂而艰难。在训练中，要充分考虑患儿的年龄、脑瘫的类型、脑瘫的严重性、畸形情况、智力水平、学习意愿、现有的功能情况等因素，制订切实可行的训练计划，按照由易到难、由简到繁、循序渐进、寓训练于娱乐中的原则进行。

（三）言语训练

言语训练注重对患儿语言理解能力和表达能力的促进，以提高患儿的整体社交水平为目标。言语训练不单是锻炼患儿讲话，而是通过舌部的锻炼、呼吸方法的训练、发音练习、口腔的按摩、咀嚼和吞咽能力的加强等综合提高患儿的口腔、发音、心理等功能，从而加强患儿的表达与交流能力。

（四）康复辅具

在小儿脑瘫的综合治疗中，在功能训练的基础上，患儿可以适时借助辅助器具和矫形器。矫形器在脑瘫治疗中能保持正确的肢位，维持或增大关节活动范围，增加局部的稳定性，抑制痉挛，预防肢体挛缩变形。辅助器具有前/后助行器、轮椅、站立架、防洒碗、可调夹持柄餐具，常用的矫形器有踝-足矫形器。

（五）手术

手术的目的在于缓解痉挛、矫正变形等。选择性脊神经后根切断术及各种矫形手术在脑瘫治疗中有一定效果，但是需要在手术前后配合进行康复训练，切忌盲目夸大效果。选择性肌皮神经、正中神经部分切断术辅助康复治疗可有效改善儿童脑瘫上肢肘腕痉挛状态，纠正部分挛缩畸形，降低患儿的残障程度。

（六）心理治疗

脑瘫患儿的身体缺陷和周围环境的影响使其心理有一定的障碍，表现为孤独、有自卑感、缺少自信等，所以，在康复训练中尽可能多地提供成功的体验，及时给予表扬和鼓励，用成功的体验来帮助他们树立自信，从不批评他们因能力而造成的失误，对他们遇到的任何困难都给予极大的关怀和帮助。教师要用比父母更多的爱逐渐打开他们封闭的心灵，使他们能接纳他人，愿意与他人交往和游戏，也愿意接受教师给予的康复训练措施，为他们融入社会打下基础。

（七）药物治疗

对于大脑正处于发育期的年龄较小的脑瘫患儿可以适当地给一些促进脑组织生长发育的药物。目前临床常用的有促进和改善脑代谢类药物（单唾液酸四己糖神经节苷脂等）、抑制锥体外系药物。对于肌张力很高的痉挛型脑瘫患儿，可以采用口服降低肌张力的药物——氯苯胺丁酸（巴氯芬）或肌内注射肉毒毒素，以缓解肌肉痉挛，为康复训练创造有利的条件。

（赵　敏）

第九节　多发性肌炎

多发性肌炎是一组多种病因引起的弥漫性骨骼肌炎症性疾病,临床上有以下特点:急性或亚急性起病,有对称性四肢近端、颈肌及咽肌无力,肌肉压痛,血清酶升高,骨骼肌坏死及淋巴细胞浸润,同时伴有血沉加快,肌电图呈肌源性损害,用糖皮质激素治疗效果好。发病与细胞和体液免疫异常有关。少数病例合并有皮疹、蝶形红斑、关节炎等其他自身免疫性疾病。该病的发病率为 2/10 万～5/10 万。

一、康复评定

（一）功能评定

应当对感觉功能、运动功能、平衡协调功能、吞咽功能、心肺功能及心理功能等进行评定。

（二）结构评定

起病症状通常为四肢近端无力,表现为上楼梯困难、从蹲位和坐位到起立困难、双臂不能高举、伸臂高过头部(梳头)困难等,常从盆带肌开始逐渐累及肩带肌肉。晚期患者出现肌肉萎缩和痉挛。

二、康复诊断

（一）功能障碍

1.感觉功能

患者的浅感觉一般无异常。

2.运动功能

患者存在肌无力,上肢、下肢均受累,行动受限,依据肌肉功能评定的分级,分别列出上肢、下肢、颈肌的肌力级别。

3.平衡功能

患者坐位平衡、站立平衡及步态功能呈不同程度的障碍,分别列出其程度。

4.言语功能

患者的构音功能出现障碍。对口唇、下颌功能、软腭功能、舌功能、喉功能、咳嗽反射分别进行评估,记录其障碍的程度。

5.吞咽功能

患者的吞咽肌无力,进食过程中咀嚼、下咽缓慢,记录障碍的程度。在电视透视摄像检查时,碘水造影试验可以明确观察吞咽过程的动态改变。

6.呼吸功能

吸气肌、呼气肌无力,出现胸闷、血氧饱和度下降等呼吸功能障碍,记录其程度。

7.心理功能

由于患者有上述功能障碍,日常生活活动受限,常出现焦虑、抑郁情绪。

（二）结构异常

患者的皮肤出现皮疹、蝶形红斑等。一般无影像学异常。晚期患者出现肌肉萎缩或挛缩。

（三）活动受限

因患者肌无力,故行动受限,表现为日常生活能力、独立生活能力及工具性日常生活能力均受限。

（四）参与受限

患者的职业、生存质量、社会交往、休闲娱乐活动等受累。

三、康复治疗

康复治疗的近期目标是改善肢体的活动功能,远期目标是提高生存质量。以往观点是重视药物治疗,不重视非药物治疗的方法。近年来康复治疗对功能的改善作用越来越受到重视。康复目标根据康复诊断确定,根据目标确定康复治疗方法。

（一）物理治疗

1.物理因子治疗

中频和低频电疗法:起止痛、兴奋神经肌肉的作用,预防和延缓肌肉萎缩。把电极放置在受累的肢体肌肉上,每天 1～2 次。

肢体气压治疗:根据患者肌肉无力的状况以及循环功能和血栓的风险情况,每天进行 1 次至数次。注意气压的压力不要太大,以免引起肌肉缺血。

2.运动疗法

肢体关节活动度和肌肉的被动及主动训练每天 1～2 次;器械辅助的运动治疗每天 1 次。

（二）作业治疗

对累及的肢体进行各类治疗性作业、功能性作业训练,日常生活活动训练是为了保持身体功能。进行受累肢体的功能活动,进行环境改造。日常生活活动训练中,穿、脱衣物、裤子和鞋子,梳头、洗脸、刷牙、漱口、洗澡等修饰及个人卫生活动,是重要的训练内容。

（三）语言治疗

对有构音障碍者,使用言语交流治疗系统提高患者参与的兴趣,使其进行积极的治疗。对造成构音障碍的舌运动力量、运动协调性、感觉障碍进行治疗。采用感觉刺激和运动训练,对造成构音障碍的软腭上抬困难进行治疗。采用多种呼吸运动方式,对造成构音障碍的呼吸运动力量和运动协调性障碍进行治疗。进行语调音量训练。

（四）康复辅具

受累严重者应佩戴自助辅具。

（五）中医康复

推拿、气功等有助于改善肢体的运动功能。

（六）康复护理

需要重视患者皮肤的改变。因患者的盆带肌肉无力,从蹲位/坐位起立困难,所以患者大小便时需协助。上肢无力,患者抬头、梳头活动受累,个人饮水、漱口、洗澡等个人卫生活动均需要协助完成。

给予患者高蛋白、高维生素饮食。

（七）药物治疗

因患者疾病的特殊性，故药物治疗必不可少。

1.类固醇皮质激素

该类药为多发性肌炎之首选药物。常用方法为地塞米松10～20 mg/d，静脉滴注，或泼尼松100～200 mg，隔天顿服。一般在6周左右临床症状改善，然后持续8～12周逐渐减量，每2～4周减少1次，每次减少5～10 mg，逐步减至30 mg，隔天顿服，整个疗程需1年左右。激素量不足时肌炎症状不易控制，减量太快则症状易波动，应特别注意。急性或重症患者可首选大剂量甲泼尼龙（1 000 mg），在2 h内静脉滴注，每天1次，连用3～5 d，然后逐步减量。长期类固醇皮质激素治疗应预防其不良反应，给予低糖、低盐和高蛋白饮食，用抗酸剂保护胃黏膜，注意补充钾和维生素D，对结核病患者应进行相应的治疗。

2.免疫抑制剂

当激素治疗不满意时加用免疫抑制剂。首选甲氨蝶呤，其次为硫唑嘌呤、环磷酰胺、环孢素，用药期间注意白细胞减少和定期进行肝、肾功能的检查。

3.中药治疗

雷公藤片或昆明山海棠片，每次4片，每天3～4次。服药期间应注意肝、肾功能是否有损害，如有，需要及时停药。

4.血浆置换治疗

泼尼松和免疫抑制剂治疗无效并伴有明显吞咽困难、构音障碍者可用血浆置换治疗，以去除血液中的淋巴因子和循环抗体，可改善肌无力的症状。

5.免疫球蛋白

该药在急性期使用，效果较好。免疫球蛋白1 g/(kg·d)，连续静脉滴注2 d；或0.4 g/(kg·d)，静脉滴注，每月连续5 d，4个月为一疗程。不良反应为恶心、呕吐、头晕，但能自行缓解。

（徐婧姗）

第十节　多发性硬化

多发性硬化（multiple sclerosis，MS）是以中枢神经系统白质炎性脱髓鞘病变为主要病理特点的自身免疫性疾病，有多样的疾病表现形式和广泛的功能损害。可能受损的功能包括认知、视力、言语、吞咽、运动、感觉、小脑、肠道及膀胱功能，病程中最显著的特点为时间上的多发及空间上的多发。临床上分为复发-缓解型MS、继发进展型MS、原发进展型MS以及进展复发型MS四种类型。我国缺乏近年有关多发性硬化的流行病学调查，香港地区2002年MS的发病率为0.77/10万，低于全球水平。在欧美地区，发病率高达30/10万人。

一、康复评定

（一）功能评定

1.感觉功能评定

在多发性硬化病程早期和晚期感觉异常发生率均高，疼痛或触痛程度严重、难以耐受时可造成残障而无躯体功能缺损。应进行疼痛评定、浅感觉和深感觉功能评定。

2.运动功能评定

对受累肌肉、关节活动度、肌力、肌张力进行评定。

3.平衡功能评定

平衡功能的评定方法包括采用专业设备评定和量表评定,如用 Berg 平衡量表评定、限时站起和行走测验。每个量表检查的侧重点不同,使用者可根据患者的不同情况进行选择。

4.步态分析

MS 患者常常因肌无力、痉挛、疼痛、共济功能障碍等有步态异常。

5.心理功能评定

情感和精神障碍为 MS 的常见症状,尽早发现抑郁的症状、体征有利于早期评定、诊断和治疗以减轻抑郁相关的残障。

6.认知功能

MS 患者有认知功能障碍,包括注意力、记忆力、判断力、空间定向力、信息处理速度和智力减退。

7.构音障碍评定

MS 患者的口部运动失控,有喉和咽部功能障碍以及呼吸困难,这是脑干病变导致无力和痉挛的常见表现。

8.吞咽障碍评定

MS 患者的吞咽功能障碍使并发吸入性肺炎、呼吸衰竭的风险性增加。

9.协调功能评定

MS 患者有不同程度的共济运动障碍,可为首发症状,以四肢为主,伴有轻度的意向性震颤,有时为躯干性共济失调,可伴或不伴构音障碍。

10.肺功能评定

心肺功能包括循环系统功能及呼吸系统功能,可采用心肺运动试验进行评定。心肺运动试验通过监测机体在安静及运动状态下的摄氧量(VO_2),二氧化碳排出量(VCO_2),心率(HR),分钟通气量(VE)等来评价心、肺等脏器对运动的反应。运动需要心、肺、肌肉等密切协调工作,心肺运动试验强调外呼吸和细胞呼吸耦联,特别强调心肺功能的联合测定,是唯一将心与肺耦联,在运动中同时对它们的储备功能进行评价的科学工具。

（二）结构评定

中枢神经系统白质内多发性脱髓鞘斑块为 MS 特征性的病理改变,多发于侧脑室周围、视神经、脊髓、小脑和脑干,需要行电生理学诊断检查、实验室检查、神经影像学检查。

（三）活动评定

活动评定主要评定患者的日常生活活动情况。

（四）参与评定

参与是指投入一种生活情景中。在生活情景框架中,参与包括学习和应用知识、家庭生活、人际交往和人际关系、社区社会和公民生活等内容。康复工作中较为常用的是职业、社会交往、休闲娱乐评定以及与参与极为相关的生活质量评定。

二、康复诊断

（一）功能障碍

（1）感觉功能障碍：MS 患者常见浅感觉障碍，表现为肢体、躯干、面部针刺麻木感，有异常的肢体发冷、蚁走感、瘙痒感、锐痛、烧灼样疼痛以及定位不明确的感觉异常。可有深感觉障碍，此外被动屈颈时会诱导出刺痛或闪电样感觉，从颈部放射至背部，称为 Lhermitte 征。

（2）运动功能障碍：大约 50％的患者的首发症状为一个或多个肢体的无力，可分为四肢瘫、偏瘫、截瘫、单瘫，其中以不对称瘫痪最常见。另一常见的症状是疲劳，程度可轻可重，有时稍微活动即感极度疲劳，可为 MS 的首发症状。

（3）肌张力功能障碍：肌痉挛、震颤。

（4）平衡功能障碍。

（5）协调功能障碍。

（6）构音功能障碍：言语含糊不清。

（7）吞咽功能障碍：饮水呛咳，吞咽和咀嚼困难。

（8）认知功能障碍。

（9）心理功能障碍。

（10）肺功能障碍。

（二）结构异常

MS 的特征性病理改变为中枢神经系统白质内多发性脱髓鞘斑块，多发于侧脑室周围。

（三）活动受限

（1）基础性日常生活能力受限。

（2）工具性日常生活能力受限。

（四）参与受限

（1）职业受限：MS 患者多于 20～40 岁起病，小于 10 岁或超过 50 岁发病者少见。良性型 MS 患者因各种功能障碍出现得晚而对职业影响较小，但恶性型 MS 患者的各项功能障碍较重，进展较快，故对职业影响较大。

（2）社会交往受限。

（3）休闲娱乐受限。

（4）生存质量下降。

三、康复治疗

近期目标：防止并发症，改善肌力、肌张力、平衡功能、协调功能、认知功能等，缓解疼痛，从而改善基础性日常生活能力、工具性日常生活能力，提高生活质量。

远期目标：保证患者最大舒适度和生活质量的同时，使患者回归工作，回归社会。

（一）物理治疗

1.物理因子治疗

物理因子治疗包括高频电疗、抗痉挛治疗、低频脉冲电疗法、吞咽功能障碍治疗、经皮神经刺激等。

2.运动治疗

运动功能障碍包括无力和共济失调,是 MS 导致残障的主要原因,生物反馈运动训练和弗伦克尔(Frenkel)训练协同应用能减轻共济失调。使用矫形器和支具有利于改善运动控制和稳定性,如软性颈托能加强对头部运动的控制。目前认为应用全身训练方案能优化残存的力量和耐力并改善功能。特殊的训练处方(如水中训练)有助于减轻过度负荷并减缓体温升高。

3.痉挛治疗

良好的综合护理是预防和治疗痉挛的基础。

(二)作业治疗

对 MS 患者的作业治疗主要包括功能性作业、日常生活活动作业、使用合适的辅助装置及改造家庭环境。应重视能量节约技术,康复治疗必须降低能耗,经济实用,有主次排序,作业简单化,合理安排活动与休息的间隔等。

(三)言语治疗

1.构音障碍

运动性构音障碍是指构音器官本身没有器质性损伤,中枢神经受损导致其对构音器官的支配出现障碍,引起构音不清晰,甚至是构音不能的现象。而构音障碍训练是指针对不同构音器官的功能障碍,进行有针对性的构音器官活动范围和力量的训练,促进患者清晰地发声,提高交流质量。常用的方法有松弛训练、呼吸训练、构音器官训练以及构音训练等。

2.吞咽困难

吞咽障碍的治疗主要是恢复或提高患者的吞咽功能,改善身体的营养状况;改善因不能经口进食所产生的心理恐惧与抑郁;增强进食的安全性,减少食物误咽、误吸入肺的机会,减少吸入性肺炎等并发症的发生。

吞咽障碍的治疗方法包括对吞咽障碍患者及其家属进行健康教育及指导,吞咽器官运动训练,感觉促进综合训练,呼吸道保护手法,摄食直接训练,电刺激,球囊扩张术,针灸治疗,采用辅助具口内矫治,手术治疗等。

(四)康复辅具

手杖等助力器的代偿技术可应用于训练中,适应策略也能选择性地应用于某些场合,如不能行走时选择轮椅或助动踏板车;如需长途迁移同时又要省力,有必要采用上述策略,但仍需鼓励患者尽可能地进行短距离步行。轮椅或助动踏板车的安排常常与物理疗法、作业疗法和护理措施相结合。针对患者出现足下垂可选用矫形器。

(五)中医治疗

关于中医治疗,可以选择针灸疗法等。

(六)康复护理

MS 的病程长,易复发,且大多遗留有神经功能的缺损,护理人员应全面了解病情,做好综合康复护理。

(七)心理治疗

对有焦虑抑郁情绪的患者,要进行心理疏导与心理支持;对已经形成心理疾病的患者要及时请心理卫生中心会诊。

(八)西药治疗

急性期糖皮质激素一线治疗:大剂量,短疗程,甲泼尼龙从 1 g/d 开始,静脉滴注 3~4 h,共静脉滴注 3～5 d。轻症神经功能缺损明显恢复,可直接停用,如病情仍在进展则转为阶梯减量法,原则上总疗程不超过 3 周。血浆交换为二级治疗,糖皮质激素治疗无效,可于起病 2～3 周应用血浆交换 5～7 d。大剂量免疫球蛋白治疗缺乏证据,推荐剂量为 0.4 g/(kg·d),连用 5 d 为一个疗程,没有疗效则停用,有疗效但不满意可每周用 1 d,连用 3～4 周。我国缓解期调整治疗药物有倍泰龙。

（徐婧姗）

第十一节　腰椎间盘突出症

腰椎间盘突出症(lumbar disc herniation,LDH)主要是指腰椎,尤其是 $L_{4～5}$、$L_5～S_1$、$L_{3～4}$ 的纤维环破裂和髓核组织突出压迫和刺激相应水平的一侧或双侧坐骨神经引起的一系列症状和体征。在腰椎间盘突出症的患者中,$L_{4～5}$、$L_5～S_1$ 突出占 90% 以上,该病在 20～50 岁多发,随年龄增大,$L_{3～4}$、$L_{2～3}$ 发生突出的危险性增加。病理上将腰椎间盘突出分为退变型、膨出型、突出型、脱出后纵韧带下型、脱出后纵韧带后型和游离型。前三型为未破裂型,约占 73%,后三型为破裂型,约占 27%。

一、康复评定

（一）功能评定

1.感觉功能评定

腰部及患侧下肢疼痛是 LDH 患者的主要症状,一般采用视觉模拟评分法(VAS)、麦吉尔(McGill)疼痛调查表、腰痛的 Quebec 分类评定。

2.运动功能评定

LDH 患者的疼痛通常影响患者的腰椎活动度及肌力,因此,应当对腰椎活动度、肌力、肌肉耐力进行评定。

（1）腰椎活动度评定:腰痛患者往往伴有腰部僵直或活动受限,因此在对腰痛症状进行评定时,有必要对腰椎关节活动度进行评定,以明确腰痛的严重程度,指导下一步治疗。腰椎的运动范围较大,运动形式多样,表现为屈曲、伸展、侧弯、旋转等多方向的运动形式,其中以腰椎前屈活动度的测量最为重要。一般采用量角器法、旋转测量法、改良的 Schober 法、距离测定法。

（2）肌力和耐力评定:腰痛症状严重者常伴有局部肌肉力量和耐力的减弱,腰椎间盘突出较重。腰神经根受压严重者常伴有患侧下肢的肌麻痹,因此有必要对患者进行肌力和耐力评定。肌力测定多采用 MMT 法。

躯干肌肉耐力评定如下。①躯干屈肌耐力评定:患者处于仰卧位,双下肢伸直,并拢,抬高 45°,测量能维持该体位的时间,正常值为 60 s;②躯干伸肌耐力评定:患者处于俯卧位,双手抱头,脐以上在床缘以外,固定下肢,测量能保持躯干水平位的时间,正常值为 60 s。

3.步态分析

疼痛较重者的步态为跛行,又称减重步态,其特点是尽量缩短患侧的支撑期,重心迅速从患侧下肢移向健侧下肢,并且患腿常以足尖着地,避免足跟着地产生震动疼痛,坐骨神经被拉紧。

4.心理功能评定

常采用宗(Zung)氏焦虑抑郁自评量表。

(二)结构评定

可通过 X 线、CT 或 MRI 对 LDH 患者的腰椎结构进行检查,明确腰段结构异常的具体情况,如脊柱腰段外形的改变、椎体外形的改变、椎间隙的改变、突出物征象、压迫征象、伴发征象。

(三)活动评定

LDH 患者中,20％的患者的日常生活活动明显受限,其中 5％的患者的日常生活活动严重受限。因此,有必要对患者的日常生活活动情况进行评定。

(四)参与评定

应该对患者的社会参与能力及生存质量进行评定,如职业评定、社会交往评定、生存质量评定。

二、康复诊断

该病的临床主要功能障碍/康复问题表现为以下 4 个方面。

(一)功能障碍

1.感觉功能障碍

该障碍表现为腰部及患侧下肢疼痛。

2.运动功能障碍

该障碍表现为腰椎活动范围受限、躯干肌肉肌力及耐力下降、患侧下肢肌力下降。

3.步态异常

该障碍表现为减痛步态。

4.心理功能障碍

该障碍表现为焦虑及抑郁情绪。

(二)结构异常

结构异常主要表现为腰段脊柱外形改变、椎体外形改变、椎间隙左右不等宽、有突出物征象、硬膜囊和神经根受压及伴发黄韧带增厚等。

(三)活动受限

1.转移能力受限

转移能力受限主要表现为床-地转移、行走、上楼梯、下楼梯等受限。

2.日常生活能力受限

疼痛导致穿衣、如厕、转移、行走、上楼梯、下楼梯、洗澡、做家务等活动受到不同程度的限制。

(四)参与受限

参与限制主要表现在工作、社会交往、休闲娱乐及社会环境适应等方面受到不同程度的限制。

三、康复治疗

近期目标:缓解或消除腰部及患侧下肢的疼痛,改善腰椎的活动度、提高躯干肌肉的肌力及患侧下肢的肌力,提高日常生活能力。

远期目标:增强患者腰椎的稳定性,减少 LDH 复发的可能性,提高患者社会参与能力及生活质量。

（一）卧床休息

在 LDH 急性发作期，患者应短时间卧床休息，一般以 2～3 d 为宜，不主张长期卧床。严格的卧床休息不但对腰痛的恢复无积极的治疗作用，而且会使患者产生过多的心理负担而延误功能恢复，造成慢性腰痛。

（二）物理治疗

1.物理因子治疗

临床常根据患者的症状、体征、病程等特点选用高频电疗、低中频电疗、直流电药物离子导入、光疗、蜡疗等治疗。

2.运动疗法

急性期疼痛较重时，患者不进行特异性的腰背活动。疼痛减轻后患者除了进行有氧运动以外，还应该着重于腰腹肌的训练和腰及下肢的柔韧性训练。训练方法包括放松运动、腰椎活动度训练、肌力训练等。

（三）药物治疗

常用的药物有以下几种。①止痛药物：仅短期应用于中度以上疼痛患者，用药不宜超过 2 周。常用药物有吲哚美辛、对乙酰氨基酚、布洛芬；②可以用肌肉松弛剂、麻醉性镇痛药、多种复方药物，近年来研究显示小剂量三环抗抑郁药物对慢性腰痛有效；③扩张血管药物；④营养神经药物：常用的有谷维素、维生素 B_1、维生素 B_{12} 等，有助于神经变性的恢复。

（四）注射疗法

经皮阻滞疗法：常用骶裂孔注射阻滞疗法，该疗法是将药液经骶裂孔注射至硬膜外腔，药液在椎管内上行至患部神经根处而发挥治疗作用。所用药液包括维生素 B_1、维生素 B_{12}、利多卡因、地塞米松和生理盐水，30～50 mL，3～5 d 1 次，一般注射 1～3 次。

（五）腰椎牵引治疗

腰椎牵引是治疗 LDH 的有效方法。根据牵引力的大小和作用时间的长短，将牵引分为慢速牵引和快速牵引。

（六）手法治疗

手法治疗是国外治疗腰痛的常用方法，其主要作用为缓解疼痛，改善脊柱的活动度。各种手法治疗各成体系，有独特的操作方法。常用的有梅特兰（Maitland）的脊柱关节松动术和麦肯基（Mckenzie）脊柱力学治疗法。

（七）椎间盘微创手术

微创介入治疗 LDH 具有创伤小、恢复快、不影响脊柱的稳定性和操作简便等优点，但也有一定的局限性，在临床治疗中要根据病情合理应用。

（八）心理治疗

对有焦虑及抑郁情绪的患者，医师、治疗师及护士要及时进行心理疏导与心理支持。

（徐婧姗）

第十二节　脊髓灰质炎

脊髓灰质炎是由脊髓灰质炎病毒引起的小儿急性传染病，多发生于 5 岁以下的小儿，尤其是婴幼儿,故又称小儿麻痹症。自从口服的脊髓灰质炎减毒活疫苗投入使用后,该病的发病率已明显降低,许多国家已消灭该病。

一、临床表现

(一)潜伏期

该病的潜伏期一般为 5～14 d。临床表现因轻重程度不等而分为无症状型(占 90% 以上)、顿挫型(占 4%～8%)。瘫痪为该病的典型表现。

(二)前驱期

该期主要表现为发热、食欲缺乏、乏力、多汗、咽痛、咳嗽及流涕等上呼吸道感染症状。尚可见恶心、呕吐、腹泻、腹痛等消化道症状。持续 1～4 d,多数患者体温下降,症状消失。

(三)瘫痪前期

可从前驱期直接发展至瘫痪前期,也可在前驱期热退后 1～6 d 再次发热(双峰热)至瘫痪前期开始,也可无前驱期。瘫痪前期的特点是出现高热、颈强直、脑膜刺激征呈阳性等中枢神经系统感染的症状及体征,同时伴有颈、背、四肢肌肉疼痛及感觉过敏。小婴儿拒抱,较大患儿体检可见以下体征。

(1)三脚架征:患儿在床上坐起时需两臂向后伸以支撑身体,呈特殊的三脚架征。

(2)吻膝试验呈阳性:小儿坐起后不能自如地弯颈使下颌抵膝。

(3)头下垂征:将手置于患者的肩下,抬起其躯干时,其头与躯干不平行。患者可有多汗、皮肤微红、烦躁不安等自主神经系统症状。此时脑脊液已出现异常,呈现蛋白-细胞分离现象。若 3～5 d 后热退,则无瘫痪发生;若病情继续发展,且出现反射改变(最初是浅反射,之后是深腱反射抑制),则可能发生瘫痪。

(四)瘫痪期

瘫痪大都于瘫痪前期的第 3～4 天出现,无法截然将这两期分开。不出现双峰热时,从前驱期直接进入瘫痪期。瘫痪随发热而加重,热退后瘫痪不再进展,无感觉障碍。可分为以下几型。

(1)脊髓型:最常见。瘫痪的特点是两侧不对称的弛缓性瘫痪,多见于单侧下肢。近端大肌群常比远端小肌群瘫痪出现得早且重。如累及颈背肌、膈肌、肋间肌时,可出现竖头及坐起困难、呼吸运动障碍、矛盾呼吸等表现;腹肌或肠肌瘫痪则可发生顽固性便秘;膀胱肌瘫痪则出现尿潴留或尿失禁。

(2)延髓型:病毒侵犯延髓呼吸中枢、循环中枢及脑神经核,可见颅神经麻痹及呼吸、循环受损的表现。

(3)脑型:较少见。表现为高热、意识障碍、嗜睡或昏迷、上神经元瘫痪等。

(4)混合型:兼有以上几型的表现,常见脊髓型合并延髓型。

(五)恢复期

瘫痪肢体功能逐渐恢复,一般从肢体远端开始,接下来近端大肌群功能恢复。轻症者 1～3 个月恢复,重症者需 6～18 个月恢复。

(六)后遗症期

如果神经细胞损伤严重,某些肌群的功能不能恢复,就会出现长期瘫痪,肌肉萎缩,肢体发生畸形,如脊柱弯曲、足内翻或外翻、足下垂,从而影响其功能,使患者不能站立、行走或出现跛行。呼吸肌麻痹者易继发吸入性肺炎、肺不张。尿潴留易并发泌尿系统感染;长期卧床可致压疮、肌萎缩、骨质脱钙、尿路结石和肾衰竭等。

二、功能评定

（1）一般检查：观察畸形部位和程度、肢体力线情况、肌肉有无萎缩、各种动作的特点及姿势等。

（2）肌力检查。

（3）肢体测量：包括肢体长度和周径的测量。

（4）关节活动范围测量。

（5）步态分析。

（6）日常生活能力评定。

（7）心理测试。

（8）职业能力评价和残疾评定。

三、康复治疗

（一）治疗分期

对该病的治疗可以分为急性期、恢复期、后遗症期的治疗。恢复期和后遗症期的治疗方案基本相同。

（二）康复治疗方案

（1）急性期：以卧床休息为主，避免过早活动肢体。将瘫痪肢体置于功能位，以防畸形。有肌肉疼痛者可选择适当的物理因子治疗，如热敷、用红外线治疗。

（2）恢复期和后遗症期：急性期过后尽早开始被动和主动运动，最大限度地减少挛缩和畸形。主动运动应根据肌力情况，制定具有针对性的训练方案，包括等长和等张收缩、向心和离心收缩及强度和耐力训练等，肌力训练应循序渐进，劳逸结合，持之以恒。电刺激可以延缓肌肉萎缩，有利于肌肉的神经再支配。矫形器和辅助具可以保持肌肉和关节的正常力线，防止肌力不平衡发展或出现畸形。传统疗法包括使用中药、按摩和针灸等。

（徐婧姗）

第十三节　脊　柱　裂

一、概述

脊柱裂是指身体后正中线上骨（脊椎骨）和神经（脊髓）由于发育障碍愈合不全的状态。它是一种骨骼、神经系统的先天性发育畸形。

脊柱裂主要分为有脊柱潜在畸形而无症状的隐性脊柱裂及临床有明显症状的囊性脊柱裂。此病隐匿患者较多，故难以统计发病率。囊性脊柱裂在临床上最常见，发病率与人种有关，白种人较多发。欧洲北部的发病率为 4‰，日本的发病率为 0.3‰，我国的发病率为 0.2‰～1‰。囊性脊柱裂患儿的自然病死率很高，残存患儿也多遗留严重的后遗症，如脑积水性痴呆、下身瘫痪和大小便失禁,常常生活不能自理。

二、诊断要点

根据临床表现、脊柱 X 线摄片,诊断即可确立。

(一)临床表现

1.囊性脊柱裂

患儿出生后在背部中线有囊性肿物,随年龄增大而增大,体积小者呈圆形,较大者可不规则,有的基底宽阔,有的有一个细颈样蒂。表面皮肤可正常,或菲薄易破,或有深浅不一的皮肤凹陷,啼哭或按压囟门时,囊肿的张力可能升高;若囊壁较薄,囊腔较大,透光试验可为阳性。脊髓、脊膜膨出者均有不同程度的神经系统症状和体征,可表现为程度不等的下肢弛缓性瘫痪和膀胱、肛门括约肌功能障碍。

2.隐性脊柱裂

在背部虽没有包块,但病变区的皮肤常有片状多毛区或细软毫毛,或有片状血管痣等。大多数患者无任何症状,少数患者可有腰痛、遗尿、下肢无力等。某些患者在成长过程中,排尿障碍日趋明显,直到学龄期仍有尿失禁,这是终丝在骨裂处形成粘连紧拉脊髓产生的脊髓拴系综合征。

(二)辅助检查

1.脊柱 X 线摄片

脊柱 X 线摄片可见棘突、椎板缺损,穿刺囊腔抽到脑脊液。

2.MRI 检查

MRI 检查可见到膨出物内的脊髓、神经,并可见到脊髓空洞症等。

三、功能评定

(一)运动障碍

脊柱裂造成的主要障碍是运动功能障碍,这种障碍与截瘫平面密切相关,所以对截瘫平面的判定是对脊柱裂患儿评价的基本点,可作为预后预测、分析肢体畸形、决定康复治疗措施的依据。

截瘫的运动障碍与支配肌肉的脊神经有一定的关系,是评价的重要内容。

此外,脊柱裂患儿发生下肢畸形和关节挛缩也较多见,畸形发生与瘫痪平面具有对应关系,应进行评价。在第 3 腰髓平面,髋关节可以发生麻痹伴髋关节脱位;在第 4 腰髓平面,髋关节可发生麻痹性髋关节半脱位及足内翻畸形;在第 5 腰髓平面,产生足的各种畸形(足内翻多发);在第 1 骶髓平面,产生平足畸形;在第2 骶髓平面,产生爪状趾畸形。

(二)步行障碍

脊柱裂患儿有脊髓及神经的损害,造成截瘫平面以下的运动功能障碍。截瘫平面不同,步行的障碍程度也不同,可根据霍夫(Hoffer)步行能力分级分为 4 级。

1.无行走能力

无实际行走的可能。在应用长下肢矫形器(附带骨盆带)及拐杖的前提下可做步行动作,但仅有治疗意义(如防止骨质疏松、压疮等并发症),是一种治疗性步行。平时只能借助轮椅移动。截瘫平面相当于第 2 胸髓至第 1 腰髓。

2.非功能性步行

可借助下肢矫形器、拐杖等进行训练性步行。此种步行是康复治疗及防止并发症所必要的,而且不能长时间、长距离地行走,在日常生活中,移动时仍需使用轮椅。截瘫平面相当于第 1、2 腰髓。

3.家庭性步行

于室内借助矫形器可以行走,室外活动则需使用轮椅。截瘫平面为第 3、4 腰髓。

4.社会性步行

借助下肢矫形器可以在室内、户外进行行走活动,是功能性步行,有实用价值,患儿的行走能力及耐力均达到较高程度,可步行参与某些社会交往活动。相应节段为第 4 腰髓至第 3 骶髓。

(三)脑功能障碍

患儿可患有脑积水或小头畸形,因脑发育不全或脑萎缩而出现脑功能障碍的征象。主要表现为智力落后;严重脑积水患儿的头围可以是正常小儿头围的 2 倍。由于脑组织受压迫,智力受到影响。个别病情严重的患儿合并痉挛性脑性瘫痪。小头畸形患儿的脑功能障碍常比脑积水患儿更严重。

评价时除对头颅畸形的情况进行临床检查判定外,应进行小儿智商测定及言语能力等的测定。

四、常用临床处理

(一)终止妊娠

妊娠 16～18 周抽取羊水检测甲胎蛋白,如呈阳性反应,即表明胎儿有严重脊柱裂畸形,应终止妊娠。

(二)囊肿切除

如果囊性脊柱裂肿物上皮肤完整,无神经症状,短时间内无破裂危险,可在患儿半岁左右手术切除。当肿物中心的外皮很薄,随时有破溃危险或刚刚溢液,则应尽早手术。对囊肿局部已破溃、感染或成为肉芽面者,必须积极地用抗菌药物湿敷,争取早日形成瘢痕愈合,然后手术切除。

(三)对脑积水的处理

行侧脑室-腹腔引流术,手术放置一根软性导管,从脑室经皮下引入腹腔,使脑脊液通过导管流入腹腔,从而减轻脑组织受压及损害的程度。

(四)脊髓拴系综合征的治疗

对出现进行性运动、感觉、排尿、排便功能障碍的患儿要考虑到脊髓拴系综合征的可能。可通过 MRI 检查确诊。

目前对该综合征的治疗方法是对确诊者行手术切断紧张的脊髓马尾终丝,松解粘连的脊髓和脊神经,可望解除症状并防止病情进展。

五、康复治疗

(一)康复治疗目标

康复治疗和训练的主要目标:首先,训练患儿自己控制大小便,以利于正常生活和学习;其次,训练并提高患儿的自我保护能力,防止压疮等并发症的发生;再次,采取综合康复措施补偿小儿功能缺陷,充分发挥肢体残余功能的代偿作用,使其重建运动功能,达到自己移动和行走,实现自我料理,独立生活,重返家庭和社会,参加学习、工作的目标。

(二)康复治疗原则

(1)预防躯干、髋关节、膝关节和足部的变形与挛缩。

(2)增强未受损肌肉的肌力,借助矫形器保持发育。至2～3岁头围多可自然停止增大,保留立位。

(3)为了生活自理和重返社会,应借助拐杖和矫形器行走,借助轮椅进行移动。

(4)对于膀胱障碍者,应指导其应用压迫法排尿、间歇导尿和自己间歇导尿,养成定期排尿的生活习惯。

(5)定期去泌尿外科门诊随访,定期进行尿常规和膀胱功能检查。

(三)不同年龄期的康复治疗方法

1.新生儿期

(1)闭锁术后,立即进行物理治疗。

(2)对于双下肢弛缓性瘫痪患儿,其髋关节应取屈曲、外展、外旋位,保持双下肢在良肢位并进行关节活动度训练。

(3)膀胱障碍者应用压迫法排尿。

2.婴儿期

(1)鼓励患儿采取俯卧位,目的是获得上肢与躯干的支撑。

(2)翻身,双手支撑,处于坐位、四爬位等,应保持相应的姿势。

(3)处于四爬位时,应保持髋关节的稳定。

(4)有膀胱障碍时,应接受泌尿外科医师的指导。

3.幼儿期

(1)重点是借助拐杖和矫形器进行站立与步行训练。

(2)对于膀胱障碍者,培养其良好的生活习惯,根据膀胱功能状态进行间歇性导尿,入学前应能自己间歇导尿。

(四)其他方法

(1)可采用神经发育学疗法及诱导疗法等运动疗法进行功能训练。

(2)矫形器的应用:①保持立位训练稳定的矫形器。②腰髓水平损伤,借助脊柱长下肢矫形器、骨盆带长下肢矫形器。第3腰髓水平以下损伤,借助短下肢矫形器,第4腰髓水平以下损伤借助矫形鞋。③躯干不能支撑或体弱的患儿,借助坐位保持器具和躯干矫形器,预防和改善脊柱后凸和侧弯。

(徐婧姗)

参 考 文 献

［1］汪仁斌.神经肌肉疾病［M］.北京：北京大学医学出版社,2021.

［2］王文杰.现代神经外科疾病诊治［M］.开封：河南大学出版社,2021.

［3］张晋霞.神经内科常见病诊治精要［M］.长春：吉林科学技术出版社,2019.

［4］李博.神经系统肿瘤诊断与治疗［M］.长春：吉林科学技术出版社,2019.

［5］宋丽娟.神经内科疾病诊治方案［M］.沈阳：沈阳出版社,2020.

［6］席富强.神经内科疾病诊治与介入应用［M］.北京：科学技术文献出版社,2020.

［7］周霞.神经内科疾病临床诊治与新进展［M］.北京：科学技术文献出版社,2020.

［8］王强.神经内科疾病临床诊治与进展［M］.北京：中国纺织出版社,2020.

［9］杨永林.颅脑及脊柱疾病诊断与治疗［M］.北京：科学出版社,2020.

［10］吕传真,周良辅.实用神经病学［M］.上海：上海科学技术出版社,2020.

［11］吴海科.神经内科诊断与治疗［M］.西安：西安交通大学出版社,2019.

［12］宋立华.神经内科疾病临床诊疗学［M］.长春：吉林科学技术出版社,2019.

［13］陈哲.常见神经系统疾病诊治［M］.天津：天津科学技术出版社,2020.

［14］郑世文.临床神经系统疾病诊疗［M］.北京：中国纺织出版社,2020.

［15］张爱萍.神经系统疾病诊治与康复［M］.天津：天津科学技术出版社,2020.

［16］邱伟.认识视神经脊髓炎谱系疾病［M］.广州：中山大学出版社,2021.

［17］郭玉峰.神经系统疾病药物治疗与防控［M］.北京：科学技术文献出版社,2020.

［18］张曙.现代神经系统疾病诊疗与监护［M］.天津：天津科学技术出版社,2020.

［19］冯光坤等.神经内科基础与临床诊治［M］.长春：吉林大学出版社,2019.

［20］高雪茹.新编神经内科临床路径［M］.天津：天津科学技术出版社,2019.

［21］刘广志,樊东升.临床神经病学手册［M］.北京：北京大学医学出版社,2021.

［22］魏佳军,曾非作.神经内科疑难危重病临床诊疗策略［M］.武汉：华中科学技术大学出版社,2021.

［23］李勇.神经外科常见病诊治进展［M］.昆明：云南科技出版社,2020.

［24］潘继明.神经外科临床理论与实践［M］.北京：科学技术文献出版社,2020.

［25］沈风彪.神经外科诊断治疗精要［M］.南昌：江西科学技术出版社,2020.

［26］单波.现代神经外科临床诊治［M］.北京：科学技术文献出版社,2020.

［27］张兵钱.神经系统常见病诊护［M］.北京：科学技术文献出版社,2020.

［28］李田.神经内科疾病诊疗常规［M］.北京:科学技术文献出版社,2019.

［29］樊书领.神经内科疾病诊疗与康复［M］.开封:河南大学出版社,2021.

［30］翟颖.神经内科疾病诊断与治疗［M］.北京:科学技术文献出版社,2019.

［31］孙光涛.神经系统疾病诊疗学［M］.北京:中国纺织出版社,2020.

［32］刘建丰,李静,刘文娟.神经系统常见症状鉴别诊断［M］.北京:化学工业出版社,2020.

［33］刘春华.神经系统常见疾病的诊断与治疗［M］.北京:电子工业出版社,2020.

［34］戚晓昆,黄旭升,张金涛.神经系统疑难病案解析［M］.北京:人民卫生出版社,2020.

［35］王翠兰.神经系统疑难案例精粹［M］.济南:山东大学出版社,2020.

［36］周杜娟,江羚,林自恒.CT 及磁共振诊断中枢神经系统感染的效果观察［J］.深圳中西医结合杂志,2021,31(7):101-102.

［37］姚小英,管阳太.干细胞治疗神经系统疾病的临床研究进展［J］.神经病学与神经康复学杂志,2021,17(1):6-12.

［38］杨江辉,李博文,高国强,等.中枢神经系统感染 1 例临床诊断与病理分析［J］.标记免疫分析与临床,2021,28(5):779-781.

［39］张天翔,张雪云,杨淼.中枢神经系统感染临床特征及病原学特点［J］.武警后勤学院学报(医学版),2021,30(8):119-120.

［40］王晴晴,戚晓昆.原发性中枢神经系统血管炎［J］.中华神经科杂志,2021,54(4):392-398.